临床路径治疗药物释义

外科分册（县级医院版）
上册

《临床路径治疗药物释义》专家组　编

中国协和医科大学出版社

图书在版编目（CIP）数据

临床路径治疗药物释义·外科分册：县级医院版. 上册／《临床路径治疗药物释义》专家组编. —北京：中国协和医科大学出版社，2017. 8

ISBN 978-7-5679-0839-0

Ⅰ. ①临…　Ⅱ. ①临…　Ⅲ. ①外科-疾病-用药法　Ⅳ. ①R452

中国版本图书馆 CIP 数据核字（2017）第 179106 号

临床路径治疗药物释义·外科分册（县级医院版）上册

编　　　　者：《临床路径治疗药物释义》专家组
责 任 编 辑：许进力　王朝霞
丛书总策划：林丽开
本 书 策 划：边林娜　许进力　王朝霞

出版发行：**中国协和医科大学出版社**
　　　　　（北京东单三条九号　邮编 100730　电话 65260431）
网　　址：www. pumcp. com
经　　销：新华书店总店北京发行所
印　　刷：北京盛通印刷股份有限公司

开　　本：787×1092　1/16 开
印　　张：36.5
字　　数：1000 千字
版　　次：2017 年 8 月第 1 版
版　　次：2017 年 8 月第 1 次印刷
定　　价：138.00 元

ISBN 978-7-5679-0839-0

外科临床路径及相关释义（县级医院版）上册编审专家名单

（按姓氏笔画排序）

王　杉　北京大学人民医院

王　殊　北京大学人民医院

王　嵘　北京天坛医院

王任直　中国医学科学院北京协和医院

叶颖江　北京大学人民医院

田　文　中国人民解放军总医院

冯　华　第三军医大学第一附属医院（西南医院）

任国胜　重庆医科大学附属第一医院

刘玉村　北京大学第一医院

刘永锋　中国医科大学附属第一医院

刘伟明　北京天坛医院

刘连新　哈尔滨医科大学附属第一医院

刘青光　西安交通大学附属第一医院

刘佰运　北京天坛医院

刘荫华　北京大学第一医院

刘颖斌　上海交通大学附属新华医院

江荣才　天津医科大学总医院

江基尧　上海交通大学医学院附属仁济医院

孙　阳　中国医学科学院北京协和医院

孙　辉　吉林大学第三医院

李京生　首都医科大学附属北京天坛医院

李新钢　山东大学齐鲁医院

杨　义　中国医学科学院北京协和医院

吴　震　北京天坛医院

吴德全　哈尔滨医科大学附属第二医院

何裕隆　中山大学附属第一医院

沈　凯　北京大学人民医院

张　军　中国人民解放军总医院

张力伟　首都医科大学附属北京天坛医院

张忠涛　首都医科大学附属北京友谊医院

陈　双　中山大学附属第二医院

陈　忠　首都医科大学附属安贞医院

陈　凛　中国人民解放军总医院

陈朝文　北京大学第三医院

季　楠　北京天坛医院

周　静　北京大学人民医院

赵玉沛　中国医学科学院北京协和医院

赵青川　第四军医大学西京医院

赵继宗　首都医科大学附属北京天坛医院

胡三元　山东大学齐鲁医院

姜可伟　北京大学人民医院

姜洪池　哈尔滨医科大学附属第一医院

秦新裕　复旦大学附属中山医院

贾　旺　北京天坛医院

贾桂军　北京天坛医院

徐泽宽　南京医科大学第一附属医院

凌　锋　首都医科大学宣武医院

高鹏骥　北京大学人民医院

郭　鹏　北京大学人民医院

黄峰平　复旦大学附属华山医院

梁　斌　北京大学人民医院

梁廷波　浙江大学医学院第二医院

蒋京军　北京大学人民医院

程　琳　北京大学人民医院

游　潮　四川大学华西医院

《临床路径治疗药物释义》
编审专家名单

（按姓氏笔画排序）

王汝龙	首都医科大学附属北京友谊医院
王晓玲	首都医科大学附属北京儿童医院
史亦丽	北京协和医院
史录文	北京大学
朱　珠	北京协和医院
朱　曼	中国人民解放军总医院
刘丽萍	中国人民解放军第302医院
孙忠实	海军总医院
贡联兵	中国人民解放军第305医院
李大魁	北京协和医院
陈瑞玲	首都医科大学附属北京天坛医院
林　阳	首都医科大学附属北京安贞医院
金有豫	首都医科大学
周　颖	北京大学第一医院
赵志刚	首都医科大学附属北京天坛医院
胡　欣	北京医院
郭代红	中国人民解放军总医院
梅　丹	中国医学科学院北京协和医院
崔一民	北京大学第一医院
翟所迪	北京大学第三医院
黎沾良	中国人民解放军第304医院

《临床路径治疗药物释义·外科分册》（县级医院版）
上册参编专家名单

（按姓氏笔画排序）

卫　勃	马　冰	王　杉	王　殊	王　嵘	王任直	王汝龙
王许安	王晓玲	叶颖江	田　文	史亦丽	史录文	冯　华
朱　珠	朱　曼	任国胜	刘玉村	刘永锋	刘伟明	刘丽萍
刘连新	刘青光	刘佰运	刘荫华	刘颖斌	江荣才	江基尧
孙　阳	孙　辉	孙忠实	贡联兵	李大魁	李世杰	李京生
李新钢	杨　义	吴　震	吴德全	何裕隆	沈　凯	张　军
张力伟	张忠涛	陈　双	陈　忠	陈　凛	陈朝文	陈瑞玲
林　阳	季　楠	金有豫	周　颖	周　静	赵玉沛	赵志刚
赵青川	赵继宗	胡　欣	胡三元	姜可伟	姜洪池	秦新裕
贾　旺	贾桂军	徐泽宽	凌　锋	高鹏骥	郭　鹏	郭代红
黄峰平	梅　丹	崔一民	梁　斌	梁廷波	蒋京军	程　琳
游　潮	楼健颖	翟所迪	黎沽良			

序 一

作为公立医院改革试点工作的重要任务之一，实施临床路径管理对于促进医疗服务管理向科学化、规范化、专业化、精细化发展，落实国家基本药物制度，降低不合理医药费用，和谐医患关系，保障医疗质量和医疗安全等都具有十分重要的意义，是继医院评审、"以病人为中心"医院改革之后第三次医院管理的新发展。

临床路径是应用循证医学证据，综合多学科、多专业主要临床干预措施所形成的"疾病医疗服务计划标准"，是医院管理深入到病种管理的体现，主要功能是规范医疗行为、增强治疗行为和时间计划、提高医疗质量和控制不合理治疗费用，具有很强的技术指导性。它既包含了循证医学和"以病人为中心"等现代医疗质量管理概念，也具有重要的卫生经济学意义。临床路径管理起源于西方发达国家，至今已有20余年的发展历史。美国、德国等发达国家以及我国台湾、香港地区都已经应用了大量常见病、多发病的临床路径，并取得了一些成功的经验。20世纪90年代中期以来，我国北京、江苏、浙江和山东等部分医院也进行了很多有益的尝试和探索。国内外的实践证明，实施临床路径管理，对于规范医疗服务行为，促进医疗质量管理从粗放式的质量管理，进一步向专业化、精细化的全程质量管理转变具有十分重要的作用。

经过一段时间临床路径试点工作，对适合我国国情的临床路径管理制度、工作模式、运行机制以及质量评估和持续改进体系进行了探索。希望通过《临床路径释义》一书，对临床路径相关内容进行答疑解惑及补充说明，帮助医护人员和管理人员准确地理解、把握和正确运用临床路径，起到一定的作用。

马晓伟

序　二

2009 年 3 月，《中共中央国务院关于深化医药卫生体制改革的意见》和国务院《医药卫生体制改革近期重点实施方案（2009—2011 年）》发布以来，医药卫生体制改革五项重点改革取得明显进展。

为了把医药卫生体制改革持续推向深入，"十二五"期间，要以建设符合我国国情的基本医疗卫生制度为核心，加快健全全民医保体系，巩固完善基本药物制度和基层医疗卫生机构运行新机制，积极推进公立医院改革，建立现代化医院管理制度，规范诊疗行为，调动医务人员积极性。

开展临床路径工作是用于医务保健优化、系统化、标准化和质量管理的重要工具之一。临床路径在医疗机构中的实施可为医院管理提供标准和依据，是医院内涵建设的基础。

为更好地贯彻国务院办公厅关于开展医疗卫生体制改革的有关精神，帮助各级医疗机构开展临床路径管理，保证临床路径试点工作顺利进行，受国家卫计委委托，中国医学科学院承担了组织编写《临床路径释义》的工作。其中《临床路径治疗药物释义》一书，笔者深感尤其值得推荐。本书就临床路径及释义的"治疗方案选择""选择用药方案"中所涉及药物相关信息做了详尽阐述，既是临床路径标准化的参考依据，也是帮助临床医生了解药物知识的最佳平台。

本书由金有豫教授主持并组织国内专家编写。在通读全书后，我认为本书有几个非常鲜明的特点：一是开创性。作为一本临床指导类图书，《临床路径治疗药物释义》在紧密结合临床用药实践指导合理用药和个体化给药，整合"医"和"药"方面作了开创性的工作。二是包容性极强。这本书既可为临床医生提供切实可行的指导，对药学工作者也颇具参考价值。书中对药品信息资料进行了系统整理，涵盖了药品的政策和学术来源。三是延伸性。《临床路径治疗药物释义》这本书对路径病种所对应的选择用药提供了拓展阅读，指出资料来源与出处，便于临床医师进一步查阅详细内容。

笔者相信，随着更多有关《临床路径释义》及《临床路径治疗药物释义》的图书不断问世，医护人员和卫生管理人员将能更准确地理解、把握和运用临床路径，从而结合本院实际情况合理配置医疗资源，规范医疗行为，提高医疗质量，保证医疗安全。

中国工程院　院　士
中国药学会　理事长

序 三

　　国内外长期临床实践证明，临床路径管理是提高药物治疗水平，控制医疗费用不合理增长，为患者提供优质高效医疗服务的有力手段。我国政府对临床合理用药工作给予了极大关注。全国人大、国务院先后颁布《中华人民共和国药品管理法》《抗菌药物临床应用指导原则》《处方管理办法》等一系列规章和规范性文件，对药物使用及其管理做出了明确规定。国务院办公厅印发的《深化医药卫生体制改革2016年重点工作任务》中强调，要进一步推进医疗、医保、医药三医联动，取消公立医院药品加成，加强医疗服务价格高速、医保支持、医疗控费、分级诊疗等政府的统筹衔接，全面深化公立医院改革。

　　县级医院版临床路径的实施与推广是提升县级医院综合医疗服务水平的重要举措，有利于推动分级诊疗政策的落实，同时也为将来在县级医院实施医保支付方式改革、合理调整医疗服务价格等措施做好探索与准备工作。

　　为深入贯彻党中央、国务院关于深化医药卫生体制改革的有关部署，受国家卫生和计划生育委员会的委托，中国医学科学院承担了组织编写《临床路径释义》的工作。中国协和医科大学出版社在组织专家编写《临床路径释义》过程中，根据临床合理用药原则，结合《临床路径》及《临床路径释义》内容，组织国内临床药学、药理专家共同编写了《临床路径治疗药物释义》系列丛书，《临床路径治疗药物释义·外科分册》（县级医院版）就是其中一本。本分册就临床路径及释义的"治疗方案选择""选择用药方案"中所涉及药物相关信息做了补充说明。

　　希望本书的问世能够为县级医院临床路径的实施与管理提供实用的用药指导，实现外科用药的规范化，提高外科治疗效果。

北京协和医院院长

中国科学院院士

中国科协副主席

中华医学会常务副会长

前　言

2012 年国家启动实施第一批县级公立医院综合改革试点，到 2015 年县级公立医院综合改革全面推开，取得了重要进展和突破。为深化医药卫生体制改革，推进健康中国建设，"十三五"规划纲要（2016—2020）明确提出：完善基层医疗服务模式，全面建立分级诊疗制度，以提高基层医疗服务能力为重点，完善服务网络、运行机制和激励机制，实行差别化的医保支付和价格政策，形成科学合理就医秩序，全面实施临床路径。

为贯彻落实国务院深化医药卫生体制改革 2016 年重点工作任务的有关要求，进一步提升基层服务能力，国家卫生和计划生育委员会将"加快推进分级诊疗、贯通上下联动"作为 2016 年全年工作重点，继续加强县级医院能力建设，围绕县外转出率较高的病种，加强适宜技术推广工作，提升县级医院疾病诊疗能力；下发了《关于做好 2016 年县级公立医院综合改革工作的通知》，提出巩固破除以药补医成果，深化县级公立医院体制机制改革，着力推进管理体制、运行机制、价格调整、医保支付等综合改革。作为重点改革任务之一，要求全国所有县级公立医院实行以按病种付费为主、多种付费方式相结合的复合医保支付方式改革，加强临床路径管理，力争 80% 以上的县级医院开展临床路径管理工作。

临床路径是由医院管理人员、医师、护师、药师、医技师等多学科专家共同参与，针对特定病种，整合检查、检验、诊断、治疗和护理等全程诊疗而制订的标准化、表格化的诊疗流程与规范。县级医院开展临床路径管理对于推动基层医疗服务向科学化、规范化、专业化发展，提高医疗质量，降低不合理医疗费用，保障医疗安全等都具有十分重要的意义，是县级医院综合改革的重要方面。

在总结临床路径管理试点工作经验的基础上，国家卫生和计划生育委员会结合我国县级医院医疗实际，组织有关专家研究制订了县级医院常见外科病种的临床路径。中国医学科学院、中国协和医科大学出版社自 2010 年起受国家卫生和计划生育委员会委托，组织专家编写《临床路径释义》系列丛书，目前已圆满完成 22 个学科 431 个病种的编写出版工作。本书《临床路径治疗药物释义·外科分册》（县级医院版）作为《临床路径释义》系列丛书的重要组成部分，是在《临床路径释义·外科分册》（县级医院版）的基础上，由金有豫、李大魁、赵志刚、胡欣、史亦丽等国内临床药学、药理学等领域的专家共同编写审定。通过认真研讨县级医院临床路径外科各病种的具体特点以及实施过程中的普遍性问题，从实践与管理两个角度，进行了符合临床诊疗实际的释义和补充，旨在帮助县级医院医护人员和管理人员准确地理解、把握和正确运用临床路径，保证县级医院临床路径工作顺利开展。

本书就临床路径及相关释义中涉及药物的部分进行了补充和拓展，设计了便于临床医师在诊疗过程中查阅的药品表单，对药物信息进行了系统、简明阐述。全书涵盖了药品的政策和学术来源，并在临床路径及相关释义中，对"治疗方案选择"、"选择用药方案"、"术前、术中、术后"用药、"医师表单医嘱用药"中涉及相关药物的信息进行了归纳整理。

根据最新公布的《医疗机构抗菌药物管理办法》，编者附加编写了"手术预防用抗菌药物"和"治疗用抗菌药物"表单，在适应证的基础上增加了抗菌药物的抗菌谱，以便临床医生合理选择抗菌药物。

随着县级医院综合服务能力的不断提升和医疗科技的不断发展，临床路径将根据循证医学与药物经济学原则动态修正；同时，不同地域的县级医院也应根据自身情况，合理制订适合本地区、本院实际情况的临床路径。因时间和条件限制，书中的不足之处难免，欢迎同行诸君批评指正。

编　者

2017 年 5 月

目　录

第一篇　外科临床路径及相关释义（县级医院版）

第二篇　外科临床路径释义药物信息表

第 一 篇

外科临床路径及相关释义
（县级医院版）

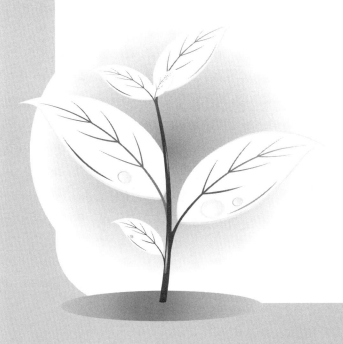

第一章　结节性甲状腺肿临床路径释义

一、结节性甲状腺肿编码

1. 原结节性甲状腺肿编码：结节性甲状腺肿 （ICD-10：E04.902）

甲状腺 （部分、次全、全） 切除术 （ICD-9-CM-3：06.2-06.5）

2. 修改编码

疾病名称及编码：结节性甲状腺肿 （ICD-10：E04）

手术操作名称及编码：单侧甲状腺腺叶切除术 （ICD-9-CM-3：06.2）

甲状腺病损切除术 （ICD-9-CM-3：06.31）

甲状腺部分切除术 （ICD-9-CM-3：06.39）

甲状腺次全切除术 （ICD-9-CM-3：06.39）

甲状腺全部切除术 （ICD-9-CM-3：06.4）

胸骨后甲状腺切除术 （ICD-9-CM-3：06.5）

二、临床路径检索方法

E04 伴 06.2/06.3/06.4/06.5

三、结节性甲状腺肿临床路径标准住院流程

（一）适用对象

第一诊断为结节性甲状腺肿 （ICD-10：E04.902）

行甲状腺 （部分、次全、全） 切除术 （ICD-9-CM-3：06.2-06.5）。

> **释义**
>
> ■ 本临床路径适用对象是不伴有甲状腺功能亢进症的结节性甲状腺肿患者。
> ■ 如患者合并有甲状腺功能亢进症应进入其他相应路径。
> ■ 术中冷冻病理检查诊断为甲状腺癌的患者也应进入其他相应路径。胸骨后巨大甲状腺肿压迫气管者可考虑进入其他相应路径。

（二）诊断依据

根据《临床诊疗指南——外科学分册》（中华医学会编著，人民卫生出版社） 等。

1. 病史：颈部肿物。

2. 体格检查：触诊发现肿物随吞咽移动。

3. 实验室检查：甲状腺功能。

4. 辅助检查：超声检查、颈部 X 线片。

5. 鉴别诊断：必要时行甲状腺核素扫描、ECT、CT（排除胸骨后甲状腺肿及甲状腺癌的证据）检查。

> **释义**
>
> ■ 甲状腺功能检查应包括 T_3、T_4、TSH，主要排除合并有甲亢者，甲状腺功能正常或减退者均可进入本路径。
> ■ 气管相可有助于确定有无手术指征。
> ■ B 超可明确甲状腺结节位置及大小，提示有无合并恶性结节，是重要的术前辅助检查。

（三）治疗方案的选择

根据《临床诊疗指南——外科学分册》（中华医学会编著，人民卫生出版社）等。

有以下情况时，应及时实施甲状腺大部切除术：

1. 因气管、食管或喉返神经受压引起临床症状。

2. 胸骨后甲状腺肿。

3. 巨大甲状腺肿影响生活和工作。

4. 结节性甲状腺肿继发功能亢进。

5. 结节性甲状腺肿疑有恶变。

> **释义**
>
> ■ 体格检查有气管移位或气管相显示气管受压改变者有手术指征。
> ■ 影像学检查或体格检查怀疑有恶性病变者有手术指征，术中术后病理证实为恶性病变者，应进入其他相应路径。
> ■ 合并甲亢者也应进入其他路径。

（四）标准住院日为≤10 天

（五）进入路径标准

1. 第一诊断符合 ICD-10：E04.902 结节性甲状腺肿疾病编码。

2. 年龄≤70 岁。

3. 需要进行手术治疗。

4. 当患者合并其他疾病，但住院期间不需要特殊处理也不影响第一诊断的临床路径流程实施时，可以进入路径。

5. 对具有甲状腺功能亢进、甲状腺炎、疑似甲状腺癌等病情复杂的病例，不进入路径。

> **释义**
>
> ■患者合并高血压、糖尿病、冠心病等其他慢性疾病，如不影响麻醉和手术，不影响术前准备的时间，可进入本路径。上述慢性疾病如需要经治疗稳定后才能手术，术前准备过程先进入其他相应内科疾病的诊疗路径。
>
> ■合并甲亢者，建议内分泌科药物治疗，条件允许后可手术，但不进入此临床路径。
>
> ■术中、术后病理证实为恶性病变者，应进入其他相应路径。

（六）术前准备（术前评估）1~3天

1. 必需的检查项目

（1）血常规、尿常规。

（2）甲状腺功能检查 T_3、T_4、TSH、TG、PTH、TPOAb 等。

（3）肝功能、肾功能、电解质、血糖、凝血功能、感染性疾病筛查（乙肝、丙肝、艾滋病、梅毒等）。

（4）胸部 X 线平片与颈部 X 线片。

（5）心电图。

（6）甲状腺超声检查。

（7）有声音异常者，请耳鼻喉科会诊了解声带情况。

2. 根据患者病情可选择

（1）气管正侧位片。

（2）肺功能、超声心动图检查和血气分析等。

（3）甲状腺 CT 检查。

> **释义**
>
> ■如有合并症可增加相关必要检查。
>
> ■巨大甲状腺肿，估计手术中操作困难，有可能出血较多时，应酌情配血。

（七）预防性抗菌药物选择与使用时机

1. 预防性抗菌药物：按照《抗菌药物临床应用指导原则》（卫医发〔2004〕285 号）执行。原则上不使用抗菌药物。根据患者的病情决定抗菌药物的选择与使用时间，可考虑使用第一代头孢菌素。推荐使用头孢唑林钠肌内或静脉注射：

（1）成人：0.5~1 克/次，一日 2~3 次。

（2）对本药或其他头孢菌素类药过敏者，对青霉素类药有过敏性休克史者禁用；肝肾功能不全者、有胃肠道疾病史者慎用。

（3）使用本药前须进行皮试。

2. 预防性使用抗菌药物，时间为术前 0.5 小时，手术超过 3 小时加用 1 次抗菌药物。

> **释义**
>
> ■ 本病为无菌手术，原则上不应用抗生素。

（八）手术日为入院第3~4天

1. 麻醉方式：气管内插管全身麻醉、局部浸润麻醉或颈丛麻醉。
2. 手术方式：甲状腺（部分、次全、全）切除术。
3. 手术内置物：根据术中情况决定是否切口引流。
4. 病理：术中冷冻切片病理检查+术后石蜡切片病理检查。

> **释义**
>
> ■ 术中视病变情况决定切除甲状腺范围，原则上应在尽可能保留正常甲状腺组织的情况下，尽量切除病变组织，延缓或避免因结节性甲状腺肿再次手术。必要时，在术中可考虑使用神经监测技术实时监测，以避免喉返神经损伤。
>
> ■ 术中发现可以恶性结节应进行术中冷冻切片病理检查。
>
> ■ 根据手术范围、术中止血情况选择放置或不放置伤口引流，引流可选择皮片或橡皮管引流。

（九）术后住院恢复5~8天

1. 生命体征监测，切口冷敷，严密观察有无出血、声音异常、饮水呛咳等情况发生。
2. 术后用药：抗菌药物按照《抗菌药物临床应用指导原则》（卫医发〔2004〕285号）执行。总预防性用药时间一般不超过24小时，个别情况可延长至48小时。
3. 术后必须复查甲状腺功能、血常规。

> **释义**
>
> ■ 术后应密切观察伤口引流情况及呼吸通畅情况，床旁应常规备气管切开包。
>
> ■ 术后2~4周复查甲状腺功能，如有甲状腺功能减退应给予药物替代治疗。

（十）出院标准

1. 一般情况良好。
2. 无引流管或引流管拔除。
3. 可门诊拆线，切口愈合良好。

> **释义**
>
> ■ 一般情况好，颈部伤口无积液、积血，引流管拔除后即可出院。

（十一）变异及原因分析

1. 因患者术后出现严重并发症而延期出院。

2. 术后诊断甲状腺功能亢进或甲状腺恶性肿瘤等情况，转入相应路径。

（十二）参考费用标准

5000~8000 元。

四、结节性甲状腺肿给药方案

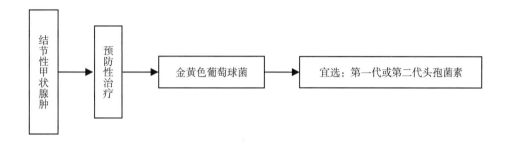

【用药选择】

1. 结节性甲状腺肿为无菌手术，可不应用抗生素。

2. 为预防术后切口感染，应针对金黄色葡萄球菌选用药物。

3. 第一代头孢菌素常用的注射剂有头孢唑林、头孢噻吩、头孢拉定等，口服制剂有头孢拉定、头孢氨苄和头孢羟氨苄等。第二代头孢菌素注射剂有头孢呋辛、头孢替安等，口服制剂有头孢克洛、头孢呋辛酯和头孢丙烯等。

【药学提示】

1. 接受结节性甲状腺肿手术者，应在术前 0.5~2 小时给药，或麻醉开始时给药，使手术切口暴露时局部组织中已达到足以杀灭手术过程中入侵切口细菌的药物浓度。

2. 手术时间较短（<2 小时）的清洁手术，术前用药一次即可。手术时间超过 3 小时，可手术中给予第 2 剂。

【注意事项】

1. 结节性甲状腺肿手术属于 I 类切口，可不应用抗生素。如患者有免疫功能低下、伴有其他易感疾病时，可按规定适当预防性和术后应用抗菌药物，但需注意应尽可能单一、短程、较小剂量给药。

2. 用药前必须详细询问患者先前有否对头孢菌素类、青霉素类或其他药物的过敏史。

五、推荐表单

（一）医师表单

结节性甲状腺肿临床路径医师表单

适用对象：**第一诊断为结节性甲状腺肿**（ICD10：E04.9）

　　　　　行甲状腺（部分、次全、全）切除术（ICD9CM-3：06.2-06.5）

患者姓名：_____ 性别：_____ 年龄：_____ 门诊号：_____ 住院号：_____

住院日期：____年___月___日　出院日期：____年___月___日　标准住院日 ≤10 天

时间	住院第 1~4 天	住院第 2~5 天（手术日）
主要诊疗工作	□ 询问病史、体格检查、初步诊断 □ 完成住院病历和首次病程记录 □ 开具常规实验室检查单和辅助检查单 □ 上级医师查房、术前评估、确定手术方案 □ 完成术前小结和上级医师查房记录 □ 向患者及家属交代病情，签署手术知情同意书 □ 术前准备 □ 麻醉科医师术前访视，评估并记录，签署麻醉知情同意书 □ 签署术中冷冻病理检查及输血知情同意书 □ 下达术前医嘱	□ 实施手术 □ 下达术后医嘱 □ 完成手术记录和术后当天病程记录 □ 向家属交代术中情况及注意事项 □ 上级医师查房 □ 完成上级医师查房记录 □ 麻醉科医师术后随访 □ 交班前医师查看术后患者情况并记录交班
重点医嘱	**长期医嘱：** □ 二级护理 □ 普食 **临时医嘱：** □ 血常规+血型、尿常规+镜检 □ 血生化、血糖、肝肾功能、凝血功能、感染性疾病筛查、甲状腺功能 □ 声带检查、耳鼻喉科会诊 □ 颈部 X 线片 **手术医嘱：** □ 在颈丛神经阻滞麻醉或全麻下行甲状腺（部分、次全、全）切除术 □ 如用普鲁卡因麻醉，应予皮试 □ 抗菌药物皮肤过敏试验 □ 必要的术前用药 □ 必要时术前备血	**长期医嘱：** □ 术后护理常规 □ 一级护理 □ 术后 6 小时半流食 □ 观察呼吸、切口渗血、有无声嘶 **临时医嘱：** □ 心电监护、吸氧、静脉补液 □ 备气管切开包
病情变异记录	□ 无　□ 有，原因： 1. 2.	□ 无　□ 有，原因： 1. 2.
医师签名		

时间	住院第 3~6 天（术后第 1 日）	住院第 4~7 天（术后第 2 日）
主要诊疗工作	□ 上级医师查房：进行手术切口、并发症的评估，确定是否可以拔除切口引流管 □ 完成日常病程记录和上级医师查房记录	□ 医师查房 □ 完成病程记录
重点医嘱	**长期医嘱：** □ 二级护理 **临时医嘱：** □ 切口换药	**长期医嘱：** □ 二级护理
病情变异记录	□ 无 □ 有，原因： 1. 2.	□ 无 □ 有，原因： 1. 2.
医师签名		

时间	住院第 5~8 天（术后第 3 日）	住院第 6~10 天（术后第 4~6 日）
主要诊疗工作	□ 医师查房 □ 完成病程记录	□ 上级医师查房，确定患者出院日期 □ 完成上级医师查房记录 □ 出院日完成出院总结和病历首页的填写 □ 切口换药，切口评估 □ 向患者交代出院注意事项、复诊时间 □ 通知出院
重点医嘱	**长期医嘱：** □ 二级护理	**临时医嘱：** □ 住院日切口换药 □ 通知出院 □ 出院日切口拆线
病情变异记录	□ 无 □ 有，原因： 1. 2.	□ 无 □ 有，原因： 1. 2.
医师签名		

（二）护士表单

结节性甲状腺肿临床路径护士表单

适用对象：**第一诊断为**结节性甲状腺肿（ICD10：E04.902）

行甲状腺（部分、次全、全）切除术（ICD9CM-3：06.2-06.5）

患者姓名：_____ 性别：_____ 年龄：_____ 门诊号：_____ 住院号：_____

住院日期：____年__月__日 出院日期：____年__月__日 标准住院日：≤10 天

时间	住院第 1 天	住院第 2 天	住院第 3~4 天（手术日）
健康宣教	□ 介绍主管医师、护士 □ 介绍医院内相关制度 □ 介绍环境、设施 □ 介绍住院注意事项 □ 介绍疾病知识	□ 介绍术前准备及手术过程 □ 术前用药的药理作用及注意事项 □ 告知术前洗浴、物品的准备 □ 告知签字及麻醉科访视事宜 □ 使用药品的宣教 □ 强调术前探视及陪伴制度	□ 告知监护设备、管路功能及注意事项 □ 告知术后饮食、体位要求 □ 告知疼痛注意事项 □ 告知术后可能出现情况的应对方式 □ 告知术后探视及陪伴制度
护理处置	□ 核对患者，佩戴腕带 □ 建立入院护理病历 □ 卫生处置：剪指（趾）甲、沐浴，更换病号服 □ 防跌倒、坠床宣教 □ 遵医嘱完成特殊检查 □ 了解患者基础疾病，遵医嘱予以对应处理或检测	□ 协助完成相关检查，做好解释说明 □ 遵医嘱完成治疗及用药	**送手术** □ 核对患者并脱去衣物，保护患者 □ 核对患者资料及带药 □ 填写手术交接单 **接手术** □ 核对患者及资料，填写手术交接单 **术后** □ 遵医嘱完成治疗、用药
基础护理	□ 三级护理（生活不能完全自理患者予以二级护理） □ 晨晚间护理 □ 患者安全管理 □ 心理护理	□ 三级护理（生活不能完全自理患者予以二级护理） □ 晨晚间护理 □ 患者安全管理 □ 心理护理	□ 特级护理 □ 晨、晚间护理 □ 协助生活护理 □ 指导患者采取正确体位 □ 六洁到位 □ 安全护理措施到位 □ 心理护理
专科护理	□ 护理查体 □ 填写跌倒及压疮防范表（需要时）	□ 遵医嘱完成相关检查和治疗	□ 密切观察患者生命体征 □ 密切观察引流的颜色、性质、量及伤口敷料情况 □ 患者声音、饮水情况 □ 准确记录 24 小时出入量 □ 遵医嘱予补液治疗
重点医嘱	□ 详见医嘱执行单	□ 详见医嘱执行单	□ 详见医嘱执行单
病情变异记录	□ 无 □ 有，原因： 1. 2.	□ 无 □ 有，原因： 1. 2.	□ 无 □ 有，原因： 1. 2.
护士签名			

时间	住院第4~6天 （术后第1~2日）	住院第6~8天 （出院日）
健康宣教	□ 饮食指导 □ 下床活动注意事项 □ 评价以前宣教效果 □ 相关检查及化验的目的及注意事项 □ 术后用药指导	□ 指导办理出院手续 □ 定时复查 □ 出院带药服用方法 □ 活动休息 □ 指导饮食
护理处置	□ 遵医嘱完成治疗、用药 □ 根据病情测量生命体征	□ 办理出院手续 □ 书写出院小结
基础护理	□ 一级或二级护理（根据患者病情和生活自理能力确定护理级别） □ 晨、晚间护理 □ 协助生活护理 □ 协助饮水、进食温凉普食	□ 二级护理 □ 晨晚间护理 □ 指导采取相应措施预防跌倒、坠床 □ 心理护理
专科护理	□ 病情患者生命体征 □ 观察患者伤口敷料、引流管情况 □ 患者声音、饮水情况	□ 观察病情变化 □ 观察伤口敷料、患者声音、饮水情况
重点医嘱	□ 详见医嘱执行单	□ 详见医嘱执行单
病情变异记录	□ 无　□ 有，原因： 1. 2.	□ 无　□ 有，原因： 1. 2.
护士签名		

（三）患者表单

结节性甲状腺肿临床路径患者表单

适用对象：**第一诊断为结节性甲状腺肿**（ICD10：E04.902）

行甲状腺（部分、次全、全）切除术（ICD9CM-3：06.2-06.5）

患者姓名：_____ 性别：_____ 年龄：_____ 门诊号：_____ 住院号：_____

住院日期：____年__月__日 出院日期：____年__月__日 标准住院日：≤10天

时间	住院第1日	住院第2天	住院第3~4天（手术日）
监测	□ 测量生命体征、体重	□ 测量生命体征（1次/日）	□ 测量生命体征 □ 24小时出入量
医患配合	□ 护士行入院护理评估（简单询问病史） □ 接受介绍相关制度 □ 医师询问现病史、既往病史、用药情况，收集资料并进行体格检查 □ 环境介绍 □ 配合完善术前相关化验、检查 □ 疾病知识、临床表现、治疗方法	术前宣教 □ 配合完善术前相关检查、化验，如采血、留尿、心电图、胸部X线片、喉镜 □ 术前用物准备 □ 医师向患者及家属介绍病情手术谈话、术前签字 □ 手术时家属在等候区等候 □ 探视及陪伴制度	□ 配合评估手术效果 □ 配合检查生命体征、伤口敷料、引流管，记出入量
护患配合	□ 配合测量体温、脉搏、呼吸、血压、体重1次 □ 配合完成入院护理评估（简单询问病史、过敏史、用药史） □ 接受入院宣教（环境介绍、病室规定、订餐制度、贵重物品保管、防跌倒坠床等） □ 有任何不适请告知护士	□ 配合测量体温、脉搏、呼吸、询问排便情况1次 □ 接受术前宣教 □ 抗生素皮肤过敏试验 □ 肠道准备：术前12小时禁食、禁水 □ 自行沐浴 □ 准备好必要用物，吸水管、纸巾等 □ 取下义齿、饰品等，贵重物品交家属保管	□ 清晨测量体温、脉搏、呼吸1次 □ 送手术室前，协助完成核对，带齐影像资料，脱去衣物，上手术车 □ 返回病房后，协助完成核对，配合移至病床上 □ 配合检查生命体征、伤口敷料、声音及饮水；记录出入量 □ 配合术后吸氧、监护仪监测、输液 □ 配合缓解疼痛 □ 有任何不适请告知护士
饮食	□ 遵医嘱	□ 术前12小时禁食、禁水	□ 术前禁食、禁水 □ 术后5~6小时可进食温凉水、酸奶及冰激凌等
排泄	□ 正常大小便	□ 正常大小便	□ 术后4~5小时内床上自行排尿 □ 床上排便
活动	□ 正常活动	□ 正常活动	□ 麻醉清醒后，头高位或半坐卧位 □ 卧床休息，保护管路 □ 床上活动，保护颈部伤口

时间		住院第 4~6 天 （术后第 1~2）	住院第 6~8 天 （出院日）
医患配合		□ 配合观察生命体征，检查伤口情况 □ 需要时，配合伤口换药 □ 配合拔除引流管	□ 接受出院前指导 □ 知道复查程序 □ 获取出院诊断书
护患配合		□ 配合定时测量生命体征、每日询问排便情况 □ 配合检查伤口敷料，记录出入量 □ 接受输液等治疗 □ 接受进水、进食、排便等生活护理 □ 注意活动安全，避免坠床或跌倒 □ 配合执行探视及陪伴	□ 接受出院宣教 □ 办理出院手续 □ 获取出院带药 □ 知道服药方法、作用、注意事项 □ 知道护理伤口的方法 □ 知道复印病历方法
饮食		□ 根据医嘱，可进温凉普食	□ 根据医嘱进普食
排泄		□ 无排便或稀便 □ 避免便秘	□ 正常排尿 　　无排便或稀便 □ 避免便秘
活动		□ 可床边或下床活动 □ 注意保护管路，勿牵拉、脱出等	□ 正常适度活动，避免疲劳

附：原表单（2012 年版）

结节性甲状腺肿临床路径表单

适用对象：**第一诊断为**结节性甲状腺肿（ICD-10：E04.902）

行甲状腺（部分、次全、全）切除术（ICD-9-CM-3：06.2-06.5）

患者姓名：_____ 性别：_____ 年龄：_____ 门诊号：_____ 住院号：_____

住院日期：____年__月__日　出院日期：____年__月__日　标准住院日：≤10 天

日期	住院第 1 天	住院第 2~3 天 （手术前 1 天）
主要诊疗工作	□ 询问病史及体格检查 □ 完成住院病历和首次病程记录 □ 开化验单以及检查单 □ 上级医师查房与术前评估 □ 初步确定诊治方案和特殊检查项目	□ 上级医师查房 □ 完成术前准备与术前评估 □ 如合并其他疾病需要处理，及时变更临床路径 □ 根据检查检验结果进行术前讨论，确定治疗方案 □ 完成必要的相关科室会诊 □ 申请手术及开手术医嘱 □ 完成上级医师查房记录、术前讨论、术前小结等 □ 明确手术方式、手术关键步骤、术中注意事项等 □ 向患者及家属交代病情及围术期注意事项 □ 签署授权委托书、手术知情同意书、麻醉同意书第
重点医嘱	**长期医嘱：** □ 外科二级护理常规 □ 饮食（依据患者情况定） **临时医嘱：** □ 血常规、尿常规 □ 凝血功能、电解质、肝肾功能、感染性疾病筛查 □ 甲状腺功能、甲状腺 B 超（必要时甲状腺 CT） □ 心电图、胸部 X 线检查 □ 气管正侧位、肺功能、超声心动图（酌情） □ 耳鼻喉科会诊了解声带（必要时）	**长期医嘱：** □ 患者既往基础用药 **临时医嘱：** □ 必要的科室会诊 □ 术前医嘱： □ 常规准备明日行甲状腺部分切除术 □ 备皮 □ 术前禁食 6 小时、禁水 2 小时 □ 麻醉前用药 □ 备血（必要时） □ 术中特殊用药带药 □ 带影像学资料入手术
主要护理工作	□ 入院介绍 □ 入院评估 □ 健康教育 □ 活动指导 □ 饮食指导 □ 患者相关检查配合的指导 □ 心理支持	□ 静脉抽血 □ 健康教育 □ 饮食指导 □ 疾病知识指导 □ 术前指导 □ 促进睡眠（环境、药物） □ 心理支持
病情变异记录	□ 无　□ 有，原因： 1. 2.	□ 无　□ 有，原因： 1. 2.
护士签名		
医师签名		

日期	住院第 3~4 天（手术日）	
	术前与术中	术后
主要诊疗工作	□ 陪送患者入手术室 □ 麻醉准备，监测生命体征 □ 施行手术 □ 保持各引流管通畅 □ 术中行冷冻病理学检查，术终行常规病理学检查	□ 麻醉医师完成麻醉记录 □ 完成术后首次病程记录 □ 完成手术记录 □ 向患者及家属说明手术情况
重点医嘱	**长期医嘱：** □ 甲状腺良性肿瘤常规护理 □ 一或二级护理 □ 禁食 **临时医嘱：** □ 术中冰冻检查	**长期医嘱：** □ 甲状腺部分切除术后常规护理 □ 一级护理 □ 禁食 □ 常规雾化吸入，bid（每天 2 次） □ 颈部切口引流接引流袋并记量或切口置橡皮引流条 □ 尿管接尿袋（视手术时间而定） □ 化痰药 **临时医嘱：** □ 吸氧 □ 床边备气管切开包 □ 血常规及生化检查（必要时） □ 注意切口出血
主要护理工作	□ 健康教育 □ 饮食：术前禁食、禁水 □ 术前沐浴、更衣，取下义齿、饰物 □ 告知患者及家属术前流程及注意事项 □ 指导术前注射用药后注意事项 □ 术前手术物品准备 □ 陪送患者入手术室 □ 术中按需留置尿管 □ 床边放置气管切开包 □ 心理支持	□ 体位与活动：平卧，去枕 6 小时，协助改变体位（半坐卧位） □ 按医嘱吸氧、禁食、禁水 □ 密切观察患者情况 □ 疼痛护理 □ 留置管道护理及指导 □ 心理支持（患者及家属） □ 观察呼吸、切口渗血、有无声嘶、无呛咳
病情变异记录	□ 无 □ 有，原因： 1. 2.	
护士签名		
医师签名		

日期	住院第 4~5 天 （术后第 1 天）	住院第 5~7 天 （术后第 2~4 天）	住院第 7~10 天 （出院日）
主要诊疗工作	□ 上级医师查房 □ 观察病情变化 □ 观察引流量和性状，视引流情况拔除颈部引流管或引流条及尿管 □ 检查手术切口，更换敷料 □ 分析实验室检验结果 □ 维持水、电解质平衡 □ 住院医师完成常规病程记录	□ 上级医师查房 □ 观察病情变化 □ 住院医师完成常规病程记录 □ 必要时予相关特殊检查	□ 上级医师查房 □ 切口拆线 □ 明确是否符合出院标准 □ 完成出院记录、病案首页、出院证明书等 □ 通知出入院处 □ 通知患者及家属 □ 向患者告知出院后注意事项，如康复计划、返院复诊、后续治疗，及相关并发症的处理等 □ 出院小结、疾病证明书及出院须知交予患者
重点医嘱	长期医嘱： □ 甲状腺手术后常规护理 □ 一级护理 □ 半流食 □ 视情况拔除颈部引流管接袋并记量 □ 化痰药（酌情） □ 患者既往基础用药 临时医嘱： □ 适当补充葡萄糖液和盐水液体支持 □ 切口换药并拔除引流 □ 拔除尿管	长期医嘱： □ 二级或三级护理（视情况） □ 患者既往基础用药 □ 半流质饮食 临时医嘱： □ 补充进食不足的液体支持	临时医嘱： □ 切口拆线 出院医嘱： □ 出院后相关用药
主要护理工作	□ 体位：指导患者下床活动及颈部活动 □ 观察患者病情变化 □ 指导饮食 □ 遵医嘱拔除尿管 □ 疼痛护理 □ 生活护理（一级护理） □ 心理支持	□ 体位与活动：自主体位，指导颈部活动 □ 指导饮食 □ 协助或指导生活护理	□ 出院指导 □ 办理出院手续 □ 预约复诊时间 □ 作息、饮食、活动指导 □ 服药指导 □ 清洁卫生 □ 疾病知识
病情变异记录	□ 无 □ 有，原因：	□ 无 □ 有，原因：	□ 无 □ 有，原因：
护士签名			
医师签名			

第二章　甲状腺良性肿瘤临床路径释义

一、甲状腺良性肿瘤编码

1. 原甲状腺良性肿瘤编码：甲状腺良性肿瘤（ICD-10：D34）
甲状腺部分切除、甲状腺次全切除或甲状腺近全切除术（ICD-9-CM-3：06.2/06.39）

2. 修改编码
疾病名称及编码：甲状腺良性肿瘤（ICD-10：D34）
结节性甲状腺肿（ICD-10：E04.902）
手术操作名称及编码：单侧甲状腺叶切除（ICD-9-CM-3：06.2）
甲状腺部分切除（ICD-9-CM-3：06.3）
甲状腺全部切除（ICD-9-CM-3：06.4）

二、临床路径检索方法

D34/E04.902 伴 06.2/06.3/06.4

三、甲状腺良性肿瘤临床路径标准住院流程

（一）适用对象

第一诊断为甲状腺良性肿瘤（ICD-10：D34）
行甲状腺部分切除、甲状腺次全切除或甲状腺近全切除术（ICD-9-CM-3：06.2/06.39）。

> **释义**
>
> ■ 本路径适用对象为甲状腺腺瘤，结节性甲状腺肿。
> ■ 根据肿瘤大小、部位，甲状腺良性肿瘤的手术方式分甲状腺部分切除、甲状腺次全切除或甲状腺近全切除术。

（二）诊断依据

根据《临床诊疗指南——外科学分册》（中华医学会编著，人民卫生出版社）、《甲状腺外科》（人民卫生出版社，第1版）等。

1. 发现颈前区肿物，无或伴有甲亢临床表现。
2. 体检提示颈前区肿块，随吞咽而上下活动。
3. 颈部B超提示甲状腺良性肿瘤。
4. 甲状腺功能正常或有甲亢表现。

> **释义**
>
> ■ 甲状腺良性肿瘤患者一般无明显症状。肿瘤呈圆形或椭圆形，大小不等，肿瘤活动度好，表面光滑，边界清，与周围组织无粘连，随吞咽上下移动。个别肿瘤较大者可压迫气管，使气管、食管移位。有时因肿块内出血，瘤体会突然增大，伴有局部胀痛。
>
> ■ 高分辨率超声检查是评估甲状腺结节的首选方法，对触诊怀疑，或是在 X 线、CT、MR 或 SPECT 检查中提示的甲状腺结节均应行超声检查。颈部超声可确定甲状腺结节的大小、数目、位置、质地、边界、包膜、钙化、血供和周围组织的关系等情况，同时评估颈部区域有无淋巴结及淋巴结大小、形态和结构特点。
>
> ■ 甲状腺良性肿瘤可以恶变，恶变者不属于本路径范畴。

（三）选择治疗方案的依据

根据《临床诊疗指南——外科学分册》（中华医学会编著，人民卫生出版社）、《甲状腺外科》（人民卫生出版社，第 1 版）等。

手术方式选择应保证甲状腺肿物连同周边少量正常组织一并切除（视术中情况可选择甲状腺部分切除、甲状腺次全切除或甲状腺近全切除术），术中应行标本冷冻检查以除外恶变。

> **释义**
>
> ■ 各医疗单位执行甲状腺良性肿瘤临床路径时，可根据疾病肿瘤制定具体的入路名称。
>
> ■ 肿瘤较小或生长缓慢的甲状腺良性肿瘤可以不做处理。因病情复杂、患者自身机体的原因或医疗条件的限制不适合手术的患者，要向患者提供其他治疗方式的选择，履行医师的告知义务和患者对该病的知情权。
>
> ■ 本病是良性肿瘤，手术为择期手术。

（四）临床路径标准住院日为 ≤10 天

> **释义**
>
> ■ 甲状腺良性肿瘤患者入院后，常规检查、包括超声、X 线检查等准备 1~2 天，术后恢复 5~7 天，总住院时间小于 10 天的均符合本路径要求。

（五）进入路径标准

1. 第一诊断必须符合 ICD-10：D34 甲状腺良性肿瘤疾病编码。

2. 当患者合并其他疾病，但住院期间不需要特殊处理也不影响第一诊断的临床路径流程实施时，可以进入路径。

> **释义**
>
> ■ 本路径适用对象为甲状腺腺瘤、结节性甲状腺肿。
> ■ 患者如果合并高血压、糖尿病、冠心病、慢阻肺、慢性肾病等其他慢性疾病，需要术前对症治疗时，如果不影响麻醉和手术，不影响术前准备的时间，可进入本路径。上述慢性疾病如果需要经治疗稳定后才能手术，术前需特殊准备的，先进入其他相应内科疾病的诊疗路径。

（六）术前准备 1~2 天

1. 必需的检查项目

（1）血常规、尿常规。

（2）肝功能、肾功能、电解质、凝血功能、感染性疾病筛查（乙肝、丙肝、艾滋病、梅毒等）。

（3）心电图、胸部 X 线检查。

（4）甲状腺功能检查（T_3、T_4、TSH），甲状腺及颈部淋巴结 B 超。

（5）有声音异常者，请耳鼻喉科会诊了解声带情况。

2. 根据患者病情可选择

（1）气管正侧位 X 线片。

（2）肺功能、超声心动图检查和血气分析等。

（3）甲状腺 CT 检查。

> **释义**
>
> ■ 必查项目是确保手术治疗安全、有效开展的基础，术前必须完成。
> ■ 为缩短患者住院等待时间，检查项目可以在患者入院前于门诊完成。
> ■ 对于肿瘤较大压迫气管术前应进行气管正侧位，评价气管受压情况。
> ■ 对于肿瘤可疑恶变者，可行甲状腺放射性核素扫描。
> ■ 高龄患者或有心肺功能异常患者，术前根据病情增加心脏彩超、肺功能、血气分析等检查。
> ■ 异议：对于肿瘤巨大，部分位于胸骨后的患者，应行颈部 CT 检查，评价气管受压情况，胸骨后肿瘤与颈部甲状腺相是否连续，并明确肿块与周围组织、脏器的关系。

（七）预防性抗菌药物选择与使用时机

1. 预防性抗菌药物：按照《抗菌药物临床应用指导原则》（卫医发〔2004〕285 号）执行。原则上不使用抗菌药物。当出现手术时间长，或为高龄、免疫缺陷等高危患者，可考虑预防用药，建议使用第一代头孢菌素。推荐使用头孢唑林钠肌内或静脉注射：

（1）成人：0.5~1.5 克/次，一日 2~3 次。

（2）对本药或其他头孢菌素类药过敏者，对青霉素类药有过敏性休克史者禁用；肝肾功能不全者、有胃肠道疾病史者慎用。

（3）使用本药前需进行皮肤过敏试验。

2. 预防性使用抗菌药物，时间为术前 0.5 小时，手术超过 3 小时加用 1 次抗菌药物。

> **释义**
>
> ■甲状腺良性肿瘤手术属于Ⅰ类切口，对于手术时间长，污染机会增加的患者及高龄或免疫缺陷等高危人群，可按规定适当预防性和术后应用抗菌药物，通常选用第一代、第二代头孢菌素。

（八）手术日为入院第 3~4 天

1. 麻醉方式：气管内插管全身麻醉、局部浸润麻醉或颈丛麻醉。
2. 手术方式：根据甲状腺肿物大小及其部位、性质选择甲状腺部分切除、甲状腺次全切除或甲状腺近全切除术。
3. 术中用药：麻醉常规用药。
4. 输血：根据术前血红蛋白状况及术中出血情况而定。
5. 病理学检查：术中行冷冻病理学检查，术后行石蜡切片病理学检查。

> **释义**
>
> ■目前甲状腺良性肿瘤手术多采用气管内全身麻醉。
>
> ■手术是否输血依照术中出血量而定，可根据医院条件采用自体血回输系统，必要时输异体血。
>
> ■手术中应常规进行术中冷冻病理学检查及术后石蜡切片病理学检查，明确肿瘤性质及治疗方案，恶变者不属于本路径范畴。

（九）术后住院恢复 5~7 天

1. 生命体征监测，切口冷敷，严密观察有无出血、声音异常、饮水呛咳等情况发生。
2. 根据病情，术后用药按照《国家基本药物》目录选择使用。
3. 抗菌药物按照《抗菌药物临床应用指导原则》（卫医发〔2004〕285 号）执行。总预防性用药时间一般不超过 24 小时，个别情况可延长至 48 小时。明确感染患者，可根据药敏试验结果调整抗菌药物。
4. 术后 2~3 天切口换药，根据病情，尽早拔除尿管、引流管或引流条。
5. 实验室检查：必要时复查血常规、血生化等。
6. 术后 5~7 日换药、拆除皮肤切口缝线。

> **释义**
>
> ■术后可根据患者恢复情况做必须复查的检查项目，并根据病情变化增加检查的频次。复查项目并不仅局限于路径中的项目。

（十）出院标准

1. 无切口感染，引流管或引流条拔除。
2. 生命体征平稳，可自由活动。
3. 饮食恢复，无需静脉补液。
4. 无需要住院处理的其他并发症或合并症。

> **释义**
>
> ■ 主治医师应在出院前，通过复查的各项检查并结合患者恢复情况决定是否能出院。如果确有需要继续留院治疗的情况，超出了路径所规定的时间，应先处理并发症并符合出院条件后再准许患者出院。

（十一）变异及原因分析

1. 术前检查发现有其他合并疾病需要处理者，转入相应路径。
2. 术中冷冻提示甲状腺炎或甲状腺癌等转入相应路径。
3. 胸骨后巨大甲状腺肿有可能需要开胸手术。
4. 合并甲状腺功能亢进症的甲状腺良性肿瘤转入相应路径。
5. 术后出现并发症需要进行相关的诊断和治疗，不进入临床路径。

> **释义**
>
> ■ 对于轻微变异，如由于某种原因，路径指示应当于某一天的操作不能如期进行而要延期的，这种改变不会对最终结果产生重大改变，也不会更多地增加住院天数和住院费用，可不出本路径。
>
> ■ 除以上所列变异及原因外，如还出现医疗、护理、患者、环境等多方面的变异原因，应阐明变异相关问题的重要性，必要时须及时退出本路径，并将特殊的变异原因进行归纳、总结，以便重新修订路径时作为参考，不断完善和修订路径。

（十二）参考费用标准

3000~6000 元。

四、甲状腺良性肿瘤临床路径给药方案

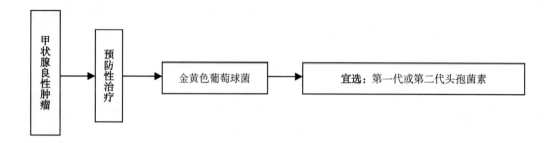

【用药选择】

1. 为预防术后切口感染，应针对金黄色葡萄球菌选用药物。

2. 第一代头孢菌素常用的注射剂有头孢唑林、头孢噻吩、头孢拉定等，口服制剂有头孢拉定、头孢氨苄和头孢羟氨苄等。第二代头孢菌素注射剂有头孢呋辛、头孢替安等，口服制剂有头孢克洛、头孢呋辛酯和头孢丙烯等。

【药学提示】

1. 对于甲状腺良性肿瘤手术需预防应用抗生素者，应在术前 0.5~2 小时给药，或麻醉开始时给药，使手术切口暴露时局部组织中已达到足以杀灭手术过程中入侵切口细菌的药物浓度。

2. 手术时间较短（<2 小时）的清洁手术，术前用药 1 次即可。

【注意事项】

1. 甲状腺良性肿瘤手术属于 I 类切口，对于高危人群，可按规定适当预防性和术后应用抗菌药物，但需注意应尽可能单一、短程、较小剂量给药。

2. 用药前必须详细询问患者先前有否对头孢菌素类、青霉素类或其他药物的过敏史。

五、推荐表单

（一）医师表单

甲状腺良性肿瘤临床路径医师表单

适用对象：**第一诊断为**甲状腺良性肿瘤（ICD-10：D34）

　　　　　行甲状腺部分切除、甲状腺次全切除或甲状腺近全切除术（ICD-9-CM-3：06.2/06.39）

患者姓名：_____性别：_____年龄：_____门诊号：_____住院号：_____

住院日期：____年__月__日　出院日期：____年__月__日　标准住院日：≤10天

日期	住院第1天	住院第2~3天 （手术前1天）
主要诊疗工作	□ 询问病史及体格检查 □ 完成住院病历和首次病程记录 □ 开化验单以及检查单 □ 上级医师查房与术前评估 □ 初步确定诊治方案和特殊检查项目	□ 上级医师查房 □ 完成术前准备与术前评估 □ 如合并其他疾病需要处理，及时变更临床路径 □ 根据检查检验结果进行术前讨论，确定治疗方案 □ 如考虑有恶性肿瘤或甲亢转入相应临床路径 □ 完成必要的相关科室会诊 □ 申请手术及开手术医嘱 □ 完成上级医师查房记录、术前讨论、术前小结等 □ 明确手术方式、手术关键步骤、术中注意事项等 □ 向患者及家属交代病情及围术期注意事项 □ 签署授权委托书、手术知情同意书、自费用品协议书、输血同意书、麻醉同意书
重点医嘱	长期医嘱： □ 外科二级护理常规 □ 饮食（依据患者情况定） 临时医嘱： □ 血常规、尿常规 □ 凝血功能、电解质、肝肾功能、感染性疾病筛查 □ 甲状腺功能、甲状腺B超（必要时甲状腺CT） □ 心电图、胸部X线检查 □ 气管正侧位、肺功能、超声心动图（酌情） □ 耳鼻喉科会诊了解声带（必要时）	长期医嘱： □ 患者既往基础用药 临时医嘱： □ 必要的科室会诊 □ 术前医嘱： □ 常规准备明日行甲状腺部分切除术 □ 备皮 □ 术前禁食6小时、禁水2小时 □ 麻醉前用药 □ 备血（必要时） □ 术中特殊用药带药 □ 带影像学资料入手术室
病情变异记录	□ 无　□ 有，原因： 1. 2.	□ 无　□ 有，原因： 1. 2.
医师签名		

日期	住院第 3~4 天（手术日）	
	术前与术中	术后
主要诊疗工作	□ 陪送患者入手术室 □ 麻醉准备，监测生命体征 □ 施行手术 □ 保持各引流管通畅 □ 术中行冷冻病理学检查，术终行常规病理学检查	□ 麻醉医师完成麻醉记录 □ 完成术后首次病程记录 □ 完成手术记录 □ 向患者及家属说明手术情况
重点医嘱	长期医嘱： □ 甲状腺良性肿瘤常规护理 □ 一或二级护理 □ 禁食 临时医嘱： □ 术中冷冻检查	长期医嘱： □ 甲状腺部分切除术后常规护理 □ 一级护理 □ 禁食 □ 常规雾化吸入，bid □ 颈部切口引流接引流袋并记量或切口置橡皮引流条 □ 尿管接尿袋（视手术时间而定） □ 化痰药 临时医嘱： □ 吸氧 □ 床边备气管切开包 □ 血常规及生化检查（必要时） □ 注意切口出血
病情变异记录	□ 无　□ 有，原因： 1. 2.	
医师签名		

日期	住院第4~5天 （术后第1天）	住院第5~7天 （术后第2~4天）	住院第7~10天 （出院日）
主要诊疗工作	□ 上级医师查房 □ 观察病情变化，包括颈部、耳前叩击征及声音情况等 □ 观察引流量和性状，视引流情况拔除颈部引流管或引流条及尿管 □ 检查手术切口，更换敷料 □ 分析实验室检验结果 □ 维持水、电解质平衡 □ 住院医师完成常规病程记录	□ 上级医师查房 □ 观察病情变化，包括颈部、耳前叩击征及声音情况等 □ 住院医师完成常规病程记录 □ 必要时予相关特殊检查	□ 上级医师查房 □ 切口拆线 □ 明确是否符合出院标准 □ 完成出院记录、病案首页、出院证明书等 □ 通知出入院处 □ 通知患者及家属 □ 向患者告知出院后注意事项，如康复计划、返院复诊、后续治疗，及相关并发症的处理等 □ 出院小结、疾病证明书及出院须知交予患者
重点医嘱	长期医嘱： □ 甲状腺手术后常规护理 □ 一级护理 □ 半流食 □ 常规喷喉，bid □ 视情况拔除颈部引流管接袋并记量 □ 化痰药（酌情） □ 患者既往基础用药 临时医嘱： □ 适当补充葡萄糖液和盐水液体支持 □ 切口换药并拔除引流 □ 拔除尿管	长期医嘱： □ 二级或三级护理（视情况） □ 患者既往基础用药 □ 半流质饮食 临时医嘱： □ 补充进食不足的液体支持	临时医嘱： □ 切口拆线 出院医嘱： □ 出院后相关用药
病情变异记录	□ 无 □ 有，原因：	□ 无 □ 有，原因：	□ 无 □ 有，原因：
医师签名			

（二）护士表单

甲状腺良性肿瘤临床路径护士表单

适用对象：**第一诊断为**甲状腺良性肿瘤（ICD-10：D34）

行甲状腺部分切除、甲状腺次全切除或甲状腺近全切除术（ICD-9-CM-3：06.2/06.39）

患者姓名：_____ 性别：_____ 年龄：_____ 门诊号：_____ 住院号：_____

住院日期：____年__月__日 出院日期：____年__月__日 标准住院日：≤10 天

时间	住院第1天	住院第2~3天（手术前一天）	住院第3~4天（手术日）
健康宣教	□ 入院宣教 □ 介绍主管医生、护士 □ 介绍环境、设施 □ 介绍住院注意事项	□ 术前宣教 □ 宣教疾病知识、术前准备及手术过程 □ 告知准备物品、沐浴 □ 告知术后饮食、活动及探视注意事项 □ 告知术后可能出现的情况及应对方式 □ 主管护士与患者沟通，了解并指导心理应对 □ 告知家属等候区位置	□ 术后当日宣教 □ 告知监护设备、管路功能及注意事项 □ 告知饮食、体位要求 □ 告知疼痛注意事项 □ 告知术后可能出现情况及应对方式 □ 告知用药情况 □ 给予患者及家属心理支持 □ 再次明确探视陪伴须知
护理处置	□ 核对患者，佩戴腕带 □ 建立入院护理病历 □ 更换病号服	□ 协助医生完成术前检查化验 □ 术前准备 □ 备皮、禁食、禁水 □ 开塞露通便 □ 必要时配血、抗菌药物皮试	**送手术** □ 摘除患者各种活动物品 □ 核对患者资料及带药 □ 填写手术交接单，签字确认 **接手术** □ 核对患者及资料，签字确认
基础护理	□ 二级护理 □ 晨晚间护理 □ 患者安全管理	□ 二级护理 □ 晨晚间护理 □ 患者安全管理	□ 一级护理 □ 平卧，去枕6小时，协助改变体位（半坐卧位） □ 排泄护理 □ 患者安全管理
专科护理	□ 护理查体 □ 基础生命体征监测 需要时，请家属陪伴	□ 协助医生完成术前检查化验	□ 病情观察，评估生命体征、伤口敷料、各种引流管情况、出入量、有无手足抽搐及声音嘶哑情况 □ 遵医嘱予液体支持、化痰、雾化吸入等治疗 □ 床边放置气管切开包
重点医嘱	□ 详见医嘱执行单	□ 详见医嘱执行单	□ 详见医嘱执行单
病情变异记录	□ 无 □ 有，原因： 1. 2.	□ 无 □ 有，原因： 1. 2.	□ 无 □ 有，原因： 1. 2.
护士签名			

时间	住院第 4~7 天 （术后第 1~4 天）	住院第 7~10 天 （术后第 4~7 天）
健康宣教	**术后宣教** □ 药物作用及频率 □ 饮食、活动指导 □ 复查患者对术前宣教内容的掌握程度 □ 疾病恢复期注意事项 □ 拔尿管后注意事项 □ 拔颈部引流管后注意事项 □ 下床活动注意事项	□ 出院宣教 　复查时间 　服药方法 　活动休息 　指导饮食 　康复训练方法 　指导办理出院手续
护理处置	□ 遵医嘱完成相关检查 □ 夹闭尿管，锻炼膀胱功能	□ 办理出院手续 □ 书写出院小结
基础护理	□ 一级或二级或三级护理 　晨晚间护理 　协助进食、水（饮水呛咳者鼻饲） 　协助翻身、床上移动、预防压疮 　排泄护理 　协助更衣 □ 患者安全管理	□ 二级或三级护理 　晨晚间护理 　协助或指导进食、进水 　协助或指导床旁活动 　康复训练 □ 患者安全管理
专科护理	□ 病情观察 　评估生命体征、伤口敷料、各种引流管情况、出入量、有无手足抽搐及声音嘶哑情况 □ 遵医嘱予液体支持、化痰、雾化吸入等治疗 □ 需要时，联系主管医生给予相关治疗及用药	□ 病情观察 　生命体征、伤口敷料、有无手足抽搐及声音嘶哑及是否改善情况
重点医嘱	□ 详见医嘱执行单	□ 详见医嘱执行单
病情变异记录	□ 无　□ 有，原因： 1. 2.	□ 无　□ 有，原因： 1. 2.
护士签名		

（三）患者表单

甲状腺良性肿瘤临床路径患者表单

适用对象：**第一诊断为**甲状腺良性肿瘤（ICD-10：D34）

行甲状腺部分切除、甲状腺次全切除或甲状腺近全切除术（ICD-9-CM-3：06.2/06.39）

患者姓名：_____性别：_____年龄：_____门诊号：_____住院号：_____

住院日期：____年___月___日　出院日期：____年___月___日　标准住院日：≤10天

时间	住院第1天	住院第2~3天（手术前一天）	住院第3~4天（手术日）
监测	□ 测量生命体征、体重	□ 每日测量生命体征、询问排便，手术前一天晚测量生命体征	□ 手术清晨测量生命体征、血压一次，必要时测量血糖
医患配合	□ 护士行入院护理评估（简单询问病史） □ 接受入院宣教 □ 医生询问病史、既往病史、用药情况，收集资料 □ 进行体格检查	□ 配合完善术前相关化验、检查术前宣教 □ 甲状腺良性肿瘤疾病知识、临床表现治疗方法 □ 术前用物准备：毛巾、饮用水等 □ 手术室接患者，配合核对 □ 医生与患者及家属介绍病情及手术谈话 □ 手术时家属在等候区等候 □ 探视及陪伴制度	**术后宣教** □ 术后体位：麻醉未醒时平卧，清醒后，平卧，去枕6小时，协助改变体位，根据医嘱予监护设备、吸氧。 □ 配合护士定时监测生命体征、伤口敷料等 □ 不要随意动引流管 □ 疼痛的注意事项及处理 □ 告知医护不适及异常感受 □ 　配合评估手术效果果
重点诊疗及检查	**重点诊疗：** □ 二级护理 □ 既往基础用药	**重点诊疗：** **术前准备：** □ 备皮 □ 配血（必要时） □ 术前签字 **重要检查：** □ 心电图、胸部X线片 □ 颈部B超 □ 甲状腺放射性核素扫描（必要时）	**重点诊疗：** □ 一级护理 □ 予监护设备、吸氧 □ 注意留置管路安全与通畅 □ 用药：补液、化痰药物的应用 □ 护士协助记录出入量
饮食及活动	□ 正常普食 □ 正常活动	□ 禁食6小时、禁饮2小时 □ 正常活动	□ 根据病情半流食或鼻饲 □ 卧床休息，自主体位

时间	住院第 4~7 天 （术后第 1~4 天）	住院第 7~10 天 （术后第 4~7 天）
监测	□ 定时监测生命体征，每日询问排便	□ 定时监测生命体征、每日询问排便
医患配合	□ 医生巡视，了解病情 □ 配合生命体征的观察及必要的检查 □ 护士行晨晚间护理 □ 护士协助进食、进水、排泄等生活护理 □ 配合监测出入量 □ 膀胱功能锻炼，成功后可将尿管拔除 □ 配合功能恢复训练（必要时） □ 注意探视及陪伴时间	□ 护士行晨晚间护理 □ 医生拆线 □ 伤口注意事项 □ 配合功能恢复训练（必要时） **出院宣教** □ 接受出院前康复宣教 □ 学习出院注意事项 □ 了解复查程序 □ 办理出院手续，取出院带药
重点诊疗及检查	**重点诊疗：** □ 一级或二级或三级护理 □ 静脉用药逐渐过渡至口服药 □ 医生定时予伤口换药 **重要检查：** □ 定期抽血化验	**重点诊疗：** □ 二级或三级护理 □ 普食 □ 医生定时予伤口换药 **重要检查：** □ 定期抽血化验（必要时）
饮食及活动	□ 根据病情逐渐由半流食过渡至普食，营养均衡，食用高蛋白、低脂肪、易消化，避免产气食物（牛奶、豆浆）及油腻食物。鼓励多食汤类食物，蔬菜及水果补充水分，卧床休息时可头高位，渐坐起 □ 术后第 3~4 天可视体力情况渐下床活动，循序渐进，注意安全 □ 行功能恢复锻炼（必要时）	□ 普食，营养均衡 □ 勿吸烟、饮酒 □ 正常活动 □ 行功能恢复训练（必要时）

附：原表单（2012 年版）

甲状腺良性肿瘤临床路径表单

适用对象：**第一诊断为**甲状腺良性肿瘤（ICD-10：D34）

　　　　　行甲状腺部分切除、甲状腺次全切除或甲状腺近全切除术（ICD-9-CM-3：06.2/
06.39）

患者姓名：_____ 性别：_____ 年龄：_____ 门诊号：_____ 住院号：_____

住院日期：____年__月__日　出院日期：____年__月__日　标准住院日：≤10 天

日期	住院第 1 天	住院第 2~3 天 （手术前 1 天）
主要诊疗工作	□ 询问病史及体格检查 □ 完成住院病历和首次病程记录 □ 开化验单以及检查单 □ 上级医师查房与术前评估 □ 初步确定诊治方案和特殊检查项目	□ 上级医师查房 □ 完成术前准备与术前评估 □ 如合并其他疾病需要处理，及时变更临床路径 □ 根据检查检验结果进行术前讨论，确定治疗方案 □ 如考虑有恶性肿瘤或甲亢转入相应临床路径 □ 完成必要的相关科室会诊 □ 申请手术及开手术医嘱 □ 完成上级医师查房记录、术前讨论、术前小结等 □ 明确手术方式、手术关键步骤、术中注意事项等 □ 向患者及家属交代病情及围术期注意事项 □ 签署授权委托书、手术知情同意书、自费用品协议书、输血同意书、麻醉同意书
重点医嘱	**长期医嘱：** □ 外科二级护理常规 □ 饮食（依据患者情况定） **临时医嘱：** □ 血常规、尿常规 □ 凝血功能、电解质、肝肾功能、感染性疾病筛查 □ 甲状腺功能、甲状腺 B 超（必要时甲状腺 CT） □ 心电图、胸部 X 线检查 □ 气管正侧位、肺功能、超声心动图（酌情） □ 耳鼻喉科会诊了解声带（必要时）	**长期医嘱：** □ 患者既往基础用药 **临时医嘱：** □ 必要的科室会诊 □ 术前医嘱： □ 常规准备明日行甲状腺部分切除术 □ 备皮 □ 术前禁食 6 小时、禁水 2 小时 □ 麻醉前用药 □ 备血（必要时） □ 术中特殊用药带药 □ 带影像学资料入手术室
主要护理工作	□ 入院介绍 □ 入院评估 □ 健康教育 □ 活动指导 □ 饮食指导 □ 患者相关检查配合的指导 □ 心理支持	□ 静脉抽血 □ 健康教育 □ 饮食指导 □ 疾病知识指导 □ 术前指导 □ 促进睡眠（环境、药物） □ 心理支持
病情变异记录	□ 无　□ 有，原因： 1. 2.	□ 无　□ 有，原因： 1. 2.
护士签名		
医师签名		

日期	住院第 3~4 天（手术日）	
	术前与术中	术后
主要诊疗工作	□ 陪送患者入手术室 □ 麻醉准备，监测生命体征 □ 施行手术 □ 保持各引流管通畅 □ 术中行冷冻病理学检查，术终行常规病理学检查	□ 麻醉医师完成麻醉记录 □ 完成术后首次病程记录 □ 完成手术记录 □ 向患者及家属说明手术情况
重点医嘱	长期医嘱： □ 甲状腺良性肿瘤常规护理 □ 一级或二级护理 □ 禁食 临时医嘱： □ 术中冷冻检查	长期医嘱： □ 甲状腺部分切除术后常规护理 □ 一级护理 □ 禁食 □ 常规雾化吸入，bid □ 颈部切口引流接引流袋并记量或切口置橡皮引流条 □ 尿管接尿袋（视手术时间而定） □ 化痰药 临时医嘱： □ 吸氧 □ 床边备气管切开包 □ 血常规及生化检查（必要时） □ 注意切口出血
主要护理工作	□ 健康教育 □ 饮食：术前禁食、禁水 □ 术前沐浴、更衣，取下义齿、饰物 □ 告知患者及家属术前流程及注意事项 □ 指导术前注射用药后注意事项 □ 术前手术物品准备 □ 陪送患者入手术室 □ 术中按需留置尿管 □ 床边放置气管切开包 □ 心理支持	□ 体位与活动：平卧，去枕 6 小时，协助改变体位（半坐卧位） □ 按医嘱吸氧、禁食、禁水 □ 密切观察患者情况 □ 疼痛护理 □ 留置管道护理及指导 □ 心理支持（患者及家属）
病情变异记录	□ 无 □ 有，原因： 1. 2.	
护士签名		
医师签名		

日期	住院第 4~5 天 （术后第 1 天）	住院第 5~7 天 （术后第 2~4 天）	住院第 7~10 天 （出院日）
主要诊疗工作	□ 上级医师查房 □ 观察病情变化，包括颈部、耳前叩击征及声音情况等 □ 观察引流量和性状，视引流情况拔除颈部引流管或引流条及尿管 □ 检查手术切口，更换敷料 □ 分析实验室检验结果 □ 维持水、电解质平衡 □ 住院医师完成常规病程记录	□ 上级医师查房 □ 观察病情变化，包括颈部、耳前叩击征及声音情况等 □ 住院医师完成常规病程记录 □ 必要时予相关特殊检查	□ 上级医师查房 □ 切口拆线 □ 明确是否符合出院标准 □ 完成出院记录、病案首页、出院证明书等 □ 通知出入院处 □ 通知患者及家属 □ 向患者告知出院后注意事项，如康复计划、返院复诊、后续治疗，及相关并发症的处理等 □ 出院小结、疾病证明书及出院须知交予患者
重点医嘱	长期医嘱： □ 甲状腺手术后常规护理 □ 一级护理 □ 半流食 □ 常规喷喉，bid □ 视情况拔除颈部引流管接袋并记量 □ 化痰药（酌情） □ 患者既往基础用药 临时医嘱： □ 适当补充葡萄糖液和盐水液体支持 □ 切口换药并拔除引流 □ 拔除尿管	长期医嘱： □ 二级或三级护理（视情况） □ 患者既往基础用药 □ 半流质饮食 临时医嘱： □ 补充进食不足的液体支持	临时医嘱： □ 切口拆线 出院医嘱： □ 出院后相关用药
主要护理工作	□ 体位：指导患者下床活动及颈部活动 □ 观察患者病情变化 □ 指导饮食 □ 遵医嘱拔除尿管 □ 疼痛护理 □ 生活护理（一级护理） □ 心理支持	□ 体位与活动：自主体位，指导颈部活动 □ 指导饮食 □ 协助或指导生活护理	□ 出院指导 □ 办理出院手续 □ 预约复诊时间 □ 作息、饮食、活动指导 □ 服药指导 □ 清洁卫生 □ 疾病知识
病情变异记录	□ 无　□ 有，原因： 1. 2.	□ 无　□ 有，原因： 1. 2.	□ 无　□ 有，原因： 1. 2.
护士签名			
医师签名			

第三章　急性乳腺炎临床路径释义

一、急性乳腺炎编码

疾病名称及编码：急性乳腺炎（ICD-10：O91，N61）

脓肿切开引流术（ICD-9-CM-3：85.0）

二、临床路径检索方法

O91/N61 伴 85.0

三、急性乳腺炎临床路径标准住院流程

（一）适用对象

第一诊断为急性乳腺炎（ICD-10 编码：O91，N61），需要行脓肿切开引流术（ICD-9-CM-3：85.0）的患者。

> **释义**
>
> ■ 急性乳腺炎（acute mastitis，CAP）是指乳腺的急性化脓性感染在医院外罹患的感染，乳腺导管内及周围结缔组织炎症，多见于初产妇。哺乳期内均可发生，多见于产后 3~4 周，又称产褥期乳腺炎。
>
> ■ 急性乳腺炎需性脓肿切开引流术：当急性乳腺炎控制不佳时会形成脓肿，局部形成肿物并伴有波动感。深部脓肿常需超声检查发现，脓肿区超声呈液性暗区。

（二）诊断依据

根据《临床诊疗指南——外科学分册》（中华医学会编著，人民卫生出版社），《黄家驷外科学》（第 7 版，人民卫生出版社）。

1. 病史：乳房出现红、肿、热、痛等急性炎症表现；多为哺乳期女性，常发生在产后 3~4 周；也可为非哺乳期女性。

2. 体征：患侧乳房出现红、肿、热、痛等急性炎症表现，常伴有患侧腋窝淋巴结肿大、压痛等，随炎症发展常伴有寒战、高热、脉搏加快等全身中毒表现。

3. 实验室检查：白细胞计数明显增高。

4. 影像学检查：超声提示有炎性浸润，单个或多个脓腔形成。

> **释义**
>
> ■ 需重视急性乳腺炎的流行病学特点即多见于产后哺乳期。对非哺乳期乳腺炎症性改变需鉴别浆细胞性乳腺炎、炎性乳癌等。浆细胞性乳腺炎多发生在非哺乳期，可伴有先天乳头发育不良、乳头溢液。进一步发展可形成肿物，继发细菌感染后可出现红、肿、局部皮温升高和疼痛。炎性乳腺癌是乳腺癌一特殊临床类型，进展快、预后差，主要表现为乳房水肿、局部皮肤发红、橘皮征阳性、皮温升高，但疼痛不明显，没有全身性炎症表现。患者流行病学资料在这三者鉴别中有重要参考价值。

（三）治疗方案的选择

根据《临床诊疗指南——外科学分册》（中华医学会编著，人民卫生出版社），《黄家驷外科学》（第7版，人民卫生出版社）。

1. 早期应用抗菌药物治疗，支持、对症治疗。
2. 中医中药治疗，可用蒲公英、野菊花等清热解毒药物。
3. 脓肿形成后及时行脓肿切开引流术。

> **释义**
>
> ■ 急性乳腺炎的进展因人、因治疗而异。一般初期呈急性蜂窝织炎样改变，数天后可能形成脓肿。脓肿形成者往往全身症状较重、疼痛明显，表浅脓肿可以触及波动感。在急性乳腺炎初期尚无脓肿形成时治疗以促进乳汁通常排出、药物治疗为主，此时患者不适合进入本路径。
>
> ■ 急性乳腺炎的重要病因即是乳汁引流不通畅，所以保证乳汁分泌正常是所有治疗的基础。炎症早起可继续对侧哺乳，患侧通过理疗热敷、按摩促进引流及炎症消退。
>
> ■ 脓肿形成的诊断对进入该路径非常关键。首先脓肿形成者一般疼痛、发热症状明显，浅表者查体可触及波动感，深部或多发、多房脓肿常需超声发现。

（四）标准住院日为≤11天

> **释义**
>
> ■ 如果患者术后恢复良好住院时间可以尽量缩短。

（五）进入路径标准

1. 第一诊断为急性乳腺炎（ICD-10编码：O91，N61），需要行脓肿切开引流术（ICD-9-CM-3：85.0）的患者。
2. 当患者同时具有其他疾病诊断，但在治疗期间不需要特殊处理也不影响第一诊断的临床路径流程实施时，可以进入路径。

（六）术前准备1~3天

1. 必需的检查项目

（1）血常规、尿常规、便常规。

（2）肝肾功能、凝血功能、血型、感染性疾病筛查（乙肝、丙肝、艾滋病、梅毒等）。

（3）胸部X线片、心电图。

（4）乳房彩超（脓肿形成者需行术前定位）。

2. 根据患者病情可选择：肺功能、超声心动图等。

（七）抗菌药物选择与使用时机

1. 按照《抗菌药物临床应用指导原则》（卫医发〔2004〕285号）执行，并结合患者的病情决定抗菌药物的选择。

2. 入院后即开始使用抗菌药物，经验性抗菌治疗可选用耐青霉素酶的半合成青霉素、头孢菌素、大环内酯类或克林霉素类药物。

（1）推荐使用苯唑西林钠肌内或静脉注射。①成人：1克/次，一日4次。②有青霉素类药物过敏史或青霉素皮肤试验阳性者禁用。③使用本药前需进行皮试。④严重肾功能减退者应避免应用大剂量。

（2）推荐使用头孢唑林钠肌内或静脉注射。①成人：0.5~1克/次，一日2~3次。②对本药或其他头孢菌素类药过敏者，对青霉素类药有过敏性休克史者禁用；肝肾功能不全者、有胃肠道疾病史者慎用。③使用本药前需进行皮肤过敏试验。

（3）推荐头孢呋辛钠肌内或静脉注射。①成人：0.75~1.5克/次，一日3次。②肾功能不全患者按照肌酐清除率制订给药方案：肌酐清除率>20ml/min者，每日3次，每次0.75~1.5g；肌酐清除率10~20ml/min患者，每次0.75g，一日2次；肌酐清除率<10ml/min患者，每次0.75g，一日1次。③对本药或其他头孢菌素类药过敏者，对青霉素类药有过敏性休克史者禁用；肝肾功能不全者、有胃肠道疾病史者慎用。④使用本药前需进行皮肤过敏试验。

（4）对β内酰胺类抗菌药物过敏者，可选用红霉素或克林霉素。

> **释义**
>
> ■ 急性乳腺炎的致病菌多为葡萄球菌，尤以金黄色葡萄球菌常见，因而经验性抗菌治疗可选择耐青霉素酶的半合成青霉素、头孢菌素。需要强调对青霉素类抗生素应用应注意过敏史的询问和皮试的进行。青霉素类和头孢类抗生素的半衰期短，在使用上应根据半衰期每日2~3次。对于青霉素类过敏患者可以选择大环内酯类或克林霉素类药物，后者可能在乳汁中分泌所以在哺乳期需慎用。对肾功能不全患者应用头孢呋辛时应根据肌酐清除率调整抗生素剂量。

（八）手术日为入院第2~4天

1. 麻醉方式：全身麻醉或局部麻醉。
2. 术中用药：麻醉常规用药。
3. 术后取（炎性）肿物或脓腔壁组织送病理检查，脓液送细菌培养+药物敏感试验，调整抗菌药物种类。

> **释义**
>
> ■ 脓肿范围小可在局麻下完成手术，如脓肿范围大或深部脓肿局麻效果欠佳，全麻较为理想。
>
> ■ 术中留取脓液行病原学诊断也是非常重要的部分。根据病原学诊断和药敏结果帮助调整抗菌药物的应用。在药敏结果出来前经验性抗菌治疗可选择半合成青霉素、头孢菌素等药物。脓肿壁或周围炎性组织需留取送病理检查，以确定诊断。

（九）术后住院恢复5~7天

1. 复查项目：血常规，必要时行乳房超声检查。
2. 术后抗菌药物：按照《抗菌药物临床应用指导原则》（卫医发〔2004〕285号）执行，抗菌药物用至体温正常后3天。

> **释义**
>
> ■ 术后复查血常规及观测体温变化了解炎症控制情况。对于深部脓肿或多房脓肿或引流不畅时可借助超声检查判断乳房内有无脓液集聚。

（十）出院标准

1. 体温正常3天，引流管通畅或已拔除。
2. 常规化验指标无明显异常。
3. 没有需要住院处理的并发症和（或）合并症。

> **释义**
>
> ■ 脓肿切开引流后需注意观察引流或渗出量，保证引流通畅。敷料需及时更换，保持干燥。

（十一）变异及原因分析

1. 有影响手术的其他疾病，需要进行相关的诊断和治疗，住院时间延长。
2. 出现新发脓肿，需要继续治疗，将延长住院时间，增加治疗费用。
3. 未形成脓肿患者，不进入本路径。

> **释义**
>
> ■ 微小变异：因为急诊手术提前结束或进入下一日检查或治疗；因医院检验项目的及时性，不能按照要求完成检查；因为节假日不能按照要求完成检查；患者不愿配合完成相应检查。乳房内出现新发脓肿继续治疗产生的变异。
>
> ■ 重大变异：治疗中并发重大疾病需要进一步诊断和治疗；因各种原因需要其他治疗措施；医院与患者或家属发生医疗纠纷，患者要求离院或转院；不愿按照要求出院随诊而导致入院时间明显延长。

（十二）参考费用标准

4000~8000 元。

四、急性乳腺炎给药方案

【用药选择】

1. 急性乳腺炎诊断明确后尽早开始抗菌药物经验治疗。应选用针对革兰阳性细菌能覆盖金黄色葡萄球菌和链球菌的药物。
2. 住院手术治疗患者应留取脓液标本，送细菌培养及药物敏感试验。
3. 轻症患者可口服用药；重症患者选用静脉给药，待发热控制后改用口服药序贯治疗。

【药学提示】

1. 目前很多金黄色葡萄球菌存在对青霉素耐药的情况，因而经验性治疗可选择耐青霉素酶的半合成青霉素、头孢菌素。
2. 应用半合成青霉素或头孢菌素均需根据说明书要求进行青霉素皮试或头孢菌素皮肤过敏试验。对上述药物过敏者可考虑大环内酯类药物、克林霉素等。
3. 大环内酯类静脉给药可引起血栓性静脉炎，故红霉素静脉滴注时药物浓度不宜超过 1mg/ml。
4. 应考虑患者处于哺乳期这一特点，注意药物经母乳排泄影响乳儿的可能。哺乳期患者时应避免选用氨基糖苷类、喹诺酮类、四环素类、氯霉素、磺胺药等。大环内酯类药物乳汁中分泌量较高，应用时应暂停哺乳。青霉素类、头孢菌素类等 β 内酰胺类在乳汁中含量低，青霉素类有致过敏反应的可能等。哺乳期患者应用任何抗菌药物时，宜暂停哺乳。

【注意事项】

1. 半合成青霉素、头孢菌素等半衰期短，应每天多次应用。
2. 对脓肿形成的急性乳腺炎患者抗菌药物治疗不能替代外科治疗。

五、推荐表单

（一）医师表单

急性乳腺炎临床路径医师表单

适用对象：**第一诊断为**急性乳腺炎（ICD-10：O91，N61）

　　　　　　行乳腺脓肿切开引流术（ICD-9-CM-3：85.0）

患者姓名：_____性别：_____年龄：_____门诊号：_____住院号：_____

住院日期：____年__月__日　出院日期：____年__月__日　标准住院日：7~14 天

时间	住院第 1 天	住院第 2~3 天	住院第 3~4 天（手术日）
主要诊疗工作	□ 询问病史及体格检查 □ 完成病历书写 □ 完善检查 □ 上级医师查房与术前评估 □ 初步确定手术方式和日期	□ 上级医师查房 □ 完成术前准备与术前评估 □ 完成必要的相关科室会诊 □ 完成术前小结、上级医师查房记录等病历书写 □ 签署手术知情同意书 □ 签署自费用品协议书、输血同意书（必要时） □ 向患者及家属交代围术期注意事项	□ 手术 □ 术者完成手术记录 □ 完成术后病程 □ 上级医师查房 □ 向患者及家属交代病情及术后注意事项
重点医嘱	**长期医嘱：** □ 外科护理常规 □ 二级护理 □ 饮食 □ 患者既往基础用药 □ 使用抗菌药物 **临时医嘱：** □ 血常规、尿常规、便常规 □ 肝肾功能、凝血功能、血型、感染性疾病筛查 □ 胸片、心电图 □ 乳房超声及脓肿定位 □ 肺功能、超声心动图（视情况而定） □ 青霉素试敏	**长期医嘱：** □ 患者既往基础用药 **术前医嘱：** □ 拟明日 ◎局部麻醉 ◎全身麻醉下行乳腺脓肿切开引流术 □ 术前 6 小时禁食、禁水 □ 备皮 □ 使用抗菌药物	**长期医嘱：** □ 术后 6 小时后普食（全身麻醉）/普食（局部麻醉） □ 一级护理（全身麻醉）/二级护理（局部麻醉） □ 使用抗菌药物 **临时医嘱：** □ 必要时给予镇痛药物
病情变异记录	□ 无　□ 有，原因： 1. 2.	□ 无　□ 有，原因： 1. 2.	□ 无　□ 有，原因： 1. 2.
医师签名			

时间	住院第4~5天 （术后第1日）	住院第6~7天 （术后第2~3日）	住院第7~11天 （术后第3~7天，出院日）
主要诊疗工作	□ 上级医师查房，注意病情变化 □ 住院医师完成常规病历书写 □ 注意引流量和引流液性状 □ 注意观察体温、血压等 □ 根据需要复查血常规	□ 上级医师查房 □ 完成常规病历书写 □ 根据引流情况决定是否拔除引流管	□ 上级医师查房，进行手术及伤口评估，确定有无手术并发症和切口愈合不良情况，明确是否出院 □ 完成出院记录、病案首页、出院证明书等 □ 向患者交代出院后的注意事项
重点医嘱	长期医嘱： □ 二级护理 □ 普食 □ 使用抗菌药物 临时医嘱： □ 换药	长期医嘱： □ 二级护理 □ 普食 □ 使用抗菌药物 临时医嘱： □ 换药	出院医嘱： □ 换药 □ 必要时复查患乳彩超 □ 拔除引流或定期门诊换药
病情变异记录	□ 无　□ 有，原因： 1. 2.	□ 无　□ 有，原因： 1. 2.	□ 无　□ 有，原因： 1. 2.
医师签名			

（二）护士表单

急性乳腺炎临床路径护士表单

适用对象：**第一诊断为**急性乳腺炎（ICD-10：O91，N61）

　　　　　行乳腺脓肿切开引流术（ICD-9-CM-3：85.0）

患者姓名：_____ 性别：_____ 年龄：_____ 门诊号：_____ 住院号：_____

住院日期：____年___月___日　出院日期：____年___月___日　标准住院：7~14 天

时间	住院第 1 天	住院第 2~3 天	住院第 3~4 天（手术日）
健康宣教	□ 介绍主管医生、护士 □ 介绍环境、设施 □ 介绍住院注意事项 □ 入院护理评估 □ 指导进行相关检查 □ 母乳喂养技术宣教	□ 晨起静脉取血 □ 卫生知识及手术知识宣教 □ 嘱患者禁食、禁水时间 □ 药物敏感试验 □ 备皮	□ 术前更衣 □ 指导手术注意事项 □ 给予术后饮食指导 □ 指导并协助术后活动
护理处置	□ 核对患者、佩戴腕带 □ 建立入院护理病历 □ 卫生处置：剪指甲、沐浴、更换病号服 □ 执行入院后医嘱	□ 随时观察患者病情变化 □ 遵医嘱正确使用抗生素 □ 协助医生完成各项检查化验 □ 术前准备 □ 禁食、禁水	□ 与手术室人员核对患者 □ 执行术后医嘱 □ 观察术后病情变化 □ 观察创口出血及引流情况 □ 保持各种管路通畅
基础护理	□ 二级护理 □ 晨晚间护理 □ 患者安全管理	□ 二级护理 □ 晨晚间护理 □ 患者安全管理	□ 一级护理 □ 晨晚间护理 □ 患者安全管理
专科护理	□ 护理查体 □ 体温、疼痛评估 □ 心理护理	□ 体温监测 □ 遵医嘱完成相关检查 □ 心理护理 □ 患处疼痛评估 □ 遵医嘱正确给药 □ 指导患者术前准备	□ 病情观察：评估患者生命体征，特别是体温 □ 观察伤口引流情况 □ 观察伤口敷料包扎 □ 需要时请家属陪伴 □ 心理护理
重点医嘱	□ 详见医嘱执行单	□ 详见医嘱执行单	□ 详见医嘱执行单
病情变异记录	□ 无　□ 有，原因： 1. 2.	□ 无　□ 有，原因： 1. 2.	□ 无　□ 有，原因： 1. 2.
护士签名			

时间	住院第 4~5 天 （术后第 1 日）	住院第 6~7 天 （术后第 2~3 日）	住院第 7~11 天 （术后第 3~7 天，出院日）
健康 宣教	□ 术后康复宣教 □ 观察进食情况并进行指导	□ 术后换药注意事项的宣教 □ 防止乳汁淤积	□ 急性乳腺炎知识指导 □ 正确母乳喂养技术宣教 □ 指导办理出院手续
护理 处置	□ 观察病情变化 □ 观察创口出血情况 □ 观察进食情况并给予指导 □ 心理与生活护理	□ 观察病情变化及饮食情况 □ 心理与生活护理	□ 指导办理出院手续 □ 指导复查时间和注意事项
基础 护理	□ 二级护理 □ 晨晚间护理 □ 患者安全管理	□ 二级护理 □ 晨晚间护理 □ 患者安全管理	□ 三级护理 □ 晨晚间护理 □ 患者安全管理
专科 护理	□ 护理查体 □ 体温、疼痛评估 □ 心理护理	□ 体温监测 □ 遵医嘱完成相关检查 □ 心理护理 □ 协助换药 □ 遵医嘱正确给药 □ 指导患者乳房按摩	□ 病情观察：评估患者生命 □ 观察伤口引流情况 □ 观察伤口敷料包扎
重点 医嘱	□ 详见医嘱执行单	□ 详见医嘱执行单	□ 详见医嘱执行单
病情 变异 记录	□ 无　□ 有，原因： 1. 2.	□ 无　□ 有，原因： 1. 2.	□ 无　□ 有，原因： 1. 2.
护士 签名			

（三）患者表单

急性乳腺炎临床路径患者表单

适用对象：**第一诊断为**急性乳腺炎（ICD-10：O91，N61）

行乳腺脓肿切开引流术（ICD-9-CM-3：85.0）

患者姓名：_____ 性别：_____ 年龄：_____ 门诊号：_____ 住院号：_____

住院日期：____年___月___日 出院日期：____年___月___日 标准住院日：7~14 天

时间		入院当日	住院期间（第 2~3 天）	住院第 3~4 天 （手术日）
医患配合		□ 配合询问病史、收集资料，请务必详细告知既往史、用药史、过敏史 □ 配合进行体格检查 □ 有任何不适告知医生	□ 配合完善相关检查、化验，如采血、留尿、心电图、胸部 X 线片等 □ 医生向患者及家属介绍病情，签署手术知情同意 □ 如有异常检查结果需进一步检查 □ 配合用药及治疗 □ 配合医师调整用药 □ 有任何不适告知医生	□ 接受手术前指导 □ 知道手术目的、方式 □ 了解麻醉方式
护患配合		□ 配合测量体温、脉搏、呼吸、血压、血氧饱和度、体重 □ 配合完成入院护理评估单（简单询问病史、过敏史、用药史） □ 接受入院宣教（环境介绍、病室规定、订餐制度、贵重物品保管等） □ 有任何不适告知护士	□ 配合测量体温、脉搏、呼吸，询问每日排便情况 □ 接受相关化验检查宣教，正确留取标本，配合检查 □ 有任何不适告知护士 □ 接受输液、服药治疗 □ 注意活动安全，避免坠床或跌倒 □ 配合执行探视及陪伴 □ 接受疾病及用药等相关知识指导	□ 配合测量体温、脉搏、呼吸，询问每日排便情况 □ 接受引流量记录 □ 配合伤口情况检查 □ 有任何不适告知护士 □ 接受输液、服药治疗 □ 注意活动安全，避免坠床或跌倒 □ 配合执行探视及陪伴 □ 接受疾病及用药等相关知识指导
饮食		□ 正常普食	□ 术前 6~8 小时禁食、禁水	□ 术后 6 小时禁食
排泄		□ 正常排尿便	□ 正常排尿便	□ 正常排尿便
活动		□ 适量活动	□ 适量活动	□ 适量活动

时间	住院第 4~5 天 （术后第 1 日）	住院第 6~7 天 （术后第 2~3 日）	住院第 7~11 天 （术后第 3~7 天，出院日）
医患配合	□ 配合医生查房 □ 配合进行伤口检查 □ 有任何不适告知医生	□ 配合伤口换药 □ 配合用药及治疗 □ 有任何不适告知医生	□ 接受出院前查体 □ 配合换药
护患配合	□ 配合测量体温、脉搏、呼吸、血压、血氧饱和度、体重 □ 配合完成术后护理评估单（简单询问病史、过敏史、用药史） □ 接受入院宣教（环境介绍、病室规定、订餐制度、贵重物品保管等） □ 有任何不适告知护士	□ 配合测量体温、脉搏、呼吸，询问每日排便情况 □ 配合护士母乳喂养技术宣教 □ 配合乳房按摩理疗 □ 配合用药及治疗 □ 有任何不适告知护士 □ 接受输液、服药治疗 □ 注意活动安全，避免坠床或跌倒 □ 配合执行探视及陪伴 □ 接受疾病及用药等相关知识指导	□ 配合测量体温、脉搏、呼吸，询问每日排便情况 □ 接受引流量记录 □ 配合伤口情况检查 □ 有任何不适告知护士 □ 配合出院宣教 □ 配合完成术后护理记录评估单 □ 配合执行探视及陪伴
饮食	□ 正常普食	□ 正常普食	□ 正常普食
排泄	□ 正常排尿便	□ 正常排尿便	□ 正常排尿便
活动	□ 适量活动	□ 适量活动	□ 适量活动

附：原表单（2012 年版）

急性乳腺炎临床路径表单

适用对象：**第一诊断为**急性乳腺炎（ICD-10：O91，N61）

　　　　　　行乳腺脓肿切开引流术（ICD-9-CM-3：85.0）

患者姓名：＿＿＿＿性别：＿＿＿＿年龄：＿＿＿＿门诊号：＿＿＿＿住院号：＿＿＿＿

住院日期：＿＿年＿月＿日　出院日期：＿＿年＿月＿日　标准住院日：≤11 天

时间	住院第 1 天	住院第 2~3 天	住院第 3~4 天（手术日）
主要诊疗工作	□ 询问病史及体格检查 □ 完成病历书写 □ 完善检查 □ 上级医师查房与术前评估 □ 初步确定手术方式和日期	□ 上级医师查房 □ 完成术前准备与术前评估 □ 完成必要的相关科室会诊 □ 完成术前小结、上级医师查房记录等病历书写 □ 签署手术知情同意书 □ 签署自费用品协议书 □ 向患者及家属交代围术期注意事项	□ 手术 □ 术者完成手术记录 □ 完成术后病程 □ 上级医师查房 □ 向患者及家属交代病情及术后注意事项
重点医嘱	长期医嘱： □ 外科护理常规 □ 二级护理 □ 饮食 □ 患者既往基础用药 □ 使用抗菌药物 临时医嘱： □ 血常规、尿常规 □ 肝肾功能、凝血功能、感染性疾病筛查 □ 胸部 X 线检查、心电图 □ 乳房超声及脓肿定位	长期医嘱： □ 患者既往基础用药 术前医嘱： □ 拟明日◎局部麻醉◎全身麻醉下行乳腺脓肿切开引流术 □ 术前 6 小时禁食、禁水 □ 备皮 □ 使用抗菌药物	长期医嘱： □ 术后 6 小时后普食（全身麻醉）/普食（局部麻醉） □ 一级护理（全身麻醉）/二级护理（局部麻醉） □ 使用抗菌药物 临时医嘱： □ 必要时给予镇痛药物
主要护理工作	□ 介绍病房环境、设施及设备 □ 入院护理评估 □ 执行入院后医嘱 □ 指导进行相关检查等	□ 晨起静脉取血 □ 卫生知识及手术知识宣教 □ 嘱患者禁食、禁水时间 □ 药物敏感试验 □ 备皮	□ 术前更衣 □ 观察术后病情变化 □ 观察创口出血及引流情况 □ 保持各种管路通畅 □ 给予术后饮食指导 □ 指导并协助术后活动
病情变异记录	□ 无　□ 有，原因： 1. 2.	□ 无　□ 有，原因： 1. 2.	□ 无　□ 有，原因： 1. 2.
护士签名			
医师签名			

时间	住院第 4~5 天 （术后第 1 日）	住院第 6~7 天 （术后第 2~3 日）	住院第 7~11 天 （术后第 3~10 天，出院日）
主要诊疗工作	□ 上级医师查房，注意病情变化 □ 住院医师完成常规病历书写 □ 注意引流量和引流液性状 □ 注意观察体温、血压等 □ 根据需要复查血常规	□ 上级医师查房 □ 完成常规病历书写 □ 拔除引流管	□ 上级医师查房，进行手术及伤口评估，确定有无手术并发症和切口愈合不良情况，明确是否出院 □ 完成出院记录、病案首页、出院证明书等 □ 向患者交代出院后的注意事项
重点医嘱	长期医嘱： □ 二级护理 □ 普食 □ 使用抗菌药物 临时医嘱： □ 换药	长期医嘱： □ 二级护理 □ 普食 □ 使用抗菌药物 临时医嘱： □ 换药	出院医嘱： □ 换药 □ 复查患乳彩超 □ 定期门诊换药
主要护理工作	□ 观察病情变化 □ 观察创口出血情况 □ 观察进食情况并给予指导 □ 心理与生活护理 □ 术后患肢功能锻炼	□ 观察病情变化及饮食情况 □ 心理与生活护理 □ 术后患肢功能锻炼	□ 指导办理出院手续 □ 指导复查时间和注意事项
病情变异记录	□ 无 □ 有，原因： 1. 2.	□ 无 □ 有，原因： 1. 2.	□ 无 □ 有，原因： 1. 2.
护士签名			
医师签名			

第四章　慢性胆囊炎临床路径释义

一、慢性胆囊炎编码

1. 疾病名称及编码：慢性胆囊炎（ICD-10：K80.1/K81.101）
2. 手术操作名称及编码：腹腔镜下胆囊切除术（ICD-9-CM-3：51.23）

二、临床路径检索方法

K80.1/K81.101 伴 51.23

三、慢性胆囊炎临床路径标准住院流程

（一）适用对象

第一诊断为慢性胆囊炎或合并胆囊结石（ICD-10：K80.1/K81.1）

行腹腔镜胆囊切除术（ICD-9-CM-3：51.23）。

> **释义**
>
> ■ 适用对象编码参见第一部分。
> ■ 本路径适用对象为慢性胆囊炎或合并胆囊结石。
> ■ 根据病情程度评估，具有手术适应证者可行腹腔镜胆囊切除术。

（二）诊断依据

根据《临床诊疗指南——外科学分册》（中华医学会编著，人民卫生出版社）、《黄家驷外科学》（第7版，人民卫生出版社）等。

1. 症状：右上腹持续性隐痛或胀痛，可放射到右肩胛区，高脂餐后加剧；反复发作的胃灼热、嗳气、反酸、腹胀、恶心等消化不良症状。
2. 体征：部分患者有胆囊区的压痛或叩击痛。
3. 实验室检查：白细胞计数可不升高，少数患者转氨酶升高。
4. 影像学检查：B超检查可明确诊断，合并胆囊结石且发生过黄疸、胰腺炎的患者应行 MRCP 或 CT 等检查了解胆总管情况。

> **释义**
>
> ■ 慢性胆囊炎是急性胆囊炎反复多次发作或长期存在胆囊结石的后果，致使胆囊萎缩，囊壁增厚，内含结石，胆囊功能不良。

> ■ B超为诊断胆系疾病的首选方法，且可同时检测其他脏器，对胆囊结石诊断的准确率可达90%~100%，能发现直径2~3mm大小胆囊壁上隆起性病变。B超可提示胆囊大小、胆囊收缩功能、胆囊壁的厚度以及结石大小等情况。
> ■ 胆囊结石伴慢性胆囊炎患者一旦出现黄疸、胰腺炎应考虑到Mirizzi综合征或胆囊结石进入胆总管，或其他原因引起梗阻性黄疸，此时应行MRCP及CT等检查，同时应排除内科型黄疸。
> ■ 慢性胆囊炎应与胆囊胆固醇沉积症、胆囊腺肌增生症、胆囊神经瘤病相鉴别。

（三）选择治疗方案的依据

根据《临床诊疗指南——外科学分册》（中华医学会编著，人民卫生出版社）、《黄家驷外科学》（第7版，人民卫生出版社）等。

拟行腹腔镜胆囊切除术。

释义

> ■ 对伴有结石或确诊为慢性胆囊炎无结石者首选腹腔镜胆囊切除。对无症状者，手术治疗应慎重。对年迈体弱或伴有重要器官严重器质性病变者，可采用非手术治疗。
> ■ 在腹腔镜胆囊切除术中因解剖关系复杂、胆囊管炎症重、周围组织粘连等，应果断中转开腹，确保手术安全。

（四）标准住院日为6~7天

释义

> ■ 慢性胆囊炎或合并胆囊结石患者入院后，常规检查（包括B超等）准备2~3天，术后恢复3~4天，总住院时间小于7天均符合本路径要求。

（五）进入路径标准

1. 第一诊断必须符合ICD-10：K80.1/K81.1慢性胆囊炎或合并胆囊结石疾病编码。

2. 当患者合并其他疾病，但住院期间不需要特殊处理也不影响第一诊断的临床路径流程实施时，可以进入路径。

释义

> ■ 患者如果合并高血压、糖尿病、冠心病、慢阻肺、慢性肾病等其他慢性疾病，需要术前对症治疗时，如果不影响麻醉和手术，不影响术前准备的时间，可进入本路径。上述慢性疾病如果需要经治疗稳定后才能手术、或抗凝、抗血小板治疗等，术前需特殊准备的，先进入其他相应内科疾病的诊疗路径。

（六）术前准备 2 天（指工作日）

1. 必需的检查项目

（1）血常规、尿常规、便常规+ 隐血。

（2）肝功能、肾功能、电解质、凝血功能、感染性疾病筛查、血型。

（3）腹部超声。

（4）心电图、胸部 X 线平片。

2. 根据患者病情可选择的检查项目：消化肿瘤标志物（CEA、CA199）、MRCP 或上腹部 CT、血气分析、肺功能、超声心动图检查等。

释义

■ 必查项目是评估患者一般状况及重要脏器功能，判断患者能否耐受麻醉、手术，确保手术安全、有效的基础，需在术前完成。尤其对年龄较大，病程较长的胆囊结石伴慢性胆囊炎患者应筛查肿瘤标志物，注意与胆囊癌相鉴别。

■ 为缩短患者住院等待时间，检查项目可以在患者入院前于门诊完成。

■ 高龄患者或有心肺功能异常患者，术前根据病情增加心脏彩超、肺功能、血气分析、头颅 MR 等检查。

（七）抗菌药物选择与使用时机

1. 抗菌药物：按照《抗菌药物临床应用指导原则》（卫医发〔2004〕285 号）执行。可考虑使用第二代头孢菌素，有反复感染史者可选头孢曲松或头孢哌酮或头孢哌酮/舒巴坦；明确感染患者，可根据药物敏感试验结果调整抗菌药物。

（1）推荐头孢呋辛钠肌内或静脉注射。①成人：0.75~1.5 克/次，一日 3 次。②儿童：平均一日剂量为 60mg/kg，严重感染可用到 100 mg/kg，分 3~4 次给予。③肾功能不全患者按照肌酐清除率制订给药方案：肌酐清除率>20ml/min 者，每日 3 次，每次 0.75~1.5g；肌酐清除率 10~20ml/min 患者，每次 0.75g，一日 2 次；肌酐清除率<10ml/min 患者，每次 0.75g，一日 1 次。④对本药或其他头孢菌素类药过敏者，对青霉素类药有过敏性休克史者禁用；肝肾功能不全者、有胃肠道疾病史者慎用。⑤使用本药前需进行皮肤过敏试验。

（2）推荐头孢曲松钠肌内注射、静脉注射或静脉滴注。①成人：1 克/次，一次肌内注射或静脉滴注。②儿童：儿童用量一般按成人量的 1/2 给予。③对本药或其他头孢菌素类药过敏者，对青霉素类药有过敏性休克史者禁用；肝肾功能不全者、有胃肠道疾病史者慎用。

2. 在给予抗菌药物治疗之前应尽可能留取相关标本送培养，获病原菌后进行药物敏感试验，作为调整用药的依据。有手术指征者应进行外科处理，并于手术过程中采集病变部位标本做细菌培养及药物敏感试验。

3. 预防性用抗菌药物，时间为术前 0.5 小时，手术超过 3 小时加用 1 次抗菌药物；总预防性用药时间一般不超过 24 小时，个别情况可延长至 48 小时。

4. 造影剂选择：碘过敏试验阴性者，选用泛影葡胺；碘过敏试验阳性者，选用有机碘造影剂。

> **释义**
>
> ■ 腹腔镜胆囊切除手术属于Ⅱ类切口，需要术前30分钟及术后预防性使用抗生素，常选择对革兰阴性杆菌敏感抗生素，如第二代头孢菌素。Ⅱ类切口术后预防性用药时间为24小时，必要时可延至48小时。
>
> ■ 对于手术时间小于2小时者于术前30分钟使用抗生素即可，对于手术时间超过3小时者或失血量大超过1500ml者，可于术中给予第2剂抗生素。
>
> ■ 如果术前已存在感染，可选用对肠道致病菌敏感的抗生素，推荐使用第二代或第三代头孢类。治疗前尽可能留取标本培养，根据药物敏感试验结果选用敏感抗生素。

（八）手术日为入院第3天

1. 麻醉方式：气管插管全身麻醉。
2. 手术方式：腹腔镜胆囊切除术。
3. 术中用药：麻醉常规用药。
4. 输血：根据术前血红蛋白状况及术中出血情况而定。
5. 病理学检查：切除标本解剖后作病理学检查，必要时行术中冷冻病理学检查。

> **释义**
>
> ■ 腹腔镜胆囊切除术一般选择气管插管全身麻醉。
>
> ■ 胆囊切除要点是必须认清胆囊管及肝总管、胆总管三管的关系，警惕和辨认胆囊三角的解剖变异，保留0.5cm长的胆囊管残端，避免胆管损伤。
>
> ■ 术前用抗菌药物参考《抗菌药物临床应用指导原则》执行。
>
> ■ 手术是否输血依照术中出血量及监测血常规而定，必要时输红细胞悬液或血浆。
>
> ■ 对切除的胆囊均应及时剖开，检查胆囊黏膜是否光滑，是否局限增厚及新生物形成。如可疑合并恶性病变应及时送术中冷冻病理学检查，待检查结果回报后决定是否需进一步扩大手术。术后常规送石蜡病理检查。

（九）术后住院恢复3~4天

1. 必须复查的检查项目：血常规、肝肾功能、电解质。
2. 术后用药：抗菌药物使用按照《抗菌药物临床应用指导原则》（卫医发〔2004〕285号）执行。如有继发感染征象，尽早开始抗菌药物的经验治疗。经验治疗需选用能覆盖肠道革兰阴性杆菌、肠球菌属等需氧菌和脆弱拟杆菌等厌氧菌的药物。
3. 严密观察有无胆瘘、出血等并发症，并作相应处理。
4. 术后饮食指导。

> **释义**
>
> ■ 术后可根据患者恢复情况做必须复查的检查项目，如血常规、肝肾功能、电解质，必要时检查血、尿淀粉酶，并根据病情变化增加检查的频次。其他复查项目需根据具体病情选择，不局限于路径中项目。
>
> ■ 胆囊切除术后常见的并发症有：胆道损伤、胆瘘、出血、胆道狭窄等，其中早期并发症以胆瘘及出血为常见。术后严密观察腹腔引流管引流情况，若引流液含有胆汁，即考虑胆瘘可能，结合腹部B超检查可动态观察。

（十）出院标准

1. 一般状况好，体温正常，无明显腹痛。
2. 恢复肛门排气排便，可进半流食，可以自由活动，无明显腹部体征。
3. 实验室检查基本正常。
4. 切口愈合良好：引流管拔除，伤口无感染，无皮下积液（或门诊可处理的少量积液），可门诊拆线。

> **释义**
>
> ■ 主治医师应在出院前，通过评估患者一般状况，饮食及二便情况，查体及复查各项检查结果决定是否能出院。如果确有需要继续留院治疗的情况，超出了路径所规定的时间，应先处理并发症并符合出院条件后再准许患者出院。

（十一）变异及原因分析

1. 术前合并其他基础疾病影响手术的患者，需要进行相关的诊断和治疗。
2. 术中发现胆管癌、肝癌，则进入相应路径。
4. 术后出现并发症（胆瘘、出血等）的患者，住院时间延长、费用增加。
5. 合并不可逆转的凝血酶原时间异常，住院时间延长、费用增加。

> **释义**
>
> ■ 如不能按照要求完成检查或因为节假日不能按照要求完成检查等原因造成的变异，路径指示应当于某一天的操作不能如期进行而要延期的，这种轻微变异不会对最终结果产生重大改变，也不会更多地增加住院天数和住院费用，可不退出本路径。
>
> ■ 对于因基础疾病需要进一步诊断和治疗、术中发现合并其他疾病、术后出现严重并发症或患者不同意手术、要求离院或转院等重大变异须及时退出本路径。将特殊的变异原因进行归纳、总结，以便重新修订路径时作为参考，不断完善和修订路径。

（十二）参考费用标准

5000~9000 元。

> **释义**
>
> ■ 腹腔镜胆囊切除术住院费用主要包括检查费用、麻醉费用、手术费用、药物费用及住院床位护理费用。若患者一般情况好，合并症少，术后恢复顺利则住院费用在一般县级医院5000~7000 元。反之，若患者病程较长，合并症多，术后现并发症，则住院费用相应增加。

四、慢性胆囊炎临床路径给药方案

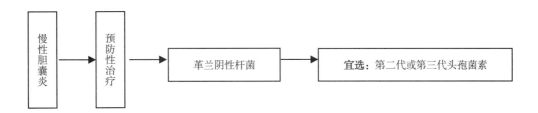

【用药选择】

1. 为预防术后切口感染，应针对革兰阴性杆菌选用药物。

2. 建议使用第二代头孢菌素，有反复感染史者可选用第三代头孢菌素；明确感染患者，可根据药物敏感试验结果调整抗菌药物。第二代头孢菌素注射剂有头孢呋辛、头孢替安等，第三代头孢菌素注射剂有头孢他啶、头孢哌酮、头孢曲松，口服制剂有头孢克洛、头孢呋辛酯和头孢丙烯等。

【药学提示】

1. 第二代头孢菌素：主要用于治疗革兰阳性球菌，以及大肠埃希菌、奇异变形杆菌等所致的感染。用于腹腔感染和盆腔感染时需与抗厌氧菌药合用，也用于手术前预防用药。

2. 第三代头孢菌素：适用于敏感肠杆菌科细菌等革兰阴性杆菌所致严重感染。治疗腹腔、盆腔感染时需与抗厌氧菌药如甲硝唑合用。本类药物对化脓性链球菌、肺炎链球菌、甲氧西林敏感葡萄球菌所致的各种感染亦有效，但并非首选用药。头孢他啶、头孢哌酮尚可用于铜绿假单胞菌所致的各种感染。

【注意事项】

1. 在给予抗菌药物治疗之前应尽可能留取血液、胆汁等相关标本送培养，获病原菌后进行药物敏感试验，作为调整用药的依据。

2. 用药前必须详细询问患者先前有否对头孢菌素类、青霉素类或其他药物的过敏史。

3. 注意根据患者肝肾功能选择适宜抗生素及合理剂量。

五、推荐表单
（一）医师表单

慢性胆囊炎的临床路径医师表单

适用对象：**第一诊断为慢性胆囊炎或合并胆囊结石**（ICD-10：K80.1/K81.1）
行腹腔镜胆囊切除术（ICD-9-CM-3：51.23）

患者姓名：_____ 性别：_____ 年龄：_____ 门诊号：_____ 住院号：_____

住院日期：____年__月__日 出院日期：____年__月__日 标准住院日：6~7 天

日期	住院第 1 天	住院第 2 天（手术准备日）
主要诊疗工作	□ 询问病史与体格检查 □ 完成住院病历和首次病程记录 □ 开具检查检验单 □ 上级医师查房 □ 初步确定诊治方案和特殊检查项目	□ 上级医师查房 □ 手术医嘱 □ 完成术前准备与术前评估 □ 完成必要的相关科室会诊 □ 住院医师完成上级医师查房记录、术前小结等 □ 完成术前总结 □ 向患者及家属交代围术期注意事项 □ 签署手术知情同意书（含标本处置）、自费用品协议书、输血同意书、麻醉同意书或授权委托书
重点医嘱	**长期医嘱：** □ 外科护理常规 □ 二级或三级护理 □ 饮食：根据患者情况而定 □ 患者既往基础用药 **临时医嘱：** □ 血常规、尿常规、便常规+隐血 □ 凝血功能、血电解质、肝肾功能、血型、感染性疾病筛查 □ 心电图、胸部 X 线平片 □ 腹部 B 超 □ 上腹部 CT（必要时） □ 血气分析、肺功能、超声心动图（必要时）	**长期医嘱：** □ 外科护理常规 □ 二级或三级护理 □ 饮食：根据患者情况而定 □ 患者既往基础用药 □ 其他相关治疗 **临时医嘱：** □ 术前医嘱 □ 拟明日全麻下行 LC 术 □ 备皮 □ 术前禁食、禁水 □ 皮肤过敏试验 □ 麻醉前用药（术前 30 分钟） □ 术前留置胃管和尿管 □ 术中特殊用药带药 □ 带影像学资料入手术室
病情变异记录	□ 无 □ 有，原因： 1. 2.	□ 无 □ 有，原因： 1. 2.
医师签名		

日期	住院第 3 天（手术日）	
	术前、术中	术后
主要诊疗工作	□ 送患者入手术室 □ 麻醉准备，监测生命体征 □ 施行手术 □ 保持各引流管通畅 □ 解剖标本，送病理检查	□ 麻醉医师完成麻醉记录 □ 完成术后首次病程记录 □ 完成手术记录 □ 向患者及家属说明手术情况
重点医嘱	长期医嘱： □ 慢性胆囊炎常规护理 □ 一级护理 □ 禁食 临时医嘱： □ 术前 0.5 小时使用抗菌药物 □ 液体治疗 □ 相应治疗（视情况）	长期医嘱： □ 胆囊切除术后常规护理 □ 一级护理 □ 禁食 □ 监测生命体征 □ 记录 24 小时液体出入量 □ 常规雾化吸入，bid □ 胃管接负压瓶吸引并记量（视情况） □ 尿管接尿袋记尿量 □ 预防性抗菌药物使用 □ 监测血糖（视情况） □ 必要时测定中心静脉压 □ 必要时使用制酸剂 临时医嘱： □ 吸氧 □ 液体治疗 □ 必要时查血尿淀粉酶、出凝血功能等 □ 明晨查血常规、电解质或肝功能等
病情变异记录	□ 无 □ 有，原因： 1. 2.	
医师签名		

日期	住院第 4 天 （术后第 1 日）	住院第 5 天 （术后第 2 天）	住院第 6~7 天 （出院日）
主要诊疗工作	□ 上级医师查房 □ 观察病情变化 □ 观察引流量和性状 □ 检查手术伤口，更换敷料 □ 分析实验室检验结果 □ 维持水电解质平衡 □ 住院医师完成常规病程记录	□ 上级医师查房 □ 观察腹部、肠功能恢复情况 □ 观察引流量和颜色、性状 □ 住院医师完成常规病程记录 □ 必要时予相关特殊检查	□ 上级医师查房 □ 明确是否符合出院标准 □ 完成出院记录、病案首页、出院证明书等 □ 通知出入院处 □ 通知患者及家属 □ 向患者告知出院后注意事项：康复计划、返院复诊、后续治疗及相关并发症的处理等 □ 出院小结、诊断证明书及出院须知交予患者
重点医嘱	长期医嘱： □ 二级或三级护理（视情况） □ 患者既往基础用药 □ 拔除胃管（视情况） □ 拔除尿管（视情况） 临时医嘱： □ 液体治疗及纠正水、电解质失衡 □ 更换手术伤口敷料	长期医嘱： □ 二级或三级护理（视情况） □ 无感染征象时停用抗菌药物 □ 肛门排气后改流质饮食 □ 停止记 24 小时出入量 □ 减少或停止肠外营养或液体治疗 临时医嘱： □ 复查血常规、生化、肝功能 □ 必要时行胸部 X 线片、B 超	临时医嘱： □ 伤口拆线 出院医嘱： □ 出院后相关用药
病情变异记录	□ 无　□ 有，原因： 1. 2.	□ 无　□ 有，原因： 1. 2.	□ 无　□ 有，原因： 1. 2.
医师签名			

（二）护士表单

慢性胆囊炎的临床路径护士表单

适用对象：**第一诊断为慢性胆囊炎或合并胆囊结石**（ICD-10：K80.1/K81.1）

行腹腔镜胆囊切除术（ICD-9-CM-3：51.23）

患者姓名：_____ 性别：_____ 年龄：_____ 门诊号：_____ 住院号：_____

住院日期：____年__月__日 出院日期：____年__月__日 标准住院日：6~7 天

日期	住院第 1 天	住院第 2 天（手术准备日）
健康宣教	□ 入院宣教 介绍主管医生、护士 介绍环境、设施 介绍住院注意事项 告知探视陪伴须知	□ 术前宣教 宣教疾病知识、术前准备及手术过程 告知准备物品、沐浴 告知术后饮食、活动及探视注意事项 告知术后可能出现的情况及应对方式 主管护士与患者沟通，了解并指导心理应对
护理处置	□ 协助医生完成术前检查化验 □ 核对患者，佩戴腕带 □ 建立入院护理病历 □ 卫生处置：剪指（趾）甲、沐浴，更换病号服	□ 协助医生完成术前检查化验 □ 术前准备 □ 禁食、禁水 □ 健康教育、心理支持
基础护理	□ 二级或三级护理 晨晚间护理 患者安全管理（必要时家属签字）	□ 二级护理或三级护理 晨晚间护理 患者安全管理
专科护理	□ 饮食根据患者情况而定 □ 护理查体 □ 静脉采血 □ 需要时请家属陪伴 □ 服药指导	□ 术前沐浴更衣 □ 告知患者及家属术前流程及注意事项 □ 备皮、配血、胃肠道准备 □ 术前留置胃管、尿管 □ 术中特殊用药准备
重点医嘱	□ 详见医嘱执行单	□ 详见医嘱执行单
病情变异记录	□ 无 □ 有，原因： 1. 2.	□ 无 □ 有，原因： 1. 2.
护士签名		

日期	住院第 3 天（手术日）	
	术前、术中	术后
健康宣教	□ 术前宣教 　主管护士与患者沟通，了解并指导心理应对 □ 告知家属等候区位置	□ 术后当日宣教 　告知监护设备、管路功能及注意事项 　告知饮食、体位要求 　告知疼痛注意事项 　告知术后可能出现情况及应对方式 　告知用药情况 　给予患者及家属心理支持 □ 再次明确探视陪伴须知
护理处置	□ 术前准备 □ 送手术 　摘除患者各种活动物品 　核对患者资料及带药 　填写手术交接单，签字确认 □ 健康教育、心理支持	□ 接手术 □ 核对患者及资料，签字确认 □ 病情观察，写护理记录
基础护理	□ 一级护理 □ 术前 30 分钟静滴抗生素	□ 一级护理 　卧位护理：协助翻身、床上移动、预防压疮 　排泄护理 　患者安全管理
专科护理	□ 术晨按医嘱清洁肠道、留置胃管、尿管 □ 健康教育 □ 饮食指导：禁水、禁食 □ 指导术前注射麻醉用药后注意事项 □ 安排陪送患者入手术室 □ 心理支持	□ 术后去枕平卧 6 小时，协助改变体位及足部活动 □ 禁食、禁水 □ 静脉采血 □ 密切观察患者情况 □ 疼痛护理 □ 遵医嘱给予药物治疗 □ 管道护理及指导（必要时填写脱管高危防范表） □ 记录 24 小时出入量 □ 营养支持护理 □ 心理支持（患者及家属）
重点医嘱	□ 详见医嘱执行单	□ 详见医嘱执行单
病情变异记录	□ 无　□ 有，原因： 1. 2.	
护士签名		

日期	住院第 4 天 （术后第 1 日）	住院第 5 天 （术后第 2 天）	住院第 6~7 天 （出院日）
健康 宣教	□ 术后宣教 　药物作用及频率 　活动指导 　复查患者对术前宣教内容的掌 　握程度 　疾病恢复期注意事项 　拔尿管后注意事项 　下床活动注意事项	□ 术后宣教 　恢复饮食注意事项 　活动指导 　疾病恢复期注意事项 　拔腹腔引流管后注意事项	□ 出院宣教 　复查时间 　服药方法 　活动休息 　指导饮食 　康复计划及后续治疗方案 □ 指导办理出院手续
护理 处置	□ 遵医嘱完成相关检查 □ 视情况拔除胃管 □ 视情况拔除尿管	□ 指导流质饮食 □ 协助完成复查项目	□ 办理出院手续 □ 书写出院小结
基础 护理	□ 二级或三级护理 □ 晨晚间护理 □ 患者安全管理	□ 二级或三级护理 □ 晨晚间护理 □ 患者安全管理	□ 三级护理 □ 晨晚间护理 □ 患者安全管理
专科 护理	□ 观察生命体征及腹部体征 □ 指导下床活动 □ 饮食指导：流食 □ 静脉采血 □ 营养支持护理 □ 心理支持（患者及家属） □ 康复指导	□ 静脉采血 □ 体位与活动：自主体位，鼓励 　离床活动 □ 胃肠功能恢复，拔除胃管后指 　导清流质饮食，协助或指导生 　活护理 □ 观察患者腹部体征及肠道功能 　恢复的情况 □ 康复指导	□ 出院指导 □ 办理出院手续 □ 复诊时间 □ 作息、饮食、活动 □ 日常保健 □ 清洁卫生 □ 疾病知识及后续治疗
重点 医嘱	□ 详见医嘱执行单	□ 详见医嘱执行单	□ 详见医嘱执行单
病情 变异 记录	□ 无　□ 有，原因： 1. 2.	□ 无　□ 有，原因： 1. 2.	□ 无　□ 有，原因： 1. 2.
护士 签名			

（三）患者表单

慢性胆囊炎的临床路径患者表单

适用对象：**第一诊断为慢性胆囊炎或合并胆囊结石**（ICD-10：K80.1/K81.1）
　　　　　行腹腔镜胆囊切除术（ICD-9-CM-3：51.23）

患者姓名：_____　性别：_____　年龄：_____　门诊号：_____　住院号：_____

住院日期：____年__月__日　出院日期：____年__月__日　标准住院日：6~7天

日期	住院第 1 天	住院第 2 天（手术准备日）
监测	□ 测量生命体征、体重	□ 测量生命体征、询问排便
医患配合	□ 护士行入院护理评估（简单询问病史） □ 接受入院宣教 □ 医生询问病史、既往病史、用药情况，收集资料 □ 进行体格检查	□ 配合完善术前相关化验、检查，术前宣教 □ 胆囊结石伴急性胆囊炎疾病知识、临床表现、治疗方法 □ 术前用物准备 □ 医生与患者及家属介绍病情及手术谈话 □ 手术时家属在等候区等候 □ 探视及陪伴制度
重点诊疗及检查	□ 二级或三级护理 □ 既往基础用药 □ 常规及生化检查 □ 胸片、心电图 □ 腹部 B 超 □ 必要时上腹部 CT 平扫加增强 □ 必要时使用抗菌药物	□ 术前签字 □ 术前准备 　饮食：术前禁食、禁水 　术前沐浴、更衣，取下义齿、饰物 　了解术前流程及注意事项 　备皮、配血、胃肠道准备等
饮食及活动	□ 饮食视情况而定 □ 患者活动无特殊限制	□ 饮食：按医嘱禁水、禁食 □ 患者活动无特殊限制

日期	住院第 3 天（手术日）	
	术前、术中	术后
监测	□ 测量生命体征	□ 心电监护、监测生命体征
医患配合	□ 术前宣教 　与主管医生、护士沟通，加强心理应对 □ 家属等候区等候	□ 医生巡视，了解病情 　配合意识、活动、腹部体征的检查 □ 护士行晨晚间护理 □ 护士协助活动、排泄等生活护理 □ 配合监测出入量 □ 膀胱功能锻炼，成功后可将尿管拔除 □ 注意探视及陪伴时间
重点诊疗及检查	□ 配合医生护士完成留置胃管及尿管 □ 配合完成手术交接 □ 术前 30 分钟使用抗生素	□ 一级护理 □ 予监护设备、吸氧 □ 注意留置管路安全与通畅 □ 用药：抗菌药物、止血药、抑酸、补液药物的应用 □ 护士协助记录出入量
饮食及活动	□ 饮食：禁饮禁食 □ 患者活动无特殊限制	□ 禁饮食 □ 平卧休息

日期	住院第 4 天 （术后第 1 日）	住院第 5 天 （术后第 2 天）	住院第 6~7 天 （出院日）
监测	□ 定时监测生命体征	□ 定时监测生命体征	□ 定时监测生命体征
医患配合	□ 医生视情况拔除腹腔引流管 □ 护士视情况拔除胃管 □ 护士视情况拔除尿管 □ 医生巡视，了解病情 □ 配合下床活动 □ 注意探视及陪伴时间	□ 医生巡视，了解病情 □ 下床活动 □ 增加进食量 □ 减少静脉液体入量 □ 无感染时停止抗菌药物 □ 注意探视及陪伴时间	□ 护士行晨晚间护理 □ 伤口注意事项 **出院宣教** □ 接受出院前康复宣教 □ 学习出院注意事项 □ 了解复查程序 □ 办理出院手续，取出院带药
重点诊疗及检查	□ 二级护理 □ 继续营养支持及液体治疗 □ 医生予伤口换药 □ 定期抽血化验	□ 二级或三级护理 □ 必要时静脉采血 □ 配合营养及康复指导	□ 二级或三级护理 □ 必要时抽血化验 　配合营养及康复指导
饮食及活动	□ 进流食 □ 适当下床活动	□ 流食、半流食 □ 下床活动	□ 低脂饮食，营养均衡 □ 循序渐进，逐渐恢复正常活动，注意保护伤口

附：原表单（2012 年版）

慢性胆囊炎的临床路径表单

适用对象：**第一诊断为慢性胆囊炎或合并胆囊结石**（ICD-10：K80.1/K81.1）

行腹腔镜胆囊切除术（ICD-9-CM-3：51.23）

患者姓名：_____　性别：_____　年龄：_____　门诊号：_____　住院号：_____

住院日期：____年___月___日　出院日期：____年___月___日　标准住院日：6~7 天

日期	住院第 1 天	住院第 2 天（手术准备日）
主要诊疗工作	□ 询问病史与体格检查 □ 完成住院病历和首次病程记录 □ 开具检查检验单 □ 上级医师查房 □ 初步确定诊治方案和特殊检查项目	□ 上级医师查房 □ 手术医嘱 □ 完成术前准备与术前评估 □ 完成必要的相关科室会诊 □ 住院医师完成上级医师查房记录、术前小结等 □ 完成术前总结 □ 向患者及家属交代围术期注意事项 □ 签署手术知情同意书（含标本处置）、自费用品协议书、输血同意书、麻醉同意书或授权委托书
重点医嘱	**长期医嘱：** □ 外科护理常规 □ 二级或三级护理 □ 饮食：根据患者情况而定 □ 患者既往基础用药 **临时医嘱：** □ 血常规、尿常规、便常规+潜血 □ 凝血功能、血电解质、肝肾功能、血型、感染性疾病筛查 □ 心电图、胸部 X 线平片 □ 腹部 B 超 □ 上腹部 CT（必要时） □ 血气分析、肺功能、超声心动图（必要时）	**长期医嘱：** □ 外科护理常规 □ 二级或三级护理 □ 饮食：根据患者情况而定 □ 患者既往基础用药 □ 其他相关治疗 **临时医嘱：** □ 术前医嘱 □ 拟明日全身麻醉下行 LC 术 □ 备皮 □ 术前禁食、禁水 □ 皮肤过敏试验 □ 麻醉前用药（术前 30 分钟） □ 术前留置胃管和尿管 □ 术中特殊用药带药 □ 带影像学资料入手术室
主要护理工作	□ 介绍病房环境、设施及设备 □ 入院护理评估 □ 健康教育 □ 患者活动：无限制 □ 饮食：半流或全流 □ 执行入院后医嘱 □ 心理支持 □ 指导进行相关检查等 □ 静脉采血	□ 患者活动：无限制 □ 饮食：禁食、禁水 □ 静脉抽血 □ 备皮、配血、胃肠道准备、药物敏感试验等 □ 健康教育、心理支持、卫生知识及手术知识宣教 □ 饮食：术前禁食、禁水 □ 术前沐浴、更衣，取下义齿、饰物 □ 告知患者及家属术前流程及注意事项 □ 术前手术物品准备 □ 促进睡眠（环境、药物）
病情变异记录	□ 无　□ 有，原因： 1. 2.	□ 无　□ 有，原因： 1. 2.
护士签名		
医师签名		

日期	住院第3天（手术日）	
	术前、术中	术后
主要诊疗工作	□ 送患者入手术室 □ 麻醉准备，监测生命体征 □ 施行手术 □ 保持各引流管通畅 □ 解剖标本，送病理检查	□ 麻醉医师完成麻醉记录 □ 完成术后首次病程记录 □ 完成手术记录 □ 向患者及家属说明手术情况
重点医嘱	**长期医嘱：** □ 慢性胆囊炎常规护理 □ 一级护理 □ 禁食 **临时医嘱：** □ 术前0.5小时使用抗菌药物 □ 液体治疗 □ 相应治疗（视情况）	**长期医嘱：** □ 胆囊切除术后常规护理 □ 一级护理 □ 禁食 □ 监测生命体征 □ 记录24小时液体出入量 □ 常规雾化吸入，bid □ 胃管接负压瓶吸引并记量（视情况） □ 尿管接尿袋记尿量 □ 预防性抗菌药物使用 □ 监测血糖（视情况） □ 必要时测定中心静脉压 □ 必要时使用制酸剂 **临时医嘱：** □ 吸氧 □ 液体治疗 □ 必要时查血尿淀粉酶、出凝血功能等 □ 明晨查血常规、电解质或肝功能等
主要护理工作	□ 留置胃管、尿管 □ 指导术前注射麻醉用药后注意事项 □ 安排陪送患者入手术室 □ 按一级护理常规护理 □ 术前更衣 □ 健康教育 □ 饮食指导：禁水、禁食 □ 指导术前注射麻醉用药后注意事项 □ 心理支持	□ 术后平卧，去枕6小时，协助改变体位及足部活动、清醒后平卧，头偏一侧 □ 吸氧、禁食、禁水 □ 术后8小时流质饮食 □ 密切观察患者情况，包括神志、生命体征、伤口敷料、腹部体征、尿量等 □ 疼痛护理 □ 生活护理（一级护理）：床上浴、口腔护理、女性会阴冲洗 □ 留置管道护理及指导（胃管、尿管） □ 静脉抽血 □ 营养支持护理 □ 鼓励患者自行排尿 □ 心理支持（患者及家属）
病情变异记录	□ 无 □ 有，原因： 1. 2.	
护士签名		
医师签名		

日期	住院第4天 （术后第1日）	住院第5天 （术后第2天）	住院第6~7天 （出院日）
主要诊疗工作	□ 上级医师查房 □ 观察病情变化 □ 观察引流量和性状 □ 检查手术伤口，更换敷料 □ 分析实验室检验结果 □ 维持水、电解质平衡 □ 住院医师完成常规病程记录	□ 上级医师查房 □ 观察腹部、肠功能恢复情况 □ 观察引流量和颜色、性状 □ 住院医师完成常规病程记录 □ 必要时予相关特殊检查	□ 上级医师查房 □ 明确是否符合出院标准 □ 完成出院记录、病案首页、出院证明书等 □ 通知出入院处 □ 通知患者及家属 □ 向患者告知出院后注意事项：康复计划、返院复诊、后续治疗及相关并发症的处理等 □ 出院小结、诊断证明书及出院须知交予患者
重点医嘱	长期医嘱： □ 二级或三级护理（视情况） □ 患者既往基础用药 □ 拔除胃管（视情况） □ 拔除尿管（视情况） 临时医嘱： □ 液体治疗及纠正水电解质失衡 □ 更换手术伤口敷料	长期医嘱： □ 二级或三级护理（视情况） □ 无感染征象时停用抗菌药物 □ 肛门排气后改流质饮食 □ 停止记24小时出入量 □ 减少或停止肠外营养或液体治疗 临时医嘱： □ 复查血常规、生化、肝功能 □ 必要时行胸部X线片、B超检查	临时医嘱： □ 伤口拆线 出院医嘱： □ 出院后相关用药
主要护理工作	□ 静脉采血 □ 活动：指导床边活动 □ 饮食：流食 □ 观察患者生命体征、腹部体征及黄疸情况 □ 心理支持（患者及家属） □ 康复指导	□ 静脉采血 □ 体位与活动：自主体位，鼓励离床活动 □ 胃肠功能恢复，拔除胃管后指导清流质饮食，协助或指导生活护理 □ 观察患者腹部体征及肠道功能恢复的情况 □ 营养支持护理 □ 康复指导	□ 出院指导 □ 办理出院手续 □ 复诊时间 □ 作息、饮食、活动 □ 日常保健 □ 清洁卫生 □ 疾病知识及后续治疗
病情变异记录	□ 无 □ 有，原因： 1. 2.	□ 无 □ 有，原因： 1. 2.	□ 无 □ 有，原因： 1. 2.
护士签名			
医师签名			

第五章　胆总管结石临床路径释义

一、胆总管结石编码

1. 原胆总管结石编码：胆总管结石（ICD-10：K80.5）

2. 修改编码

疾病名称及编码：胆总管结石（ICD-10：K80.501）

手术操作名称及编码：胆总管切开取石（ICD-9-CM-3：51.41）

胆总管T管引流术（ICD-9-CM-3：51.43）

二、临床路径检索方法

K80.501 伴 51.41+51.43

三、胆总管结石临床路径标准住院流程

（一）适用对象

第一诊断为胆总管结石合并胆管炎（ICD-10：K80.3）

行胆囊切除、胆总管探查、取石术+胆总管T管引流术（ICD-9-CM-3：51.41）。

> **释义**
>
> ■ 适用对象编码参见第一部分。
> ■ 本路径适用对象为单纯胆总管结石没有合并胆管炎或胆囊炎的患者。胆总管切开取石+胆总管T管引流术为基本术式。目的是防止结石在胆总管内造成梗阻诱发胆系感染，避免给患者带来严重的后果。如果患者状态允许、医生技术能力具备，同时应做胆囊切除术。

（二）诊断依据

根据《临床诊疗指南——外科学分册》（中华医学会编著，人民卫生出版社）、《黄家驷外科学》（第7版，人民卫生出版社）等。

1. 症状：腹痛、寒战高热、黄疸。

2. 体征：巩膜可有黄染，有剑突下和右上腹深压痛及局部腹膜炎征象，肝区有叩击痛。

3. 辅助检查：B超、CT、MR或MRCP检查，怀疑或提示胆总管结石。

4. 实验室检查：血常规检查显示白细胞总数升高，中性粒细胞百分比升高，血清总胆红素及结合胆红素增高，血清转氨酶和碱性磷酸酶升高。

> **释义**
>
> ■胆总管结石按结石的来源分为原发性和继发性。结石形成的原因极其复杂，并且是一个长期的慢性过程，因此，原发性胆总管结石在其形成的早期，体积较小时一般不会引发症状。只有其增至足够大，或肝内胆管结石、胆囊结石突然掉入胆总管，刺激胆管壁或堵塞胆管，影响胆汁通过、或嵌顿于胆管远端壶腹区引发胆管强力收缩甚或痉挛时方可出现腹痛症状，此时称为胆总管结石的发作性胆绞痛。当胆道收缩与痉挛缓解后，疼痛便随之消失。另外，由于疼痛是局部管道系统收缩与痉挛所致，体格检查时的阳性体征明显轻于疼痛的症状。如疼痛症状未得到及时缓解且出现胆系感染，相继可出现寒战、发热及黄疸，加之开始时的腹痛统称为Charcots三联征，这是胆总管结石合并感染的典型临床表现，甚至可诱发急性胰腺炎。
>
> ■影像学检查是诊断胆总管结石的主要手段，B超、CT和MRCP检查均可选择，但各自均有其优缺点。B超检查方便、适用、经济又无辐射，常作为首选，但由于受十二指肠内气体影响，有时对肝外胆管观察不清。CT检查受气体影响较小，但对钙质较少的结石显影欠佳且价格昂贵和辐射较强。MRCP对胆总管结石显影较好，但对较小的结石时有漏诊。
>
> ■胆总管结石引起的绞痛多为突发、剧烈、位于上腹或心窝部、有时向背部放射，因此，应特别注意与心绞痛或心肌梗死相鉴别。
>
> ■胆总管结石并发胆管炎或（和）胆囊炎时不属于本路径范畴。

（三）治疗方案的选择

根据《临床诊疗指南——外科学分册》（中华医学会编著，人民卫生出版社）、《黄家驷外科学》（第7版，人民卫生出版社）等。

1. 急诊手术：并发急性胆管炎的，急诊行胆囊切除+胆总管切开取石+胆总管T管引流术。

2. 择期手术：患者本人有手术治疗意愿；生命体征稳定；无重要脏器衰竭表现的，可择期行胆囊切除+胆总管切开探查、取石+胆总管T管引流术或内镜下取石术。

> **释义**
>
> ■胆总管结石迟早会产生临床症状，或反复发作性胆绞痛，或诱发胆管炎、甚至诱发急性胰腺炎等。因此，诊断之后如无手术禁忌证，胆总管已有扩张，应向患者充分交代清楚，征得同意后及时取出结石。
>
> ■外科治疗胆总管结石的原则是取净结石、解除梗阻、通畅胆汁引流，方法是胆总管切开取石+T管引流术，具体手术方式依据当地医院条件和医生技术能力通过开腹或经腹腔镜+胆道镜完成。
>
> ■此外，在某些情况下，也可酌情根据患者具体状态及意愿，通过非手术经十二指肠内镜取石，达到预期目的。此法相对简单，创伤小，但由于需要切开Oddi括约肌，后者的利弊仍有争议，需严格掌握适应证。
>
> ■由于胆总管结石并发急性胆管炎时不属于本路径范围。

（四）标准住院日为 14~16 天

> **释义**
>
> ■ 胆总管结石无胆管炎或胆囊炎时的手术为择期手术，可在门诊或住院后 1~3 天内完成手术必需的相关检查，尤其是明确诊断的影像学检查。术后观察 13~15 天，无并发症便可带 T 管出院，待满足拔管期限时可于当地或来院确认符合拔管条件后予以拔除。总住院时间 14~16 天者均符合本路径要求。

（五）进入路径标准

1. 第一诊断必须符合 ICD-10：K80.3 胆总管结石合并胆管炎疾病编码。
2. 当患者合并其他疾病，但住院期间不需要特殊处理也不影响第一诊断的临床路径流程实施时，可以进入路径。

> **释义**
>
> ■ 本路径适用于肝外胆总管结石无并发胆管炎或（和）胆囊炎，患者本人知晓病情并有手术意愿。
> ■ 患者可以有发作性疼痛或黄疸，但无典型的 Charcot 三联征。
> ■ 患者合并有其他慢性疾病处于稳定期，无需特殊处置者，不延长术前准备及术后住院时间，不影响麻醉及手术。

（六）术前准备 1~2 天（指工作日）

1. 必需的检查项目
(1) 血常规、尿常规、大便常规+隐血。
(2) 肝功能、肾功能、电解质、血糖、血淀粉酶、血型、凝血功能、感染性疾病筛查（乙肝、丙肝、艾滋病、梅毒）。
(3) 腹部超声。
(4) 心电图，胸、腹部 X 线平片。
2. 根据患者病情可选择的检查项目
(1) 肿瘤标志物检查（含 CA19-9、CEA）。
(2) 超声心动图、肺功能检测和血气分析（存在心肺基础疾病或者老年体弱患者）。
(3) ERCP，上腹部 CT 或 MRCP/MRA。

> **释义**
>
> ■ 必须检查的项目是为了确保手术安全有效进行的前提，必须在术前全部完成，并根据检查结果评估其对手术的影响。
> ■ 为缩短患者术前住院时间，部分或全部检查项目可以在患者入院前于门诊完成。
> ■ 为进一步明确结石的大小和具体部位，以及胆管和肝脏整体情况，可酌情做腹部 CT 或 MRCP 等。

（七）选择用药

1. 抗菌药物：按照《抗菌药物临床应用指导原则》（卫医发〔2004〕285号）执行。建议使用第二代头孢菌素，有反复感染史者可选头孢曲松或头孢哌酮或头孢哌酮/舒巴坦；明确感染患者，可根据药物敏感试验结果调整抗菌药物。

（1）推荐头孢呋辛钠肌内或静脉注射。①成人：0.75~1.5克/次，一日3次。②肾功能不全患者按照肌酐清除率制订给药方案：肌酐清除率>20ml/min者，每日3次，每次0.75~1.5g；肌酐清除率10~20ml/min患者，每次0.75g，一日2次；肌酐清除率<10ml/min患者，每次0.75g，一日1次。③对本药或其他头孢菌素类药过敏者，对青霉素类药有过敏性休克史者禁用；肝肾功能不全者、有胃肠道疾病史者慎用。④使用本药前需进行皮肤过敏试验。

（2）推荐头孢曲松钠肌内注射、静脉注射或静脉滴注。①成人：1克/次，一次肌内注射或静脉滴注。②对本药或其他头孢菌素类药过敏者，对青霉素类药有过敏性休克史者禁用；肝肾功能不全者、有胃肠道疾病史者慎用。

（3）推荐头孢哌酮钠静脉注射或静脉滴注。①成人：1~2克/次，一日2次；严重感染可增至4克/次，一日2次。②对本药或其他头孢菌素类药过敏者，对青霉素类药有过敏性休克史者禁用；肝肾功能不全者、有胃肠道疾病史者慎用。

（4）推荐头孢哌酮/舒巴坦静脉注射或静脉滴注。①成人：1~2克/次，一日2次；严重感染可增至4克/次，一日2次。②肾功能不全患者按照肌酐清除率制订给药方案：肌酐清除率>30ml/min者，每日2次，每次1~2g；肌酐清除率16~30ml/min患者，每次1g，一日2次；肌酐清除率<15ml/min患者，每次0.5g，一日2次。③对本药或其他头孢菌素类药过敏者，对青霉素类药有过敏性休克史者禁用；肝肾功能不全者、有胃肠道疾病史者慎用。

2. 在给予抗菌药物治疗之前应尽可能留取相关标本送培养，获病原菌后进行药物敏感试验，作为调整用药的依据。有手术指征者应进行外科处理，并于手术过程中采集胆汁做细菌培养及药物敏感试验。

3. 尽早开始抗菌药物的经验治疗。经验治疗需选用能覆盖肠道革兰阴性杆菌、肠球菌属等需氧菌和脆弱拟杆菌等厌氧菌的药物。一般宜用至体温正常、症状消退后72~96小时。

4. 造影剂选择：碘过敏试验阴性者，选用泛影葡胺；碘过敏试验阳性者，选用有机碘造影剂。

> **释义**
>
> ■关于抗菌药物，有必要预防性应用。虽然本病限于无胆管炎和胆囊炎，但术中需切开胆总管而与胃肠道相通，属于可能污染切口，并且结石中也可能有细菌存留。当患者出现感染迹象或已明确合并感染时，需延长抗菌药物应用时间，同时做好病原学检测及药物敏感试验。所推荐的药物需根据当地医院及患者的实际情况参考选择。
>
> ■如果胆管结石导致胆道梗阻，引发肝细胞受损，转氨酶及胆红素升高，需适当应用保肝利胆药物。
>
> ■手术对患者是一个打击，导致其抵抗力下降。此时，任何用药都应注意过敏反应问题。

（八）手术治疗日为入院第1~3天

1. 麻醉方式：全身麻醉。

2. 术中用药：麻醉常规用药。

3. 输血：视术中情况而定。

> **释义**
>
> ■ 在完成术前检查及准备后，诊断明确并已评估是手术适应证且患者有手术意愿，无手术禁忌证，手术应于入院后 1~3 天实施。
>
> ■ 手术方式选择开腹或腹腔镜手术应根据医院的条件、术者的实际经验，结合患者的意愿及自身条件等因素决定。但无论选择何种方式，前提应该是确保安全有效。
>
> ■ T 管的放置条件应该是确认胆管两端通畅，并选择与胆总管直径相匹配的型号，过粗或过细均不可取，材料以橡胶管为宜，安置后确切缝闭胆总管并检查有无泄漏。关腹时防止 T 管在腹腔内打折，关腹后于腹壁固定牢靠以免滑脱。
>
> ■ 为防止术后胆道感染，应于术前 0.5 小时开始预防性应用抗菌药物。
>
> ■ 胆总管结石未合并胆管炎及其他严重疾病的情况下，一般术前很少出现贫血，术中也很少发生大出血。因此，多数情况下无需进行输血。

（九）术后住院恢复 13~15 天

1. 必须复查的检查项目：血常规、血电解质、肝肾功能、血淀粉酶。

2. 根据患者病情选择：经 T 管胆管造影、腹部 B 超等。

3. 术后用药：根据患者病情可能使用抗菌药物、抑酸剂、改善心功能及静脉营养等。

4. 各种管道处理：视具体情况尽早拔除胃管、尿管、引流管。

5. T 管处理（一般原则）：拔管时间须在术后 2 周以上，拔管前试夹 T 管 24~48 小时无异常，T 管造影显示胆管下段通畅，无狭窄，无胆管内残余结石；T 管窦道造影提示窦道形成完整（必要时）。

6. 康复情况评估：监测生命体征、严密观察有无胰腺炎、胆道感染、穿孔、出血等并发症，并做相应处理。观察切口及胃肠道功能恢复情况、指导患者术后饮食。

> **释义**
>
> ■ 为了及时准确掌握病情变化，术后必须复查相关的化验指标，复查的时间和次数根据病情决定。
>
> ■ 术后选用针对易致胆系感染的敏感菌和经胆汁排泄的抗菌药物，做好营养支持和指导饮食。
>
> ■ 术后密切观察患者症状及体征变化以及腹腔和 T 管引流情况，及时发现和处理相关并发症。
>
> ■ 术后对各种管道要认真管理，防止自行脱落并记录好各自的引流量及性状，根据其安置的目的和病情恢复情况及时拔除。对 T 管和与其相邻的腹腔引流管必须明确标记，以防将 T 管误认为腹腔引流管提前拔除，导致胆瘘和腹膜炎的发生。T 管拔除时间至少手术后 2 周以上，并且拔管前需试行夹毕 24~48 小时无异常，再经 T 管造影显示胆管下段通畅，无狭窄，无胆管内残余结石，方可酌情考虑拔除。

（十）出院标准

1. 一般状况好，体温正常，无明显腹痛。
2. 实验室检查基本正常。
3. 胆总管造影，肝内外肝管通畅。
4. 无需要住院治疗的并发症。

释义

■ 按照本病临床路径对术后住院恢复时间的要求，主治医师应提前做好各项出院指标的评估，包括患者的全身状态、局部情况、相关化验指标、胃肠功能及有无需要住院处理的并发症与合并症等。达到标准者可按期出院，否则，需继续留院治疗，原则是出院时间服从病情需要。

■ T 管按照上述要求，符合标准者可予拔除，否则，可带管出院并做好院外护理指导，酌情择机回院拔除。

（十一）变异及原因分析

1. 出现并发症（胰腺炎、胆道感染、出血、穿孔及麻醉意外者）等转入相应临床路径。
2. 合并胆道狭窄、占位者转入相应临床路径。
3. 合并胆囊结石、肝内胆管结石者转入相应临床路径。

释义

■ 术前、术中及术后均应高度重视和认真做好有关变异的观察分析，包括有无变异、何种变异、变异程度及原因等，这对是否符合进入或退出本路径至关重要，并且直接影响到治疗效果、所需时间、治疗费用以及患方的满意度等。

■ 对于轻微变异及时发现、合理处置，估计对路径流程和最终效果影响不明显者，可继续本流程。

■ 对于严重或复杂变异，一时难以去除或纠正，注定会影响到流程的进行和治疗效果者，应及时退出本路径，转入相应的临床路径。并对产生变异的原因加以总结分析，为日后进一步完善和重新修订路径积累资料。

（十二）参考费用标准

6000~12000 元。

四、胆总管结石临床路径给药方案

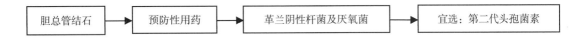

【用药选择】

1. 胆系感染中，致病菌主要为革兰阴性细菌，其中以大肠埃希菌、克雷伯菌多见，有时亦合并厌氧菌感染。故为预防术后感染，应选用抗菌谱广的第二代头孢菌素。

2. 第二代头孢菌素注射剂有头孢呋辛、头孢替安等，口服制剂有头孢克洛、头孢呋辛酯和头孢丙烯等。

【药学提示】

1. 预防性用药应在术前 0.5~2 小时给药，或麻醉后手术开始前给药，使手术切口暴露时局部组织中的药物浓度已达到足以杀灭手术过程中入侵的细菌。

2. 如手术时间较短（<2 小时），术前用药一次即可。手术时间超过 3 小时，或失血量大（>1500ml），应在手术中追加一次。

【注意事项】

1. 因结石引起胆汁淤积，容易引起感染，若胆汁因压力增大逆向进入血液循环，便可并发全身感染，一旦发生，患者预后多不佳。因此应积极处理结石原发病，同时可按规定适当预防性和术后应用抗菌药物，但需注意应尽可能单一、短程、足量给药。

2. 用药前必须详细询问患者先前有否对头孢菌素类、青霉素类或其他药物的过敏史。

五、推荐表单

（一）医师表单

胆总管结石临床路径医师表单

适用对象：**第一诊断为胆总管结石**（ICD-10：K80.5）

　　　　　行胆总管切开取石术+T 管引流术

患者姓名：_____ 性别：_____ 年龄：_____ 门诊号：_____ 住院号：_____

住院日期：____年___月___日　出院日期：____年___月___日　标准住院日 14~16 天

时间	住院第 1 天	住院第 1~3（术前 1 天）
主要诊疗工作	□ 询问病史及体格检查 □ 完成住院病历和首次病程记录 □ 开化验单以及检查单 □ 上级医师查房 □ 初步确定诊治方案和特殊检查项目	□ 上级医师查房 □ 手术医嘱 □ 完成术前准备与术前评估 □ 完成必要的相关科室会诊 □ 根据检查检验结果等，进行术前讨论，确定治疗方案 □ 住院医师完成上级医师查房记录、术前小结等 □ 完成术前总结（拟行手术方式、手术关键步骤、术中注意事项等） □ 向患者及家属交代病情、围术期安排及注意事项 □ 签署手术知情同意书（含标本处置）、自费用品协议书、输血同意书、麻醉同意书或授权委托书 □ 必要时预约 ICU
重点医嘱	**长期医嘱：** □ 普通外科二级或三级护理 □ 饮食：根据患者情况而定 **临时医嘱：** □ 血常规+血型、尿常规、便常规+隐血 □ 凝血功能、血电解质和肝功能、肾功能、感染性疾病筛查 □ 腹部 B 超 □ 心电图、胸部 X 线平片 □ 根据病情可考虑：上腹部 CT 和（或）MRCP/MRI、ERCP □ 血气分析、肺功能、超声心动图（必要时）	**长期医嘱：** □ 普通外科二级护理 □ 饮食：依据患者情况定 **临时医嘱：** □ 术前医嘱： □ 常规准备明日在气管内全身麻醉下拟行◎胆总管切开取石+T 管引流术 □ 备皮、药物过敏试验 □ 术前禁食 4~6 小时，禁水 2~4 小时 □ 必要时行肠道准备（清洁肠道） □ 麻醉前用药 □ 术前留置胃管和尿管 □ 术中特殊用药带药 □ 备血
病情变异记录	□ 无　□ 有，原因： 1. 2.	□ 无　□ 有，原因： 1. 2.
医师签名		

时间	住院第 1~3 天（手术日）		住院第 2~4 天 （术后第 1 天）
	术前及术中	术后	
主要诊疗工作	□ 送患者入手术室 □ 麻醉准备，监测生命体征 □ 手术 □ 保持各引流管通畅 □ 解剖标本，送病理检查 □ 麻醉医师完成麻醉记录	□ 完成术后首次病程记录 □ 完成手术记录 □ 向患者及家属说明手术情况	□ 上级医师查房 □ 观察病情变化 □ 观察引流量和性状 □ 检查手术伤口，更换敷料 □ 分析实验室检查结果 □ 维持水、电解质平衡 □ 完成常规病程记录
重点医嘱	长期医嘱： □ 外科常规护理 □ 一级护理 □ 禁食 临时医嘱： □ 液体治疗 □ 相应治疗（视情况） □ 术前 0.5 小时使用抗菌药物	长期医嘱： □ 普通外科术后常规护理 □ 一级护理 □ 禁食 □ 监测生命体征 □ 记录 24 小时液体出入量 □ 常规雾化吸入（2 次／日） □ T 管引流记量 □ 胃管接负压瓶吸引记量（视情况） □ 腹腔引流管接负压吸引记量 □ 尿管接尿袋记尿量 □ 监测血糖（视情况） □ 制酸剂及生长抑素（视情况） 临时医嘱： □ 吸氧 □ 液体治疗 □ 术后当天查血常规和血生化 □ 必要时查血或尿淀粉酶等 □ 明晨查血常规、生化等	长期医嘱： □ 患者既往基础用药 □ T 管或腹腔引流记量 □ 肠外营养治疗 临时医嘱： □ 液体治疗及纠正水电解质失衡 □ 复查实验室检查（如血常规、血生化等实验室检查）（视情况） □ 更换手术伤口敷料 □ 根据病情变化施行相关治疗
病情变异记录	□ 无　□ 有，原因： 1. 2.	□ 无　□ 有，原因： 1. 2.	□ 无　□ 有，原因： 1. 2.
医师签名			

时间	住院第 3~7 天 （术后第 2~6 天）	住院第 7~12 天 （术后第 6~11 天）	住院第 12~16 天 （出院日）
主要诊疗工作	□ 上级医师查房 □ 观察病情变化 □ 观察引流量和性状 □ 复查实验室检查 □ 住院医师完成常规病程记录 □ 必要时予相关特殊检查	□ 上级医师查房 □ 观察腹部、肠功能恢复情况 □ 观察引流量和颜色 □ 根据手术情况和术后病理结果，确定临床诊断，确定有无手术并发症和切口愈合不良情况，明确是否出院，评估是否达到出院标准 □ 住院医师完成常规病程记录 □ 必要时予相关特殊检查	□ 上级医师查房 □ 明确是否符合出院标准 □ 术后 12 天，闭 T 管 2~3 天后拔除，拔管前先行 T 管造影，确定胆汁通过情况 □ 通知出院处 □ 通知患者及其家属出院 □ 完成出院记录、病案首页、出院证明书等 □ 向患者告知出院后注意事项，康复计划、返院复诊、后续治疗及相关并发症的处理等 □ 出院小结、出院证明及出院须知并交给患者或其家属
重点医嘱	长期医嘱： □ 二级或三级护理（视情况） □ 继续监测生命体征（视情况） □ 拔除胃管（视情况） □ 拔除尿管（视情况） □ T 管或腹腔引流记量 □ 肠外营养支持或液体治疗 □ 肠内营养（视情况） 临时医嘱： □ 其他相关治疗 □ 复查血常规、电解质、肝肾功能等	长期医嘱： □ 二级或三级护理（视情况） □ 肛门排气后改流质饮食/半流质饮食 □ T 管记量 □ 拔除腹腔引流管（视情况） □ 逐步减少或停止肠外营养或液体治疗 □ 伤口换药（视情况） 临时医嘱： □ 复查血常规、生化等 □ 必要时行胸部 X 线片、CT、B 超等	出院医嘱： □ 出院相关用药 □ 返院复诊的时间、地点，发生紧急情况时的处理等
病情变异记录	□ 无　□ 有，原因： 1. 2.	□ 无　□ 有，原因： 1. 2.	□ 无　□ 有，原因： 1. 2.
医师签名			

（二）护士表单

胆总管结石临床路径护士表单

适用对象：**第一诊断为**胆总管结石（ICD-10：K80.5）

行胆总管切开取石术+T管引流术

患者姓名：_____ 性别：_____ 年龄：_____ 门诊号：_____ 住院号：_____

住院日期：____年__月__日 出院日期：____年__月__日 标准住院日 14～16 天

时间	住院第 1 天	住院第 1~3 天（术前 1 天）
健康宣教	□ 入院宣教 □ 介绍科室负责人，主管医疗组成员，护士长，主管护士 □ 介绍病房环境、设施 □ 介绍住院期间规章制度及注意事项	□ 术前宣教 □ 宣教疾病知识，术前准备及手术过程 □ 告知准备物品、沐浴 □ 告知术后饮食、活动及探视注意事项 □ 告知术后可能出现的情况及应对方式 □ 主管护士与患者沟通，了解并给予患者心理支持
护理处置	□ 核对患者、佩戴腕带 □ 建立入院护理病历、制定护理计划 □ 卫生处置：剪指（趾）甲、沐浴，更换病员服 □ 饮食指导：◎半流饮食◎糖尿病饮食 □ 静脉采血	□ 协助医生完成术前检查化验 术前准备 □ 备皮、药物过敏试验 □ 术前禁食 4~6 小时，禁水 2~4 小时 □ 必要时行肠道准备（清洁肠道） □ 麻醉前用药 □ 术中特殊用药带药 □ 备血
基础护理	□ 二级或三级护理 □ 晨晚间护理 □ 患者安全管理	□ 二级护理 □ 晨晚间护理 □ 患者安全管理
专科护理	□ 护理、查体 □ 必要时，告知家属陪护注意事项	□ 术前手术物品准备（如腹带等） □ 必要时促进睡眠（环境、药物）
重点医嘱	□ 详见医嘱执行单	□ 详见医嘱执行单
病情变异记录	□ 无 □ 有，原因： 1. 2.	□ 无 □ 有，原因： 1. 2.
护士签名		

时间	住院第 1~3 天（手术日）		住院第 2~4 天（术后第 1 天）
	术前及术中	术后	
健康宣教	□ 告知手术区及等候区位置 □ 告知术后可能需要物品（如大、小便器，毛巾等） □ 给予患者及家属心理支持	□ 告知监护设备、管路功能及注意事项 □ 告知饮食、体位要求 □ 告知疼痛注意事项 □ 告知术后可能出现情况及应对方式 □ 告知用药情况及可能的不良反应 □ 给予患者及家属心理支持 □ 再次明确探视探视陪伴须知	□ 饮食、活动指导 □ 复查患者对术前宣教内容的掌握程度 □ 告知预防肺感染及下肢静脉血栓注意事项
护理处置	**送手术** □ 摘除患者各种活动物品 □ 核对患者身份，携带病历、所需药品及相关资料，填写手术交接单、签字确认 **术中** □ 核对患者身份，携带病历、所需药品及相关资料，血型核对、传染病核对 □ 输血 □ 送病理 **接手术** □ 核对患者身份、携带病历、带回药品及相关资料，填写手术交接单，签字确认	□ 清醒后平卧，头偏一侧，协助改变体位及足部活动 □ 静脉采血 □ 记录 24 小时出入量 □ 心理支持（患者及家属） □ 夜间巡视	□ 协助翻身、取半坐或斜坡卧位，指导床上或床边活动 □ 遵医嘱完成相关检查 □ 如有尿管，间断夹闭尿管，锻炼膀胱功能 □ 指导患者咳痰
基础护理	□ 一级护理 □ 患者安全管理	□ 一级护理 □ 卧位护理、排泄护理、胃管、尿管、T 管及引流管护理 □ 患者安全管理	□ 一级护理 □ 卧位护理、排泄护理、胃管、尿管、T 管及引流管护理 □ 患者安全管理
专科护理	□ 术晨按医嘱清洁肠道、留置胃管、尿管，待术期间补液，指导术前注射麻醉用药后注意事项	□ 生命体征监测，T 管引流情况，写护理记录 □ 吸氧及心电、血压监测 □ 遵医嘱给予液体治疗。	□ 定时生命体征监测，观察皮肤、巩膜有无黄染，T 管引流情况，腹部体征及肠道功能恢复的情况
重点医嘱	□ 详见医嘱执行单	□ 详见医嘱执行单	□ 详见医嘱执行单
病情变异记录	□ 无 □ 有，原因： 1. 2.	□ 无 □ 有，原因： 1. 2.	□ 无 □ 有，原因： 1. 2.
护士签名			

时间	住院第 3~7 天 （术后第 2~6 天）	住院第 7~12 天 （术后第 6~11 天）	住院第 12~16 天 （出院日）
健康宣教	□ 饮食、活动指导 □ 告知拔尿管前后注意事项 □ 告知预防肺感染及下肢静脉血栓注意事项	□ 饮食、活动指导	□ 出院宣教 　复查时间 　活动休息 　指导饮食 　疾病知识及后续治疗 　指导办理出院手续
护理处置	□ 遵医嘱完成相关检查 □ 遵医嘱拔除胃管、尿管、镇痛泵管（麻醉医师执行）	□ 遵医嘱完成相关检查	□ 办理出院手续 □ 书写护理出院小结
基础护理	□ 二级或三级护理 □ 腹带固定确切，自由体位，适当活动 □ 如胃肠功能恢复，拔除胃管后指导全流质饮食、半流质饮食 □ 如排尿功能恢复，拔出尿管 □ 患者安全管理	□ 二级或三级护理 □ 患者安全管理	□ 二级或三级护理 □ 住院费用核对
专科护理	□ 病情观察 　观察患者皮肤、巩膜有无黄染，T 管及腹部引流管引流情况，引流管周围皮肤情况，观察患者腹部体征及肠道功能恢复的情况	□ 病情观察 　观察患者皮肤、巩膜有无黄染，T 管引流情况，引流管周围皮肤情况，观察患者腹部体征及肠道功能恢复的情况	□ 病情观察 　观察夹闭 T 管及拔出 T 管后患者有无不适主诉及异常体征
重点医嘱	□ 详见医嘱执行单	□ 详见医嘱执行单	□ 详见医嘱执行单
病情变异记录	□ 无　□ 有，原因： 1. 2.	□ 无　□ 有，原因： 1. 2.	□ 无　□ 有，原因： 1. 2.
护士签名			

（三）患者表单

胆总管结石临床路径患者表单

适用对象：**第一诊断为胆总管结石**（ICD-10：K80.5）
行胆总管切开取石术+T 管引流术

患者姓名：_____ 性别：_____ 年龄：_____ 门诊号：_____ 住院号：_____

住院日期：____年__月__日 出院日期：____年__月__日 标准住院日 14~16 天

时间	住院第 1 天	住院第 1~3 天（术前 1 天）
监测	□ 测量生命体征、体重	□ 测量生命体征、询问排便，手术前一天晚测量生命体征
医患配合	□ 护士行入院护理评估（简单询问病史） □ 接受入院宣教 □ 医生询问病史、既往病史、用药情况，收集资料 □ 进行体格检查	□ 配合完善术前相关化验、检查，术前宣教 □ 了解疾病知识、临床表现、治疗方法 □ 术前用物准备：大、小便器，湿巾等 □ 医生与患者及家属介绍病情及手术谈话 □ 了解探视及陪伴制度
重点诊疗及检查	重点诊疗： □ 二级或三级护理 □ 既往基础用药 □ 配合采血及各项辅助检查	重点诊疗： □ 二级或三级护理 □ 既往基础用药 □ 配合采血及各项辅助检查 □ 二级护理 □ 备皮 □ 配血 □ 药物灌肠 □ 术前签字 重要检查： □ 心电图、胸部 X 线平片 □ 腹部 B 超、MRCP、ERCP □ 血常规+血型、尿常规、便常规+隐血，凝血功能、血电解质和肝功能、肾功能、感染性疾病筛查
饮食及活动	□ 正常普食 □ 正常活动	□ 术前 6 小时禁食、禁水 □ 正常活动

时间	住院第 1~3 天（手术日）		住院第 2~4 天 （术后第 1 天）
	术前及术中	术后	
监测	□ 手术清晨测量生命体征，糖尿病患者监测血糖	□ 监测生命体征，注意胃管、尿管、T 管及引流管量及性状	□ 定时监测生命体征，观察有无排气、排便，皮肤、巩膜黄染及腹痛表现 □ 注意胃管、尿管、T 管及引流管量及性状
医患配合	□ 配合摘除各种活动物品 □ 配合麻醉医师，告知病史，有无活动性牙齿等 □ 配合留置胃管、尿管 □ 配合进行静脉通路建立	**术后宣教** □ 术后体位：麻醉未醒时平卧，清醒后，4~6 小时无不适反应可垫枕或根据医嘱予监护设备、吸氧 □ 配合护士定时监测生命体征、伤口敷料等 □ 不要随意动胃管、尿管、T 管及引流管 □ 疼痛的注意事项及处理 □ 告知医护不适及异常感受 □ 配合评估手术效果	□ 医生巡视，了解病情 □ 配合医生查体检查 □ 护士行晨晚间护理 □ 护士协助排泄护理 □ 配合监测出入量 □ 膀胱功能锻炼，成功后可将尿管拔除 □ 配合预防肺感染及下肢静脉血栓 □ 注意探视及陪伴时间
重点诊疗及检查	**重点诊疗：** □ 一级护理 □ 给予监护设备、吸氧 □ 注意留置管路安全与通畅	**重点诊疗：** □ 一级护理 □ 给予监护设备、吸氧 □ 注意留置管路安全与通畅 □ 用药：抗炎、止血、化痰，止痛、抑酸、肠外营养的应用 □ 协助护士记录出入量	**重点诊疗：** □ 一级护理 □ 协助观察伤口敷料情况 □ 协助观察腹部体征 □ 协助观察 T 管及引流管情况
饮食及活动	□ 术前 6 小时禁食、禁水 □ 自由体位	□ 禁食、禁水 □ 卧床休息，半卧位/平卧位	□ 禁食、禁水 □ 卧床休息时可半卧位 □ 可视体力情况适当下床活动，循序渐进，注意安全

时间	住院第3~7天 （术后第2~6天）	住院第7~12天 （术后第6~11天）	住院第12~16天 （出院日）
监测	□ 定时监测生命体征，观察有无排气、排便，皮肤、巩膜黄染及腹痛表现 □ 注意胃管、尿管、T管及引流管量及性状	□ 定时监测生命体征，观察有无排气、排便，皮肤、巩膜黄染及腹痛表现 □ 注意T管及引流管量及性状	□ 定时监测生命体征，观察有无排气、排便，皮肤、巩膜黄染及腹痛表现
医患配合	□ 医生巡视，了解病情 □ 配合医生查体检查 □ 配合行晨晚间护理 □ 护士协助排泄护理 □ 配合监测出入量 □ 配合预防肺感染及下肢静脉血栓 □ 注意探视及陪伴时间	□ 医生巡视，了解病情 □ 配合医生查体检查 □ 配合行晨晚间护理 □ 配合监测出入量 □ 配合预防肺感染及下肢静脉血栓 □ 注意探视及陪伴时间	□ 配合护士行晨晚间护理 □ 医生拆线 □ 了解伤口注意事项 　出院宣教 □ 接受出院前康复宣教 □ 学习出院注意事项、康复计划、返院复诊、后续治疗及相关并发症的处理等 □ 办理出院手续，取出院带药
重点诊疗及检查	重点诊疗： □ 二级或三级护理 □ 协助观察伤口敷料情况 □ 协助观察腹部体征 □ 协助观察T管及引流管情况 □ 配合拔出胃管及尿管 □ 伤口换药	重点诊疗： □ 二级或三级护理 □ 定期抽血化验（必要时） □ 协助观察T管情况 □ 配合拔除腹腔引流管（视情况） □ 伤口换药（视情况）	重点诊疗： □ 二级或三级护理 □ 配合行T管造影及拔出T管。 □ 定期抽血化验（必要时） □ 遵医嘱按时复诊
饮食及活动	□ 禁食、禁水，肛门排气后改流质饮食/半流质饮食 □ 腹带固定确切，自由体位，适当活动	□ 肛门排气后改流质饮食/半流质饮食 □ 腹带固定确切，自由体位，适当活动	□ 普食，营养均衡 □ 自由体位，适当活动

附：原表单（2012 年版）

胆总管结石临床路径表单

适用对象：**第一诊断为**胆总管结石（ICD-10：K80.5）

　　　　　行胆总管切开取石术+T 管引流术

患者姓名：_____　性别：_____　年龄：_____　门诊号：_____　住院号：_____

住院日期：____年___月___日　出院日期：____年___月___日　标准住院日 14~16 天

时间	住院第 1 天	住院第 2 天	住院第 1~3 天（手术日）
主要诊疗工作	□ 询问病史与体格检查 □ 完成病历书写 □ 完善检查 □ 上级医师查房 □ 完成上级医师查房记录 □ 确定诊断和初定手术日期	□ 上级医师查房，明确下一步诊疗计划 □ 术前讨论，确定手术方案 □ 完成必要的相关科室会诊 □ 患者和（或）其家属签署手术知情同意书、自费用品协议书、输血知情同意书 □ 术前小结和上级医师查房记录 □ 向患者及其家属交代围术期注意事项	□ 手术 □ 术者完成手术记录 □ 麻醉师完成麻醉记录 □ 完成术后病程记录 □ 上级医师查房 □ 向患者和（或）其家属交代手术情况和术后注意事项
重点医嘱	**长期医嘱：** □ 普通外科护理常规 □ 二级护理 □ 低脂半流食 **临时医嘱：** □ 血常规、尿常规、便常规+隐血 □ 肝肾功能、电解质、血糖、血淀粉酶、凝血功能、血型、Rh 因子、感染性疾病筛查 □ 腹部超声、心电图、胸部 X 线片 □ 超声心动、腹部 CT、MRCP（必要时）	**长期医嘱：** □ 患者既往基础用药 □ 改善肝脏储备功能的药物 **临时医嘱：** □ 术前医嘱：常规准备明日在全麻下行：胆总管切开取石+T 管引流术 □ 术前禁食、禁水 □ 明晨留置胃管、尿管 □ 抗菌药物：术前 30 分钟使用	**长期医嘱：** □ 普通外科术后护理常规 □ 一级护理 □ 禁食禁水 □ 胃肠减压接负压吸引记量 □ 尿管接袋记量 □ T 管引流腹腔引流管接袋记量 □ 记录 24 小时出入量 □ 抗菌药物 **临时医嘱：** □ 心电监护、吸氧（必要时） □ 补液 □ 复查血常规、血氨、凝血功能（必要时） □ 其他特殊医嘱
主要护理工作	□ 介绍病房环境、设施和设备 □ 入院护理评估 □ 护理计划 □ 指导患者到相关科室进行心电图、胸片等检查 □ 静脉取血（当天或次日晨）	□ 宣教、备皮等术前准备 □ 手术前心理护理 □ 手术前物品准备 □ 提醒患者术前禁食、禁水	□ 观察患者病情变化 □ 观察 T 管引流情况 □ 术后心理与生活护理 □ 指导并监督患者手术后活动 □ 夜间巡视
病情变异记录	□ 无　□ 有，原因： 1. 2.	□ 无　□ 有，原因： 1. 2.	□ 无　□ 有，原因： 1. 2.
护士签名			
医师签名			

时间	住院第2~4天 （术后第1天）	住院第3~8天 （术后第2~5天）	住院第8~14天 （出院日）
主要诊疗工作	□ 上级医师查房，观察患者情况，进行手术及伤口评估，确定下一步治疗方案 □ 观察T管引流情况 □ 对手术及手术切口进行评估，检查有无手术并发症 □ 完成常规病程、病历书写	□ 观察患者排气情况、腹部症状和体征变化 □ 观察T管引流情况 □ 上级医师查房，明确下一步诊疗计划 □ 复查异常化验指标	□ 术后12天，闭T管2~3天后拔除，拔管前先行T管造影 □ 上级医师查房、确定能否出院 □ 通知患者及家属出院 □ 向患者及家属交代出院后注意事项 □ 准备出院带药 □ 通知出院处 □ 将出院记录副本交给患者 □ 如果患者不能出院，在病程记录中说明原因和继续治疗的方案
重点医嘱	长期医嘱： □ 普通外科术后护理常规 □ 一级或二级护理 □ 禁食、禁水 临时医嘱： □ 镇痛 □ 伤口换药	长期医嘱： □ 普通外科术后护理常规 □ 一级或二级护理 □ 普食（流食/半流食） 临时医嘱： □ 血常规、肝功能、电解质（必要时） □ 复查血淀粉酶 □ 腹部超声	长期医嘱： □ 出院带药 □ 门诊随诊
主要护理工作	□ 观察患者病情变化 □ 手术后心理与生活护理 □ 指导并监督患者手术后活动 □ 夜间巡视	□ 观察患者病情变化 □ 基本生活和心理护理 □ 监督患者用药	□ 帮助患者办理出院手续、交费等事宜 □ 领取出院带药
病情变异记录	□ 无 □ 有，原因： 1. 2.	□ 无 □ 有，原因： 1. 2.	□ 无 □ 有，原因： 1. 2.
护士签名			
医师签名			

第六章 胆总管结石合并胆管炎临床路径释义

一、胆管结石合并胆管炎编码

1. 原胆管结石合并胆管炎编码：胆管结石合并胆管炎（ICD-10：K80.3）
胆总管探查、取石术+胆总管 T 管引流术（ICD-9-CM-3：51.41）

2. 修正编码

疾病名称及编码：胆管结石合并胆管炎（ICD-10：K80.3）

手术操作名称及编码：胆囊切除（ICD-9-CM-3：51.22）

胆总管切开取石（ICD-9-CM-3：51.41）

胆总管 T 管引流术（ICD-9-CM-3：51.43）

胆总管探查（ICD-9-CM-3：51.51）

二、临床路径检索方法

K80.3 伴 51.22/51.41/51.51/51.43

三、胆管结石合并胆管炎临床路径标准住院流程

（一）适用对象

第一诊断为胆总管结石合并胆管炎（ICD-10：K80.3）

行胆囊切除、胆总管探查、取石术+胆总管 T 管引流术（ICD-9-CM-3：51.41）。

> **释义**
>
> ■ 适用对象编码参见第一部分。
>
> ■ 本路径适用对象为胆总管结石合并胆管炎的患者。
>
> ■ 胆总管结石合并胆管炎时，病情多较危急，一般需急诊手术，尽快取出结石，解除梗阻，通畅胆汁引流，及时阻止病情的进一步发展。

（二）诊断依据

根据《临床诊疗指南——外科学分册》（中华医学会编著，人民卫生出版社）、《黄家驷外科学》（第 7 版，人民卫生出版社）等。

1. 症状：腹痛、寒战高热、黄疸。

2. 体征：巩膜可有黄染，有剑突下和右上腹深压痛及局部腹膜炎征象，肝区有叩击痛。

3. 辅助检查：B 超、CT、MR 或 MRCP 检查，怀疑或提示胆总管结石。

4. 实验室检查：血常规检查显示白细胞总数升高，中性粒细胞百分比升高，血清总胆红素及结合胆红素增高，血清转氨酶和碱性磷酸酶升高。

> **释义**
>
> ■ 由于各种诱发因素导致结石刺激胆管壁，引起胆管痉挛或影响胆汁通过时，均会引起患者剧烈腹痛，进而引发胆道系统炎症时，患者除了腹痛之外，还将出现寒战发热及黄疸。所以，腹痛、寒战发热、黄疸被称为胆总管结石合并胆道感染时典型的 Charcot 三联征。若炎症继续加重，还可在此基础上出现血压下降和精神症状，即 Reynolds 五联征，此时称为急性梗阻性化脓性胆管炎（AOSC）。给患者做体格检查时表现为急重症病容、皮肤及巩膜黄染，右上腹局部腹膜炎等。
>
> ■ 影像学检查是诊断胆总管结石的主要手段，B 超、CT 和 MRCP 检查均可选择，但各自均有其优缺点。B 超方便、适用、经济又无辐射，常作为首选，但由于受十二指肠内气体影响，有时观察不清。CT 受气体影响较小，但对钙质较少的结石显影欠佳且价格昂贵和辐射较强。MRCP 对胆总管内结石显影相对较好，但有时对壶腹区小结石也有遗漏现象。
>
> ■ 由于胆总管结石合并胆系感染，因此，实验室检查白细胞计数、肝功能、胆红素等均会出现明显改变，并且以直接胆红素升高为主。
>
> ■ 此时的疼痛较剧烈且常位于上腹或心窝部、有时向背部放射，因此，应特别注意与心绞痛或心肌梗死相鉴别以及警惕其诱发心绞痛及心肌梗死的危险。

（三）治疗方案的选择

根据《临床诊疗指南——外科学分册》（中华医学会编著，人民卫生出版社）、《黄家驷外科学》（第 7 版，人民卫生出版社）等。

1. 急诊手术：并发急性胆管炎的，急诊行胆囊切除+胆总管切开取石+胆总管 T 管引流术。

2. 择期手术：患者本人有手术治疗意愿；生命体征稳定；无重要脏器衰竭表现的，可择期行胆囊切除+胆总管切开探查、取石+胆总管 T 管引流术或内镜下取石术。

> **释义**
>
> ■ 胆总管结石合并胆管炎时，由于其发病急、症状重、发展快，应尽早干预，尤其是当患者出现 Charcot 三联征或 Reynolds 五联征时，应急诊手术。基本术式为胆囊切除+胆总管切开取石+胆总管 T 管引流术。
>
> ■ 对某些胆总管结石合并胆管炎患者，有时应用抗菌药物也可以得到控制。但是，由于结石的存在，日后还有反复发生感染的危险。因此，应与患者和（或）家属充分沟通，对那些不适合或不愿意接受急诊手术者，亦应考虑在合适的时候进行择期手术。
>
> ■ 胆总管结石的取出方式有传统的开腹手术和现代的腹腔镜手术，可根据医院、医生、患者的条件及患者的意愿加以选择。有时也可酌情选择采用经十二指肠内镜取石，此法相对简单，创伤小，但由于需要切开 Oddi 括约肌，后者的利弊仍有争议，需严格掌握适应证。

（四）标准住院日为 14~16 天

> **释义**
>
> ■胆总管结石合并胆管炎时病情较重，需及时入院。根据病情边做非手术治疗边做术前检查及准备，一般 1~2 天，或急症施行手术治疗。入院后急诊完成手术必需的相关检查，尤其是明确诊断的影像学检查。术后恢复 13~15 天，无并发症便可带 T 管出院，待满足拔管条件时可来院确认后予以拔除。总住院时间 14~16 天者均符合本路径要求。

（五）进入路径标准

1. 第一诊断必须符合 ICD-10：K80.3 胆总管结石合并胆管炎疾病编码。

2. 当患者合并其他疾病，但住院期间不需要特殊处理也不影响第一诊断的临床路径流程实施时，可以进入路径。

> **释义**
>
> ■本路径适用于胆总管结石合并胆管炎，患者本人知晓病情，可能出现的危险后果，并有手术意愿。
>
> ■患者有发作性疼痛、寒战、发热、黄疸的典型的 Charcot 三联征，或还伴有血压下降和精神症状之 Reynolds 五联征，即急性梗阻性化脓性胆管炎（AOSC）。
>
> ■患者合并其他慢性疾病处于稳定期，无需特殊处置者，不延长术前准备及术后住院时间，不影响麻醉及手术。

（六）术前准备 1~2 天（指工作日）

1. 必需的检查项目

（1）血常规、尿常规、便常规+隐血。

（2）肝功能、肾功能、电解质、血糖、血淀粉酶、血型、凝血功能、感染性疾病筛查（乙肝、丙肝、艾滋病、梅毒）。

（3）腹部超声。

（4）心电图，胸、腹部 X 线平片。

2. 根据患者病情可选择的检查项目

（1）肿瘤标志物检查（含 CA19-9、CEA）。

（2）超声心动图、肺功能检测和血气分析（存在心肺基础疾病或者老年体弱患者）。

（3）ERCP，上腹部 CT 或 MRCP/MRA。

> **释义**
>
> ■ 必须检查的项目是为了确保手术安全有效进行的前提，必须在术前全部完成，并根据检查结果评估其对手术的影响。但由于患者合并胆管炎，属于急症，有关各项检查应在最短时间内急诊完成。
>
> ■ 高龄患者或有心肺功能异常者，术前根据病情增加心脏彩超、Hoter、肺功能、血气分析等检查。
>
> ■ 为排除胆道系统或十二指肠乳头区域肿瘤的可能，根据患者病情术前可加做相关的肿瘤标志物检测。
>
> ■ 按照术前需禁食4~6小时，禁水2~4小时的要求，以及针对胆管炎治疗的需要，患者入院后最好禁食、禁水，以便根据病情需要随时手术。

（七）选择用药

1. 抗菌药物：按照《抗菌药物临床应用指导原则》（卫医发〔2004〕285号）执行。建议使用第二代头孢菌素，有反复感染史者可选头孢曲松或头孢哌酮或头孢哌酮/舒巴坦；明确感染患者，可根据药物敏感试验结果调整抗菌药物。

（1）推荐头孢呋辛钠肌内或静脉注射。①成人：0.75~1.5克/次，一日3次。②肾功能不全患者按照肌酐清除率制订给药方案：肌酐清除率>20ml/min者，每日3次，每次0.75~1.5g；肌酐清除率10~20ml/min患者，每次0.75g，一日2次；肌酐清除率<10ml/min患者，每次0.75g，一日1次。③对本药或其他头孢菌素类药过敏者，对青霉素类药有过敏性休克史者禁用；肝肾功能不全者、有胃肠道疾病史者慎用。④使用本药前需进行皮肤过敏试验。

（2）推荐头孢曲松钠肌内注射、静脉注射或静脉滴注。①成人：1克/次，一次肌内注射或静脉滴注。②对本药或其他头孢菌素类药过敏者，对青霉素类药有过敏性休克史者禁用；肝肾功能不全者、有胃肠道疾病史者慎用。

（3）推荐头孢哌酮钠静脉注射或静脉滴注。①成人：1~2克/次，一日2次；严重感染可增至4克/次，一日2次。②对本药或其他头孢菌素类药过敏者，对青霉素类药有过敏性休克史者禁用；肝肾功能不全者、有胃肠道疾病史者慎用。

（4）推荐头孢哌酮/舒巴坦静脉注射或静脉滴注。①成人：1~2克/次，一日2次；严重感染可增至4克/次，一日2次。②肾功能不全患者按照肌酐清除率制订给药方案：肌酐清除率>30ml/min者，每日2次，每次1~2g；肌酐清除率16~30ml/min患者，每次1g，一日2次；肌酐清除率<15ml/min患者，每次0.5g，一日2次。③对本药或其他头孢菌素类药过敏者，对青霉素类药有过敏性休克史者禁用；肝肾功能不全者、有胃肠道疾病史者慎用。

2. 在给予抗菌药物治疗之前应尽可能留取相关标本送培养，获病原菌后进行药敏试验，作为调整用药的依据。有手术指征者应进行外科处理，并于手术过程中采集胆汁做细菌培养及药物敏感试验。

3. 尽早开始抗菌药物的经验治疗。经验治疗需选用能覆盖肠道革兰阴性杆菌、肠球菌属等需氧菌和脆弱拟杆菌等厌氧菌的药物。一般宜用至体温正常、症状消退后72~96小时。

4. 造影剂选择：碘过敏试验阴性者，选用泛影葡胺；碘过敏试验阳性者，选用有机碘造影剂。

> **释义**
>
> ■ 由于患者已合并胆系感染，应于入院后第一时间尽早开始应用抗菌药物。如有可能，力争在用药前留取相关标本做细菌培养和药敏试验，否则，应于之后的手术中完成标本的采集。
>
> ■ 关于抗菌药物的选择，开始为经验性的针对需氧菌和厌氧菌，待细菌培养和药敏试验报告后根据结果判断需否调整。用药原则应合理、有效、足量、足时。所推荐的药物需根据当地医院及患者的实际情况供参考选择。
>
> ■ 如果胆管结石导致胆道梗阻，引发肝细胞受损，转氨酶及胆红素升高，需适当应用保肝利胆药物。
>
> ■ 手术对患者是一个打击，导致其抵抗力下降。此时，任何用药都应注意过敏反应问题。

（八）手术日为入院第 1~3 天

1. 麻醉方式：气管内插管全身麻醉或硬膜外麻醉。
2. 术中用药：麻醉常规用药。
3. 输血：根据术前血红蛋白状况及术中出血情况而定。

> **释义**
>
> ■ 经非手术治疗后，如病情稳定并有所改善，已完成各项术前检查及准备，诊断明确并已评估是手术适应证，无手术禁忌证，手术应于入院后 1~3 天实施。
>
> ■ 胆管结石合并胆系感染，尤其是出现急性梗阻性化脓性胆管炎时，术前应做好备血。术中根据循环及出血情况决定是否输血。

（九）术后住院恢复 13~15 天

1. 必须复查的检查项目：血常规、血电解质、肝肾功能、血淀粉酶。
2. 根据患者病情选择：经 T 管胆管造影、腹部 B 超等。
3. 术后用药：根据患者病情可能使用抗菌药物、抑酸剂、改善心功能及静脉营养等。
4. 各种管道处理：视具体情况尽早拔除胃管、尿管、引流管。
5. T 管处理（一般原则）：拔管时间需在术后 2 周以上，拔管前试夹 T 管 24~48 小时无异常，T 管造影显示胆管下段通畅，无狭窄，无胆管内残余结石；T 管窦道造影提示窦道形成完整（必要时）。
6. 康复情况评估：监测生命体征、严密观察有无胰腺炎、胆道感染、穿孔、出血等并发症，并做相应处理。观察切口及胃肠道功能恢复情况、指导患者术后饮食。

> **释义**
>
> ■ 术后必须复查相关的化验指标，复查的时间和次数需根据病情决定。同时，根据腹部症状与体征以及腹腔和 T 管引流情况决定是否需要行 B 超检查。

■ 术后对各种管道要认真管理，防止自行脱落并记录好各自的引流量及性状，根据其安置的目的和病情恢复情况及时拔除。对 T 管和与其相邻的腹腔引流管必须明确标记，以防将 T 管误认为腹腔引流管提前拔除，导致胆瘘和腹膜炎的发生。手术 2 周以后是否一概拔除 T 管，应通过造影和夹闭试验来检测决定。对不符合拔管条件者可带管出院，做好院外 T 管护理指导，定期返院检查决定拔管。

■ 术后根据患者全身及胃肠道等恢复情况决定抗菌药物的应用、营养支持和指导饮食。

■ 术后如期检创切口和密切观察有无各种并发症的发生，发现异常及时做相应的处置。

（十）出院标准

1. 一般情况好，体温正常，无明显腹痛，伤口无感染、引流管拔除。
2. 实验室检查基本正常。
3. 胆总管造影，肝内外胆管通畅。
4. 无需要住院治疗的并发症。

释义

■ 按照本病临床路径对术后住院恢复时间的要求，主治医师应提前做好各项出院指标的评估，包括患者的全身状态、局部情况、相关化验指标、胃肠功能及有无需要住院处理的并发症与合并症等。达到标准者可按期出院，否则，需继续留院治疗，原则是出院时间服从病情需要。

（十一）变异及原因分析

1. 出现并发症（胰腺炎、胆道感染、出血、穿孔及麻醉意外者）等转入相应临床路径。
2. 合并胆道狭窄、占位者转入相应临床路径。
3. 合并胆囊结石、肝内胆管结石者转入相应临床路径。

释义

■ 术前、术中及术后均应高度重视和认真做好有关变异的观察分析，包括有无变异、何种变异、变异程度及原因等，这对是否符合进入或退出本路径至关重要，并且直接影响到治疗效果、所需时间、治疗费用以及患方的满意度等等。

■ 对于轻微变异及时发现、合理处置，估计对路径流程和最终效果影响不明显者，可继续本流程。

■ 对于严重或复杂变异，一时难以去除或纠正，注定会影响到流程的进行和治疗效果者，应及时退出本路径，转入相应的临床路径。并对产生变异的原因加以总结分析，为日后进一步完善和重新修订路径积累资料。

（十二）参考费用标准

6000~12000 元。

四、胆总管结石合并胆管炎临床路径给药方案

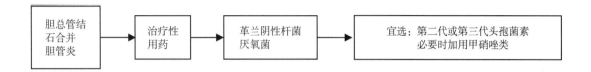

【用药选择】

胆系感染中，致病菌主要为革兰阴性细菌，其中以大肠埃希菌、克雷伯菌多见，有时亦合并厌氧菌感染。如患者有发热表现，可采血培养，根据药物敏感试验结果针对性选用抗生素。因胆系感染有时十分凶险，经验性用药应选用对革兰阴性菌有效的第二代、第三代头孢菌素，必要时可加用甲硝唑类药物抑制厌氧菌。如感染仍难以控制，可考虑应用碳青霉烯类药物，如泰能等。

【药学提示】

1. 如患者入院时有发热或白细胞计数升高表现，应常规使用抗生素。手术患者应在术前 0.5~2 小时给药，或麻醉后手术开始前给药，使手术切口暴露时局部组织中已达到足以杀灭手术过程中入侵切口细菌的药物浓度。

2. 如手术时间较短（<2 小时），术前用药一次即可。手术时间超过 3 小时，或失血量大（>1500ml），应在手术中追加一次。

【注意事项】

1. 因结石常常是导致胆系感染的主要原因，如不及时去除胆管结石，胆系感染多难以彻底治愈。因此，临床上应在抗感染治疗的同时，积极处理胆管结石原发病。

2. 如患者为间断发热，同时伴有寒战，多为菌血症表现。可考虑在体温开始升高时采血进行细菌培养，此时阳性率较高。

3. 用药前必须详细询问患者先前有否对头孢菌素类、青霉素类或其他药物的过敏史。

五、推荐表单

（一）医师表单

胆总管结石合并胆管炎临床路径医师表单

适用对象：**第一诊断为胆总管结石合并胆管炎**（ICD-10：K80.3）

　　　　　行胆囊切除、胆总管探查、取石术+胆总管 T 管引流术（ICD-9-CM-3：51.41）

患者姓名：_____　性别：_____　年龄：_____　门诊号：_____　住院号：_____

住院日期：____年___月___日　出院日期：____年___月___日　标准住院日：14~16 天

时间	住院第 1 天	住院第 2 天（术前 1 天）
主要诊疗工作	□ 询问病史及体格检查 □ 完成住院病历和首次病程记录 □ 开急诊化验单以及检查单 □ 上级医师查房 □ 初步确定诊治方案和特殊检查项目 □ 向患者及家属交代病情，围术期安排及注意事项	□ 上级医师查房 □ 手术医嘱 □ 完成术前准备与术前评估 □ 完成必要的相关科室会诊 □ 根据检查检验结果等，进行术前讨论，确定治疗方案 □ 住院医师完成上级医师查房记录、术前小结等 □ 完成术前总结（拟行手术方式、手术关键步骤、术中注意事项等） □ 向患者及家属交代病情，围术期安排及注意事项 □ 签署手术知情同意书（含标本处置）、自费用品协议书、输血同意书、麻醉同意书或授权委托书 □ 必要时预约 ICU
重点医嘱	**长期医嘱：** □ 普通外科二级或三级护理 □ 饮食：根据患者情况而定 □ 专科基础用药（视情况） □ 应用抗菌药物 **临时医嘱：** □ 急检血常规+血型、尿常规、便常规+隐血 □ 急检凝血功能、血电解质和肝功能、肾功能、感染性疾病筛查 □ 急检腹部 B 超 □ 急检心电图、胸部 X 线平片 □ 根据病情可考虑：上腹部 CT 和（或）MRCP/MRI、ERCP □ 血气分析、肺功能、超声心动图（必要时）	**长期医嘱：** □ 普通外科二级护理 □ 饮食：依据患者情况定 □ 应用抗菌药物 **临时医嘱：** □ 术前医嘱 □ 根据病情准备随时在气管内全身麻醉/硬膜外麻醉下拟行◎胆囊切除+胆总管切开取石+T 管引流术 □ 备皮、皮肤过敏试验 □ 术前禁食 4~6 小时，禁水 2~4 小时 □ 必要时行肠道准备（清洁肠道） □ 麻醉前用药 □ 术前留置胃管和尿管 □ 术中特殊用药带药 □ 备血
病情变异记录	□ 无　□ 有，原因： 1. 2.	□ 无　□ 有，原因： 1. 2.
医师签名		

时间	住院第 2~3 天（手术日）		住院第 2~3 天（术后第 1 天）
	术前及术中	术后	
主要诊疗工作	□ 送患者入手术室 □ 麻醉准备，监测生命体征 □ 手术 □ 保持各引流管通畅 □ 解剖标本，送病理检查 □ 麻醉医师完成麻醉记录	□ 完成术后首次病程记录 □ 完成手术记录 □ 向患者及家属说明手术情况	□ 上级医师查房 □ 观察病情变化 □ 观察引流量和性状 □ 检查手术伤口，更换敷料 □ 分析实验室检查结果 □ 维持水、电解质平衡 □ 完成常规病程记录
重点医嘱	长期医嘱： □ 外科常规护理 □ 一级护理 □ 禁食 临时医嘱： □ 液体治疗 □ 相应治疗（视情况） □ 术前 0.5 小时使用抗菌药物	长期医嘱： □ 普通外科术后常规护理 □ 一级护理 □ 禁食 □ 监测生命体征 □ 记录 24 小时液体出入量 □ 常规雾化吸入（2 次/日） □ T 管引流记量 □ 胃管接负压瓶吸引记量（视情况） □ 腹腔引流管接负压吸引记量 □ 尿管接尿袋记尿量 □ 应用抗菌药物 □ 监测血糖（视情况） □ 制酸剂及生长抑素（视情况） 临时医嘱： □ 吸氧 □ 液体治疗 □ 术后当天查血常规和血生化 □ 必要时查血或尿淀粉酶等 □ 明晨查血常规、生化等	长期医嘱： □ 患者既往基础用药 □ T 管或腹腔引流记量 □ 肠外营养治疗 □ 应用抗菌药物 临时医嘱： □ 液体治疗及纠正水、电解质失衡 □ 复查实验室检查（如血常规、血生化等实验室检查等）（视情况） □ 更换手术伤口敷料 □ 根据病情变化施行相关治疗
病情变异记录	□ 无　□ 有，原因： 1. 2.	□ 无　□ 有，原因： 1. 2.	□ 无　□ 有，原因： 1. 2.
医师签名			

时间	住院第3~8天 （术后第2~5天）	住院第9~12天 （术后第6~9天）	住院第13~16天 （出院日）
主要诊疗工作	□ 上级医师查房 □ 观察病情变化 □ 观察引流量和性状 □ 复查实验室检查 □ 住院医师完成常规病程记录 □ 必要时予相关特殊检查	□ 上级医师查房 □ 观察腹部、肠功能恢复情况 □ 观察引流量和颜色 □ 根据手术情况和术后病理结果，确定临床诊断，确定有无手术并发症和切口愈合不良情况，明确是否出院，评估是否达到出院标准 □ 住院医师完成常规病程记录 □ 必要时予相关特殊检查	□ 上级医师查房 □ 明确是否符合出院标准 □ 通知出院处 □ 通知患者及其家属出院 □ 完成出院记录、病案首页、出院证明书等 □ 向患者告知出院后注意事项，如通知其术后第8~10天门诊拆线，交代拔除T管日期（超过术后2周）、康复计划、返院复诊、后续治疗及相关并发症的处理等 □ 出院小结、出院证明及出院须知并交给患者或其家属
重点医嘱	长期医嘱： □ 二级或三级护理（视情况） □ 继续监测生命体征（视情况） □ 拔除胃管（视情况） □ 拔除尿管（视情况） □ T管或腹腔引流记量 □ 应用抗菌药物 □ 肠外营养支持或液体治疗 □ 肠内营养（视情况） 临时医嘱： □ 其他相关治疗 □ 复查血常规、电解质、肝肾功能等	长期医嘱： □ 二级或三级护理（视情况） □ 肛门排气后改流质饮食/半流质饮食 □ T管记量 □ 拔除腹腔引流管（视情况） □ 停用抗菌药物 □ 逐步减少或停止肠外营养或液体治疗 □ 伤口换药（视情况） 临时医嘱： □ 复查血常规、生化等 □ 必要时行胸部X线片、CT、B超等	出院医嘱： □ 出院相关用药 □ T管道护理 □ 返院复诊的时间、地点，发生紧急情况时的处理等
病情变异记录	□ 无　□ 有，原因： 1. 2.	□ 无　□ 有，原因： 1. 2.	□ 无　□ 有，原因： 1. 2.
医师签名			

（二）护士表单

胆总管结石合并胆管炎临床路径护士表单

适用对象：**第一诊断为胆总管结石合并胆管炎**（ICD-10：K80.3）

　　　　　行胆囊切除、胆总管探查、取石术+胆总管 T 管引流术（ICD-9-CM-3：51.41）

患者姓名：_____ 性别：_____ 年龄：_____ 门诊号：_____ 住院号：_____

住院日期：____年___月___日　出院日期：____年___月___日　标准住院日：14~16 天

时间	住院第 1 天	住院第 2 天（术前 1 天）
健康宣教	□ 入院宣教 □ 介绍科室负责人，主管医疗组成员，护士长，主管护士 □ 介绍病房环境、设施 □ 介绍住院期间规章制度及注意事项	□ 宣教疾病知识，术前准备及手术过程 □ 告知准备物品、沐浴 □ 告知术后饮食、活动及探视注意事项 □ 告知术后可能出现的情况及应对方式 □ 主管护士与患者沟通，了解并给予患者心理支持
护理处置	□ 核对患者、佩戴腕带 □ 建立入院护理病历、制订护理计划 □ 卫生处置：剪指（趾）甲、沐浴，更换病员服 □ 饮食指导：◎半流饮食◎糖尿病饮食 □ 静脉采血 □ 药物过敏试验（如需要），静脉滴注抗菌药物	□ 协助医生完成术前检查化验 □ 备皮、皮肤过敏试验 □ 术前禁食 4~6 小时，禁水 2~4 小时 □ 必要时行肠道准备（清洁肠道） □ 麻醉前用药 □ 酌情术前留置胃管和尿管 □ 术中特殊用药带药 □ 备血
基础护理	□ 二级或三级护理 □ 晨晚间护理 □ 患者安全管理	□ 二级护理 □ 晨晚间护理 □ 患者安全管理
专科护理	□ 护理查体 □ 监测体温，观察有无寒战、高热及腹痛表现 □ 必要时，告知家属陪护注意事项	□ 术前手术物品准备（如腹带等） □ 必要时促进睡眠（环境、药物）
重点医嘱	□ 详见医嘱执行单	□ 详见医嘱执行单
病情变异记录	□ 无　□ 有，原因： 1. 2.	□ 无　□ 有，原因： 1. 2.
护士签名		

时间	住院第2~3天（手术日）		住院第2~3天（术后第1天）
	术前及术中	术后	
健康宣教	□ 告知手术区及等候区位置 □ 告知术后可能需要物品（如大、小便器，毛巾等） □ 给予患者及家属心理支持	□ 告知监护设备、管路功能及注意事项 □ 告知饮食、体位要求 □ 告知疼痛注意事项 □ 告知术后可能出现情况及应对方式 □ 告知用药情况及可能的不良反应 □ 给予患者及家属心理支持 □ 再次明确探视陪伴须知	□ 饮食、活动指导 □ 复查患者对术前宣教内容的掌握程度 □ 告知预防肺感染及下肢静脉血栓注意事项
护理处置	送手术 □ 摘除患者各种活动物品 □ 核对患者身份，携带病历、所需药品及相关资料，填写手术交接单、签字确认 术中 □ 核对患者身份，携带病历、所需药品及相关资料，血型核对、传染病核对 □ 输血 □ 送病理 接手术 □ 核对患者身份、携带病历、带回药品及相关资料，填写手术交接单，签字确认	□ 清醒后平卧，头偏一侧，协助改变体位及足部活动 □ 静脉采血 □ 记录24小时出入量 □ 心理支持（患者及家属） □ 夜间巡视	□ 协助翻身、取半坐或斜坡卧位，指导床上或床边活动 □ 遵医嘱完成相关检查 □ 如有尿管，间断夹闭尿管，锻炼膀胱功能 □ 指导患者咳痰
基础护理	□ 一级护理 □ 患者安全管理	□ 一级护理 □ 卧位护理、排泄护理、胃管、尿管、T管及引流管护理 □ 患者安全管理	□ 一级护理 □ 卧位护理、排泄护理、胃管、尿管、T管及引流管护理 □ 患者安全管理
专科护理	□ 术晨按医嘱清洁肠道、留置胃管、尿管，待术期间补液，指导术前注射麻醉用药后注意事项	□ 生命体征监测，T管引流情况，写护理记录 □ 吸氧及心电、血压监测 □ 遵医嘱给予液体治疗	□ 定时生命体征监测，观察皮肤、巩膜有无黄染，T管引流情况，腹部体征及肠道功能恢复的情况
重点医嘱	□ 详见医嘱执行单	□ 详见医嘱执行单	□ 详见医嘱执行单
病情变异记录	□ 无 □ 有，原因： 1. 2.	□ 无 □ 有，原因： 1. 2.	□ 无 □ 有，原因： 1. 2.
护士签名			

时间	住院第3~8天 （术后第2~5天）	住院第9~12天 （术后第6~9天）	住院第13~16天 （出院日）
健康宣教	□ 饮食、活动指导 □ 告知拔尿管前后注意事项 □ 告知预防肺感染及下肢静脉血栓注意事项	□ 饮食、活动指导	□ 出院宣教 　复查时间 　活动休息 　指导饮食 　疾病知识及后续治疗 　指导办理出院手续
护理处置	□ 遵医嘱完成相关检查 □ 遵医嘱拔除胃管、尿管、镇痛泵管（麻醉医师执行）	□ 遵医嘱完成相关检查	□ 办理出院手续 □ 书写护理出院小结
基础护理	□ 二级或三级护理 □ 腹带固定确切，自由体位，适当活动 □ 如胃肠功能恢复，拔除胃管后指导全流质饮食、半流质饮食 □ 如排尿功能恢复，拔出尿管 □ 患者安全管理	□ 二级或三级护理 □ 患者安全管理	□ 二级或三级护理 □ 住院费用核对
专科护理	□ 病情观察 　观察患者皮肤、巩膜有无黄染，T管及腹部引流管引流情况，引流管周围皮肤情况，观察患者腹部体征及肠道功能恢复的情况	□ 病情观察 　观察患者皮肤、巩膜有无黄染，T管引流情况，引流管周围皮肤情况，观察患者腹部体征及肠道功能恢复的情况	□ 病情观察 　观察患者皮肤、巩膜有无黄染，T管引流情况，引流管周围皮肤情况
重点医嘱	□ 详见医嘱执行单	□ 详见医嘱执行单	□ 详见医嘱执行单
病情变异记录	□ 无　□ 有，原因： 1. 2.	□ 无　□ 有，原因： 1. 2.	□ 无　□ 有，原因： 1. 2.
护士签名			

（三）患者表单

胆总管结石合并胆管炎临床路径患者表单

适用对象：**第一诊断为胆总管结石合并胆管炎**（ICD-10：K80.3）

行胆囊切除、胆总管探查、取石术+胆总管 T 管引流术（ICD-9-CM-3：51.41）

患者姓名：_____ 性别：_____ 年龄：_____ 门诊号：_____ 住院号：_____

住院日期：____年__月__日 出院日期：____年__月__日 标准住院日：14~16 天

时间	住院第 1 天	住院第 2 天（术前 1 天）
监测	□ 测量生命体征、体重	□ 测量生命体征、询问排便，手术前一天晚测量生命体征
医患配合	□ 护士行入院护理评估（简单询问病史） □ 接受入院宣教 □ 医生询问病史、既往病史、用药情况，收集资料 □ 进行体格检查	□ 配合完善术前相关化验、检查，术前宣教 □ 了解疾病知识、临床表现、治疗方法 □ 术前用物准备：大、小便器，湿巾等 □ 医生与患者及家属介绍病情及手术谈话 □ 了解探视及陪伴制度
重点诊疗及检查	**重点诊疗：** □ 二级或三级护理 □ 既往基础用药 □ 配合采血及各项辅助及检查	**重点诊疗：** □ 二级护理 □ 备皮剃头 □ 配血 □ 药物灌肠 □ 术前签字 **重要检查：** □ 心电图、胸部 X 线平片 □ 腹部 B 超、MRCP、ERCP □ 血常规+血型、尿常规、便常规+隐血，凝血功能、血电解质和肝功能、肾功能、感染性疾病筛查
饮食及活动	□ 根据病情和医嘱进食、进水 □ 根据病情和医嘱活动	□ 术前 6 小时禁食、禁水 □ 根据病情和医嘱活动

时间	住院第 2~3 天（手术日）		住院第 2~3 天
	术前及术中	术后	（术后第 1 天）
监测	□ 根据病情监测生命体征，糖尿病患者监测血糖	□ 监测生命体征，注意胃管、尿管、T 管及引流管量及性状	□ 定时监测生命体征，观察有无排气、排便，皮肤、巩膜黄染及腹痛表现 □ 注意胃管、尿管、T 管及引流管量及性状
医患配合	□ 配合摘除各种活动物品 □ 配合麻醉医师，告知病史，有无活动性牙齿等 □ 配合留置胃管、尿管 □ 配合进行静脉通路建立	**术后宣教** □ 术后体位：麻醉未醒时平卧，清醒后，4~6 小时无不适反应可垫枕或根据医嘱予监护设备、吸氧 □ 配合护士定时监测生命体征、伤口敷料等 □ 不要随意动胃管、尿管、T 管及引流管 □ 疼痛的注意事项及处理 □ 告知医护不适及异常感受 □ 配合评估手术效果	□ 医生巡视，了解病情 □ 配合医生查体检查 □ 护士行晨晚间护理 □ 护士协助排泄护理 □ 配合监测出入量 □ 膀胱功能锻炼，成功后可将尿管拔除 □ 配合预防肺感染及下肢静脉血栓 □ 注意探视及陪伴时间
重点诊疗及检查	**重点诊疗：** □ 一级护理 □ 给予监护设备、吸氧 □ 注意留置管路安全与通畅	**重点诊疗：** □ 一级护理 □ 给予监护设备、吸氧 □ 注意留置管路安全与通畅 □ 用药：抗炎、止血、化痰、镇痛、抑酸、肠外营养的应用 □ 协助护士记录出入量	**重点诊疗：** □ 一级护理 □ 协助观察伤口敷料情况 □ 协助观察腹部体征 □ 协助观察 T 管及引流管情况
饮食及活动	□ 术前 6 小时禁食、禁水 □ 自由体位	□ 禁食、禁水 □ 卧床休息，半卧位/平卧位	□ 禁食、禁水 □ 卧床休息时可半卧位 □ 可视体力情况适当下床活动，循序渐进，注意安全

时间	住院第3~8天 （术后第2~5天）	住院第9~12天 （术后第6~9天）	住院第13~16天 （出院日）
监测	□ 定时监测生命体征，观察有无排气、排便，皮肤、巩膜黄染及腹痛表现 □ 注意胃管、尿管、T管及引流管量及性状	□ 定时监测生命体征，观察有无排气、排便，皮肤、巩膜黄染及腹痛表现 □ 注意T管及引流管量及性状	□ 定时监测生命体征，观察有无排气、排便，皮肤、巩膜黄染及腹痛表现 □ 注意T管量及性状
医患配合	□ 医生巡视，了解病情 □ 配合医生查体检查 □ 配合行晨晚间护理 □ 护士协助排泄护理 □ 配合监测出入量 □ 配合预防肺感染及下肢静脉血栓 □ 注意探视及陪伴时间	□ 医生巡视，了解病情 □ 配合医生查体检查 □ 配合行晨晚间护理 □ 配合监测出入量 □ 配合预防肺感染及下肢静脉血栓 □ 注意探视及陪伴时间	□ 配合护士行晨晚间护理 □ 医生间断拆线 □ 了解伤口注意事项 **出院宣教** □ 接受出院前康复宣教 □ 学习出院注意事项，如术后第8~10天门诊拆线，拔除T管日期（超过术后2周）、康复计划、返院复诊、后续治疗及相关并发症的处理等 □ 办理出院手续，取出院带药
重点诊疗及检查	重点诊疗： □ 二级或三级护理 □ 协助观察伤口敷料情况 □ 协助观察腹部体征 □ 协助观察T管及引流管情况 □ 配合拔出胃管及尿管 □ 伤口换药	重点诊疗： □ 二级或三级护理 □ 定期抽血化验（必要时） □ 协助观察T管情况 □ 配合拔除腹腔引流管（视情况） □ 伤口换药（视情况）	重点诊疗： □ 二级或三级护理 □ 定期抽血化验（必要时） □ T管记量 □ 遵医嘱按时拆线、拔T管（视情况）
饮食及活动	□ 肛门排气后改流质饮食/半流质饮食 □ 腹带固定确切，自由体位，适当活动	□ 肛门排气后改流质饮食/半流质饮食 □ 腹带固定确切，自由体位，适当活动	□ 普食，营养均衡 □ 拆线前仍需腹带固定，自由体位，适当活动

附：原表单（2012 年版）

胆总管结石合并胆管炎临床路径表单

适用对象：第一诊断为胆总管结石合并胆管炎（ICD-10：K80.3）

　　　　　　行胆囊切除、胆总管探查、取石术+胆总管 T 管引流术（ICD-9-CM-3：51.41）

患者姓名：＿＿＿＿＿性别：＿＿＿＿＿年龄：＿＿＿＿＿门诊号：＿＿＿＿＿住院号：＿＿＿＿

住院日期：＿＿年＿＿月＿＿日　出院日期：＿＿年＿＿月＿＿日　标准住院日：14～16 天

时间	住院第 1 天	住院第 2 天（术前 1 天）
主要诊疗工作	□ 询问病史及体格检查 □ 完成住院病历和首次病程记录 □ 开化验单以及检查单 □ 上级医师查房 □ 初步确定诊治方案和特殊检查项目	□ 上级医师查房 □ 手术医嘱 □ 完成术前准备、术前评估及必要的相关科室会诊 □ 根据检查检验结果，进行术前讨论，确定治疗方案 □ 住院医师完成上级医师查房记录、术前小结等 □ 完成术前总结（拟行手术方式、手术关键步骤、术中注意事项等） □ 向患者及家属交代病情，围术期安排等注意事项 □ 签署手术知情同意书（含标本处置）、自费用品协议书、输血同意书、麻醉同意书或授权委托书 □ 必要时预约 ICU
重点医嘱	**长期医嘱：** □ 外科二级或三级护理常规 □ 饮食：根据患者情况而定 □ 专科基础用药（视情况） □ 使用抗菌药物 **临时医嘱：** □ 血常规+血型、尿常规、便常规+隐血 □ 凝血功能、电解质、肝功能、肾功能、感染性疾病筛查、血糖、血淀粉酶 □ 心电图，胸、腹部 X 线平片 □ 腹部 B 超 □ 根据病情选择：上腹部 CT 和（或）MRCP/MRI、ERCP（必要时） □ 血气分析、肺功能、超声心动图（必要时）	**长期医嘱：** □ 普通外科二级护理 □ 改善肝脏储备功能的药物 **临时医嘱：** □ 术前医嘱： □ 常规准备明日在全身麻醉/硬外麻下拟行 　◎胆囊切除+胆总管切开取石+T 管引流术 □ 备皮 □ 药物过敏试验 □ 术前禁食、禁水 □ 必要时行肠道准备（清洁肠道） □ 麻醉前用药 □ 术前留置胃管和尿管 □ 抗菌药物：术前 30 分钟使用 □ 术中特殊用药带药 □ 备血
主要护理工作	□ 入院介绍 □ 入院评估、制订护理计划 □ 健康教育 □ 服药指导、活动指导 □ 饮食指导：◎半流饮食◎糖尿病饮食 □ 静脉采血 □ 患者相关检查配合的指导 □ 心理支持 □ 夜间巡视	□ 静脉采血 □ 健康教育、心理支持 □ 饮食：术前禁食禁水 □ 术前沐浴、更衣，取下义齿、饰物 □ 告知患者及家属术前流程及注意事项 □ 备皮、皮肤过敏试验、配血、胃肠道准备等 □ 术前手术物品准备 □ 促进睡眠（环境、药物） □ 夜间巡视
病情变异记录	□ 无　□ 有，原因： 1. 2.	□ 无　□ 有，原因： 1. 2.
护士签名		
医师签名		

时间	住院第1~3天（手术当日）		住院第2~4天（术后第1天）
	术前及术中	术后	
主要诊疗工作	□ 送患者入手术室 □ 麻醉准备，监测生命体征 □ 手术 □ 保持各引流管通畅 □ 解剖标本，送病理检查 □ 麻醉医师完成麻醉记录	□ 完成术后首次病程记录 □ 完成手术记录 □ 向患者及家属说明手术情况	□ 上级医师查房 □ 观察病情变化 □ 观察引流量和性状 □ 检查手术伤口，更换敷料 □ 分析实验室检查结果 □ 维持水、电解质平衡 □ 完成常规病程记录
重点医嘱	长期医嘱： □ 外科常规护理 □ 一级护理 □ 禁食 临时医嘱： □ 液体治疗 □ 相应治疗（视情况） □ 手术前0.5小时使用抗菌药物	长期医嘱： □ 普通外科术后常规护理 □ 一级护理 □ 禁食 □ 监测生命体征 □ 记录24小时液体出入量 □ 常规雾化吸入，bid □ T管引流记量 □ 胃管接负压瓶吸引记量（酌情） □ 腹腔引流管接负压吸引并记量 □ 尿管接尿袋记尿量 □ 使用抗菌药物 □ 监测血糖（视情况） □ 必要时使用制酸剂及生长抑素 临时医嘱： □ 吸氧 □ 液体治疗 □ 术后当天查血常规和血生化 □ 必要时查血或尿淀粉酶 □ 明晨查血常规、生化等	长期医嘱： □ 患者既往基础用药（见左列） □ T管、腹腔引流记量 □ 肠外营养治疗 临时医嘱： □ 液体治疗及纠正水、电解质失衡 □ 复查实验室检查（如血常规、血生化等实验室检查等）（视情况） □ 更换手术伤口敷料 □ 根据病情变化施行相关治疗
主要护理工作	□ 术晨按医嘱清洁肠道、留置胃管、尿管 □ 健康教育 □ 饮食指导：禁水、禁食 □ 指导术前注射麻醉用药后注意事项 □ 安排陪送患者入手术室 □ 心理支持	□ 术后：清醒后平卧，头偏一侧，协助改变体位及足部活动 □ 禁食、禁水 □ 静脉采血 □ 密切观察患者情况 □ 疼痛护理、皮肤护理 □ 生活护理（一级护理） □ 管道护理及指导 □ 记录24小时出入量 □ 营养支持护理 □ 心理支持（患者及家属） □ 夜间巡视	□ 体位与活动：协助翻身、取半坐或斜坡卧位，指导床上或床边活动 □ 密切观察患者病情变化 □ 疼痛护理 □ 生活护理（一级护理） □ 皮肤护理 □ 管道护理及指导 □ 记录24小时出入量 □ 营养支持护理 □ 心理支持（患者及家属） □ 康复指导（运动指导） □ 夜间巡视
病情变异记录	□ 无　□ 有，原因： 1. 2.	□ 无　□ 有，原因： 1. 2.	
护士签名			
医师签名			

时间	住院第 3~8 天 （术后第 2~5 天）	住院第 9~12 天 （术后第 6~9 天）	住院第 13~16 天 （出院日）
主要诊疗工作	□ 上级医师查房 □ 观察病情变化 □ 观察引流量和性状 □ 复查实验室检查 □ 住院医师完成常规病程记录 □ 必要时予相关特殊检查	□ 上级医师查房 □ 观察腹部、肠功能恢复情况 □ 观察引流量和颜色 □ 根据手术情况和术后病理结果，确定临床诊断，确定有无手术并发症和切口愈合不良情况，明确是否出院，评估是否达到出院标准 □ 完成常规病程记录 □ 必要时予相关特殊检查	□ 上级医师查房 □ 明确是否符合出院标准 □ 通知出院处 □ 通知患者及其家属出院 □ 完成出院记录、病案首页、出院证明书等 □ 向患者告知出院后注意事项 □ 出院小结、出院证明及出院须知并交给患者或其家属
重点医嘱	长期医嘱： □ 继续监测生命体征（视情况） □ 拔除胃管（视情况） □ 拔除尿管（视情况） □ T 管、腹腔引流记量 □ 使用抗菌药物 □ 停止镇痛治疗 □ 肠外营养支持或液体治疗 □ 肠内营养（视情况） 临时医嘱： □ 其他相关治疗 □ 复查血常规、生化、肝肾功能等	长期医嘱： □ 二级或三级护理（视情况） □ 肛门排气后改流质饮食/半流质饮食 □ T 管记量 □ 拔除腹腔引流管（视情况） □ 拔除深静脉留置管（视情况） □ 逐步减少或停止肠外营养或液体治疗 □ 伤口换药（视情况） 临时医嘱： □ 复查血常规、生化等检查 □ 必要时行胸部 X 线片、CT、B 超等	出院医嘱： 出院相关用药 T 管道护理 返院复诊的时间、地点，发生紧急情况时的处理等
主要护理工作	□ 体位与活动：取半坐或斜坡卧位，指导下床活动 □ 饮食：禁食、胃肠功能恢复，拔除胃管后指导清流质饮食、半流质饮食 □ 疼痛护理、皮肤护理 □ 遵医嘱拔除胃管、尿管 □ 生活护理（一级护理） □ 观察患者腹部体征及肠道功能恢复的情况 □ 营养支持护理、康复指导、心理支持 □ 夜间巡视	□ 活动：斜坡卧位或半坐卧位 □ 饮食：流质或半流质饮食 □ 密切观察患者情况，包括观察腹部体征、胃肠功能恢复情况 □ 生活护理（二级或三级护理） □ 观察患者腹部体征及肠道功能恢复的情况 □ T 管道、引流管护理及指导 □ 皮肤护理 □ 营养支持护理、康复指导 □ 心理支持（患者及家属） □ 夜间巡视	□ 出院指导 □ 办理出院手续 □ 复诊时间 □ 作息、饮食、活动 □ 服药指导 □ 日常保健 □ 清洁卫生 □ 疾病知识及后续治疗
病情变异记录	□ 无 □ 有，原因： 1. 2.	□ 无 □ 有，原因： 1. 2.	□ 无 □ 有，原因： 1. 2.
护士签名			
医师签名			

第七章　胆囊结石合并急性胆囊炎临床路径释义

一、胆囊结石合并急性胆囊炎编码

1. 原疾病及手术编码：胆囊结石合并急性胆囊炎（ICD-10：K80.0）

　　　　　　　　　　开腹胆囊切除术（ICD-9-CM-3：51.22）

2. 修改编码

疾病名称及编码：胆囊结石伴急性胆囊炎（ICD-10：K80.000）

　　　　　　　　胆囊结石伴坏疽性胆囊炎（ICD-10：K80.001）

　　　　　　　　胆囊结石伴急性化脓性胆囊炎（ICD-10：K80.002）

　　　　　　　　急性胆囊炎（ICD-10：K81.000）

手术操作名称及编码：胆囊部分切除术（ICD-9-CM-3：51.21）

　　　　　　　　　　胆囊切除术（ICD-9-CM-3：51.22）

　　　　　　　　　　胆囊造口术（ICD-9-CM-3：51.03）

二、临床路径检索方法

K80.000/K80.001/K80.002/K81.000 伴 51.21/51.22/51.03

三、胆囊结石合并急性胆囊炎临床路径标准住院流程

（一）适用对象

第一诊断为胆囊结石合并急性胆囊炎（ICD-10：K80.0）

行开腹胆囊切除术（ICD-9-CM-3：51.22）。

> **释义**
>
> ■ 适用对象编码参见第一部分。
> ■ 本路径适用对象为胆囊结石合并急性胆囊炎、急性化脓性胆囊炎、急性坏疽性胆囊炎、慢性结石性胆囊炎急性发作。必要时适用于急性非结石性胆囊炎。
> ■ 根据病情程度评估如不适宜行腹腔镜胆囊切除术需行开腹胆囊切除术。

（二）诊断依据

根据《临床诊疗指南——外科学分册》（中华医学会，人民卫生出版社）、《黄家驷外科学（第7版）》（人民卫生出版社）等。

1. 症状：胆绞痛或上腹部隐痛、发热，偶尔有黄疸。

2. 体征：巩膜可有黄染，可触及肿大的胆囊，胆囊区压痛，Murphy 征（+）。

3. 辅助检查：B 超、CT 或 MRI 检查，怀疑或提示胆囊结石。

4. 实验室检查：血常规检查显示白细胞总数升高，中性粒细胞百分比升高，偶见血清总胆红素及结合胆红素增高，血清转氨酶和碱性磷酸酶升高。

> **释义**
>
> ■ 胆囊结石伴急性胆囊炎初期炎症由胆囊结石直接损伤受压部位黏膜引起，细菌感染是在胆汁淤积的情况下出现，主要致病原因有：①胆囊管梗阻致胆汁排出受阻，胆汁浓缩，高浓度胆汁酸盐具有细胞毒性，引起细胞损害，加重黏膜炎症。②细菌感染，致病菌多从胆道逆行进入胆囊，在胆汁引流不畅时出现感染，主要致病菌为革兰阴性杆菌。
>
> ■ B超作为诊断胆系疾病的首选方法，并且在胆囊超声中，可以同时检测其他脏器，它对胆石诊断的准确率可达 90%~100%，能发现直径 2~3mm 大小胆囊壁上隆起性病变，这是其他影像学方法所达不到的。B超可明确胆囊壁的厚度、胆汁的透声度、胆泥等。但B超对肝内胆管结石、胆总管结石（尤其是胆总管下端的结石）判断准确率往往不高，所以在合并黄疸的患者需联合 CT 及 MRI 检查明确肝内外胆管情况。
>
> ■ 在典型临床表现和实验室检查基础上结合超声检查，多数情况下可做出正确诊断。但 CT 和 MRI 检查具有良好空间分辨率和快速、动态增强扫描特点，因而可发现一些急性胆囊炎所特有的影像学征象，能做出较准确的定性诊断和评估其继发改变、并发症等。
>
> ■ 急性胆囊炎患者 25% 出现轻度黄疸。其原因可能是急性胆囊炎发作时肿大的胆囊压迫胆总管或刺激 Oddi 括约肌痉挛。另外，胆囊结石进入胆总管或 Mirizzi 综合征也可形成梗阻性黄疸，此时应行 CT、MRCP 检查明确诊断。
>
> ■ 胆囊结石伴急性胆囊炎需要与消化性溃疡穿孔、急性胰腺炎、高位阑尾炎、肝脓肿、胆囊癌以及右侧肺炎等进行鉴别。

（三）治疗方案的选择

根据《临床诊疗指南——外科学分册》（中华医学会，人民卫生出版社）、《黄家驷外科学（第7版）》（人民卫生出版社）等。

行开腹胆囊切除术。

> **释义**
>
> ■ 胆囊炎症轻者可行腹腔镜胆囊切除术，在腹腔镜胆囊切除术中如发现胆囊管炎症反应重、周围组织粘连等，应果断中转开腹，确保手术安全。
>
> ■ 临床症状较轻患者在非手术治疗下，病情稳定并有明显缓解者，手术应争取在发病 3 日内进行。起病急、病情重，局部体征明显，年龄大者应在纠正急性生理紊乱后早期手术治疗。对保守治疗 3 日后病情不好转，也需要及早手术治疗。
>
> ■ 如果病情危急，患者全身情况差，开腹之后发现胆囊三角水肿、粘连严重，胆囊管、胆总管、肝总管解剖关系不清，为抢救患者生命，避免胆道损伤，也可行部分胆囊切除术或胆囊造瘘术。

（四）标准住院日

≤10 天。

> **释义**
>
> ■ 胆囊结石合并急性胆囊炎患者入院后，常规检查包括 B 超等准备 2~3 天，术后恢复 7~8 天，总住院时间小于 10 天均符合本路径要求。伤口换药拆线可出院后于门诊完成。

（五）进入路径标准

1. 第一诊断必须符合 ICD-10：K80.0 胆囊结石合并急性胆囊炎。

2. 当患者合并其他疾病，但住院期间不需要特殊处理也不影响第一诊断的临床路径流程实施时，可以进入路径。

> **释义**
>
> ■ 本路径适用对象为胆囊结石合并急性胆囊炎、急性化脓性胆囊炎、急性坏疽性胆囊炎、慢性结石性胆囊炎急性发作。必要时适用于急性非结石性胆囊炎。
>
> ■ 患者如果合并高血压、糖尿病、冠心病、慢阻肺、慢性肾病等其他慢性疾病，需要术前对症治疗时，如果不影响麻醉和手术，不影响术前准备的时间，可进入本路径。上述慢性疾病如果需要经治疗稳定后才能手术、或抗凝、抗血小板治疗等，术前需特殊准备的，先进入其他相应内科疾病的诊疗路径。

（六）明确诊断及入院常规检查

≤2 天。

1. 必须的检查项目

（1）血常规、尿常规、便常规。

（2）肝功能、肾功能、电解质、血糖、凝血功能、感染性疾病筛查（乙肝、丙肝、艾滋病、梅毒等）、血型。

（3）腹部超声。

（4）心电图，胸部、腹部 X 线透视或平片。

2. 根据患者病情可选择的检查：血气分析、肺功能测定、超声心动图、腹部 CT 等。

> **释义**
>
> ■ 必查项目是评估患者一般状况及重要脏器功能，判断患者能否耐受麻醉、手术，确保手术安全、有效的基础，需在术前完成。
>
> ■ 为缩短患者住院等待时间，检查项目可以在患者入院前于门诊完成。
>
> ■ 高龄患者或有心肺功能异常患者，术前根据病情增加心脏彩超、肺功能、血气分析、头颅 MR 等检查。

（七）抗菌药物选择与使用时机

1. 抗菌药物：按照《抗菌药物临床应用指导原则》（卫医发〔2004〕285号）执行。建议使用第二代头孢菌素，有反复感染史者可选头孢曲松或头孢哌酮或头孢哌酮/舒巴坦；明确感染患者，可根据药物敏感试验结果调整抗菌药物。

（1）推荐头孢呋辛钠静脉注射。①成人：每次0.75~1.5g，一日2~3次。②肾功能不全患者按照肌酐清除率制订给药方案：肌酐清除率>20ml/min者，每日3次，每次0.75~1.5g；肌酐清除率10~20ml/min患者，每次0.75g，一日2次；肌酐清除率<10ml/min患者，每次0.75g，一日1次。③对本药或其他头孢菌素类药过敏者，对青霉素类药有过敏性休克史者禁用；肝肾功能不全者、有胃肠道疾病史者慎用。④使用本药前需进行皮肤过敏试验。

（2）推荐头孢曲松钠静脉注射或静脉滴注。①成人：每次1g，一次静脉滴注。②对本药或其他头孢菌素类药过敏者，对青霉素类药有过敏性休克史者禁用；肝肾功能不全者、有胃肠道疾病史者慎用。

（3）推荐头孢哌酮钠静脉注射或静脉滴注。①成人：每次1~2g，一日2次。严重感染可增至4克/次，一日2次。②对本药或其他头孢菌素类药过敏者，对青霉素类药有过敏性休克史者禁用；肝肾功能不全者、有胃肠道疾病史者慎用。

（4）推荐头孢哌酮/舒巴坦静脉注射或静脉滴注。①成人：每次1~2g，一日2次；严重感染可增至每次4克/次，一日2次。②肾功能不全患者按照肌酐清除率制订给药方案：肌酐清除率>30ml/min者，每日2次，每次1~2g；肌酐清除率16~30ml/min患者，每次1g，一日2次；肌酐清除率<15ml/min患者，每次0.5g，一日2次。③对本药或其他头孢菌素类药过敏者，对青霉素类药有过敏性休克史者禁用；肝肾功能不全者、有胃肠道疾病史者慎用。

2. 在给予抗菌药物治疗之前应尽可能留取相关标本送培养，获病原菌后进行药敏试验，作为调整用药的依据。有手术指征者应进行外科处理，并于手术过程中采集病变部位标本做细菌培养及药敏试验。

3. 尽早开始抗菌药物的经验治疗。经验治疗需选用能覆盖肠道革兰阴性杆菌、肠球菌属等需氧菌和脆弱拟杆菌等厌氧菌的药物。一般宜用至体温正常、症状消退后72~96小时。

释义

■ 开腹胆囊切除手术属于Ⅱ类或Ⅲ类切口，需要术前30分钟及术后预防性使用抗生素，通常选择对革兰阴性杆菌敏感的抗生素，如第二代头孢菌素。Ⅱ类切口术后预防性用药时间为24小时，必要时可延至48小时。Ⅲ类切口手术可依据患者情况酌情延长使用时间。

■ 对于手术时间小于2小时者于术前30分钟使用抗生素即可，对于手术时间超过3小时者或失血量大超过1500ml者，可于术中给予第2剂抗生素。

■ 如果术前已存在感染，可选用对肠道致病菌敏感的抗生素，推荐使用第二代或第三代头孢菌素。治疗前尽可能留取标本培养，根据药物敏感试验结果选用敏感抗生素。

（八）手术日

入院≤3天。

1. 麻醉方式：气管插管全身麻醉或硬膜外麻醉。

2. 手术方式：开腹胆囊切除术。

3. 术中用药：麻醉常规用药。

4. 输血：根据术前血红蛋白状况及术中出血情况而定。

5. 病理学检查：切除标本解剖后做病理学检查，必要时行术中冷冻病理学检查。

释义

■ 有条件的单位一般多选用气管插管全身麻醉。

■ 术前用抗菌药物参考《抗菌药物临床应用指导原则》执行。

■ 手术是否输血依照术中出血量及监测血常规而定，必要时输红细胞悬液或血浆。

■ 对切除的胆囊均应及时剖开，检查胆囊黏膜是否光滑，是否局限增厚及有新生物形成。如可疑合并恶性病变应及时送术中冷冻病理学检查，待检查结果回报后决定是否需进一步扩大手术。术后常规送石蜡病理检查。

（九）术后住院恢复

7~8 天。

1. 必须复查的检查项目：血常规、肝肾功能、电解质。

2. 术后用药：抗菌药物使用按照《抗菌药物临床应用指导原则》（卫医发〔2004〕285 号）执行。如有继发感染征象，尽早开始抗菌药物的经验治疗。经验治疗需选用能覆盖肠道革兰阴性杆菌、肠球菌属等需氧菌和脆弱拟杆菌等厌氧菌的药物。

3. 严密观察有无胆漏、出血等并发症，并做相应处理。

4. 术后饮食指导。

释义

■ 术后可根据患者恢复情况做必须复查的检查项目，如血常规、肝肾功能、电解质，必要时检查血、尿淀粉酶，并根据病情变化增加检查的频次。其他复查项目需根据具体病情选择，不局限于路径中项目。

■ 胆囊切除术后常见的并发症有胆道损伤、胆瘘、出血、胆道狭窄等，其中早期并发症以胆瘘及出血为常见。术后严密观察腹腔引流管引流情况，若引流液含有胆汁，即考虑胆瘘可能，结合腹部B超检查可动态观察。

（十）出院标准

1. 一般状况好，体温正常，无明显腹痛。

2. 恢复肛门排气排便，可进半流食。

3. 实验室检查基本正常。

4. 切口愈合良好：引流管拔除，伤口无感染，无皮下积液（或门诊可处理的少量积液）。

> **释义**
>
> ■ 主治医师应在出院前，通过评估患者一般状况、饮食及二便情况，查体及复查各项检查结果决定是否能出院。如果确有需要继续留院治疗的情况，超出了路径所规定的时间，应先处理并发症并符合出院条件后再准许患者出院。

（十一）变异及原因分析

1. 术前合并其他基础疾病影响手术的患者，需要进行相关的诊断和治疗。
2. 不同意手术患者，退出本路径。
3. 术中发现肝胆管结石和（或）炎症、胆管癌、肝癌，则进入相应路径。
4. 有并发症（胆瘘、出血等）的患者，则转入相应路径。

> **释义**
>
> ■ 如因为节假日不能按照要求完成检查，或路径指示应当于某一天的操作不能如期进行而需延期的，这种轻微变异不会对最终结果产生重大改变，也不会更多地增加住院天数和住院费用，可不退出本路径。
>
> ■ 对于因基础疾病需要进一步诊断和治疗、术中发现合并其他疾病、术后出现严重并发症或患者不同意手术、要求离院或转院等重大变异需及时退出本路径。将特殊的变异原因进行归纳、总结，以便重新修订路径时作为参考，不断完善和修订路径。

（十二）参考费用标准

5000~10000元。

> **释义**
>
> ■ 开腹胆囊切除术住院费用主要包括检查费用、麻醉费用、手术费用、药物费用及住院床位护理费用。若患者一般情况好，合并症少，术后恢复顺利则住院费用在一般县级医院为6000~7000元。反之，若患者病程较长，合并症多，术后现并发症，则住院费用相应增加。

四、胆囊结石合并急性胆囊炎临床路径给药方案

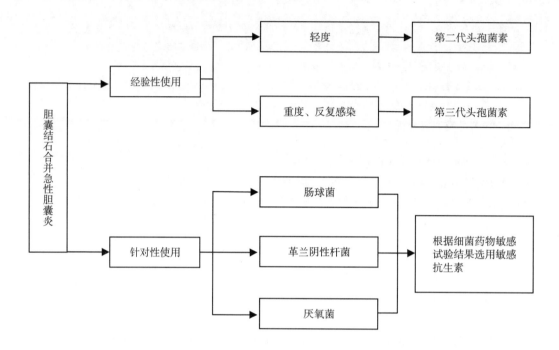

【用药选择】

1. 引起急性胆囊炎的主要致病菌是革兰阴性致病菌，以大肠埃希菌最常见，其他有克雷伯菌、粪肠球菌、铜绿假单胞菌，常合并厌氧菌感染，致病菌多从胆道逆行进入感染，少数经血循环或淋巴途径进入胆囊。

2. 尽早开始抗菌药物经验治疗。建议使用第二代头孢菌素，有反复感染史者可选用第三代头孢菌素；明确感染患者，可根据药敏试验结果调整抗菌药物。第二代头孢菌素注射剂有头孢呋辛、头孢替安等，第三代头孢菌素注射剂有头孢他啶、头孢哌酮、头孢曲松，口服制剂有头孢克洛、头孢呋辛酯和头孢丙烯等。

【药学提示】

1. 第二代头孢菌素：主要用于治疗革兰阳性球菌，以及大肠埃希菌、奇异变形杆菌等所致的感染。用于腹腔感染和盆腔感染时需与抗厌氧菌药合用，也用于手术前预防用药。

2. 第三代头孢菌素：适用于敏感肠杆菌科细菌等革兰阴性杆菌所致严重感染。治疗腹腔、盆腔感染时需与抗厌氧菌药如甲硝唑合用。本类药物对化脓性链球菌、肺炎链球菌、甲氧西林敏感葡萄球菌所致的各种感染亦有效，但并非首选用药。头孢他啶、头孢哌酮尚可用于铜绿假单胞菌所致的各种感染。

【注意事项】

1. 在给予抗菌药物治疗之前应尽可能留取血液、胆汁等相关标本送培养，获病原菌后进行药物敏感试验，作为调整用药的依据。

2. 用药前必须详细询问患者先前有否对头孢菌素类、青霉素类或其他药物的过敏史。

3. 注意根据患者肝肾功能选择适宜抗生素及合理剂量。

五、推荐表单

（一）医师表单

胆囊结石合并急性胆囊炎临床路径医师表单

适用对象：**第一诊断为胆囊结石合并急性胆囊炎**（ICD-10：K80.0）

         行开腹胆囊切除术（ICD-9-CM-3：51.22）

患者姓名：_____ 性别：_____ 年龄：_____ 门诊号：_____ 住院号：_____

住院日期：____年__月__日 出院日期：____年__月__日 标准住院日：≤7 天

时间	住院第 1 天	住院第 2 天 （术前准备日）
主要诊疗工作	□ 询问病史及体格检查 □ 完成住院病历和首次病程记录 □ 开化验单以及检查单 □ 上级医师查房 □ 初步确定诊治方案和特殊检查项目	□ 手术医嘱 □ 住院医师完成上级医师查房记录、术前小结等 □ 完成术前总结（拟行手术方式、手术关键步骤、术中注意事项等） □ 向患者及家属交代病情、手术安排及围术期注意事项 □ 签署手术知情同意书（含标本处置）、自费用品协议书、输血同意书、麻醉同意书或授权委托书 □ 必要时预约 ICU
重点医嘱	**长期医嘱：** □ 外科二级护理常规 □ 患者既往基础用药 **临时医嘱：** □ 血常规+血型、尿常规、便常规+隐血 □ 凝血功能、血电解质、血糖、肝功能、肾功能、感染性疾病筛查 □ 心电图、胸腹部透视或 X 线平片 □ 腹部 B 超 □ 必要时上腹部 CT 平扫+增强 □ 必要时行血气分析、肺功能、超声心动图 □ 治疗性使用抗菌药物	**长期医嘱：** □ 外科二级护理常规 □ 患者既往基础用药 □ 治疗性使用抗菌药物 **临时医嘱：** □ 术前医嘱 □ 常规准备明日在气管内插管全身麻醉下或硬膜外麻醉下行胆囊切除 □ 备皮 □ 药物敏感试验 □ 术前禁食、禁饮 □ 必要时行肠道准备（清洁肠道、抗菌药物） □ 麻醉前用药 □ 术前留置胃管和尿管 □ 术中特殊用药病房带药（如抗菌药物、胰岛素等） □ 备血（必要时）
病情变异记录	□ 无 □ 有，原因： 1. 2.	□ 无 □ 有，原因： 1. 2.
医师签名		

时间	住院第 3 天（手术日）		住院第 4 天（术后第 1 日）
	术前与术中	术后	
主要诊疗工作	□ 送患者入手术室 □ 麻醉准备，监测生命体征 □ 手术 □ 保持各引流管通畅 □ 解剖标本，送病理检查	□ 麻醉医师完成麻醉记录 □ 完成术后首次病程记录 □ 完成手术记录 □ 向患者及家属说明手术情况	□ 上级医师查房 □ 观察病情变化 □ 观察引流量和性状 □ 检查手术伤口，更换敷料 □ 分析实验室检验结果 □ 维持水、电解质平衡 □ 住院医师完成常规病程记录
重点医嘱	**长期医嘱：** □ 急性胆囊炎常规护理 □ 一级护理 □ 禁食 **临时医嘱：** □ 术前 0.5 小时使用抗菌药物 □ 液体治疗 □ 相应治疗（视情况）	**长期医嘱：** □ 胆囊切除术后常规护理 □ 一级护理 □ 禁食 □ 监测生命体征 □ 记录 24 小时液体出入量 □ 常规雾化吸入，bid □ 胃管接负压瓶吸引记量（酌情） □ 腹腔引流管接负压吸引并记量 □ 尿管接尿袋记尿量 □ 抗菌药物使用 □ 监测血糖（视情况） □ 必要时使用制酸剂及生长抑素 **临时医嘱：** □ 吸氧 □ 液体治疗 □ 术后当天查血常规和血生化 □ 必要时查血尿淀粉酶、凝血功能 □ 明晨查血常规、血生化和肝功能等	**长期医嘱：** □ 患者既往基础用药 □ 肠外营养治疗 **临时医嘱：** □ 液体治疗及纠正水、电解质失衡 □ 更换手术伤口敷料 □ 必要时测定中心静脉压 □ 根据病情变化施行相关治疗
病情变异记录	□ 无 □ 有，原因： 1. 2.	□ 无 □ 有，原因： 1. 2.	□ 无 □ 有，原因： 1. 2.
医师签名			

时间	住院第 5 天 （术后第 2 日）	住院第 6 天 （术后第 3 日）	住院第 7~9 天 （术后 4~6 日）	住院第 10 天 （出院日、术后 7 天）
主要诊疗工作	□ 上级医师查房 □ 观察腹部、肠功能恢复情况 □ 观察引流量和颜色 □ 住院医师完成常规病程记录 □ 必要时予相关特殊检查	□ 上级医师查房 □ 观察腹部、肠功能恢复情况 □ 观察引流量和颜色 □ 住院医师完成常规病程记录 □ 必要时予相关特殊检查	□ 上级医师查房 □ 观察腹部切口肠功能恢复情况 □ 住院医师完成常规病程记录 □ 必要时予以特殊检查	□ 上级医师查房 □ 通知患者及家属 □ 向患者告知出院后注意事项，如康复计划、返院复诊、后续治疗及相关并发症的处理等 □ 出院小结、诊断证明书及出院须知交予患者
重点医嘱	长期医嘱： □ 一级护理 □ 禁饮食 □ 胃肠减压 □ 继续监测生命体征（视情况） □ 拔除尿管（视情况） □ 应用抗菌药物 □ 肠外营养支持或液体治疗 临时医嘱： □ 其他相关治疗 □ 血常规、血生化、肝肾功能等	长期医嘱： □ 二级或三级护理（视情况） □ 继续应用抗菌药物 □ 肛门排气后改流质饮食 □ 拔除引流管（视情况） □ 拔除胃管（视情况） □ 拔除深静脉留置管（视情况） □ 停止记 24 小时出入量 □ 减少或停止肠外营养或液体治疗 临时医嘱： □ 复查血常规、血生化、肝功能 □ 必要时行胸部 X 线片、CT、B 超、造影等检查 □ 切口换药	长期医嘱： □ 二级或三级护理 □ 流质或半流质饮食 □ 停用抗菌药物（视体温情况） □ 减少或停用静脉输液治疗 临时医嘱： □ 必要时更换辅料 □ 必要时复查血常规、血生化及肝功能	临时医嘱： □ 伤口拆线 出院医嘱： □ 出院后相关用药
病情变异记录	□ 无　□ 有，原因： 1. 2.	□ 无　□ 有，原因： 1. 2.	□ 无　□ 有，原因： 1. 2.	□ 无　□ 有，原因： 1. 2.
医师签名				

（二）护士表单

胆囊结石合并急性胆囊炎临床路径护士表单

适用对象：**第一诊断为**胆囊结石合并急性胆囊炎（ICD-10：K80.0）

　　　　　行开腹胆囊切除术（ICD-9-CM-3：51.22）

患者姓名：_____　性别：_____　年龄：_____　门诊号：_____　住院号：_____

住院日期：____年__月__日　出院日期：____年__月__日　标准住院日：≤7天

时间	住院第1天	住院第2天 （术前准备日）
健康宣教	□ 入院宣教 　介绍主管医生、护士 　介绍环境、设施 　介绍住院注意事项 　告知探视陪伴须知	□ 术前宣教 　宣教疾病知识、术前准备及手术过程 　告知准备物品、沐浴 　告知术后饮食、活动及探视注意事项 　告知术后可能出现的情况及应对方式 　主管护士与患者沟通，了解并指导心理应对
护理处置	□ 协助医生完成术前检查化验 □ 核对患者，佩戴腕带 □ 建立入院护理病历 □ 卫生处置：剪指（趾）甲、沐浴，更换病号服	□ 协助医生完成术前检查化验 □ 术前准备 □ 禁食、禁水 □ 健康教育、心理支持
基础护理	□ 二级护理 　晨晚间护理 　患者安全管理（必要时家属签字）	□ 二级护理 　晨晚间护理 　患者安全管理
专科护理	□ 禁饮食 □ 护理查体 □ 静脉采血 □ 需要时请家属陪伴 □ 服药指导	□ 术前沐浴更衣 □ 告知患者及家属术前流程及注意事项 □ 备皮、配血、胃肠道准备 □ 术中特殊用药准备
重点医嘱	□ 详见医嘱执行单	□ 详见医嘱执行单
病情变异记录	□ 无　□ 有，原因： 1. 2.	□ 无　□ 有，原因： 1. 2.
护士签名		

时间	住院第 3 天（手术日）		住院第 4 天（术后第 1 日）
	术前与术中	术后	
健康宣教	□ 术前宣教 　主管护士与患者沟通，了解并指导心理应对 □ 告知家属等候区位置	□ 术后当日宣教 　告知监护设备、管路功能及注意事项 　告知饮食、体位要求 　告知疼痛注意事项 　告知术后可能出现情况及应对方式 　告知用药情况 　给予患者及家属心理支持 □ 再次明确探视陪伴须知	□ 术后宣教 　药物作用及频率 　活动指导 　复查患者对术前宣教内容的掌握程度 　疾病恢复期注意事项 　拔尿管后注意事项 　下床活动注意事项
护理处置	□ 术前准备 □ 送手术 　摘除患者各种活动物品 　核对患者资料及带药 　填写手术交接单，签字确认 □ 健康教育、心理支持	□ 接手术 □ 核对患者及资料，签字确认 □ 病情观察，写护理记录	□ 遵医嘱完成相关检查 □ 夹闭尿管，锻炼膀胱功能 □ 病情观察，写护理记录
基础护理	□ 一级护理 □ 术前 30 分钟静脉滴注抗生素	□ 一级护理 　卧位护理：协助翻身、床上移动、预防压疮 　排泄护理 　患者安全管理	□ 一级护理 　晨晚间护理 　协助翻身、床上移动、预防压疮 　排泄护理 　患者安全管理
专科护理	□ 术晨按医嘱清洁肠道、留置胃管、尿管 □ 健康教育 □ 服药指导 □ 饮食指导：禁水、禁食 □ 指导术前注射麻醉用药后注意事项 □ 安排陪送患者入手术室 □ 心理支持	□ 术后去枕平卧 6 小时，协助改变体位及足部活动 □ 禁水、禁食 □ 静脉采血 □ 密切观察患者情况 □ 疼痛护理 □ 遵医嘱给予药物治疗 □ 管道护理及指导（必要时填写脱管高危防范表） □ 记录 24 小时出入量 □ 营养支持护理 □ 心理支持（患者及家属）	□ 体位与活动：协助翻身、取半坐或斜坡卧位 □ 密切观察患者病情变化及胃肠功能恢复情况 □ 疼痛护理 □ 管道护理及指导 □ 记录 24 小时出入量 □ 营养支持护理 □ 心理支持（患者及家属） □ 遵医嘱给予药物治疗
重点医嘱	□ 详见医嘱执行单	□ 详见医嘱执行单	□ 详见医嘱执行单
病情变异记录	□ 无　□ 有，原因： 1. 2.	□ 无　□ 有，原因： 1. 2.	□ 无　□ 有，原因： 1. 2.
医师签名			

时间	住院第 5 天（术后第 2 日）	住院第 6 天（术后第 3 日）	住院第 7~9 天（术后 4~6 日）	住院第 10 天（出院日、术后 7 天）
健康宣教	□ 术后宣教 药物作用及频率 活动指导 复查患者对术前宣教内容的掌握程度 疾病恢复期注意事项 拔尿管后注意事项 下床活动注意事项	□ 术后宣教 恢复饮食注意事项 活动指导 疾病恢复期注意事项 拔腹腔引流管后注意事项	□ 术后宣教 恢复饮食注意事项 活动指导 疾病恢复期注意事项 手术切口注意事项 康复计划及后续治疗方案	□ 出院宣教 复查时间 服药方法 活动休息 指导饮食 康复计划及后续治疗方案 指导办理出院手续
护理处置	□ 遵医嘱完成相关检查 □ 拔除胃管、尿管	□ 指导流质饮食 □ 协助完成复查项目	□ 指导半流质饮食 □ 协助完成复查项目	□ 办理出院手续 □ 书写出院小结
基础护理	□ 一级护理 晨晚间护理 协助下床活动 排泄护理 患者安全管理	□ 二级、三级护理 晨晚间护理 协助下床活动 排泄护理 患者安全管理	□ 二级、三级护理 晨晚间护理 协助下床活动 排泄护理 患者安全管理	□ 三级护理 晨晚间护理 患者安全管理
专科护理	□ 体位与活动：取半坐或斜坡卧位，指导床上或床边活动 □ 饮食：禁食 □ 疼痛护理 □ 遵医嘱拔除胃管、尿管 □ 管道护理及指导 □ 记录 24 小时出入量 □ 观察患者腹部体征及肠道功能恢复的情况 □ 皮肤护理 □ 营养支持护理 □ 心理支持（患者及家属） □ 康复指导	□ 静脉采血 □ 体位与活动：自主体位，鼓励离床活动 □ 胃肠功能恢复，拔除胃管后指导清流质饮食，协助或指导生活护理 □ 观察患者腹部体征及肠道功能恢复的情况 □ 营养支持护理 □ 康复指导	□ 静脉采血 □ 体位与活动：自主体位，鼓励离床活动 □ 指导半流质饮食，协助或指导生活护理 □ 观察患者腹部体征及肠道功能恢复的情况 □ 康复指导	□ 出院指导 □ 办理出院手续 □ 复诊时间 □ 作息、饮食、活动 □ 服药指导 □ 日常保健 □ 清洁卫生 □ 疾病知识及后续治疗
重点医嘱	□ 详见医嘱执行单	□ 详见医嘱执行单	□ 详见医嘱执行单	□ 详见医嘱执行单
病情变异记录	□ 无 □ 有，原因： 1. 2.	□ 无 □ 有，原因： 1. 2.	□ 无 □ 有，原因： 1. 2.	□ 无 □ 有，原因： 1. 2.
护士签名				

（三）患者表单

胆囊结石合并急性胆囊炎临床路径患者表单

适用对象：**第一诊断为**胆囊结石合并急性胆囊炎（ICD-10：K80.0）

  行开腹胆囊切除术（ICD-9-CM-3：51.22）

患者姓名：_____ 性别：_____ 年龄：_____ 门诊号：_____ 住院号：_____

住院日期：____年___月___日 出院日期：____年___月___日 标准住院：≤7 天

时间	住院第 1 天	住院第 2 天 （术前准备日）
监测	□ 测量生命体征、体重	□ 测量生命体征、询问排便
患者配合	□ 护士行入院护理评估（简单询问病史） □ 接受入院宣教 □ 医生询问病史、既往病史、用药情况，收集资料 □ 进行体格检查 □ 探视及陪伴制度	□ 配合完善术前相关化验、检查，术前宣教 □ 胆囊结石伴急性胆囊炎疾病知识、临床表现、治疗方法 □ 术前用物准备 □ 医生与患者及家属介绍病情及手术谈话
重点诊疗及检查	□ 二级或三级护理 □ 既往基础用药 □ 常规及生化检查 □ 胸部 X 线片、心电图 □ 腹部 B 超 □ 必要时上腹部 CT 平扫加增强 □ 使用抗菌药物	□ 术前签字 □ 术前准备 　饮食：术前禁食、禁水 　术前沐浴、更衣、取下义齿、饰物 　了解术前流程及注意事项 　备皮、配血、胃肠道准备等
饮食及活动	□ 禁饮食 □ 注意休息	□ 禁饮食 □ 注意休息

时间	住院第3天（手术日）		住院第4天（术后第1日）
	术前与术中	术后	
监测	□ 监测生命体征	□ 心电监护、监测生命体征	□ 心电监护、监测生命体征
医患配合	□ 术前宣教　与主管医生、护士沟通，加强心理应对 □ 手术时家属在等候区等候	□ 医生巡视，了解病情　配合意识、活动、腹部体征的检查 □ 护士行晨晚间护理 □ 护士协助活动、排泄等生活护理 □ 配合监测出入量 □ 注意探视及陪伴时间	□ 医生巡视，了解病情 □ 护士行晨晚间护理 □ 护士协助排泄等生活护理 □ 配合监测出入量 □ 膀胱功能锻炼，成功后可将尿管拔除 □ 配合功能恢复训练
重点诊疗及检查	□ 配合医生护士完成留置胃管及尿管 □ 配合完成手术交接 □ 术前30分钟静脉滴注抗生素	□ 一级护理 □ 予监护设备、吸氧 □ 注意留置管路安全与通畅 □ 用药：抗菌药物、止血药、抑酸、补液药物的应用 □ 护士协助记录出入量	□ 一级护理 □ 静脉用药 □ 医生予伤口换药 **重要检查：** □ 定期抽血化验 □ 护士协助记录出入量
饮食及活动	□ 禁饮食 □ 平卧休息	□ 禁饮食 □ 平卧休息	□ 禁饮食 □ 斜坡卧位、定时床边活动

时间	住院第5天 （术后第2日）	住院第6天 （术后第3日）	住院第7~9天 （术后4~6日）	住院第10天 （出院日、术后7天）
监测	□ 定时监测生命体征	□ 定时监测生命体征	□ 定时监测生命体征	□ 定时监测生命体征
医患配合	□ 医生巡视，了解病情 □ 护士视情况拔除尿管 □ 适当下床活动 □ 注意探视及陪伴时间	□ 医生巡视，了解病情 □ 医生视情况拔除腹腔引流管、深静脉留置管 □ 配合下床活动 □ 开始经口进流食 □ 减少静脉液体入量 □ 无感染时停止抗菌药物 □ 注意探视及陪伴时间	□ 医生巡视，了解病情 □ 护士行晨晚间护理 □ 伤口注意事项 □ 配合相关检查	□ 护士行晨晚间护理 □ 切口注意事项 　出院宣教 □ 接受出院前康复宣教 □ 学习出院注意事项 □ 了解复查程序 □ 办理出院手续，取出院带药
重点诊疗及检查	□ 一级护理 □ 继续营养支持及液体治疗 □ 医生必要时予切口换药 □ 定期抽血化验	□ 二级或三级护理 □ 必要时静脉采血 □ 配合营养及康复指导	□ 二级或三级护理 □ 必要时定期抽血化验 □ 康复指导 □ 视情况停用抗菌药物	□ 二级或三级护理 □ 必要时定期抽血化验 □ 配合营养及康复指导
饮食及活动	□ 禁饮食 □ 适当下床活动	□ 根据病情逐渐由流食过渡至半流食，营养均衡，高蛋白、低脂肪、易消化，避免产气食物及油腻食物。鼓励多食汤类食物 □ 鼓励下床活动，循序渐进，注意安全	□ 半流质过渡至低脂普食 □ 循序渐进，逐渐恢复正常活动，注意保护切口	□ 低脂普食，营养均衡 □ 正常活动，注意保护切口

附：原表单（2012 年版）

胆囊结石合并急性胆囊炎临床路径表单

适用对象：第一诊断为胆囊结石合并急性胆囊炎（ICD-10：K80.0）

行开腹胆囊切除术（ICD-9-CM-3：51.22）

患者姓名：＿＿＿＿＿ 性别：＿＿＿＿＿ 年龄：＿＿＿＿＿ 门诊号：＿＿＿＿＿ 住院号：＿＿＿＿＿

住院日期：＿＿＿年＿＿月＿＿日 出院日期：＿＿＿年＿＿月＿＿日 标准住院日：≤10 天

时间	住院第 1 天	住院第 2 天（术前准备日）
主要诊疗工作	□ 询问病史及体格检查 □ 完成住院病历和首次病程记录 □ 开化验单以及检查单 □ 上级医师查房 □ 初步确定诊治方案和特殊检查项目	□ 手术医嘱 □ 住院医师完成上级医师查房记录、术前小结等 □ 完成术前总结（拟行手术方式、手术关键步骤、术中注意事项等） □ 向患者及家属交代病情、手术安排及围术期注意事项 □ 签署手术知情同意书（含标本处置）、自费用品协议书、输血同意书、麻醉同意书或授权委托书 □ 必要时预约 ICU
重点医嘱	**长期医嘱：** □ 外科二级或三级护理常规 □ 患者既往基础用药 **临时医嘱：** □ 血常规+血型、尿常规、便常规 □ 凝血功能、血电解质、血糖、肝功能、肾功能、感染性疾病筛查 □ 心电图、胸腹部透视或 X 线平片 □ 腹部 B 超 □ 必要时上腹部 CT 平扫+增强 □ 必要时行血气分析、肺功能、超声心动图 □ 治疗性使用抗菌药物	**长期医嘱：** □ 外科二级或三级护理常规 □ 患者既往基础用药 □ 治疗性使用抗菌药物 **临时医嘱：** □ 术前医嘱： □ 常规准备明日在气管内插管全身麻醉下或硬膜外麻醉下行胆囊切除 □ 备皮 □ 药物敏感试验 □ 术前禁食、禁水 □ 必要时行肠道准备（清洁肠道、抗菌药物） □ 麻醉前用药 □ 术前留置胃管和尿管 □ 术中特殊用药病房带药（如抗菌药物、胰岛素等） □ 备血（必要时）
主要护理工作	□ 入院介绍 □ 入院评估 □ 健康教育 □ 服药指导 □ 活动指导 □ 饮食指导：禁食、禁水 □ 静脉采血 □ 患者相关检查配合的指导 □ 心理支持	□ 静脉采血 □ 健康教育、服药指导 □ 饮食：术前禁食、禁水 □ 术前沐浴、更衣，取下义齿、饰物 □ 告知患者及家属术前流程及注意事项 □ 备皮、配血、胃肠道准备等 □ 术前手术物品准备 □ 促进睡眠（环境、药物） □ 心理支持
病情变异记录	□ 无 □ 有，原因： 1. 2.	□ 无 □ 有，原因： 1. 2.
护士签名		
医师签名		

时间	住院第 3 天（手术日）		住院第 4 天
	术前与术中	术后	（术后第 1 日）
主要诊疗工作	□ 送患者入手术室 □ 麻醉准备，监测生命体征 □ 手术 □ 保持各引流管通畅 □ 解剖标本，送病理检查	□ 麻醉医师完成麻醉记录 □ 完成术后首次病程记录 □ 完成手术记录 □ 向患者及家属说明手术情况	□ 上级医师查房 □ 观察病情变化 □ 观察引流量和性状 □ 检查手术伤口，更换敷料 □ 分析实验室检验结果 □ 维持水电解质平衡 □ 住院医师完成常规病程记录
重点医嘱	**长期医嘱：** □ 急性胆囊炎常规护理 □ 一级护理 □ 禁食 **临时医嘱：** □ 术前 0.5 小时使用抗菌药物 □ 液体治疗 □ 相应治疗（视情况）	**长期医嘱：** □ 胆囊切除术后常规护理 □ 一级护理 □ 禁食 □ 监测生命体征 □ 记录 24 小时液体出入量 □ 常规雾化吸入，bid □ 胃管接负压瓶吸引记量（酌情） □ 腹腔引流管接负压吸引并记量 □ 尿管接尿袋记尿量 □ 抗菌药物使用 □ 监测血糖（视情况） □ 必要时使用制酸剂及生长抑素 **临时医嘱：** □ 吸氧 □ 液体治疗 □ 术后当天查血常规和血生化 □ 必要时查血尿淀粉酶、凝血功能 □ 明晨查血常规、生化和肝功能等	**长期医嘱：**（参见左列） □ 患者既往基础用药 □ 肠外营养治疗 **临时医嘱：** □ 液体治疗及纠正水、电解质失衡 □ 更换手术伤口敷料 □ 必要时测定中心静脉压 □ 根据病情变化施行相关治疗
主要护理工作	□ 术晨按医嘱清洁肠道、留置胃管、尿管 □ 健康教育 □ 服药指导 □ 饮食指导：禁水、禁食 □ 指导术前注射麻醉用药后注意事项 □ 安排陪送患者入手术室 □ 心理支持	□ 术后去枕平卧 6 小时，协助改变体位及足部活动 □ 禁食、禁水 □ 静脉采血 □ 密切观察患者情况 □ 疼痛护理 □ 生活护理（一级护理） □ 皮肤护理 □ 管道护理及指导 □ 记录 24 小时出入量 □ 营养支持护理 □ 心理支持（患者及家属）	□ 体位与活动：协助翻身、取半坐或斜坡卧位 □ 密切观察患者病情变化及胃肠功能恢复情况 □ 疼痛护理 □ 生活护理（一级护理） □ 皮肤护理 □ 管道护理及指导 □ 记录 24 小时出入量 □ 营养支持护理 □ 心理支持（患者及家属）
病情变异记录	□ 无 □ 有，原因： 1. 2.	□ 无 □ 有，原因： 1. 2.	□ 无 □ 有，原因： 1. 2.
护士签名			
医师签名			

时间	住院第 5 天（术后第 2 日）	住院第 6 天（术后第 3 日）	住院第 7~9 天（术后 4~6 日）	住院第 10 天（出院日、术后 7 天）
主要诊疗工作	□ 上级医师查房 □ 观察腹部、肠功能恢复情况 □ 观察引流量和颜色 □ 住院医师完成常规病程记录 □ 必要时予相关特殊检查	□ 上级医师查房 □ 观察腹部、肠功能恢复情况 □ 观察引流量和颜色 □ 住院医师完成常规病程记录 □ 必要时予相关特殊检查	□ 上级医师查房 □ 观察腹部切口肠功能恢复情况 □ 住院医师完成常规病程记录 □ 必要时予以特殊检查	□ 上级医师查房 □ 通知患者及家属 □ 向患者告知出院后注意事项，如康复计划、返院复诊、后续治疗及相关并发症的处理等 □ 出院小结、诊断证明书及出院须知交予患者
重点医嘱	长期医嘱： □ 一级护理 □ 禁饮食 □ 胃肠减压 □ 继续监测生命体征（视情况） □ 拔除尿管（视情况） □ 应用抗菌药物 □ 肠外营养支持或液体治疗 临时医嘱： □ 其他相关治疗 □ 血常规、生化、肝肾功能等	长期医嘱： □ 二级或三级护理（视情况） □ 继续应用抗菌药物 □ 肛门排气后改流质饮食 □ 拔除引流管（视情况） □ 拔除胃管（视情况） □ 拔除深静脉留置管（视情况） □ 停止记 24 小时出入量 □ 减少或停止肠外营养或液体治疗 临时医嘱： □ 复查血常规、生化、肝功能 □ 必要时行胸部 X 线片、CT、B 超、造影等检查 □ 切口换药	长期医嘱： □ 二级或三级护理 □ 流质或半流质饮食 □ 停用抗菌药物（视体温情况） □ 减少或停用静脉输液治疗 临时医嘱： □ 必要时更换辅料 □ 必要时复查血常规、血生化及肝功能	临时医嘱： □ 伤口拆线 出院医嘱： □ 出院后相关用药
主要护理工作	□ 体位与活动：取半坐或斜坡卧位，指导床上或床边活动 □ 饮食：禁食 □ 疼痛护理 □ 遵医嘱早期拔除胃管、尿管 □ 管道护理及指导 □ 记录 24 小时出入量 □ 生活护理（一级护理） □ 观察患者腹部体征及肠道功能恢复的情况 □ 皮肤护理 □ 营养支持护理 □ 心理支持（患者及家属） □ 康复指导	□ 静脉采血 □ 体位与活动：自主体位，鼓励离床活动 □ 胃肠功能恢复，拔除胃管后指导清流质饮食，协助或指导生活护理 □ 观察患者腹部体征及肠道功能恢复的情况 □ 营养支持护理 □ 康复指导	□ 静脉采血 □ 体位与活动：自主体位，鼓励离床活动 □ 指导半流质饮食，协助或指导生活护理 □ 观察患者腹部体征及肠道功能恢复的情况 □ 康复指导	□ 出院指导 □ 办理出院手续 □ 复诊时间 □ 作息、饮食、活动 □ 服药指导 □ 日常保健 □ 清洁卫生 □ 疾病知识及后续治疗
病情变异记录	□ 无　□ 有，原因： 1. 2.	□ 无　□ 有，原因： 1. 2.	□ 无　□ 有，原因： 1. 2.	□ 无　□ 有，原因： 1. 2.
护士签名				
医师签名				

第八章　门静脉高压症临床路径释义

一、门脉高压症编码

疾病名称及编码：门脉高压症，上消化道出血（ICD-10：K76.6+I98.3＊）

手术操作名称及编码：门-体分流（ICD-9-CM-3：39.1）

　　　　　　　　　　门奇静脉断流术（ICD-9-CM-3：42.91/44.91）

　　　　　　　　　　内镜下硬化剂注射（ICD-9-CM-3：42.33）

二、临床路径检索方法

K76.6+I98.3＊伴 39.1/42.91/44.91/42.33

三、门脉高压症临床路径标准住院流程

（一）适用对象

第一诊断为上消化道出血，门静脉高压症［ICD-10：K76.6 伴（K70-K71↑，K74↑，I98.3＊）］
拟行分流断流术（ICD-9-CM-3：39.1，42.91，44.91）或分流术。

> **释义**
>
> ■ 本路径主要适用对象为肝内型门脉高压症（病因为肝内窦前型梗阻，如血吸虫病、先天性肝纤维化；肝内窦性梗阻，如各种感染性免疫性肝炎；肝内窦后性梗阻，如酒精性肝炎），不包括肝前型门脉高压症（病因为先天性门静脉畸形、门静脉血栓、门静脉海绵样变、脾胃区炎性或肿瘤性压迫）、肝后型门脉高压症［各种原因所致肝静脉和（或）其开口以上的下腔静脉段狭窄阻塞所致病变，常伴有下腔静脉高压为特点的一种肝后门脉高压症，称为布-加综合征（Budd-Chiari syndrome）］。
>
> ■ 因为该病首次手术患者入径，包括因严重出血行急诊手术病例也在此路径，但是术后再出血患者不进入此路径。
>
> ■ 治疗手段包括门奇静脉断流、门-体分流（脾肾分流术；肠系膜上静脉-下腔静脉侧侧吻合术；限制性门腔静脉侧分流术；远端脾肾静脉分流术）等。

（二）诊断依据

根据《临床诊疗指南——外科学分册》（中华医学会，人民卫生出版社）、《黄家驷外科学（第7版）》（人民卫生出版社）等。

1. 症状和体征：呕血或黑便，脾大，腹腔积液。

2. 实验室检查：可有脾功能亢进性外周血细胞计数下降、血胆红素升高，白蛋白/球蛋白比例倒置等肝功能受损表现。

3. 特殊检查：结合超声、CT、上消化道造影、内镜检查，必要时可做骨髓穿刺明确诊断。

> **释义**
>
> ■ 内镜与上消化道造影视医疗机构硬件情况选其一，近期有出血者以上消化道造影为宜。
> ■ CT 门静脉系统重建视医疗机构硬件及患者经济条件决定，县级医院不是必需检查。

（三）选择治疗方案的依据

根据《临床诊疗指南——外科学分册》（中华医学会，人民卫生出版社）、《黄家驷外科学（第 7 版）》（人民卫生出版社）等。

1. 止血治疗：三腔两囊管压迫，内镜套扎或硬化剂注射。

2. 手术治疗

（1）门体分流术：脾肾分流术；肠系膜上静脉-下腔静脉侧侧吻合术；限制性门腔静脉侧侧分流术；远端脾肾静脉分流术。

（2）贲门周围血管离断术，食管下段横断吻合（选择进行）。

（3）脾切除术：脾切除作为上述各种相应手术的附加步骤可以采用，慎用于单纯为改善脾功能亢进患者。

> **释义**
>
> ■ 肝内型门脉高压推荐断流手术，但应严格掌握手术指征。
> ■ 因严重出血而急诊手术的病例术前检查要求更短时间完成。

（四）标准住院日

14~18 天。

（五）进入路径标准

1. 第一诊断必须符合 ICD-10：K76.6 伴（K70-K71↑，K74↑，I98.3＊）上消化道出血、门脉高压症疾病编码。

2. 需行门脉高压症分流或断流术者，无手术治疗禁忌证。

3. 当患者合并其他疾病，但住院期间不需要特殊处理也不影响第一诊断的临床路径流程实施时，可以进入路径。

> **释义**
>
> ■ 对于黄疸、大量腹腔积液、肝功能严重损害者（Child-Pugh 分级为 C 级），建议先进入消化内科支持调整，暂不进入此临床路径。经评估肝功能好转后，可以进入路径。
>
> ■ 患者如果合并高血压、糖尿病、冠心病等其他慢性疾病，需要术前对症治疗时，如果不影响麻醉和手术，不影响术前准备的时间，可进入本路径。上述慢性疾病如果需要经治疗稳定后才能手术，术前准备过程先进入其他相应内科疾病的诊疗路径。

（六）术前准备（术前评估）

5~7 天。

1. 必须的检查项目

（1）血常规、尿常规、便常规+隐血。

（2）肝功能、肾功能、电解质、血型、凝血功能、血氨、甲胎蛋白、肝炎病毒学指标检测（乙肝五项、乙肝 DNA 定量、抗 HCV）、感染性疾病筛查（抗 HIV、TPHA）。

（3）胸部 X 线平片、心电图、腹部超声、上消化道造影。

2. 根据患者情况选择：超声心动图、肺功能、胃镜、腹部 CT（增强及血管重建）等。

（七）选择用药

1. 抗菌药物：按照《抗菌药物临床应用指导原则》（卫医发〔2004〕285 号）执行。建议使用第一代、第二代头孢菌素。明确感染患者，可根据药敏试验结果调整抗菌药物。

（1）推荐使用头孢唑林钠肌内或静脉注射。①成人：0.5~1 克/次，一日 2~3 次。②儿童：一日量为 20~30mg/kg，分 3~4 次给药。③对本药或其他头孢菌素类药过敏者，对青霉素类药有过敏性休克史者禁用；肝肾功能不全者、有胃肠道疾病史者慎用。④使用本药前需进行皮肤过敏试验。

（2）推荐头孢呋辛钠肌内或静脉注射。①成人：每次 0.75~1.5g，一日 3 次。②儿童：平均一日剂量为 60mg/kg，严重感染可用到 100 mg/kg，分 3~4 次给予。③肾功能不全患者按照肌酐清除率制订给药方案：肌酐清除率>20ml/min 者，每日 3 次，每次 0.75~1.5g；肌酐清除率 10~20ml/min 患者，每次 0.75g，一日 2 次；肌酐清除率<10ml/min 患者，每次 0.75g，一日 1 次。④对本药或其他头孢菌素类药过敏者，对青霉素类药有过敏性休克史者禁用；肝肾功能不全者、有胃肠道疾病史者慎用。⑤使用本药前需进行皮肤过敏试验。

2. 预防性用抗菌药物，时间为术前 0.5 小时，手术超过 3 小时加用一次抗菌药物；总预防性用药时间一般不超过 24 小时，个别情况可延长至 48 小时。

3. 如有继发感染征象，尽早开始抗菌药物的经验治疗。

> **释义**
>
> ■ 该手术术中短暂开放胃肠道，属于Ⅱ类切口，且均切除脾脏、肝功常有异常、抗感染能力差，一旦感染可导致严重后果，尤其是腹腔积液感染。因此，可按规定适当预防性和术后（3~7 天）应用抗菌药物。

（八）手术日

入院第 6~8 天。

1. 麻醉方式：气管内插管全身麻醉。

2. 手术内固定物：吻合钉（如需做食管横断吻合、幽门成形）、人造血管（限制性门体静脉分流术中可能使用）。

3. 术中用药：麻醉常规用药等。

4. 输血：视术中情况而定。

> **释义**
>
> ■ 基本手术方式为脾切除、食管胃底周围血管离断（必须严格离断冠状静脉所有属支，包括胃支、食管支、高位食管支）；术前钡剂造影或胃镜提示仅食管下段中重度静脉曲张者行近端胃部分切除或单纯食管下段切除，提示食管下段和胃底均有中重度静脉曲张者行近端胃部分切除或食管下段+胃底切除。门－体分流包括脾肾分流术、肠系膜上静脉－下腔静脉侧侧吻合术、限制性门腔静脉侧侧分流术；远端脾肾静脉分流术、经颈静脉肝内门体分流术（TIPS）。
>
> ■ 术中是否输血依照出血量而定，切脾时建议采用自体血回输系统（横断消化道时停止，因为此时可能有消化液及肠道细菌污染），必要时输异体血。

（九）术后住院恢复

7~10 天。

1. 必须复查的检查项目：血常规、肝肾功能、电解质、血氨、凝血五项、腹部增强 CT。

2. 术后用药

（1）抗菌药物：按照《抗菌药物临床应用指导原则》（卫医发〔2004〕285 号）选择抗菌药物，并结合患者的病情决定抗菌药物的选择和使用时间。

（2）降血小板药：视术后血小板变化情况而定。

（3）根据患者情况使用护肝药如还原型谷胱甘肽、抑酸剂、支链氨基酸等。

> **释义**
>
> ■ 术后根据患者情况行上述检查，内镜与上消化道造影视医疗机构硬件情况选其一，腹部增强 CT 在县级医院并不是必需，根据病情变化增加检查的频次，如果监测指标出现异常，提示合并症（如吻合口瘘、肠梗阻、顽固性腹腔积液、腹腔积液感染等）发生并确认后终止该路径。血常规监测中，根据血小板增加程度选择使用阿司匹林、双嘧达莫、羟基脲或者低分子右旋糖酐等药物。
>
> ■ 由于肝硬化、门脉高压症患者的特点，建议术后使用人血白蛋白和胶体溶液，增加渗透压、增强利尿、减少腹腔积液，以利于患者恢复、保护吻合口生长。胃肠外营养因肝功通常不佳，建议使用中长链脂肪乳及肝用氨基酸。术后抗菌药物使用 3~5 天，若出现明确感染征象（发热、中毒症状、白细胞计数增多、中性粒细胞比例升高、相关系统感染体征），应行血或分泌物培养，根据药敏结果决定抗菌药物的种类和使用时间。

抗凝治疗：术后应视凝血情况酌情使用抗凝药物预防血栓形成（包括门静脉系统血栓、下肢深静脉血栓）。

（十）出院标准

1. 一般情况好，可进半流食。

2. 伤口愈合良好，无皮下积液（或门诊可处理的少量积液），引流管拔除。

3. 消化道出血已治愈。

4. 没有需住院处理的并发症和（或）合并症。

> **释义**
>
> ■ 通常出现严重感染、吻合口并发症、顽固性腹腔积液、肝功能障碍，甚至肝衰竭、切口愈合不良时，均需继续留院或者转上级医院进一步治疗，则退出此路径。
>
> ■ 住院日为13~18天内均可，只要一般情况好，可进半流食，伤口愈合良好，消化道出血已明显好转或治愈就可出院。

（十一）变异及原因分析

1. 有影响手术的合并症，需要进行相关的诊断和治疗，住院时间延长、费用增加。

2. 出现手术并发症，需要进行相关的诊断和治疗，住院时间延长、费用增加。

3. 考虑行肝移植者，退出本路径。

（十二）参考费用标准

10000~15000元。

四、门脉高压症临床路径给药方案

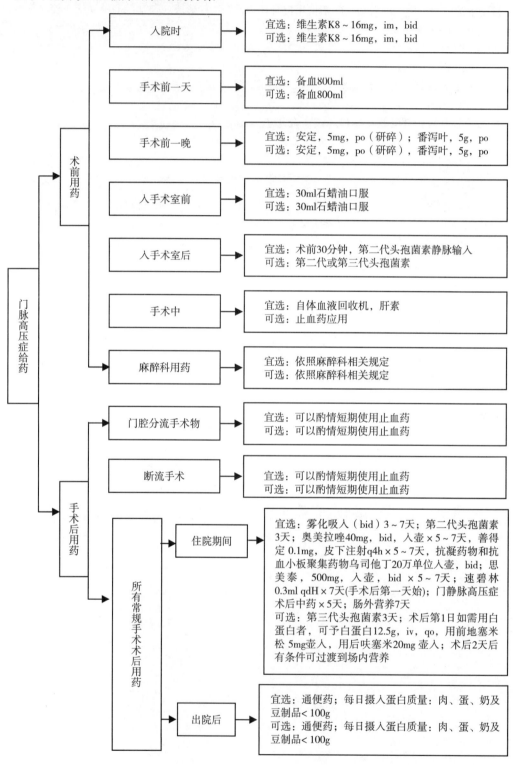

入院时	宜选：维生素K8～16mg，im，bid 可选：维生素K8～16mg，im，bid
手术前一天	宜选：备血800ml 可选：备血800ml
手术前一晚	宜选：安定，5mg，po（研碎）；番泻叶，5g，po 可选：安定，5mg，po（研碎）；番泻叶，5g，po
入手术室前	宜选：30ml石蜡油口服 可选：30ml石蜡油口服
入手术室后	宜选：术前30分钟，第二代头孢菌素静脉输入 可选：第二代或第三代头孢菌素
手术中	宜选：自体血液回收机，肝素 可选：止血药应用
麻醉科用药	宜选：依照麻醉科相关规定 可选：依照麻醉科相关规定
门腔分流手术物	宜选：可以酌情短期使用止血药 可选：可以酌情短期使用止血药
断流手术	宜选：可以酌情短期使用止血药 可选：可以酌情短期使用止血药
住院期间	宜选：雾化吸入（bid）3～7天；第二代头孢菌素3天；奥美拉唑40mg，bid，入壶×5～7天，善得定0.1mg，皮下注射q4h×5～7天，抗凝药物和抗血小板聚集药物乌司他丁20万单位入壶，bid；思美泰，500mg，入壶，bid×5～7天；速碧林0.3ml qdH×7天(手术后第一天始)；门静脉高压症术后中药×5天；肠外营养7天 可选：第三代头孢菌素3天；术后第1日如需用白蛋白者，可予白蛋白12.5g，iv，qo，用前地塞米松5mg壶入，用后呋塞米20mg壶入；术后2天后有条件可过渡到场内营养
出院后	宜选：通便药；每日摄入蛋白质量：肉、蛋、奶及豆制品<100g 可选：通便药；每日摄入蛋白质量：肉、蛋、奶及豆制品<100g

【用药选择】

1. 入院后，针对病员肝功能异常致凝血障碍，予维生素 K。

2. 术前备血 800ml 为拟用血量，根据实际情况可以调整。

3. 术前经鼻下胃管前 30ml 石蜡油口服，防止食管黏膜曲张静脉破裂。

4. 围术期抗菌药物的选择参照抗生素使用规范。

5. 行门腔分流手术患者，术后禁用一切止血药物以防止吻合口血栓狭窄。

6. 术后应根据凝血和血小板情况酌情使用抗凝药物和抗血小板聚集药物。

7. 术后肠外营养还是肠内营养要视情况而定，不能过早强行肠内营养，一般要有过渡。

8. 出院后低蛋白饮食，通便，防止血氨过高。

9. 出院后注意血小板的指标变化。

10. 根据县医院具体药品情况可在同类药物中遵循药品使用说明书的前提下进行调整用药。

【药学提示】

1. 乌司他丁：偶见白细胞计数减少或嗜酸性粒细胞增多。偶见恶心、呕吐、腹泻，偶有 AST、ALT 上升。注射部位偶见血管痛、发红、瘙痒感、皮疹等。偶见过敏。

2. 头孢菌素：注意皮试。

3. 雾化吸入等用药注意说明书指征。

【注意事项】

术后根据实验室化验检查调整用药。

五、推荐表单

（一）医师表单

门脉高压症临床路径医师表单

适用对象：**第一诊断为上消化道出血、门静脉高压症**［ICD-10：K76.6 伴（K70-K71↑，K74↑，I98.3＊）］

行分流或断流术（ICD-9-CM-3：39.1，42.91，44.91）

患者姓名：_____ 性别：_____ 年龄：_____ 门诊号：_____ 住院号：_____

住院日期：____年__月__日 出院日期：____年__月__日 标准住院日：14~18 天

时间	住院第 1 天	住院第 2 天	住院第 3 天
主要诊疗工作	□ 病史采集，体格检查 □ 病历书写 □ 完善检查 □ 上级医师查房 □ 完成上级医师查房记录 □ 预约各种特殊检查（腹部 CT、彩色多普勒超声等）	□ 上级医师查房 □ 确定诊疗计划 □ 完善常规检查 □ 预约影像学检查和特殊检查	□ 继续完善术前检查 □ 相关科室会诊
重点医嘱	长期医嘱： □ 一级护理 □ 门脉高压软食 肠内营养液（近 1 个月内有出血者） □ 口服药碎服 □ 记录 24 小时尿量 临时医嘱： □ 血常规、尿常规、便常规+潜血 □ 感染性疾病筛查（乙肝、丙肝、艾滋病、梅毒） □ 血肝肾功能、电解质 □ 凝血功能 □ ABO 及 Rh 血型 Rh 因子 □ 胸部 X 线片，心电图 □ 腹盆腔、门静脉系统超声或腹盆腔 CT、门静脉系统重建（县医院并非必需） □ 钡餐或胃镜（县级医院并非必需） □ 必要时查心、肺功能	长期医嘱： □ 一级护理 □ 门脉高压软食 肠内营养液 □ 口服药碎服 □ 记录 24 小时尿量 □ 维生素 K_1 10 ~ 20mg，肌内注射，qd	长期医嘱： □ 一级护理 □ 门脉高压软食 肠内营养液 □ 口服药碎服 □ 记录 24 小时尿量 □ 口服利尿剂（24h 尿量<1000ml 者） □ 维生素 K_1 10 ~ 20mg，肌内注射，qd
病情变异记录	□ 无 □ 有，原因： 1. 2.	□ 无 □ 有，原因： 1. 2.	□ 无 □ 有，原因： 1. 2.
医师签名			

时间	住院第 4 天	住院第 5 天	住院第 6 天
主要诊疗工作	□ 继续完善术前检查 □ 相关科室会诊	□ 辅助检查结果汇总 □ 患者整体及专科情况评估	□ 术者查房 □ 术前讨论、决定术式 □ 向患者和家属交代病情、签署手术知情同意书、麻醉知情同意书等
重点医嘱	**长期医嘱：** □ 一级护理 □ 门脉高压软食 　肠内营养液 □ 口服药碎服 □ 记录 24 小时尿量 □ 口服利尿剂 □ 维生素 K_1 10~20mg，肌注，qd **临时医嘱：** □ 人血白蛋白 20~30g 或血浆 400ml 静脉滴注（血清白蛋白<2.0mg/dl）（可选）	**长期医嘱：** □ 一级护理 □ 门脉高压软食 　肠内营养液 □ 口服药碎服 □ 记录 24 小时尿量 □ 口服利尿剂 □ 维生素 K_1 10~20mg，肌内注射，qd **临时医嘱：** □ 人血白蛋白 20~30g 或血浆 400ml 静脉滴注（可选）	**长期医嘱：** □ 一级护理 □ 门脉高压软食 　肠内营养液 □ 口服药碎服 □ 记录 24 小时尿量 □ 口服利尿剂 □ 维生素 K_1 10~20mg，肌内注射，qd **临时医嘱：** □ 备皮 □ 皮试过敏试验 □ 根据情况备血、血小板（血小板计数< $10×10^9$/L） □ 人血白蛋白 20~30g 或血浆 400ml 静脉滴注（可选） □ 单采血小板 1U 静脉输注（< $10×10^9$/L）
病情变异记录	□ 无　□ 有，原因： 1. 2.	□ 无　□ 有，原因： 1. 2.	□ 无　□ 有，原因： 1. 2.
医师签名			

时间	住院第 7 天 （手术当天）	住院第 8、9 天 （术后第 1、2 天）	住院第 10 天 （术后第 3 天）
主要诊疗工作	□ 手术室内核对患者信息无误 □ 全麻下门奇静脉断流术 □ 完成手术记录和术后记录	□ 完成病程记录 □ 监测生命体征 □ 监测腹部体征 □ 监测尿量、腹腔引流量	□ 完成病程记录 □ 监测生命体征 □ 监测腹部休征 □ 监测尿量、腹腔引流量 □ 伤口换药 □ 查血常规、肝肾功能、血电解质
重点医嘱	长期医嘱： □ 一级护理 □ 禁食、禁水 □ 多参数心电监护 □ 吸氧 □ 记 24 小时出入量 □ 记胃管引流量 □ 记尿管引流量 □ 记引流管引流量 临时医嘱： □ 抗菌药物 □ 抑酸剂 □ 完全胃肠外营养 □ 血浆 400ml 静脉滴注	长期医嘱： □ 一级护理 □ 禁食、禁水 □ 多参数心电监护 □ 吸氧 □ 记 24 小时出入量 □ 记胃管引流量 □ 记尿管引流量 □ 记引流管引流量 □ 抗菌药物 □ 抑酸剂 □ 完全胃肠外营养支持 □ 胶体液静脉滴注 □ 人血白蛋白 20~30g 或血浆 400ml 静脉滴注（人血白蛋白<2.55mg/dl） 临时医嘱： □ 排外感染因素的发热予对症处理，物理降温、退热药物	长期医嘱： □ 一级护理 □ 禁食、禁水 □ 记 24 小时出入量 □ 记胃管引流量 □ 记引流管引流量 □ 抗菌药物 □ 抑酸剂 □ 完全胃肠外营养支持 □ 胶体液静脉滴注 □ 人血白蛋白 20~30g 或血浆 400ml 静脉滴注（人血白蛋白<2.5mg/dl） □ 无明显出血表现者开始抗凝，皮下注射低分子肝素 临时医嘱： □ 根据病情可拔除尿管 □ 根据病情可退引流管 3~4cm □ 观察有无感染、吻合口合并症
病情变异记录	□ 无 □ 有，原因： 1. 2.	□ 无 □ 有，原因： 1. 2.	□ 无 □ 有，原因： 1. 2.
医师签名			

时间	住院第 11~12 天 （术后第 4~5 天）	住院第 13~15 天 （术后第 6~8 天）	住院第 16~17 天 （术后第 9~10 天）
主要诊疗工作	□ 完成病程记录 □ 监测生命体征 □ 监测腹部体征 □ 监测尿量、腹腔引流量 □ 间断伤口换药 □ 间断复查血常规、肝肾功能、血电解质	□ 完成病程记录 □ 监测腹部体征 □ 伤口拆线	□ 完成病程记录 □ 监测腹部体征 □ 饮食调节
重点医嘱	长期医嘱： □ 一级护理 □ 禁食、禁水 □ 记 24 小时出入量 □ 记胃管引流量（排气后量 <200ml 即拔除） □ 记引流管引流量（隔日退管3cm 至拔除） □ 抑酸剂 □ 完全胃肠外营养支持 □ 胶体液静脉滴注 □ 抗凝治疗 □ 人血白蛋白 20 ~ 30g 或血浆400ml 静脉滴注（人血白蛋白正常后停止输注） 临时医嘱： □ 根据病情可拔除胃管 □ 根据病情可拔除引流管	长期医嘱： □ 一级护理 □ 禁食可饮水 □ 完全胃肠外营养支持 □ 抗凝治疗 临时医嘱： □ 观察饮水后有无不适 □ 观察有无感染、吻合口合并症	长期医嘱： □ 二级护理 □ 流食 □ 胃肠外营养逐渐减量至停止 □ 肠内营养逐渐增加至全量 □ 抗凝治疗
病情变异记录	□ 无　□ 有，原因： 1. 2.	□ 无　□ 有，原因： 1. 2.	□ 无　□ 有，原因： 1. 2.
医师签名			

时间	住院第 18 天 （术后第 11 天）
主要诊疗工作	□ 上级医师查房，确定出院日期 □ 通知患者及其家属出院 □ 向患者及其家属交待出院后注意事项，预约复诊日期及拆线日期 □ 完成出院小结 □ 完成病历书写
重点医嘱	**临时医嘱：** □ 出院带药：抗凝药物、保肝药物 □ 门诊随诊 　嘱术后 2 周复查血常规，注意血小板变化（脾切除手术后）
病情变异记录	□ 无　□ 有，原因： 1. 2.
医师签名	

（二）护士表单

门脉高压临床路径护士表单

适用对象：**第一诊断为**上消化道出血、门静脉高压症 ［ICD-10：K76.6 伴 （K70-K71↑，K74↑，I98.3＊）］

行分流或断流术（ICD-9-CM-3：39.1，42.91，44.91）

患者姓名：_____ 性别：_____ 年龄：_____ 门诊号：_____ 住院号：_____

住院日期：____年___月___日 出院日期：____年___月___日 标准住院日：14~18 天

时间	住院第1日	住院第2~6日	住院第7日（手术日）
健康宣教	□ 介绍主管医师、护士 □ 介绍医院内相关制度 □ 介绍环境、设施 □ 介绍住院注意事项 □ 介绍疾病知识 □ 介绍陪伴及探视制度	□ 术前宣教，宣教疾病知识 □ 术前用药的药理作用及注意事项 □ 介绍记录尿量及口服药碎服和软食的原因 □ 术前准备（备皮、配血），介绍手术过程 □ 告知术前禁食、禁水、沐浴，物品的准备 □ 告知签字及麻醉科访视事宜 □ 告知术后饮食、活动及术后可能出现的情况及应对方式 □ 强调术前陪伴及探视制度	□ 告知家属等候区位置 □ 告知手术当天禁食、禁水 □ 告知体位要求 □ 告知术后疼痛处理方法 □ 给予患者及家属心理支持 □ 介绍术后注意事项，告知术后可能出现的情况及应对方式 □ 告知氧气，监护设备、管路功能及注意事项 □ 再次明确探视陪伴须知
护理处置	□ 核对患者，佩戴腕带 □ 建立入院护理病历 □ 卫生处置：剪指（趾）甲、沐浴，更换病号服 □ 遵医嘱完成特殊检查 □ 了解患者基础疾病，遵医嘱予以对应处理或检测	□ 协助完善相关检查，做好解释说明 □ 遵医嘱完成治疗及用药	**送手术** □ 核对患者并摘除衣物，保护患者 □ 核对资料及带药 □ 填写手术交接单 **术后** □ 核对患者及资料填写手术交接单 □ 遵医嘱完成治疗、用药
基础护理	□ 三级护理（生活不能完全自理患者予以二级护理） □ 晨、晚间护理 □ 患者安全管理	□ 三级护理（生活不能完全自理患者予以二级护理） □ 晨、晚间护理 □ 患者安全管理	□ 特级护理 □ 晨、晚间护理 □ 给予生活护理 □ 协助患者采取正确体位 □ 安全护理措施到位
专科护理	□ 护理查体 □ 填写跌倒及压疮防范表（需要时） □ 请家属陪伴（需要时） □ 门脉高压软食 □ 肠内营养液（近1个月内有出血者） □ 口服药碎服 □ 记24小时尿量 □ 心理护理	□ 遵医嘱协助患者完成相关检查 □ 监测血常规、肝肾功能，凝血功能 □ 门脉高压软食 □ 肠内营养液（近1个月内有出血者） □ 口服药碎服 □ 记24小时尿量 □ 心理护理	□ 观察记录患者生命体征、意识、伤口敷料、引流液性质及量，肢体活动，皮肤情况 □ 准确记录24小时出入量，观察每小时尿量 □ 胃管，引流管，尿管护理 □ 心理护理
重点医嘱	□ 详见医嘱执行单	□ 详见医嘱执行单	□ 详见医嘱执行单
病情变异记录	□ 无 □ 有，原因： 1. 2.	□ 无 □ 有，原因： 1. 2.	□ 无 □ 有，原因： 1. 2.
护士签名			

时间	住院第 8~9 日 （术后 1~2 日）	住院第 10~15 天 （术后第 3~8 天）	住院第 16~17 天 （术后 9~10）
健康宣教	□ 告知禁食、禁水 □ 告知胃管、引流管、尿管的名称、位置和作用 □ 告知氧气、监护仪的作用 □ 术后药物作用及频率 □ 告知术后排痰的方法和重要性 □ 相关检查及化验的目的、注意事项	□ 下床活动注意事项及安全指导 □ 术后药物作用及频率 □ 饮食宣教 □ 疾病恢复期注意事项 □ 拔除胃管、尿管后注意事项 □ 复查患者对术前宣教内容的掌握程度 □ 再次明确探视陪伴须知 □ 拆线后伤口注意宣教	□ 术后药物作用及频率 □ 疾病恢复期注意事项 □ 指导肠内营养液服用方法 □ 饮食指导，少食多餐护理处置
护理处置	□ 遵医嘱完成治疗、用药 □ 遵医嘱完成相关检查 □ 测量记录生命体征	□ 遵医嘱完成治疗、用药 □ 夹闭尿管，锻炼膀胱功能 □ 遵医嘱完成相关检查	□ 遵医嘱完成治疗 □ 遵医嘱完成相关检查
基础护理	□ 特级护理 □ 晨、晚间护理 □ 床上温水擦浴，协助更衣 □ 协助生活护理 □ 安全护理措施到位 □ 心理护理	□ 一级护理 □ 晨、晚间护理 □ 协助或指导生活护理 □ 安全护理措施到位 □ 心理护理	□ 二级护理 □ 晨、晚间护理 □ 指导生活护理 □ 安全护理措施到位
专科护理	□ 监测记录患者生命体征、意识，观察伤口敷料、腹部体征、肢体活动、皮肤情况 □ 监测记录引流液性质及量 □ 准确记录 24 小时出入量，观察每小时尿量 □ 妥善固定引流管及输液管路，防止管路滑脱 □ 询问患者有无排气 □ 协助患者咳痰 □ 协助翻身，指导床上活动	□ 监测生命体征及腹部体征 □ 观察有无感染症状及吻合口瘘 □ 观察引流管是否通畅，记录引流量 □ 妥善固定引流管及输液管路，防止管路滑脱 □ 监测血常规、肝肾功能、血电解质及凝血化验值，动态掌握患者病情变化 □ 询问患者有无排气、排便 □ 观察患者自行排尿情况 □ 协助或指导床旁活动	□ 观察病情变化 □ 观察患者进食、进水后有无呕吐症状
重点医嘱	□ 详见医嘱执行单	□ 详见医嘱执行单	□ 详见医嘱执行单
病情变异记录	□ 无　□ 有，原因： 1. 2.	□ 无　□ 有，原因： 1. 2.	□ 无　□ 有，原因： 1. 2.
护士签名			

时间	住院第 18 天 （出院日）
健康宣教	□ 指导办理出院手续 □ 定时复查宣教 □ 出院带药服用方法 □ 注意休息 □ 饮食指导
护理处置	□ 办理出院手续 □ 书写出院小结
基础护理	□ 三级护理 □ 晨、晚间护理 □ 安全护理措施到位 □ 心理护理
专科护理	□ 观察尿量情况 □ 观察病情变化
重点医嘱	□ 详见医嘱执行单
病情变异记录	□ 无　□ 有，原因： 1. 2.
护士签名	

（三）患者表单

门脉高压症临床路径患者表单

适用对象：第一诊断为上消化道出血、门静脉高压症 ［ICD-10：K76.6 伴（K70-K71↑，K74↑，I98.3＊）］

行分流或断流术（ICD-9-CM-3：39.1，42.91，44.91）

患者姓名：_____ 性别：_____ 年龄：_____ 门诊号：_____ 住院号：_____

住院日期：____年__月__日 出院日期：____年__月__日 标准住院日：14~18 天

时间		住院第 1 日	住院第 2~6 天	住院第 7 天（手术日）
医患配合		□ 医师询问现病史、既往病史、用药情况（如服用抗凝剂，请明确告知医师），收集资料并进行体格检查 □ 环境介绍、住院制度 □ 配合完善术前相关化验、检查 □ 有任何不适请告知医师	□ 配合完善术前相关检查、化验，如采血、留尿、心电图、胸部 X 线片、胃镜、CT □ 医师向患者及家属介绍病情，进行手术谈话签字 □ 麻醉师对患者进行术前访视	□ 如病情需要，配合术后转入监护病房 □ 配合评估手术效果 □ 配合检查意识、肢体、胸腹部 □ 需要时，配合复查血液指标 □ 有任何不适请告知医师
护患配合		□ 配合测量体温、脉搏、呼吸、血压、体重 1 次 □ 配合完成入院护理评估（简单询问病史、过敏史、用药史） □ 接受入院宣教（环境介绍、病室规定、订餐制度、贵重物品保管等） □ 有任何不适请告知护士	□ 配合测量体温、脉搏、呼吸、询问排便情况 □ 接受术前宣教 □ 接受配血，以备术中需要时用 □ 接受备皮 □ 接受药物灌肠 □ 自行沐浴，加强头部清洁 □ 准备好必要用物，吸水管、开水瓶、纸巾等 □ 义齿、饰品等交家属保管 □ 配合执行探视及陪伴	□ 清晨测量体温、脉搏、呼吸、血压 1 次 □ 送手术室前，协助完成核对，带齐资料，脱去衣物，上手术车 □ 返回病房后，协助完成核对，配合抬患者上病床 □ 配合检查意识、肢体、各引流管，记录出入量 □ 配合术后吸氧、监护仪监测、输液，注意各引流情况 □ 遵医嘱采取正确体位 □ 配合缓解疼痛 □ 有任何不适请告知护士
饮食		□ 门脉高压饮食 □ 口服药碎服	□ 术前 12 小时禁食、禁水	□ 禁食、禁水
排泄		□ 正常尿便 □ 记录尿量	□ 正常尿便 □ 记录尿量	□ 保留尿管
活动		□ 正常活动	□ 正常活动	□ 卧床休息，保护管路 □ 双下肢活动

时间	住院第 8~17 天 （术后第 1~10 天）	住院第 18 天 （出院日）
医患配合	□ 配合检查腹部体征、引流 □ 需要时，配合伤口换药 □ 配合拔除胃管、引流管、尿管 □ 配合伤口拆线	□ 接受出院前指导 □ 知道复查程序 □ 继续抗凝治疗
护患配合	□ 配合定时测量生命体征，每日记录排气、排便情况 □ 配合检查腹部体征、引流，记录出入量 □ 接受排痰、输液、服药等治疗 □ 后期接受进食、进水、排便等生活护理 □ 配合活动，预防皮肤压力伤 □ 注意活动安全，避免坠床或跌倒 □ 配合执行探视及陪伴	□ 接受出院宣教 □ 办理出院手续 □ 获取出院诊断书 □ 获取出院带药 □ 知道服药方法、作用、注意事项 □ 知道护理伤口方法 □ 知道复印病历方法
饮食	□ 根据医嘱，由禁食、清流食逐渐过渡到流食	□ 根据医嘱，饮食调整
排泄	□ 保留尿管过渡到正常排尿 □ 避免便秘	□ 正常排尿便 □ 避免便秘
活动	□ 根据医嘱，平卧-半坐-床边站立-下床活动 □ 注意保护管路，勿牵拉、脱出等	□ 正常适度活动，避免疲劳

附：原表单（2012 年版）

门脉高压症临床路径表单

适用对象：**第一诊断为**上消化道出血、门静脉高压症［ICD-10：K76.6 伴（K70-K71↑，K74↑，I98.3＊）］

行分流或断流术（ICD-9-CM-3：39.1，42.91，44.91）

患者姓名：_____ 性别：_____ 年龄：_____ 门诊号：_____ 住院号：_____

住院日期：____年___月___日 出院日期：____年___月___日 标准住院日：14~18 天

时间	住院第 1 天	住院第 2~7 天 （手术准备日）	住院第 6~8 天 （手术日）
主要诊疗工作	□ 询问病史与体格检查 □ 完成病历书写 □ 完善检查 □ 上级医师查房 □ 完成上级医师查房记录 □ 确定诊断和初定手术日期 □ 预约各种特殊检查（腹部增强CT、彩色多普勒超声、胃镜）	□ 上级医师查房 □ 改善肝脏储备功能 □ 术前讨论，确定手术方案 □ 完成必要的相关科室会诊 □ 患者和（或）其家属签署手术知情同意书、自费用品协议书、输血知情同意书 □ 术前小结和上级医师查房纪录 □ 向患者及其家属交代围术期注意事项	□ 手术 □ 术者完成手术记录 □ 麻醉师完成麻醉记录 □ 完成术后病程记录 □ 上级医师查房 □ 向患者和（或）其家属交代手术情况和术后注意事项
重点医嘱	**长期医嘱：** □ 普通外科护理常规 □ 二级护理 □ 低脂软食 **临时医嘱：** □ 血常规、尿常规、便常规+隐血 □ 肝肾功能、电解质、血型、凝血功能、血氨、甲胎蛋白、肝炎病毒学指标检测、感染性疾病筛查 □ 胸片、心电图、腹部超声、上消化道造影 □ 胃镜、腹部 CT 平扫+增强+血管重建 □ 超声心动图和肺功能	**长期医嘱：** □ 患者既往基础用药 □ 改善肝脏储备功能的药物 **临时医嘱：** □ 术前医嘱：常规准备明日在全身麻醉下行：贲门周围血管分流或断流术 □ 术前禁食、禁水 □ 明晨喝石蜡油后留置胃管、尿管 □ 今晚明晨各洗肠 1 次 □ 抗菌药物：术前 30 分钟使用 □ 配同型红细胞、血浆	**长期医嘱：** □ 普通外科术后护理常规 □ 一级护理 □ 禁食水 □ 胃肠减压接负压吸引记量 □ 尿管接袋记量 □ 腹腔引流管接袋记量 □ 记 24 小时出入量 □ 抗菌药物 □ 抑酸剂×3 天 □ 支链氨基酸 **临时医嘱：** □ 心电监护、吸氧（必要时） □ 补液 □ 复查血常规、血氨、凝血功能（必要时） □ 其他特殊医嘱
主要护理工作	□ 介绍病房环境、设施和设备 □ 入院护理评估及计划 □ 指导患者到相关科室进行检查	□ 早晨静脉取血 □ 术前沐浴、更衣、备皮 □ 术前肠道准备、物品准备 □ 术前心理护理	□ 观察患者情况 □ 手术后心理与生活护理 □ 指导并监督患者术后活动
病情变异记录	□ 无 □ 有，原因： 1. 2.	□ 无 □ 有，原因： 1. 2.	□ 无 □ 有，原因： 1. 2.
护士签名			
医师签名			

时间	住院第 7~10 天 （术后第 1~2 天）	住院第 11~12 天 （术后第 3~4 天）	住院第 13~18 天 （出院日）
主要诊疗工作	□ 注意观察体温、血压等生命体征及神志 □ 注意腹部体征、引流量及性状 □ 上级医师查房，对手术及手术切口进行评估 □ 完成病程纪录	□ 上级医师查房 □ 评价肝功能，注意有无脾窝积液、门脉系统血栓形成 □ 完成日常病程记录和上级医师查房纪录	□ 上级医师查房，确定出院日期 □ 通知患者及其家属出院 □ 向患者及其家属交代出院后注意事项，预约复诊日期及拆线日期 □ 完成出院小结 □ 完成病历书写
重点医嘱	长期医嘱： □ 普通外科术后护理常规 □ 一级护理 □ 禁食、禁水 □ 胃肠减压接负压吸引记量 □ 尿管接袋记量 □ 腹腔引流管接袋记量 □ 记 24 小时出入量 □ 抗菌药物 临时医嘱： □ 换药 □ 对症处理 □ 补液 □ 复查血常规、肝肾功能、血氨、凝血功能	长期医嘱： □ 普通外科术后护理常规 □ 二级护理 □ 饮食根据病情 □ 停引流记量 □ 停抗菌药物 临时医嘱： □ 换药 □ 对症处理 □ 补液 □ 根据血小板水平决定是否使用降血小板药物 □ 肝及门脉系统彩超检查	出院医嘱： □ 出院带药 □ 门诊随诊 □ 嘱术后 2 周复查血常规，注意血小板变化（脾切除手术后）
主要护理工作	□ 观察患者情况 □ 手术后心理与生活护理 □ 指导并监督患者手术后活动	□ 观察患者情况 □ 手术后心理与生活护理 □ 指导并监督患者手术后活动	□ 出院准备指导（办理出院手续、交费等） □ 出院宣教
病情变异记录	□ 无　□ 有，原因： 1. 2.	□ 无　□ 有，原因： 1. 2.	□ 无　□ 有，原因： 1. 2.
护士签名			
医师签名			

第九章 脾破裂临床路径释义

一、脾破裂编码

1. 原脾破裂编码：脾破裂（ICD-10：D73.5/S36.0）

脾破裂修补、部分脾切除及脾切除术（ICD-9-CM-3：41.43/41.5/41.95）

2. 修改编码

疾病名称及编码：非创伤性脾破裂（ICD-10：D73.501）

创伤性脾破裂（ICD-10：S36.0）

手术操作名称及编码：脾破裂修补术（ICD-9-CM-3：41.95）

部分脾切除（ICD-9-CM-3：41.43）

脾切除术（ICD-9-CM-3：41.5）

二、临床路径检索方法

D73.501/S36.0 伴 41.43/41.5/41.95

三、脾破裂临床路径标准住院流程

（一）适用对象

第一诊断为脾破裂（ICD-10：D73.5/S36.0）

行脾破裂修补、部分脾切除及脾切除术（ICD-9-CM-3：41.43/41.5/41.95）。

> **释义**
>
> ■ 适用对象编码参见第一部分。
>
> ■ 本路径适用对象为因胸腹部外伤或无明显外伤史，引起脾脏实质或包膜破裂出血的病例，包括脾包膜下破裂（脾实质血肿）、脾实质裂伤，未累及脾门、实质粉碎状破裂横断及脾广泛破裂和（或）累及脾门。不包括腹部多发脏器损伤，如肝破裂、胰腺损伤和肠管破裂等合并脾破裂，亦不包括因外科手术过程中副损伤引起的医源性脾破裂。
>
> ■ 根据脾破裂的范围及严重程度，脾破裂的手术方式分为脾破裂修补术、部分脾切除术及脾切除术。

（二）诊断依据

根据《临床诊疗指南——普通外科分册》（中华医学会编著，人民卫生出版社，第1版）、全国高等学校教材八年制《外科学》（人民卫生出版社，第1版）、《黄家驷外科学》（人民卫生出版社，第7版）。

1. 有外伤史，也可无明确外伤史。

2. 左上腹疼痛，可伴有内出血表现（脾被膜下或中央型破裂，内出血表现可不明显）。
3. 腹部 B 超或 CT 扫描可有阳性发现。
4. 诊断性腹腔穿刺或腹腔灌洗。

> **释义**
>
> ■ 脾破裂患者往往有腹部外伤史，但脾脏慢性病理改变（如血吸虫病、传染性单核细胞增多症等）的患者可无明确外伤或在微弱外力下出现脾破裂。患者伤后一般立即出现腹痛，以左上腹为著，伴恶心、呕吐，如病情加重，可有失血性休克表现。查体腹部可发现外伤伤口或伤痕，有压痛、反跳痛及肌紧张表现，可有移动性浊音阳性表现。
>
> ■ 腹部 CT 检查是确诊脾破裂的重要影像学手段，可表现为脾实质内单个或多发混杂密度灶、低密度区内斑片状、线样高密度灶，脾脏体积增大、形态不规则、脾周或腹腔积液等影像学表现。
>
> ■ 腹腔穿刺抽出新鲜不凝血或血性液体为腹腔内出血的有力证据，但腹腔穿刺阴性不能除外脾破裂的可能。
>
> ■ 脾破裂应注意和肝破裂、肾脏破裂、胰腺损伤、肠系膜撕裂等其他腹腔脏器损伤鉴别，经常出现腹腔脏器多发伤。脾破裂合并肝破裂、胰腺损伤、肠管破裂等多发伤不属于本路径范畴。

（三）治疗方案的选择

根据《临床诊疗指南——普通外科分册》（中华医学会编著，人民卫生出版社，第 1 版）、全国高等学校教材八年制《外科学》（人民卫生出版社，第 1 版）、《黄家驷外科学》（人民卫生出版社，第 7 版）。

经保守治疗无效行脾破裂修补、部分脾切除及脾切除术。

> **释义**
>
> ■ 无失血性休克表现或容易纠正的一过性休克，影像学检查提示脾裂伤较局限、表浅，可暂不手术，严密监测各项生命体征及血红细胞和血红蛋白指标变化。
>
> ■ 如保守治疗过程中仍有活动性出血、生命体征不平稳，血红细胞和血红蛋白进行性降低时应考虑立即手术。
>
> ■ 如保守治疗过程中病情好转，无继续出血表现，无需手术患者不进入本路径。

（四）标准住院日为 8~15 天

> **释义**
>
> ■ 脾破裂患者入院后，常规检查包括腹部增强 CT 检查等准备 1~2 天，术后恢复 7~14 天，总住院时间 8~15 天的均符合本路径要求。

（五）进入路径标准

1. 第一诊断必须符合 ICD-10：D73.5/S36.0 脾破裂疾病编码。

2. 当患者合并其他疾病，但住院期间不需要特殊处理也不影响第一诊断的临床路径流程实施时，可以进入路径。

> **释义**
>
> ■ 本路径适用对象为因腹部外伤或无明显外伤史，引起脾脏实质破裂出血的病例，不包括腹部多发脏器损伤，如肝破裂、胰腺损伤、肠管破裂合并脾破裂，亦不包括因外科手术过程中副损伤引起的医源性脾破裂。
>
> ■ 患者如果合并高血压、糖尿病、冠心病、慢阻肺、慢性肾病等其他慢性疾病，需要术前对症治疗时，如果不影响麻醉和手术，不影响术前准备的时间，可进入本路径。上述慢性疾病如果需要经治疗稳定后才能手术，或抗凝、抗血小板治疗等，术前需特殊准备的，退出路径。

（六）术前准备 1~2 天

1. 急诊必需的检查项目

（1）血常规、尿常规。

（2）肝功能、肾功能、电解质、凝血功能、血型、感染性疾病筛查（乙肝、丙肝、艾滋病、梅毒等）。

（3）腹部 B 超或腹部 CT。

（4）胸片、心电图（休克时可行床边心电图，必要时待血流动力学稳定后行胸片检查）。

（5）诊断性腹腔穿刺或腹腔灌洗。

2. 根据病情可选择的检查项目：血、尿淀粉酶，头颅 CT 等。

> **释义**
>
> ■ 必查项目是确保手术治疗安全、有效开展的基础，术前必须完成，另外需检查 ABO+Rhd 血型，交叉配血。
>
> ■ 高龄患者或有心肺功能异常患者，如患者生命体征平稳，一般情况良好，可增加心脏彩超、肺功能、血气分析等检查，如患者为多发伤，可行头颅、胸部 CT 等检查，排除其他脏器有无损伤。

（七）预防性抗菌药物选择与使用时机

1. 抗菌药物：按照《抗菌药物临床应用指导原则》（卫医发〔2004〕285 号）执行。建议使用第一、二代头孢菌素。明确感染患者，可根据药物敏感试验试验结果调整抗菌药物。

（1）推荐使用头孢唑林钠肌内或静脉注射。①成人：0.5~1 克/次，一日 2~3 次。②儿童：一日量为 20~30mg/kg 体重，分 3~4 次给药。③对本药或其他头孢菌素类药过敏者，对青霉素类药有过敏性休克史者禁用；肝肾功能不全者、有胃肠道疾病史者慎用。④使用本药前需进行皮肤过敏试验。

（2）推荐头孢呋辛钠肌内注射或静脉滴注。①成人：1.5~3.0克/次，2~3次/日。②儿童：平均一日剂量为60mg/kg，严重感染可用到100mg/kg，2~3次/日。③肾功能不全患者按肌酐清除率制定给药方案：肌酐清除率>20ml/min者，每日3次，每次0.75~1.5g；肌酐清除率10~20ml/min者，每日2次，每次0.75g；肌酐清除率<10ml/min者，每次0.75g，一日1次。④对本药或其他头孢菌素过敏者，对青霉素类药有过敏性休克者禁用；肝肾功能不全者，有胃肠道疾病史者慎用。⑤使用本药前必须进行皮肤过敏试验。

2. 预防性用抗菌药物，时间为术前0.5小时，手术超过3小时加用1次抗菌药物；总预防性用药时间一般不超过24小时，个别情况可延长至48小时。

3. 如有继发感染征象，尽早开始抗菌药物的经验治疗。

> **释义**
>
> ■ 脾脏手术属于Ⅰ类切口，但脾破裂往往合并腹内脏器损伤和腹腔积血，建议术前预防性使用抗生素。通常选用第一代、第二代头孢菌素，如头孢唑林，头孢呋辛等。如患者术后出现腹腔感染及切口感染等外科手术部位感染，可经验性选用抗生素，或根据细菌培养+药敏结果，选择敏感抗生素抗感染。

（八）手术日为入院第1~2天

1. 麻醉方式：气管内插管全身麻醉或硬膜外麻醉。
2. 手术方式：根据脾破裂损伤情况选择脾破裂修补、部分脾切除及全脾切除术等。
3. 术中用药：麻醉常规用药和补充血容量药物（晶体、胶体）、止血药、血管活性药物。
4. 输血：根据术前血红蛋白状况及术中出血情况而定。
5. 病理学检查：术后标本送病理学检查。

> **释义**
>
> ■ 如患者入院时有失血性休克表现，可在抗休克的同时，尽快完成术前基本检查后立即急诊手术。
>
> ■ 手术原则为"抢救生命第一，保脾第二"，在不影响抢救生命的前提下，才考虑尽量保留脾脏。如脾脏为轻度包膜撕裂或轻度裂伤，可使用氩气刀烧灼、生物胶粘合止血、物理凝固止血或血管缝线缝合修补术。如损伤范围局限于脾脏上极或下极，可考虑行脾部分切除。如脾脏多发裂伤，脾中心部碎裂、脾门撕裂、高龄患者等病情严重者，应行全脾切除术并迅速结束手术。如原先已有脾脏病理性肿大患者，也应行脾切除术。
>
> ■ 术中除麻醉常规用药外，根据患者术前血红细胞和血红蛋白等指标及术中出血量情况，可输注悬浮红细胞、血浆、晶体、人工胶体及血管活性药物等。
>
> ■ 切除脾脏标本常规送病理检查。

（九）术后住院恢复 7~14 天

1. 生命体征监测，严密观察有无再出血等并发症发生。

2. 术后用药

（1）抗菌药物：按照《抗菌药物临床应用指导原则》（卫医发〔2004〕285 号）选用药物。

（2）可选择用药：如制酸剂、止血药、化痰药等。

3. 根据患者病情，尽早拔除胃管、尿管、引流管、深静脉穿刺管。

4. 指导患者术后饮食。

5. 伤口处理。

6. 实验室检查：必要时复查血常规、血生化等。术后住院恢复 7~10 天。

> **释义**
>
> ■ 术后重点监测血常规，观察腹腔引流管引流量及性状，了解有无出血，并监测体温变化。
>
> ■ 术后查引流液淀粉酶，了解有无胰瘘，如有明显胰瘘，可适当延长引流管保留时间。
>
> ■ 注意监测血小板变化，如大于 500×10^9/L，应口服阿司匹林，如大于 800×10^9/L，应口服羟基脲等药物。
>
> ■ 术后可根据患者恢复情况做必须复查的检查项目，并根据病情变化增加检查的频次。复查项目并不仅局限于路径中的项目。

（十）出院标准

1. 切口无明显感染，引流管拔除。

2. 生命体征平稳，可自由活动。

3. 饮食恢复，无需静脉补液。

4. 无需要住院处理的其他并发症或合并症。

> **释义**
>
> ■ 主管医师应在出院前，通过复查的各项检查并结合患者恢复情况决定是否能出院。如果确有需要继续留院治疗的情况，超出了路径所规定的时间，应先处理并发症并符合出院条件后再准许患者出院。

（十一）变异及原因分析

1. 观察和治疗过程中发现合并其他腹腔脏器损伤者，影响第一诊断的治疗时，需同时进行治疗，进入相关路径。

2. 手术后出现伤口脂肪液化或感染、腹腔感染、胰瘘等并发症，可适当延长住院时间，费用增加。

3. 非手术治疗患者住院时间可延长至 2~3 周。

> **释义**
>
> ■ 因每个医院实际情况不同，临床操作可能与路径要求不完全一致，对于轻微变异，如由于某种原因，路径指示应当于某一天的操作不能如期进行而要延期的，这种改变不会对最终结果产生重大改变，也不会更多地增加住院天数和住院费用，可不出本路径。
>
> ■ 除以上所列变异及原因外，如还出现医疗、护理、患者、环境等多方面的变异原因，应阐明变异相关问题的重要性，必要时须及时退出本路径，并将特殊的变异原因进行归纳、总结，以便重新修订路径时作为参考，不断完善和修订路径。
>
> ■ 脾切除术后常见并发症，如胰瘘、腹腔感染、脾热、切口感染等，如出现上述并发症可注明变异及原因，并延长住院时间。

（十二）参考费用标准

8000～15000 元。

四、脾破裂临床路径给药方案

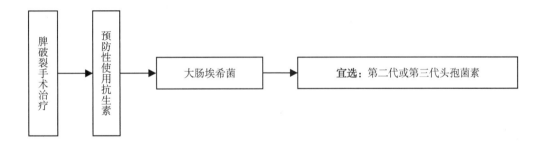

【用药选择】

1. 为预防术后切口感染，应针对肠道杆菌（最常见为大肠埃希菌）选用药物。

2. 第一代头孢菌素常用的注射剂有头孢唑林、头孢噻吩、头孢拉定等，第二代头孢菌素注射剂有头孢呋辛、头孢替安等，第三代头孢菌素包括头孢曲松、头孢他啶、头孢哌酮、头孢噻肟、头孢克肟等。

【药学提示】

1. 接受脾破裂手术者，应在术前 0.5～2 小时内给药，或麻醉开始时给药，使手术切口暴露时局部组织中已达到足以杀灭手术过程中入侵切口细菌的药物浓度。

2. 手术时间较短（<2 小时）的清洁手术，术前用药一次即可。手术时间超过 3 小时，或失血量大（>1500ml），可手术中给予第 2 剂。

【注意事项】

1. 脾脏手术属于Ⅰ类切口，但如患者为腹部开放性损伤，局部污染较重，术后出现腹腔感染及切口感染的可能性较大，可按规定适当预防性和术后应用抗菌药物，通常选用第一代、第二代头孢菌素。如术后感染无法控制，可根据细菌培养+药敏结果，选择敏感抗生素抗感染，因腹腔感染多为革兰阴性杆菌，如大肠埃希菌等，可使用第三代头孢菌素，如头孢哌酮、头孢曲松等。

2. 用药前必须详细询问患者先前有否对头孢菌素类、青霉素类或其他药物的过敏史。

五、推荐表单

（一）医师表单

脾破裂临床路径医师表单

适用对象：**第一诊断为脾破裂**（ICD-10：D73.5/S36.0）

行脾破裂修补、部分脾切除及脾切除术（ICD-9-CM-3：41.43/41.5/41.95）

患者姓名：_____ 性别：_____ 年龄：_____ 门诊号：_____ 住院号：_____

住院日期：____年___月___日 出院日期：____年___月___日 标准住院日：8~15 天

日期	住院第 1 天	
主要诊疗工作	□ 询问病史及体格检查 □ 开化验单及 B 超检查（或 CT 扫描） □ 诊断性腹腔穿刺或腹腔灌洗 □ 配血及输血 □ 补液及抗休克治疗 □ 完成必要的相关科室会诊 □ 上级医师查房并判断是否需要急诊手术，并作术前评估 □ 申请急诊手术并开手术医嘱 □ 完成住院病历、首次病程记录、上级医师意见及术前小结 □ 完成术前总结、手术方式、手术关键步骤、术中注意事项等 □ 向患者及家属交代病情及手术安排，围术期注意事项 □ 签署手术知情同意书、自费用品协议书、输血同意书、麻醉同意书或签授权委托书	
重点医嘱	**长期医嘱：** □ 脾脏损伤护理常规 □ 一级护理 □ 禁食 □ 其他医嘱 **临时医嘱：** □ 血常规、血型、尿常规 □ 肝肾功能、电解质、凝血功能、感染性疾病筛查 □ 配血及输血 □ 胸片和心电图（视情况） □ 腹部 B 超（或腹部 CT） □ 深静脉置管 □ 腹腔穿刺或腹腔灌洗	□ 扩容、补液 □ 心电、血压、血氧饱和度监测 □ 术前医嘱： □ 拟急诊气管内全麻下行剖腹探查、脾切除术 □ 备皮 □ 术前禁食、禁水 □ 麻醉前用药 □ 术前留置胃管和尿管 □ 术中特殊用药 □ 带影像学资料入手术室
病情变异记录	□ 无 □ 有，原因： 1. 2.	
医师签名		

日期	住院第 1 天（手术日）		住院第 2~3 天 （术后第 1~2 天）
	术前与术中	术后	
主要诊疗工作	□ 陪送患者入手术室 □ 麻醉准备，监测生命体征 □ 施行手术 □ 保持各引流管通畅	□ 麻醉医师完成麻醉记录 □ 完成术后首次病程记录 □ 完成手术记录 □ 向患者及家属说明手术情况 □ 监测生命体征 □ 保持腹腔引流管通畅引流 □ 术后切除脾脏标本送病理学检查	□ 上级医师查房 □ 观察病情变化 □ 观察引流量和性状，视引流情况拔除引流管及尿管 □ 观察手术伤口 □ 分析实验室检验结果 □ 维持水电解质平衡 □ 住院医师完成常规病程记录
重点医嘱	**长期医嘱：** □ 脾脏损伤护理常规 □ 一级护理 □ 禁食 **临时医嘱：** □ 术前 0.5 小时开始滴抗菌药物 □ 术中冰冻检查	**长期医嘱：** □ 按剖腹探查、脾切除术后常规护理 □ 一级护理 □ 禁食 □ 心电监护 □ 常规雾化吸入，bid □ 胃管接负压瓶吸引并记量（根据手术情况决定） □ 尿管接尿袋 □ 腹腔引流管接负压吸引并记量 □ 记录 24 小时出入总量 □ 化痰药、制酸剂（必要时） □ 抗菌药物 **临时医嘱：** □ 吸氧 □ 急查血常规和血生化 □ 补液治疗 □ 使用止血药 □ 使用血管活性药物（必要时）	**长期医嘱：** □ 医嘱同左 **临时医嘱：** □ 葡萄糖液和盐水液体支持治疗 □ 肠外营养支持（根据患者和手术情况决定） □ 伤口换药 □ 停心电监护 □ 复查血常规和血生化等检查 □ 无感染证据时停用抗菌药物
病情变异记录	□ 无 □ 有，原因： 1. 2.		□ 无 □ 有，原因： 1. 2.
医师签名			

日期	住院第 4~6 天 （术后第 3~5 天）	住院第 7 天 （术后第 6 天）	住院第 8~15 天 （出院日）
主要诊疗工作	□ 上级医师查房 □ 观察病情变化 □ 引流量减少后拔除引流管 □ 拔除深静脉置管 □ 住院医师完成常规病程记录 □ 伤口换药 □ 拔除胃管（视情况） □ 拔除尿管（视情况）	□ 上级医师查房 □ 观察有无手术并发症和切口愈合不良情况 □ 观察腹部情况 □ 住院医师完成常规病程记录	□ 上级医师查房 □ 伤口拆线 □ 明确是否符合出院标准 □ 完成出院记录、病案首页、出院证明书等 □ 通知出入院处 □ 通知患者及家属 □ 向患者告知出院后注意事项，如康复计划、返院复诊、后续治疗及相关并发症的处理等 □ 出院小结、诊断证明书及出院须知交予患者
重点医嘱	长期医嘱： □ 二级护理 □ 流质或半流饮食 临时医嘱： □ 减少营养支持或液体支持 □ 伤口换药 □ 拔胃管、尿管和引流管	长期医嘱： □ 半流质饮食 临时医嘱： □ 换药 □ 血常规、血液生化、肝功能组合（出院前） □ 必要时行腹部 B 超	临时医嘱： □ 伤口拆线 出院医嘱： □ 出院后相关用药
病情变异记录	□ 无 □ 有，原因： 1. 2.	□ 无 □ 有，原因： 1. 2.	□ 无 □ 有，原因： 1. 2.
医师签名			

（二）护士表单

脾破裂临床路径护士表单

适用对象：**第一诊断为脾破裂**（ICD-10：D73.5/S36.0）

　　　　　　行脾破裂修补、部分脾切除及脾切除术（ICD-9-CM-3：41.43/41.5/41.95）

患者姓名：_____　性别：_____　年龄：_____　门诊号：_____　住院号：_____

住院日期：____年___月___日　出院日期：____年___月___日　标准住院日：8~15 天

日期	住院第 1 天	住院第 1 天（术前）手术日	住院第 1 天（术后）手术日
健康宣教	□ 入院宣教 　介绍主管医生、护士 　介绍环境、设施 　介绍住院注意事项	□ 术前宣教 　疾病知识、术前准备及手术过程 　告知准备物品 　告知术后饮食、活动及探视注意事项 　告知术后可能出现的情况及应对方式 　主管护士与患者沟通，了解并指导心理应对 　告知家属等候区位置	□ 术后当日宣教 　告知监护设备、管路功能及注意事项 　告知饮食、体位要求 　告知疼痛注意事项 　告知术后可能出现情况及应对方式 　告知用药情况 　给予患者及家属心理支持 　再次明确探视陪伴须知
护理处置	□ 核对患者，佩戴腕带 □ 建立入院护理病历 □ 卫生处置：剪指（趾）甲，更换病号服	□ 协助医生完成术前检查化验 □ 术前准备 　配血、抗菌药物皮试 　备皮、药物灌肠 　禁食、禁水 □ 送手术 　摘掉患者各种活动物品 　核对患者资料及带药 　填写手术交接单，签字确认	□ 接手术 　核对患者及资料，签字确认
基础护理	□ 一级护理 □ 患者安全管理	□ 一级护理 □ 患者安全管理	□ 一级护理 　卧位护理：协助翻身、床上移动、预防压疮，疼痛护理、管道护理及指导、排泄护理 □ 患者安全管理
专科护理	□ 护理查体 □ 瞳孔、意识监测 □ 需要时，填写跌倒及压疮防范表 □ 静脉抽血、配血（必要时） □ 建立静脉通道，补液、扩容 □ 需要时请家属陪伴	□ 协助医生完成术前检查化验 □ 指导术前更衣、取下义齿等饰物 □ 告知患者及家属术前流程及注意事项 □ 进行备皮、配血、停留胃管、尿管等术前准备 □ 术前手术物品准备 □ 安排陪送患者入手术室 □ 心理支持	□ 病情观察，写护理记录 　q1h 评估生命体征、瞳孔、意识、体征、肢体活动、皮肤情况、伤口敷料、各种引流管情况、出入量、 □ 静脉抽血（遵医嘱） □ 遵医嘱予止血、抑酸等治疗
重点医嘱	□ 详见医嘱执行单	□ 详见医嘱执行单	□ 详见医嘱执行单
病情变异记录	□ 无　□ 有，原因： 1. 2.	□ 无　□ 有，原因： 1. 2.	□ 无　□ 有，原因： 1. 2.
护士签名			

日期	住院第 2~3 天 （术后第 1~2 天）	住院第 4~6 天 （术后第 3~5 天）	住院第 7 天 （术后第 6 天）	住院第 8~15 天 （出院日）
健康宣教	□ 术后宣教 药物作用及频率 饮食、活动指导 复查患者对术前宣教内容的掌握程度 疾病恢复期注意事项 拔尿管后注意事项 下床活动注意事项	□ 术后宣教 药物作用及频率 饮食、活动指导 疾病恢复期注意事项	□ 术后宣教 药物作用及频率 饮食、活动指导 疾病恢复期注意事项	□ 出院宣教 复查时间 服药方法 活动休息 指导饮食 指导办理出院手续
护理处置	□ 遵医嘱完成相关检查 □ 夹闭尿管，锻炼膀胱功能	□ 遵医嘱完成相关检查	□ 遵医嘱完成相关检查	□ 办理出院手续 □ 书写出院小结
基础护理	□ 一级或二级护理 卧位护理：协助翻身、床上移动、预防压疮，疼痛护理、管道护理及指导、排泄护理 □ 患者安全管理	□ 二级护理 □ 体位与活动：取半坐或斜坡卧位，指导床上或床边活动 □ 饮食：拔除胃管后指导流质或半流饮食 □ 患者安全管理	□ 二级护理 □ 体位与活动：自主体位，指导下床活动 □ 饮食：指导半流饮食 □ 患者安全管理	□ 二级护理 □ 患者安全管理
专科护理	□ 病情观察，写护理记录 □ 记录 24 小时出入量 □ 饮食：禁食、禁水 □ 营养支持护理（遵医嘱） □ 用药指导 □ 心理支持（患者及家属）	□ 密切观察患者情况，包括观察腹部体征、胃肠功能恢复情况、伤口敷料等 □ 疼痛护理 □ 遵医嘱拔除胃管、尿管等 □ 记录腹腔引流量，遵医嘱拔除深静脉置管、引流管 □ 营养支持护理 □ 用药指导 □ 心理支持（患者及家属）	□ 观察患者病情变化，包括生命体征、伤口敷料、腹部体征 □ 协助或指导生活护理 □ 静脉抽血 □ 营养支持护理 □ 心理支持	□ 复诊时间 □ 作息、饮食、活动 □ 服药指导 □ 日常保健 □ 清洁卫生 □ 疾病知识及后续治疗
重点医嘱	□ 详见医嘱执行单	□ 详见医嘱执行单	□ 详见医嘱执行单	□ 详见医嘱执行单
病情变异记录	□ 无 □ 有，原因： 1. 2.	□ 无 □ 有，原因： 1. 2.	□ 无 □ 有，原因： 1. 2.	□ 无 □ 有，原因： 1. 2.
护士签名				

（三）患者表单

脾破裂临床路径患者表单

适用对象：**第一诊断为脾破裂**（ICD-10：D73.5/S36.0）

行脾破裂修补、部分脾切除及脾切除术（ICD-9-CM-3：41.43/41.5/41.95）

患者姓名：_____ 性别：_____ 年龄：_____ 门诊号：_____ 住院号：_____

住院日期：____年__月__日 出院日期：____年__月__日 标准住院日：8~15 天

日期	住院第 1 天	住院第 1 天（术前）手术日	住院第 1 天（术后）手术日
监测	□ 配合测量体温、脉搏、呼吸、血压、血氧饱和度、体重	□ 配合测量生命体征	□ 配合测量生命体征
医患配合	□ 护士行入院护理评估（简单询问病史） □ 接受入院宣教（环境介绍、病室规定、订餐制度、贵重物品保管等） □ 配合询问病史、收集资料，请务必详细告知既往史、用药史、过敏史 □ 配合进行体格检查 □ 有任何不适告知医生	□ 配合完善术前相关化验、检查术前宣教 □ 了解疾病知识、临床表现、治疗方法 □ 术前用物准备 □ 手术室接患者，配合核对 □ 医生与患者及家属介绍病情及手术谈话 □ 手术时家属在等候区等候 □ 探视及陪伴制度	□ 术后体位：麻醉未醒时平卧，清醒后，4~6 小时无不适反应可垫枕或根据医嘱予监护设备、吸氧 □ 配合护士定时监测生命体征、瞳孔、肢体活动、伤口敷料等 □ 不要随意动引流管 □ 疼痛的注意事项及处理 □ 告知医护不适及异常感受配合评估手术效果
重点诊疗及检查	□ 一级护理 □ 配合行各术前检查	□ 备皮 □ 配血 □ 药物灌肠 □ 术前签字	□ 一级护理 □ 予监护设备、吸氧 □ 注意留置管路安全与通畅 □ 用药：补液药物、止血、抑酸等药物的应用 □ 护士协助记录出入量
饮食及活动	□ 禁饮食 □ 限制活动	□ 术前 12 小时禁食、禁水 □ 限制活动	□ 禁饮食 □ 平卧，去枕 6 小时

日期	住院第 2~3 天 （术后第 1~2 天）	住院第 4~6 天 （术后第 3~5 天）	住院第 7 天 （术后第 6 天）	住院第 8~15 天 （出院日）
监测	□ 定时监测生命体征	□ 定时监测生命体征	□ 定时监测生命体征	□ 定时监测生命体征
医患配合	□ 医生巡视，了解病情 □ 配合必要的检查 □ 护士行晨晚间护理 □ 护士协助排泄等生活护理 □ 配合监测出入量 □ 膀胱功能锻炼，成功后可将尿管拔除 □ 注意探视及陪伴时间	□ 医生巡视，了解病情 □ 配合必要的检查 □ 护士行晨晚间护理 □ 护士协助进食、进水、排泄等生活护理 □ 配合监测出入量	□ 医生巡视，了解病情 □ 配合必要的检查 □ 护士行晨晚间护理 □ 护士协助进食、进水、排泄等生活护理 □ 配合监测出入量	□ 护士行晨晚间护理 □ 医生拆线 □ 伤口注意事项出院宣教 □ 接受出院前康复宣教 □ 学习出院注意事项 □ 了解复查程序办理出院手续，取出院带药
重点诊疗及检查	重点诊疗： □ 一级或二级护理 □ 医生定时予伤口换药 重要检查： □ 定期抽血化验	重点诊疗： □ 二级护理 □ 医生定时予伤口换药 重要检查： □ 定期抽血化验	重点诊疗： □ 二级护理 □ 医生定时予伤口换药 重要检查： □ 定期抽血化验 □ 复查腹部超声、CT（必要时）	重点诊疗： □ 二级护理 重要检查： □ 定期抽血化验
饮食及活动	□ 禁饮食 □ 体位：协助改变体位、协助取斜坡卧位	□ 根据病情逐渐由流食过渡至半流质饮食，营养均衡 □ 取半坐或斜坡卧位，指导床上或床边活动 □ 视体力情况逐渐下床活动，循序渐进，注意安全	□ 半流质饮食，注意营养均衡， □ 视体力情况下床活动，循序渐进，注意安全	□ 半流质饮食过渡至普通饮食，注意营养均衡 □ 视体力适量下床活动，注意安全

附：原表单（2012 年版）

脾破裂临床路径表单

适用对象：第一诊断为脾破裂（ICD-10：D73.5/S36.0）

行脾破裂修补、部分脾切除及脾切除术（ICD-9-CM-3：41.43/41.5/41.95）

患者姓名：_____ 性别：_____ 年龄：_____ 门诊号：_____ 住院号：_____

住院日期：____年__月__日 出院日期：____年__月__日 标准住院日：8~15 天

日期	住院第 1 天	
主要诊疗工作	□ 询问病史及体格检查 □ 开化验单及 B 超检查（或 CT 扫描） □ 诊断性腹腔穿刺或腹腔灌洗 □ 配血及输血 □ 补液及抗休克治疗 □ 完成必要的相关科室会诊 □ 上级医师查房并判断是否需要急诊手术，并作术前评估 □ 申请急诊手术并开手术医嘱 □ 完成住院病历、首次病程记录、上级医师意见及术前小结 □ 完成术前总结、手术方式、手术关键步骤、术中注意事项等 □ 向患者及家属交代病情及手术安排，围术期注意事项 □ 签署手术知情同意书、自费用品协议书、输血同意书、麻醉同意书或签授权委托书	
重点医嘱	**长期医嘱：** □ 脾脏损伤护理常规 □ 一级护理 □ 禁食 □ 其他医嘱 **临时医嘱：** □ 血常规、血型、尿常规 □ 肝肾功能、电解质、凝血功能、感染性疾病筛查 □ 配血及输血 □ 胸片和心电图（视情况） □ 腹部 B 超（或腹部 CT） □ 深静脉置管 □ 腹腔穿刺或腹腔灌洗	□ 扩容、补液 □ 心电、血压、血氧饱和度监测 □ 术前医嘱： □ 拟急诊气管内全麻下行剖腹探查、脾切除术 □ 备皮 □ 术前禁食、禁水 □ 麻醉前用药 □ 术前留置胃管和尿管 □ 术中特殊用药 □ 带影像学资料入手术室
主要护理工作	□ 入院介绍 □ 入院评估 □ 治疗护理 □ 静脉抽血、配血（必要时） □ 建立静脉通道，补液、扩容 □ 密切观察患者情况	□ 健康教育 □ 活动指导：限制 □ 饮食指导：禁食 □ 疾病知识指导 □ 用药指导 □ 患者相关检查配合的指导
病情变异记录	□ 无 □ 有，原因： 1. 2.	
护士签名		
医师签名		

日期	住院第1天（手术日）		住院第2~3天 （术后第1~2天）
	术前与术中	术后	
主要诊疗工作	□ 陪送患者入手术室 □ 麻醉准备，监测生命体征 □ 施行手术 □ 保持各引流管通畅	□ 麻醉医师完成麻醉记录 □ 完成术后首次病程记录 □ 完成手术记录 □ 向患者及家属说明手术情况 □ 监测生命体征 □ 保持腹腔引流管通畅引流 □ 术后切除脾脏标本送病理学检查	□ 上级医师查房 □ 观察病情变化 □ 观察引流量和性状，视引流情况拔除引流管及尿管 □ 观察手术伤口 □ 分析实验室检验结果 □ 维持水电解质平衡 □ 住院医师完成常规病程记录
重点医嘱	**长期医嘱：** □ 脾脏损伤护理常规 □ 一级护理 □ 禁食 **临时医嘱：** □ 术前0.5小时开始滴抗菌药物 □ 术中冷冻检查	**长期医嘱：** □ 按剖腹探查、脾切除术后常规护理 □ 一级护理 □ 禁食 □ 心电监护 □ 常规雾化吸入，bid □ 胃管接负压瓶吸引并记量（根据手术情况决定） □ 尿管接尿袋 □ 腹腔引流管接负压吸引并记量 □ 记录24小时出入总量 □ 化痰药、制酸剂（必要时） □ 抗菌药物 **临时医嘱：** □ 吸氧 □ 急查血常规和血生化 □ 补液治疗 □ 使用止血药 □ 使用血管活性药物（必要时）	**长期医嘱：** □ 医嘱同左 **临时医嘱：** □ 葡萄糖液和盐水液体支持治疗 □ 肠外营养支持（根据患者和手术情况决定） □ 伤口换药 □ 停心电监护 □ 复查血常规和血生化等检查 □ 无感染证据时停用抗菌药物
主要护理工作	□ 术前健康教育 □ 术前禁食、禁水 □ 指导术前更衣、取下义齿、饰物等 □ 告知患者及家属术前流程及注意事项 □ 进行备皮、配血、停留胃管、尿管等术前准备 □ 术前手术物品准备 □ 安排陪送患者入手术室 □ 心理支持	□ 术后活动：平卧，去枕6小时，协助改变体位及足部活动 □ 吸氧（必要时） □ 禁食、禁水 □ 密切观察患者病情 □ 疼痛护理、皮肤护理 □ 管道护理及指导 □ 生活护理（一级护理） □ 记录24小时出入量 □ 营养支持护理 □ 用药指导 □ 静脉抽血（遵医嘱） □ 心理支持	□ 体位：协助改变体位、协助取斜坡卧位 □ 密切观察患者情况 □ 疼痛护理 □ 管道护理 □ 生活护理（一级护理） □ 皮肤护理 □ 记录24小时出入量 □ 饮食：禁食、禁水 □ 营养支持护理（遵医嘱） □ 用药指导 □ 心理支持（患者及家属） □ 康复指导（运动指导）
病情变异记录	□ 无　□ 有，原因： 1. 2.		□ 无　□ 有，原因： 1. 2.
护士签名			
医师签名			

日期	住院第 4~6 天（术后第 3~5 天）	住院第 7 天（术后第 6 天）	住院第 8~15 天（出院日）
主要诊疗工作	□ 上级医师查房 □ 观察病情变化 □ 引流量减少后拔除引流管 □ 拔除深静脉置管 □ 住院医师完成常规病程记录 □ 伤口换药 □ 拔除胃管（视情况） □ 拔除尿管（视情况）	□ 上级医师查房 □ 观察有无手术并发症和切口愈合不良情况 □ 观察腹部情况 □ 住院医师完成常规病程记录	□ 上级医师查房 □ 伤口拆线 □ 明确是否符合出院标准 □ 完成出院记录、病案首页、出院证明书等 □ 通知出入院处 □ 通知患者及家属 □ 向患者告知出院后注意事项，如康复计划、返院复诊、后续治疗及相关并发症的处理等 □ 出院小结、诊断证明书及出院须知交予患者
重点医嘱	长期医嘱： □ 二级护理 □ 流质或半流饮食 临时医嘱： □ 减少营养支持或液体支持 □ 伤口换药 □ 拔胃管、尿管和引流管	长期医嘱： □ 半流质饮食 临时医嘱： □ 换药 □ 血常规、血液生化、肝功能组合（出院前） □ 必要时行腹部 B 超	临时医嘱： □ 伤口拆线 出院医嘱： □ 出院后相关用药
主要护理工作	□ 体位与活动：取半坐或斜坡卧位，指导床上或床边活动 □ 饮食：拔除胃管后指导流质或半流饮食 □ 密切观察患者情况，包括观察腹部体征、胃肠功能恢复情况、伤口敷料等 □ 疼痛护理 □ 遵医嘱拔除胃管、尿管等 □ 记录腹腔引流量，遵医嘱拔除深静脉置管、引流管 □ 生活护理（一级或二级护理） □ 皮肤护理 □ 营养支持护理 □ 用药指导 □ 心理支持（患者及家属） □ 康复指导	□ 体位与活动：自主体位，指导下床活动 □ 饮食：指导半流饮食 □ 观察患者病情变化，包括生命体征、伤口敷料、腹部体征 □ 协助或指导生活护理 □ 静脉抽血 □ 营养支持护理 □ 康复指导 □ 心理支持	□ 出院指导 □ 办理出院手续 □ 复诊时间 □ 作息、饮食、活动 □ 服药指导 □ 日常保健 □ 清洁卫生 □ 疾病知识及后续治疗
病情变异记录	□ 无　□ 有，原因： 1. 2.	□ 无　□ 有，原因： 1. 2.	□ 无　□ 有，原因： 1. 2.
护士签名			
医师签名			

第十章　急性阑尾炎临床路径释义

一、急性阑尾炎编码

1. 原疾病及手术编码：急性阑尾炎（单纯性、化脓性、坏疽性及穿孔性）（ICD-10：K35.902/K35.101/K35.003）

　　　　　　　　　　阑尾切除术（ICD9CM-3：47.09）

2. 修改编码

疾病名称及编码：急性阑尾炎伴弥漫性腹膜炎（ICD-10：K35.0）

　　　　　　　　急性阑尾炎（ICD-10：K35.9）

手术操作名称及编码：阑尾切除术（ICD-9-CM-3：47.09）

二、临床路径检索方法

K35.902 或 K35.101 或 K35.003 伴 47.09

三、急性单纯性阑尾炎临床路径标准住院流程

（一）适用对象

第一诊断为急性阑尾炎（单纯性、化脓性、坏疽性及穿孔性）（ICD-10：K35.902/K35.101/K35.003）

行阑尾切除术。

> **释义**
>
> ■ 本临床路径适用对象是第一诊断为急性单纯性阑尾炎、急性化脓性阑尾炎或坏疽性及穿孔性阑尾炎患者，阑尾周围脓肿患者需进入其他相应路径。
>
> ■ 急性单纯性阑尾炎发病时间较长，超过72小时者，手术操作难度增加，术后并发症多。如病情稳定，宜应用抗生素治疗，也需要进入其他相应路径。

（二）诊断依据

根据《临床诊疗指南-外科学分册》（中华医学会编著，人民卫生出版社）。

1. **病史**：转移性右下腹痛（女性包括月经史、婚育史）。

2. **体格检查**：体温、脉搏、心肺查体、腹部查体、直肠指诊、腰大肌试验、结肠充气试验、闭孔内肌试验。

3. **实验室检查**：血常规、尿常规，如可疑胰腺炎，查血、尿淀粉酶。

4. **辅助检查**：腹部立位 X 光片除外上消化道穿孔、肠梗阻等；有右下腹包块者行腹部超声检查，明确有无阑尾周围炎或脓肿形成。

5. 鉴别诊断：右侧输尿管结石、妇科疾病等。

> **释义**
>
> ■ 病史、临床症状和查体是诊断阑尾炎的主要依据。早期阑尾腔内梗阻引起的腹痛较轻，位于上腹部或脐部。炎症累及腹壁腹膜，腹痛变为持续性并转移至右下腹。70%～80% 的患者有典型的转移性右下腹痛病史。腹痛也有直接起于右下腹并持续位于右下腹。
>
> ■ 急性阑尾炎全身反应不重，常有低热（37.5～38℃），但当阑尾化脓、坏疽并有腹腔感染时可出现寒战、高热。急性阑尾炎最重要的体征是右下腹麦氏点或其附近压痛、反跳痛。当阑尾处于深部，黏附于腰大肌、闭孔肌时，可出现腰大肌、闭孔内肌试验阳性。
>
> ■ 急性阑尾炎患者血液检查常有白细胞增多，但年老体弱及免疫抑制的患者白细胞不一定增多。急性阑尾炎患者尿液检查无特殊，可以与泌尿系结石相鉴别。
>
> ■ 上消化道穿孔起病突然，腹痛位于中上腹及右上腹，穿孔漏出的胃肠液沿右结肠旁沟流至右下腹时可出现类似阑尾炎的转移性右下腹痛和局部压痛、反跳痛。立位腹平片发现膈下游离气体可以鉴别。阑尾充血水肿渗出在超声显示中呈低回声管状结构，诊断阑尾炎准确率较高，同时有助于判断有无阑尾周围脓肿形成。

（三）治疗方案的选择

根据《临床诊疗指南-外科学分册》（中华医学会编著，人民卫生出版社）。

1. 诊断明确者，建议手术治疗。

2. 对于手术风险较大者（高龄、妊娠期、合并较严重内科疾病等），需向患者或家属详细交待病情；如不同意手术，应充分告知风险，予加强抗炎保守治疗。

3. 对于有明确手术禁忌证者，予抗炎保守治疗。

> **释义**
>
> ■ 急性阑尾炎诊断明确，发病72小时以内者建议手术治疗。对于临床高度怀疑阑尾炎者也可以手术探查。
>
> ■ 对于采取保守治疗的患者应充分告知风险，阑尾炎加重、坏疽、穿孔、形成阑尾周围脓肿的可能，延误手术时机、增加手术难度甚至无法切除阑尾。对于选择保守治疗的患者需严密观察病情变化，必要时手术治疗。
>
> ■ 有明确手术禁忌者需进入其他路径。

（四）标准住院日为7～10天

> **释义**
>
> ■ 进入本路径的急性阑尾炎患者入院后安排急诊手术治疗，术后主要观察患者体温及腹部体征，根据患者胃肠道恢复情况进食。总住院时间不超过10天符合本路径要求。

（五）进入路径标准

1. 第一诊断符合 ICD-10：K35.902/K35.101/K35.003 急性阑尾炎（单纯性、化脓性、坏疽性及穿孔性）疾病编码。

2. 有手术适应证，无手术禁忌证。

3. 当患者合并其他疾病，但住院期间不需要特殊处理也不影响第一诊断的临床路径流程实施时，可以进入路径。

释义

■ 进入本路径的患者为第一诊断为急性阑尾炎，发病72小时以内，同意手术治疗。

■ 入院后常规检查发现以往没有发现的疾病或既往有基础疾病（如高血压、冠状动脉粥样硬化性心脏病、糖尿病、肝肾功能不全等），经系统评估后对手术治疗无特殊影响，仅需要药物维持治疗者，可进入路径。但可能会增加医疗费用，延长住院时间。

（六）术前准备（术前评估）1 天

1. 必需的检查项目

（1）血常规、尿常规+镜检；

（2）电解质、血糖、凝血功能、肝功能、肾功能、感染性疾病筛查（乙肝、丙肝、艾滋病、梅毒等）；

（3）心电图。

2. 根据患者病情可选择检查项目：血淀粉酶、尿淀粉酶、胸透或胸部 X 光片、腹部立位 X 光片、腹部超声检查、妇科检查等。

释义

■ 其他根据病情需要而定如血尿淀粉酶、胸透或胸部 X 线片、腹部立位 X 线片、腹部超声检查、妇科检查等。

■ 血常规、尿常规是基本的常规检查，每个进入路径的患者均需完成。可以初步了解炎症的严重程度以及与其他疾病，如泌尿系结石相鉴别。肝肾功能、凝血功能、血电解质、血糖、心电图、X 线胸片主要是评估有无基础疾病，可能会影响到手术风险、住院时间、费用以及治疗预后；感染性疾病筛查主要是用于手术前准备。

■ 血尿淀粉酶检查是为了与急性胰腺炎引起的腹痛相鉴别。怀疑有消化道穿孔或肠梗阻患者选择立位腹平片检查。腹部超声检查对明确阑尾炎诊断有很大帮助，同时可以判断有无阑尾周围脓肿形成。女性患者易与妇科疾病导致的腹痛混淆，必要时行妇科检查，请妇科会诊。

（七）选择用药

1. 抗菌药物：按照《抗菌药物临床应用指导原则》（卫医发〔2004〕285 号）执行。建议使用第二代头孢菌素或头孢噻肟，可加用甲硝唑；明确感染患者，可根据药物敏感试验结果调整抗菌药物。

（1）推荐头孢呋辛钠肌内或静脉注射。①成人：0.75~1.5克/次，一日3次。②儿童：平均一日剂量为60mg/kg，严重感染可用到100 mg/kg，分3~4次给予。③肾功能不全患者按照肌酐清除率制订给药方案：肌酐清除率>20ml/min 者，每日3次，每次0.75~1.5g；肌酐清除率10~20ml/min 患者，每次0.75g，一日2次；肌酐清除率<10ml/min 患者，每次0.75g，一日1次。④对本药或其他头孢菌素类药过敏者，对青霉素类药有过敏性休克史者禁用；肝肾功能不全者、有胃肠道疾病史者慎用。⑤使用本药前需进行皮肤过敏试验。

（2）可加用甲硝唑静脉滴注：0.5克/次，一日3次。

> **释义**
>
> ■ 急性单纯性阑尾炎预防性抗生素一般选用第二代头孢菌素+甲硝唑。对于感染较重者可选用第三代头孢菌素+甲硝唑；对青霉素过敏者不宜使用头孢菌素时可用氨曲南替代。
> ■ 预防性抗生素给药时机极为关键，应在术前0.5~2小时给药，以保证在发生细菌污染之前血清及组织中的药物达到有效浓度。

（八）手术日为住院当天

1. 麻醉方式：连续硬膜外麻醉或联合麻醉。
2. 手术方式：顺行或逆行切除阑尾。
3. 病理：术后标本送病理检查。
4. 实验室检查：术中局部渗出物宜送细菌培养及药敏试验检查。

> **释义**
>
> ■ 术前诊断不明确者可能需全麻下行剖腹探查术应进入其他路径。
> ■ 对阑尾周围粘连重或盲肠后位阑尾炎以及阑尾系膜过短游离阑尾有困难者，均可采用逆行阑尾切除术。
> ■ 根据术中情况，如局部炎症反应重渗出物较多可蘸取渗出物送细菌培养，如术后发生腹腔感染可根据培养结果选用抗生素。

（九）术后住院恢复≤9天

1. 术后回病房平卧6小时，继续补液抗炎治疗。
2. 术后6小时可下床活动，肠功能恢复后即可进流食。
3. 术后用药：应用广谱抗菌药物和抗厌氧菌药物，预防用药时间亦为24小时，必要时延长至48小时；污染手术可依据患者情况酌量延长。如手术后继发切口感染、腹腔内感染或门脉系统感染等并发症，可根据具体情况使用抗菌药物。
4. 术后2~3天切口换药，如发现切口感染，及时进行局部处理。
5. 术后复查血常规。

> **释义**
>
> ■ 腰硬联合麻醉患者需去枕平卧6小时，恢复进食前静脉补液，术后24~48小时使用抗生素。短期禁食者无需静脉营养支持。
>
> ■ 患者排气后可以进水，如无不适可以进流食，逐渐过渡到半流食。
>
> ■ 术后换药主要观察切口有无红肿渗出，如有切口红肿时可使用75%酒精湿敷，如已有局部感染及时敞开切口，取除线结，充分引流。

（十）出院标准

1. 患者一般情况良好，恢复正常饮食。
2. 体温正常，腹部无阳性体征，相关实验室检查结果基本正常。
3. 切口愈合良好（可在门诊拆线）。

> **释义**
>
> ■ 出院标准以患者症状、体征及临床化验为评判标准。发热、腹痛缓解，自主进半流或普食无不适，腹部无明显压痛，血常规基本恢复正常。
>
> ■ 切口愈合良好的患者无需住院等待拆线，术后6~7天门诊拆线。

（十一）变异及原因分析

1. 对于阑尾周围脓肿形成者，先予抗炎治疗，如病情不能控制，行脓肿引流手术，或行超声引导下脓肿穿刺置管引流术，必要时行Ⅱ期阑尾切除术，术前准备同前。

2. 手术后继发切口感染、腹腔内感染或门脉系统感染等并发症，导致围术期住院时间延长与费用增加。

3. 住院后出现其他内、外科疾病需进一步明确诊断，导致住院时间延长与费用增加。

> **释义**
>
> ■ 医师认可的变异原因主要指患者入选路径后，医师在检查及治疗过程中发现患者合并存在一些事前未预知的对本路径治疗可能产生影响的情况，需要中止执行路径或者是延长治疗时间、增加治疗费用。医师需在表单中明确说明。
>
> ■ 变异是指入选临床路径的患者未能按路径流程完成医疗行为或未达到预期的医疗质量控制目标，包括以下情况：①按路径流程完成治疗，但超出了路径规定的时限或限定的费用，如术后腹腔感染、切口感染、术后粘连性肠梗阻，导致术后住院时间延长。住院后发现的其他疾病，需本次住院期间诊断和治疗，导致住院时间延长与费用增加。②不能按路径流程完成治疗，患者需要中途退出路径。检查发现阑尾周围脓肿形成则建议先行抗感染治疗，病情不能控制者行脓肿引流术或穿刺引流术，转入相应路径。围术期出现严重并发症，需二次手术或需接受重症监护治疗。
>
> ■ 因患者方面的主观原因导致执行路径出现变异，也需要医师在表单中予以说明。

（十二）参考费用标准

2000~4000 元。

四、急性阑尾炎临床路径给药方案

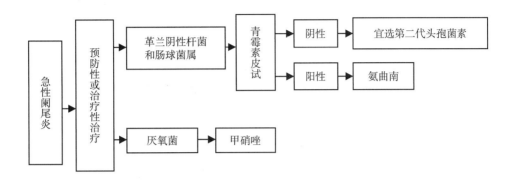

【用药选择】

1. 为防止术后手术部位感染的预防或治疗性用药，应针对革兰阴性杆菌、肠球菌属和厌氧菌选用药物。

2. 第二代头孢菌素常用的注射剂有头孢呋辛、头孢替安等。对于感染较重者可选用第三代头孢菌素+甲硝唑；对青霉素过敏者不宜使用头孢菌素时可用氨曲南替代。

【药学提示】

1. 预防性抗生素给药时机极为关键，应在术前 0.5~2 小时给药，以保证在发生细菌污染之前血清及组织中的药物达到有效浓度。

2. 如手术时间超过 4 小时，加用 1 次。

3. 预防性抗生素应短程应用，术后再用一次或者用到 24 小时，特殊情况下可以延长到 48 小时。

【注意事项】

1. 用药前必须详细询问患者先前有否对头孢菌素类、青霉素类或其他药物的过敏史。

2. 术中留取相关标本送培养，获病原菌后进行药敏试验，作为调整用药的依据。

五、推荐表单

（一）医师表单

急性阑尾炎临床路径医师表单

适用对象：**第一诊断为**急性阑尾炎（单纯性、化脓性、坏疽性及穿孔性）（ICD-10：K35.902/K35.101/K35.003）

　　　　　行急诊阑尾切除术（ICD9CM-3：47.09）

患者姓名：_____ 性别：_____ 年龄：_____ 门诊号：_____ 住院号：_____

住院日期：____年___月___日　出院日期：____年___月___日　标准住院日：7~10天或<7天

时间	住院第 1 天（急诊手术）	住院第 2 天（术后第 1 天）	住院第 3 天（术后第 2 天）
主要诊疗工作	□ 询问病史，体格检查 □ 书写病历 □ 上级医师、术者查房 □ 制订治疗方案 □ 完善相关检查和术前准备 □ 交代病情、签署手术知情同意书 □ 通知手术室，急诊手术	□ 上级医师查房 □ 汇总辅助检查结果 □ 完成术后第 1 天病程记录 □ 观察肠功能恢复情况	□ 观察切口情况 □ 切口换药 □ 完成术后第 2 天病程记录
重点医嘱	长期医嘱： □ 一级护理 临时医嘱： □ 术前禁食、禁水 □ 急查血、尿常规（如门诊未查） □ 急查凝血功能 □ 肝肾功能 □ 感染性疾病筛查 □ 心电图 □ 胸透或者胸部 X 线片、腹部立位 X 线片	长期医嘱： □ 二级护理 □ 术后半流食	长期医嘱： □ 二级护理 □ 术后半流食 临时医嘱： □ 根据患者情况决定检查项目
病情变异记录	□ 无　□ 有，原因： 1. 2.	□ 无　□ 有，原因： 1. 2.	□ 无　□ 有，原因： 1. 2.
医师签名			

时间	住院第 4 天（术后第 3 天）	住院第 5 天（术后第 4 天）	住院第 6~10 天 （术后第 5~9 天）
主要诊疗工作	□ 上级医师查房 □ 复查血常规及相关生化指标 □ 完成术后第 3 天病程记录 □ 观察患者切口有无血肿、渗血 □ 进食情况及一般生命体征	□ 观察切口情况，有无感染 □ 检查及分析化验结果	□ 检查切口愈合情况与换药 □ 切口一期愈合，7 天可拆线出院；继发切口感染的，可开放切口，局部换药并延长住院时间 □ 确定患者出院时间 □ 向患者交代出院注意事项、复查日期和拆线日期 □ 开具出院诊断书 □ 完成出院记录 □ 通知出院处
重点医嘱	长期医嘱： □ 二级护理 □ 半流食 临时医嘱： □ 复查血常规及相关指标	长期医嘱： □ 三级护理 □ 普食	临时医嘱： □ 通知出院
病情变异记录	□ 无　□ 有，原因： 1. 2.	□ 无　□ 有，原因： 1. 2.	□ 无　□ 有，原因： 1. 2.
医师签名			

（二）护士表单

急性阑尾炎临床路径护士表单

适用对象：**第一诊断为急性阑尾炎（单纯性、化脓性、坏疽性及穿孔性）**（ICD-10：K35.902/K35.101/K35.003）

行急诊阑尾切除术（ICD9CM-3：47.09）

患者姓名：_____ 性别：_____ 年龄：_____ 门诊号：_____ 住院号：_____

住院日期：____年___月___日 出院日期：____年___月___日 标准住院日：7~10 天或<7

时间	住院第 1 天（手术日）	住院第 2 天（术后第 1 天）	住院第 6~10 天（出院日）
健康宣教	□ 介绍环境、主管医师、护士 □ 介绍医院相关制度及注意事项 □ 介绍术前准备（备皮、配血）及手术过程 □ 术前用药的药理作用及注意事项 □ 告知术前洗浴、物品的准备 □ 告知签字及术前访视 □ 告知术后可能出现情况的应对方式 □ 告知监护设备、管路功能及注意事项 □ 告知术后饮食、体位要求 □ 告知疼痛注意事项 □ 告知术后探视及陪伴制度	□ 饮食指导 □ 下床活动注意事项 □ 评价以前宣教效果 □ 相关检查及化验的目的及注意事项 □ 术后用药指导	□ 指导办理出院手续 □ 定时复查、随诊情况 □ 出院带药服用方法 □ 活动休息 □ 指导饮食
护理处置	□ 核对患者，佩戴腕带条 □ 建立入院护理病历 □ 卫生处置：剪指（趾）甲、沐浴，更换病号服 □ 防跌倒、坠床宣教 □ 协助完成相关检查，做好解释说明 □ 观察病情，协助完成治疗和用药 **送手术** □ 核对患者并脱去衣物，保护患者 □ 核对患者资料及带药 □ 填写手术交接单 **接手术** □ 核对患者及资料，填写手术交接单 **术后** □ 核对患者及资料，填写手术交接单 □ 遵医嘱完成治疗、用药	□ 遵医嘱完成治疗、用药 □ 根据病情测量生命体征 □ 协助并指导患者床旁活动	□ 办理出院手续 □ 书写出院小结
基础护理	□ 一级护理 □ 晨晚间护理 □ 患者安全管理 □ 心理护理	□ 一级护理 □ 晨晚间护理 □ 患者安全管理 □ 协助生活护理 □ 协助饮水、流食	□ 二级护理 □ 晨晚间护理 □ 协助或指导饮食 □ 安全护理措施到位 □ 心理护理
专科护理	□ 护理查体 □ 需要时，填写跌倒及压疮防范表 □ 遵医嘱完成相关检查和治疗 □ 观察肠道准备情况 □ 观察患者生命体征 □ 观察患者伤口敷料	□ 观察患者生命体征 □ 观察患者伤口敷料、肛门排气、排便情况	□ 观察病情变化 □ 观察伤口敷料、肛门排气、排便情况以及排便次数，粪便性状
重点医嘱	□ 详见医嘱执行单	□ 详见医嘱执行单	□ 详见医嘱执行单
病情变异记录	□ 无 □ 有，原因： 1. 2.	□ 无 □ 有，原因： 1. 2.	□ 无 □ 有，原因： 1. 2.
护士签名			

（三）患者表单

急性阑尾炎临床路径患者表单

适用对象：**第一诊断为**急性阑尾炎（单纯性、化脓性、坏疽性及穿孔性）（ICD-10：K35.902/ K35.101/K35.003）

　　　　　　行急诊阑尾切除术（ICD9CM-3：47.09）

患者姓名：_____性别：_____年龄：_____门诊号：_____住院号：_____

住院日期：____年___月___日 出院日期：____年___月___日 标准住院日：7~10天或<7

时间	住院第1日 （急诊手术）	住院第2天 （术后第1天）	住院第6~10天 （出院日）
监测	□ 测量生命体征、体重	□ 测量生命体征（4次/日）	□ 测量生命体征
医患配合	□ 护士行入院护理评估和宣教 □ 接受介绍相关制度、环境 □ 医师询问病史、收集资料并进行体格检查 □ 配合完善术前相关化验、检查，如采血、留尿、心电图、X线胸片、肠镜 □ 医师向患者及家属介绍病情，并进行手术谈话、术前签字 □ 手术时家属在等候区等候 □ 配合检查生命体征、伤口敷料	□ 配合评估手术效果 □ 配合检查生命体征、伤口敷料、肛门排气排便情况；记录出入量	□ 接受出院前指导 □ 知道复查程序 □ 获取出院诊断书
护患配合	□ 配合测量体温、脉搏、呼吸、血压、体重1次 □ 配合完成入院护理评估（简单询问病史、过敏史、用药史） □ 接受入院宣教（环境介绍、病室规定、订餐制度、贵重物品保管、防跌倒坠床等） □ 接受术前宣教、陪伴探视制度 □ 接受会阴部备皮和肠道准备 □ 自行沐浴，加强会阴部清洁 □ 准备好必要用物，吸水管、纸巾等 □ 取下义齿、饰品等，贵重物品交家属保管 □ 送手术室前，协助完成核对，带齐影像资料，脱去衣物，上手术车 □ 返回病房后，协助完成核对，配合移至病床上 □ 配合术后吸氧、监护仪监测、输液、排尿用尿管、记录出入量 □ 配合缓解疼痛 □ 有任何不适请告知护士	□ 配合测量体温、脉搏、呼吸、询问排便情况1次 □ 配合检查生命体征、伤口敷料、肛门排气排便情况；记录出入量 □ 接受输液等治疗 □ 接受进水、进食、排便等生活护理 □ 注意活动安全，避免坠床或跌倒 □ 配合执行探视及陪伴	□ 接受出院宣教 □ 办理出院手续 □ 获取出院带药 □ 知道服药方法、作用、注意事项 □ 知道护理伤口的方法 □ 知道复印病历方法
饮食	□ 连续硬膜外麻醉或腰硬联合麻醉者禁食水6小时后，可进水	□ 遵医嘱半流食	□ 遵医嘱半流或流食
排泄	□ 尿正常 □ 术前灌肠后排便，术后暂无排便	□ 正常尿便	□ 正常尿便 □ 保持排便通畅、防止便秘
活动	□ 连续硬膜外麻醉或腰硬联合麻醉者术后去枕平卧6小时后可下床	□ 可床旁活动	□ 正常适度活动，避免疲劳

附：原表单（2012年版）

急性阑尾炎临床路径表单

适用对象：**第一诊断为**急性阑尾炎（单纯性、化脓性、坏疽性及穿孔性）（ICD-10：K35.902/K35.101/K35.003）

行急诊阑尾切除术（ICD9CM-3：47.09）

患者姓名：_____ 性别：_____ 年龄：_____ 门诊号：_____ 住院号：_____

住院日期：____年__月__日　出院日期：____年__月__日　标准住院日：7~10天或<7天

时间	住院第1天 （急诊手术）	住院第2天 （术后第1天）	住院第3天 （术后第2天）
主要诊疗工作	□ 询问病史，体格检查 □ 书写病历 □ 上级医师、术者查房 □ 制订治疗方案 □ 完善相关检查和术前准备 □ 向患者或家属交代病情、签署手术知情同意书 □ 通知手术室，急诊手术 □ 完成手术记录和术后病程记录 □ 向患者及家属交代病情及术后注意事项	□ 上级医师查房 □ 汇总辅助检查结果 □ 完成术后第1天病程记录 □ 观察肠功能恢复情况，酌情开始进食	□ 观察切口情况 □ 切口换药 □ 完成术后第2天病程记录 □ 抗菌药物：如体温正常，伤口情况良好，无明显红肿时可以停止抗菌药物治疗
重点医嘱	长期医嘱： □ 一级护理 临时医嘱： □ 术前禁食、禁水 □ 手术医嘱 □ 急查血、尿常规（如门诊未查） □ 急查凝血功能 □ 肝功能、肾功能 □ 感染性疾病筛查 □ 心电图 □ 胸透或者胸部X线片、腹部立位X线片（必要时）	长期医嘱： □ 二级护理 □ 术后半流食	长期医嘱： □ 二级护理 □ 术后半流食 临时医嘱： □ 根据患者情况决定检查项目
主要护理工作	□ 入院评估：一般情况、营养状况、心理变化等 □ 术前准备 □ 术前宣教	□ 观察患者病情变化 □ 嘱患者下床活动以利于肠功能恢复	□ 观察患者一般状况、切口情况 □ 患者下床活动，观察患者是否排气 □ 饮食指导
病情变异记录	□ 无　□ 有，原因： 1. 2.	□ 无　□ 有，原因： 1. 2.	□ 无　□ 有，原因： 1. 2.
护士签名			
医师签名			

时间	住院第 4 天 （术后第 3 天）	住院第 5 天 （术后第 4 天）	住院第 6~10 天 （术后第 5~9 天）
主要诊疗工作	□ 上级医师查房 □ 复查血常规及相关生化指标 □ 完成术后第 3 天病程记录 □ 观察患者切口有无血肿、渗血 □ 观察患者进食情况、生命体征	□ 观察切口情况，有无感染 □ 检查及分析化验结果	□ 检查切口愈合情况与换药 □ 切口一期愈合，7 天可拆线出院；继发切口感染的，可开放切口，局部换药并延长住院时间 □ 确定患者出院时间 □ 向患者交代出院注意事项、复查日期和拆线日期 □ 开具出院诊断书 □ 完成出院记录 □ 通知出院处
重点医嘱	长期医嘱： □ 二级护理 □ 半流食 临时医嘱： □ 复查血常规及相关指标	长期医嘱： □ 三级护理 □ 普食	临时医嘱： □ 通知出院
主要护理工作	□ 观察患者一般状况及切口情况 □ 鼓励患者下床活动，促进肠功能恢复	□ 观察患者一般状况及切口情况 □ 鼓励患者下床活动，促进肠功能恢复	□ 协助患者办理出院手续 □ 出院指导
病情变异记录	□ 无 □ 有，原因： 1. 2.	□ 无 □ 有，原因： 1. 2.	□ 无 □ 有，原因： 1. 2.
护士签名			
医师签名			

第十一章　腹股沟疝临床路径释义

一、腹股沟疝编码

腹股沟疝（ICD-10：K40.2，K40.9）

疝手术 ICD-9-CM-3：（ICD-9-CM-3：53.0-53.1）

二、临床路径检索方法

K40.2 或 K40.9 伴 53.0 或 53.1

三、腹股沟疝临床路径标准住院流程

（一）适用对象

第一诊断为腹股沟疝（ICD-10：K40.2，K40.9）

行择期手术治疗（ICD-9-CM-3：53.0-53.1）。

> **释义**
>
> ■ 本临床路径适用于腹股沟区的斜疝、直疝和股疝，难复性疝可以进入此路径。
>
> ■ 如患者发生急性嵌顿或考虑为绞窄性疝应急诊处理，进入其他相应路径。

（二）诊断依据

根据《临床诊疗指南-外科学分册》（中华医学会编著，人民卫生出版社），《成人腹股沟疝、股疝修补手术治疗方案（修订稿）》（中华外科分会疝与腹壁外科学组，2003 年）。

1. 症状：腹股沟区可复性肿块，可伴有局部坠胀感、消化不良和便秘症状。

2. 体征：病人站立时，可见腹股沟区肿块，可回纳或部分不能回纳。

3. 鉴别诊断：阴囊鞘膜积液，交通性鞘膜积液，精索鞘膜积液，睾丸下降不全等。

> **释义**
>
> ■ 最新文献可参考《成人腹股沟疝诊疗指南（2014 年版）》[中华医学会外科学分会疝和腹壁外科学组、中国医师协会外科医师分会疝和腹壁外科医师委员会（联合制订）]。
>
> ■ 为避免发生对非疝患者进行疝的手术，对腹股沟区存在包块时需要鉴别的病患包括：肿大的淋巴结、动（静）脉瘤、软组织肿瘤、脓肿、异位睾丸等；对局部有疼痛不适症状时需要鉴别的病患包括：内收肌肌腱炎、耻骨骨膜炎、髋关节炎、髂耻滑囊炎、辐射性腰痛、子宫内膜异位症等。

■ 鉴别诊断除包括睾丸鞘膜积液、交通性鞘膜积液、精索鞘膜积液、睾丸下降不全外，还包括子宫内膜异位症等。

■ 超声检查对腹股沟疝鉴别诊断有帮助。

（三）治疗方案的选择

根据《临床诊疗指南-外科学分册》（中华医学会编著，人民卫生出版社），《成人腹股沟疝、股疝修补手术治疗方案（修订稿）》（中华外科分会疝与腹壁外科学组，2003 年）。

1. 非手术治疗：1 周岁以内的婴儿可暂不手术，可用棉织束带捆绑法堵压腹股沟管内环；年老体弱或其他原因而禁忌手术者，可使用医用疝带。

释义

■ 最新文献可参考《成人腹股沟疝诊疗指南（2014 年版）》（中华医学会外科学分会疝和腹壁外科学组、中国医师协会外科医师分会疝和腹壁外科医师委员会联合制订）。

■ 非急诊的腹股沟疝属无菌手术，因此，凡手术区域存在感染病灶应视为手术禁忌证。存在引起腹内压增高因素者，如严重腹腔积液、前列腺肥大、便秘和慢性咳嗽等，术前需要相应的处理，待症状稳定或控制后再行手术治疗。

■ 对于非手术治疗不进入此路径。

2. 手术治疗

（1）疝囊高位结扎；

（2）疝修补术；

（3）疝成形术。

释义

■ 疝囊高位结扎仅适用于儿童和青少年。

■ 疝修补术指组织对组织的张力缝合修补，也称之为经典手术，如巴西尼修补。

■ 无张力腹股沟疝修补，如李金斯坦手术、网塞-平片以及腹膜前修补多种术式等。

■ 腹股沟疝修补有多种术式，医师应根据患者的情况及自身所掌握的技能加以选择。采用无张力疝修补，可减轻术后疼痛，缩短恢复时间，降低疝复发率；但对于特殊原因患者不能放置补片者，也可使用经典修补方法。

■ 腹腔镜下的腹股沟疝修补（TEP 和 TAPP 术式）也是行之有效的方法，建议在条件成熟的地区和医院开展。

（四）标准住院日为 5~7 天

（五）进入路径标准

1. 第一诊断必须符合 ICD-10：K40.2，K40.9 腹股沟疝疾病编码。

2. 当患者合并其他疾病，但住院期间不需要特殊处理也不影响第一诊断的临床路径流程实施时，可以进入路径。

（六）术前准备 1~2 天（指工作日）

1. 必需的检查项目

（1）血常规、尿常规；

（2）肝功能、肾功能、血糖、凝血功能、感染性疾病筛查（乙肝、丙肝、梅毒、艾滋病等）；

（3）心电图及正位胸片。

2. 根据患者病情可选择检查项目：立位阴囊和腹股沟 B 超、前列腺彩超等。

> **释义**
>
> ■ 腹股沟疝的患者以老年为多，术前行超声心动图和肺功能检查是必要的。腹股沟区 B 超检查并非必需的，对于诊断困难或复杂的腹股沟疝可行 B 超检查，必要时行腹部 CT 检查。
>
> ■ 对存在引起腹内压增高因素者，如严重腹腔积液、前列腺肥大、便秘和慢性咳嗽等，术前需要相应的处理，以减少术后早期复发等并发症的发生。

（七）预防性抗菌药物选择与使用时机

1. 预防性抗菌药物：按照《抗菌药物临床应用指导原则》（卫医发〔2004〕285 号）执行。建议使用第一代头孢菌素，明确感染患者，可根据药物敏感试验结果调整抗菌药物。推荐使用头孢唑林钠肌内或静脉注射。

（1）成人：0.5~1.5 克/次，一日 2~3 次。

（2）儿童：一日量为 20~30mg/kg 体重，分 3~4 次给药。

（3）对本药或其他头孢菌素类药过敏者，对青霉素类药有过敏性休克史者禁用；肝肾功能不全者、有胃肠道疾病史者慎用。

（4）使用本药前需进行皮肤过敏试验。

2. 预防性用抗菌药物，时间为术前 0.5 小时，手术超过 3 小时加用 1 次抗菌药物；总预防性用药时间一般不超过 24 小时，个别情况可延长至 48 小时。

> **释义**
>
> ■ 该手术为无菌手术。一般不需要常规预防性应用抗生素，但对高危人群（如年高、体弱、免疫功能低下及患有糖尿病等全身基础性疾病）预防性应用抗生素可降低感染概率，在术前 1 小时至 30 分钟间预防性使用抗菌药物 1 次。可使用覆盖革兰阳性菌的抗菌药物，如第二代头孢菌素或青霉素类抗菌药物。术后如无感染并发症不再使用抗菌药物。

（八）手术日为入院第2~3天

1. 麻醉方式：局部浸润麻醉联合监测麻醉（MAC），或硬膜外麻醉。

2. 手术内固定物：人工合成疝修补网片。

3. 术中用药：麻醉常规用药。

4. 输血：通常无需输血。

（九）术后住院恢复2~4天

1. 必须复查的检查项目：血常规。

2. 术后用药：按照《抗菌药物临床应用指导原则》（卫医发〔2004〕285号）执行。

释义

■ 手术中可以用人工合成疝修补网片对腹壁的缺损进行修补。

■ 术后一般无需特殊的实验室检查，手术当日注意患者的生命体征，腹部情况，对特别是肥胖的患者注意伤口下有无血肿和积液，术后可在伤口压沙袋或冰袋。术后早期注意患者排便、排尿情况，避免排尿困难和便秘的发生。术后出现短时间的低热属术后机体反应，可对症处理。

■ 术后镇痛：本路径手术术后预期疼痛强度属于轻中度疼痛，术后应评估患者的疼痛强度，进行管理和监测，合理使用镇痛药物，如非甾体类抗炎药（氟比洛芬酯注射液）曲马朵、阿片类药物等实施多模式镇痛。

■ 无张力疝修补，术后住院恢复时间为2~4天。疝修补术既组织的张力缝合修补（巴西尼修补）术，术后恢复时间适当延长至6~7天。

（十）出院标准

1. 切口对合好，无红肿、渗液、裂开及大面积皮下淤血情况。

2. 没有需要住院处理的手术并发症。

（十一）变异及原因分析

1. 腹股沟嵌顿疝和绞窄疝因病情严重且变化快，可能有疝内容物坏死，需急诊手术治疗，进入其他相应路径。

2. 合并有影响腹股沟疝手术治疗实施的疾病，或发生其他严重疾病，退出本路径。

3. 出现手术并发症，需要进行相关的诊断和治疗，可导致住院时间延长和费用增加。

（十二）参考费用标准

2000~4000元（单侧）。

四、推荐表单

（一）医师表单

腹股沟疝临床路径医师表单

适用对象：**第一诊断为腹股沟疝**（ICD-10：K40.2，K40.9）

　　　　　行择期手术治疗（ICD-9-CM-3：53.0-53.1）

患者姓名：_____ 性别：_____ 年龄：_____ 门诊号：_____ 住院号：_____

住院日期：____年__月__日 出院日期：____年__月__日 标准住院日：5~7 天

时间	住院第 1 天	住院第 2 天	住院第 2~3 天（手术日）
主要诊疗工作	□ 病史询问与体格检查 □ 完成病历 □ 上级医师查房，指导诊断及制订治疗方案 □ 伴随疾病会诊	□ 上级医师查房，观察病情变化，行术前病情评估，根据评估结果确定手术方案 □ 完成术前准备 □ 签署手术知情同意书、自费/贵重用品协议书 □ 向患者及其家属交代围术期注意事项	□ 手术 □ 完成手术记录和术后病程记录 □ 上级医师查房 □ 向患者及家属交代病情及术后注意事项 □ 确定有无术后并发症
重点医嘱	**长期医嘱：** □ 外科疾病护理常规 □ 二级护理 □ 普食 □ 患者既往基础用药 **临时医嘱：** □ 血常规、尿常规、便常规 □ 肝肾功能、电解质、血糖、血型、凝血功能、感染性疾病筛查 □ 心电图及 X 线正位胸片 □ 必要时行肺功能、超声心动图、立位阴囊/腹股沟 B 超或 CT 检查	**长期医嘱：** □ 外科疾病护理常规 □ 二级护理 □ 普食 □ 患者既往基础用药 **临时医嘱：** □ 拟明日在硬膜外或局麻+监测麻醉下行左/右侧腹股沟疝手术 □ 术前禁食、禁水 □ 常规皮肤准备（以剪刀为主，勿用剃刀剔除体毛） □ 其他基本基础用药 □ 记号笔切口做好标记线 □ 其他特殊医嘱	**长期医嘱：** □ 今日在硬膜外或局麻+监测麻醉下行左/右侧腹股沟疝手术 □ 普通外科术后护理常规 □ 一级/二级护理 □ 饮食：根据病情 **临时医嘱：** □ 心电监护、吸氧（必要时） □ 切口处沙袋加压 □ 观察伤口情况 □ 其他特殊医嘱
主要护理工作	□ 介绍病房环境、设施和设备 □ 入院护理评估 □ 护理计划 □ 指导患者到相关科室进行心电图、X 线胸片等检查 □ 静脉采血（当天或此日晨）	□ 宣教、备皮等术前准备 □ 手术前心理护理 □ 手术前物品准备 □ 提醒患者术前禁食、禁水	□ 观察患者病情变化 □ 术后心理与生活护理 □ 指导并监督患者手术后活动 □ 夜间巡视
病情变异记录	□ 无　□ 有，原因： 1. 2.	□ 无　□ 有，原因： 1. 2.	□ 无　□ 有，原因： 1. 2.
医师签名			

时间	住院第 4 天 （术后第 1 天）	住院第 5~7 天 （出院日）
主要诊疗工作	□ 上级医师查房，观察患者情况，进行手术及伤口评估，确定下一步治疗方案 □ 必要时对手术及手术切口进行评估，检查有无手术并发症 □ 完成常规病程、病历书写	进行评估，检查有无手术并发症 □ 完成常规病程、病历书写 □ 上级医师查房，明确是否出院 □ 通知患者及其家属今天出院 □ 完成出院记录、病案首页、出院证明书 □ 向患者及其家属交代出院后注意事项，预约复诊日期及拆线日期 □ 将出院小结及出院证明书交患者或其家属
重点医嘱	长期医嘱： □ 普通外科术后护理常规 □ 一级护理~二级护理 □ 普食（流食/半流食） 临时医嘱： □ 镇痛 □ 伤口换药	出院医嘱： □ 必要时出院带药
主要护理工作	□ 观察患者病情变化 □ 手术后心理与生活护理 □ 指导并监督患者手术后活动 □ 夜间巡视	□ 指导患者术后康复锻炼 □ 帮助患者办理出院手续、交费等事项
病情变异记录	□ 无 □ 有，原因： 1. 2.	□ 无 □ 有，原因： 1. 2.
医师签名		

（二）护士表单

腹股沟疝临床路径护士表单

适用对象：**第一诊断为**腹股沟疝，包括腹股沟斜疝、腹股沟直疝、股疝

　　　　行腹股沟疝修补术

患者姓名：_____ 性别：_____ 年龄：_____ 门诊号：_____ 住院号：_____

住院日期：____年__月__日 出院日期：____年__月__日 标准住院日：5~7 天

时间	住院第 1 天	住院第 2~3 天	住院第 3~4 天（手术日）
健康宣教	□ 介绍主管医师、护士 □ 介绍医院内相关制度 □ 介绍环境、设施 □ 介绍住院注意事项 □ 介绍疾病相关知识	□ 介绍术前准备（备皮、配血）特别是肠道准备方法及手术过程 □ 术前用药的药理作用及注意事项 □ 告知术前沐浴、物品的准备、贵重物品的保管 □ 告知签字及麻醉科访视事宜 □ 使用药品的宣教 □ 强调术前探视及陪伴制度	□ 告知监护设备、管路功能及注意事项 □ 告知术后饮食、体位要求 □ 告知疼痛注意事项 □ 告知咳嗽、咳痰的注意事项 □ 告知术后可能出现情况的应对方式 □ 告知术后探视及陪伴制度
护理处置	□ 核对患者，佩戴腕带条 □ 建立入院护理病历 □ 卫生处置：剪指（趾）甲、沐浴，更换病号服 □ 防跌倒、坠床宣教 □ 遵医嘱完成特殊检查 □ 了解患者基础疾病，遵医嘱予以对应处理或检测	□ 协助完成相关术前检查，做好解释说明	**手术** □ 核对患者并摘除衣物，保护患者 □ 核对患者资料及带药 □ 填写手术交接单 接手术 □ 核对患者及资料，填写手术交接单术后 □ 核对患者及资料，填写手术交接单 □ 遵医嘱完成治疗、用药
基础护理	□ 三级护理（生活不能完全自理患者予以二级护理） □ 晨晚间护理 □ 患者安全管理 □ 心理护理	□ 三级护理（生活不能完全自理患者予以二级护理） □ 晨晚间护理 □ 患者安全管理 □ 心理护理	□ 一级护理 □ 晨、晚间护理 □ 协助生活护理 □ 指导患者采取正确体位 □ 六洁到位 □ 安全护理措施到位 □ 心理护理
专科护理	□ 护理查体 □ 填写跌倒及压疮防范表（需要时） □ 了解患者疝囊脱出后能否自行还纳	□ 遵医嘱完成相关检查和治疗 □ 观察肠道准备情况	□ 密切观察患者生命体征 □ 密切观察伤口敷料情况 □ 观察患者的排尿情况并准确记录 24 小时出入量 □ 禁食禁水 4~6 小时，予补液治疗
重点医嘱	□ 详见医嘱执行单	□ 详见医嘱执行单	□ 详见医嘱执行单
病情变异记录	□ 无 □ 有，原因： 1. 2.	□ 无 □ 有，原因： 1. 2.	□ 无 □ 有，原因： 1. 2.
护士签名			

时间	住院第 4~5 天 （术后第 1 天）	住院第 5~7 天 （术后第 2 天）
健康宣教	□ 饮食指导 □ 下床活动注意事项 □ 避免增加腹压的情况 □ 评价以前宣教效果	□ 指导办理出院手续 □ 定期复查、预防复发 □ 活动休息 □ 指导饮食 □ 预防感冒及便秘
护理处置	□ 遵医嘱完成治疗、用药 □ 根据病情测量生命体征 □ 夹闭尿管，锻炼膀胱功能 □ 遵医嘱拔除尿管	□ 办理出院手续 □ 书写出院小结
基础护理	□ 二级护理 □ 晨、晚间护理 □ 背部麻醉处的护理 □ 协助生活护理 □ 安全护理措施到位 □ 协助进流食、半流食 □ 心理护理	□ 二级护理 □ 晨晚间护理 □ 协助或指导进半流或普通饮食 □ 安全护理措施到位 □ 心理护理
专科护理	□ 观察患者病情及生命体征 □ 观察患者伤口敷料、排尿、排气、排便情况	□ 观察病情变化 □ 观察伤口敷料
重点医嘱	□ 详见医嘱执行单	□ 详见医嘱执行单
病情变异记录	□ 无　□ 有，原因： 1. 2.	□ 无　□ 有，原因： 1. 2.
护士签名		

（三）患者表单

腹股沟疝临床路径患者表单

适用对象： **第一诊断为腹股沟疝，包括腹股沟斜疝、腹股沟直疝、股疝**

行腹股沟疝修补术

患者姓名：_____ 性别：_____ 年龄：_____ 门诊号：_____ 住院号：_____

住院日期：____年___月___日 出院日期：____年___月___口 标准住院口：5~7 天

时间	住院第 1 日	住院第 2~3 天	住院第 3~4 天（手术日）
监测	□ 测量生命体征、体重	□ 测量生命体征（1 次/日）	□ 测量生命体征 □ 24 小时出入量
医患配合	□ 护士行入院护理评估（简单询问病史） □ 接受介绍相关制度 □ 医师询问现病史、既往病史、用药情况，收集资料并进行体格检查 □ 环境介绍 □ 配合完善术前相关化验、检查 □ 疾病知识、临床表现、治疗方法 □ 介绍基础疾病用药情况	□ 配合完善术前相关检查、化验，如采血、留尿、心电图、X 线胸片、B 超等 □ 术前用物准备：便盆等 □ 医师向患者及家属介绍病情，进行手术谈话、术前签字 □ 注意保暖，防止感冒 □ 手术时家属在等候区等候 □ 探视及陪伴制度	□ 配合评估手术效果 □ 配合检查生命体征、伤口敷料、肛门排气排便情况；记录出入量
护患配合	□ 配合测量体温、脉搏、呼吸、血压、体重 1 次 □ 配合完成入院护理评估（简单询问病史、过敏史、用药史） □ 接受入院宣教（环境介绍、病室规定、订餐制度、贵重物品保管、防跌倒坠床等） □ 有任何不适请告知护士	□ 配合测量体温、脉搏、呼吸、询问大便 1 次 □ 接受术前宣教 □ 接受会阴部备皮 □ 肠道准备：术前日下午用一支开塞露，术前 6~8 小时禁食、4~6 小时禁水 □ 自行沐浴，加强会阴部清洁 □ 准备好必要用物，吸水管、纸巾等 □ 取下义齿、饰品等，贵重物品交家属保管	□ 清晨测量体温、脉搏、呼吸 1 次 □ 送手术室前，协助完成核对，带齐影像资料，脱去衣物，上手术车 □ 返回病房后，协助完成核对，配合移至病床上 □ 配合检查生命体征、伤口敷料、记录出入量 □ 配合术后吸氧、监护仪监测、输液、排尿情况、伤口压沙袋 4~6 小时 □ 配合缓解疼痛 □ 有任何不适请告知护士饮
饮食	□ 遵医嘱普食	□ 术前普食，术前 6~8 小时禁食、4~6 小时禁水	□ 禁食、禁水 4~6 小时，予补液治疗
排泄	□ 正常尿便	□ 尿：正常 便：术前日下午用 1 支开塞露，清洁肠道	□ 视情况留置导尿管，如无尿管，请尽早自行排尿 □ 无排便
活动	□ 正常活动	□ 正常活动	□ 麻醉清醒后，可垫枕 □ 卧床休息，保护管路 □ 双下肢床上活动

时间	手术后	出院
医患配合	□ 配合观察生命体征，检查伤口情况、排尿情况、肛门排气排便情况 □ 需要时，配合伤口换约 □ 配合拔除尿管	□ 接受出院前指导 □ 知道复查程序 □ 获取出院诊断书
护患配合	□ 配合定时测量生命体征、每日询问排便情况 □ 配合检查伤口敷料、肛门排气排便情况；记录出入量 □ 接受输液等治疗 □ 配合夹闭尿管、锻炼膀胱功能 □ 接受进水、进食、排便等生活护理 □ 注意活动安全，避免坠床或跌倒 □ 配合执行探视及陪伴	□ 接受出院宣教 □ 办理出院手续 □ 获取出院带药 □ 知道服药方法、作用、注意事项 □ 知道护理伤口的方法 □ 知道复印病历方法
饮食	□ 根据医嘱，可进水或清流饮食	□ 根据医嘱予以少渣半流质饮食
排泄	□ 保留尿管、无排便或稀便 □ 避免便秘	□ 拔除尿管：正常排尿 　便：无排便或稀便 □ 避免便秘
活动	□ 可床边或下床活动 □ 注意保护管路，勿牵拉、脱出等	□ 正常适度活动，避免疲劳

附：原表单（2011 年版）

腹股沟疝临床路径表单

适用对象：**第一诊断为腹股沟疝**（ICD-10：K40.2，K40.9）

　　　　　行择期手术治疗（ICD-9-CM-3：53.0-53.1）

患者姓名：＿＿＿＿性别：＿＿＿＿年龄：＿＿＿＿门诊号：＿＿＿住院号：＿＿＿＿

住院日期：＿＿年＿月＿日　出院日期：＿＿年＿月＿日　标准住院日：5~7 天

时间	住院第1天	住院第2天	住院第2~3天（手术日）
主要诊疗工作	□ 病史询问与体格检查 □ 完成病历 □ 上级医师查房，指导诊断及制订治疗方案 □ 伴随疾病会诊	□ 上级医师查房，观察病情变化，行术前病情评估，根据评估结果确定手术方案 □ 完成术前准备 □ 签署手术知情同意书、自费/贵重用品协议书 □ 向患者及其家属交待围手术期注意事项	□ 手术 □ 完成手术记录和术后病程记录 □ 上级医师查房 □ 向患者及家属交代病情及术后注意事项 □ 确定有无术后并发症
重点医嘱	**长期医嘱：** □ 外科疾病护理常规 □ 二级护理 □ 普食 □ 患者既往基础用药 **临时医嘱：** □ 血常规、尿常规 □ 肝肾功能、血糖、凝血功能、感染性疾病筛查 □ 心电图及正位胸片 □ 必要时行立位阴囊/腹股沟 B 超	**长期医嘱：** □ 外科疾病护理常规 □ 二级护理 □ 普食 □ 患者既往基础用药 **临时医嘱：** □ 拟明日在硬膜外或局麻+监测麻醉下行左/右侧腹股沟疝手术 □ 术前禁食、禁水 □ 常规皮肤准备 □ 青霉素及普鲁卡因皮试 □ 预防性抗菌药物应用 □ 其他特殊医嘱	**长期医嘱：** □ 今日在硬膜外或局麻+监测麻醉下行左/右侧腹股沟疝手术 □ 普通外科术后护理常规 □ 一级/二级护理 □ 饮食：根据病情 **临时医嘱：** □ 心电监护、吸氧（必要时） □ 切口处沙袋加压 □ 观察伤口情况 □ 其他特殊医嘱
主要护理工作	□ 介绍病房环境、设施和设备 □ 入院护理评估 □ 护理计划 □ 指导患者到相关科室进行心电图、胸片等检查 □ 静脉取血（当天或此日晨）	□ 宣教、备皮等术前准备 □ 手术前心理护理 □ 手术前物品准备 □ 提醒患者术前禁食、禁水	□ 观察患者病情变化 □ 术后心理与生活护理 □ 指导并监督患者手术后活动 □ 夜间巡视
病情变异记录	□ 无　□ 有，原因： 1. 2.	□ 无　□ 有，原因： 1. 2.	□ 无　□ 有，原因： 1. 2.
护士签名			
医师签名			

时间	住院第 3~4 天 （术后第 1 天）	住院第 4~5 天 （术后第 2 天）	住院第 5~7 天 （出院日）
主要诊疗工作	□ 上级医师查房，观察患者情况，进行手术及伤口评估，确定下一步治疗方案 □ 对手术及手术切口进行评估，检查有无手术并发症 □ 完成病程、病历书写	□ 手术及伤口评估 □ 对手术及手术切口进行评估，检查有无手术并发症 □ 完成常规病程、病历书写	□ 上级医师查房，明确是否出院 □ 通知患者及其家属今天出院 □ 完成出院记录、病案首页、出院证明书 □ 向患者及其家属交代出院后注意事项，预约复诊日期及拆线日期 □ 将出院小结及出院证明书交患者或其家属
重点医嘱	长期医嘱： □ 普通外科术后护理常规 □ 一级/二级护理 □ 普食（流食/半流食） 临时医嘱： □ 镇痛 □ 伤口换药 □ 抗菌药物	长期医嘱： □ 普通外科术后护理常规 □ 一级/二级护理 □ 普食（流食/半流食） □ 抗菌药物：如体温正常，伤口情况良好，无明显红肿时可以停止抗菌药物治疗 临时医嘱： □ 伤口换药（酌情）	出院医嘱： □ 出院带药
主要护理工作	□ 观察患者病情变化 □ 手术后心理与生活护理 □ 指导并监督患者手术后活动 □ 夜间巡视	□ 观察患者病情变化 □ 手术后心理与生活护理 □ 指导并监督患者手术后活动 □ 夜间巡视	□ 指导患者术后康复锻炼 □ 帮助患者办理出院手续、交费等事项
病情变异记录	□ 无　□ 有，原因： 1. 2.	□ 无　□ 有，原因： 1. 2.	□ 无　□ 有，原因： 1. 2.
护士签名			
医师签名			

第十二章　肛裂临床路径释义

一、肛裂编码

1. 原肛裂编码：肛裂（ICD-10：K60.0-K60.2）
　　　　　　　肛裂切除术（ICD-9-CM-3：49.04）

2. 修改编码

疾病名称及编码：肛裂（ICD-10：K60.0/K60.1/K60.2）

手术操作名称及编码：肛裂切除术（ICD-9-CM-3：49.39）

二、临床路径检索方法

K60.0/K60.1/K60.2 伴 49.39

三、肛裂临床路径标准住院流程

（一）适用对象

第一诊断为肛裂（ICD-10：K60.0-K60.2）。

手术方式为肛裂切除术（ICD-9-CM-3：49.04）。

> **释义**
>
> ■ 适用对象编码参见第一部分。
>
> ■ 肛裂是指肛管齿状线以下皮肤的纵向椭圆形溃疡。早期或急性肛裂表现为肛管黏膜的单纯撕裂，而慢性肛裂是指症状持续 8~12 周，表现为溃疡肿胀和纤维化。
>
> ■ 本路径适用对象为急性或慢性肛裂，但不包括其他疾病所致的肛裂，如克罗恩病、结核、梅毒、艾滋病、银屑病、肛管癌等。

（二）诊断依据

根据《临床诊疗指南——外科学分册》（中华医学会，人民卫生出版社）。

1. 病史：排便时、排便后肛门疼痛，便秘，出血。

2. 体格检查：肛门视诊可见单纯肛管皮肤全层溃疡，可伴有"前哨痔"、肛乳头肥大，称为肛裂"三联征"。

> **释义**
>
> ■ 早期或急性肛裂表现为肛管黏膜的单纯撕裂，而慢性肛裂是指症状持续 8~12 周，其特点表现为溃疡肿胀和纤维化。

■ 慢性肛裂典型的炎症表现为：裂口远端的哨兵痔和裂口近端的肛乳头肥大，在裂口基底部常可看见内括约肌纤维。

■ 排便时，特别是排便后的肛门疼痛是肛裂典型的临床特征。病史中通常有粪便干硬或急性腹泻时肛门撕裂感。直肠出血不多见，通常也只是在卫生纸上发现少量鲜红色血液。

（三）选择治疗方案的依据

根据《临床诊疗指南——外科学分册》（中华医学会，人民卫生出版社）。

行肛裂切除术。

释义

■ 非手术治疗安全、不良反应少，仍是肛裂治疗的首选方法。将近半数的急性肛裂患者能够在非手术治疗的干预下愈合。

■ 非手术治疗包括坐浴、服用车前子和容积性腹泻药，无需使用局部麻醉剂或抗炎药物。上述治疗可以使肛裂愈合，也有缓解疼痛和出血症状的作用，几乎没有不良反应。

■ 非手术治疗无效的病例，可以选择手术治疗；未经非手术治疗的病例也可以直接选择手术治疗。

（四）标准住院日

≤9天。

释义

■ 肛裂患者入院后，常规检查、术前准备等1~2天，术后恢复2~3天，总住院时间小于7天的均符合本路径要求。

（五）进入路径标准

1. 第一诊断必须符合 ICD-10：K60.0-K60.2 肛裂疾病编码。

2. 当患者合并其他疾病，但住院期间不需要特殊处理也不影响第一诊断的临床路径流程实施时，可以进入路径。

3. 表浅的、经过保守治疗可以治愈或症状严重，需要加行内括约肌切断术的肛裂患者不进入本路径。

释义

■ 本路径适用对象为急性或慢性肛裂，但不包括其他疾病所致的肛裂，如克罗恩病、结核、梅毒、艾滋病、银屑病、肛管癌等。

■ 拟单纯采用非手术治疗的患者，不进入本路径；预计需要选择内括约肌切开术的患者，无论是否进行肛裂切除术，均不进入本路径；预计需要选择除肛裂切除术之外的任何肛裂术式的患者，无论是否进行肛裂切除术，均不进入本路径。

■ 患者如果合并高血压、糖尿病、冠心病、慢阻肺、慢性肾病等其他慢性疾病，需要术前对症治疗时，如果不影响麻醉和手术，不影响术前准备的时间，可进入本路径。上述慢性疾病如果需要经治疗稳定后才能手术、或抗凝、抗血小板治疗等，术前需特殊准备的，先进入其他相应内科疾病的诊疗路径。

（六）术前准备（术前评估）1~2 天

1. 必需的检查项目

（1）血常规、尿常规、便常规+隐血。

（2）肝功能、肾功能、电解质、凝血功能、感染性疾病筛查（乙肝、丙肝、梅毒、艾滋病等）。

（3）心电图、胸片 X 线平片。

2. 必要时行肛管直肠压力测定或纤维结肠镜检查。

3. 根据患者年龄和病情可行肺功能、超声心动图检查。

释义

■ 必查项目是确保手术治疗安全、有效开展的基础，术前必须完成。

■ 为缩短患者住院等待时间，检查项目可以在患者入院前于门诊完成。

■ 患者出现结直肠癌高危表现，可进行结肠镜检查；长期便秘的患者，可进行肛管直肠压力测定。

■ 高龄患者或有心肺功能异常患者，术前根据病情增加心脏彩超、肺功能、血气分析等检查。

（七）预防性抗菌药物选择与使用时机

1. 预防性抗菌药物：按照《抗菌药物临床应用指导原则》（卫医发〔2004〕285 号）执行。建议使用第二代头孢菌素或头孢曲松或头孢噻肟，可加用甲硝唑；明确感染患者，可根据药物敏感试验结果调整抗菌药物。

（1）推荐头孢呋辛钠肌内或静脉注射。①成人：0.75~1.5 克/次，一日 3 次。②儿童：平均一日剂量为 60mg/kg，严重感染可用到 100mg/kg，分 3~4 次给予。③肾功能不全患者按照肌酐清除率制订给药方案：肌酐清除率>20ml/min 者，每日 3 次，每次 0.75~1.5g；肌酐清除率 10~20ml/min 患者，每次 0.75g，一日 2 次；肌酐清除率<10ml/min 患者，每次 0.75g，一日 1 次。④对本药或其他头孢菌素类药过敏者，对青霉素类药有过敏性休克史者禁用；肝肾功能不全者、有胃肠道疾病史者慎用。⑤使用本药前需进行皮肤过敏试验。

（2）可加用甲硝唑静脉滴注：每次 0.5g，一日 3 次。

2. 预防性使用抗菌药物，总预防性用药时间一般不超过 24 小时，个别情况可延长至 48 小时。

> **释义**
>
> ■肛裂切除术属于Ⅱ类切口，手术部位感染的可能性较高。因此可按规定适当预防性和术后应用抗菌药物，通常选用第一代、第二代头孢菌素。

（八）手术日

为入院第 3 天。

1. 麻醉方式：局麻、腰麻或连续硬膜外麻醉，特殊情况可选用静脉麻醉。
2. 手术：行肛裂切除术。
3. 必要时标本送病理。

> **释义**
>
> ■肛裂切除术：麻醉完成后，沿肛裂行梭形或下宽上窄的扇形切口，切除肛裂周围及底部的瘢痕组织。切除底部瘢痕时，沿内括约肌表层分离，勿过多损伤内括约肌。如有前哨痔及肛乳头肥大应一并切除。
>
> ■有条件的单位，应将切除标本送病理。

（九）术后住院恢复

4~6 天。

1. 局部麻醉患者术后即可进食，半小时后可下床活动。
2. 连续硬膜外麻醉或腰硬联合麻醉者，术后去枕平卧、禁食 6 小时，补液治疗；术后 6 小时可下床活动，可进流食。
3. 每天切口换药 1~2 次，创面较深时，放置纱条引流并保持引流通畅；创面变浅后可改为坐浴。
4. 术后用药：局部用药（栓剂、膏剂、洗剂）、口服药物和物理治疗等。
5. 必须复查的检查项目：血常规、尿常规。
6. 术后异常反应处理
（1）疼痛处理：酌情选用镇静药、镇痛药等。
（2）术后尿潴留的预防及处理：理疗、针灸或导尿。
（3）伤口渗血处理：换药、出血点压迫或使用止血剂。
（4）排便困难：口服软化大便药物，必要时诱导灌肠。
（5）创面水肿：使用局部或全身消肿药。
（6）术后继发大出血的处理：结扎或电凝出血点。
（7）其他处理：呕吐、发热、头痛等，对症处理。

> **释义**
>
> ■术后可根据患者恢复情况做必须复查的检查项目，并根据病情变化增加检查的频次。复查项目并不仅局限于路径中的项目。

（十）出院标准

1. 体温正常，无需要住院处理的并发症和（或）合并症。
2. 肛门部创面无异常分泌物，引流通畅，无明显水肿、出血。

> **释义**
>
> ■ 主治医师应在出院前，通过复查的各项检查并结合患者恢复情况决定是否能出院。如果确有需要继续留院治疗的情况，超出了路径所规定的时间，应先处理并发症并符合出院条件后再准许患者出院。

（十一）变异及原因分析

1. 手术后出现继发感染或大出血等并发症时，导致住院时间延长与费用增加。
2. 伴发其他基础疾病需要进一步明确诊断，导致住院时间延长与费用增加。

> **释义**
>
> ■ 对于轻微变异，如由于某种原因，路径指示应当于某一天的操作不能如期进行而要延期的，这种改变不会对最终结果产生重大改变，也不会更多地增加住院天数和住院费用，可不出本路径。
>
> ■ 除以上所列变异及原因外，如还出现医疗、护理、患者、环境等多方面的变异原因，应阐明变异相关问题的重要性，必要时须及时退出本路径，并应将特殊的变异原因进行归纳、总结，以便重新修订路径时作为参考，不断完善和修订路径。

（十二）参考费用标准

2000~4000元。

四、肛裂临床路径给药方案

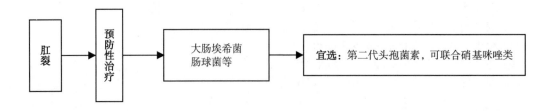

【用药选择】

1. 为预防术后手术部位感染，应针对大肠埃希菌、肠球菌及厌氧菌选用药物。
2. 第二代头孢菌素注射剂有头孢呋辛、头孢替安等，口服制剂有头孢克洛、头孢呋辛酯和头孢丙烯等。可联合应用硝基咪唑类抗菌药物，有甲硝唑、奥硝唑等。

【药学提示】

接受肛裂手术患者，应在术前 0.5~2 小时给药，使手术切口暴露时局部组织中已达到足以杀灭手术过程中入侵切口细菌的药物浓度。

【注意事项】

1. 肛裂切除手术属于 Ⅱ 类切口，可按规定适当预防性和术后应用抗菌药物，但需注意应尽可能单一、短程、较小剂量给药。

2. 用药前必须详细询问患者先前有否对头孢菌素类、青霉素类或其他药物的过敏史。

五、推荐表单

（一）医师表单

肛裂临床路径医师表单

适用对象：第一诊断为肛裂（ICD-10：K60.0- K60.2）

行肛裂切除术（ICD-9-CM-3：49.04）

患者姓名：_____ 性别：_____ 年龄：_____ 门诊号：_____ 住院号：_____

住院日期：____年___月___日 出院日期：____年___月___日 标准住院日：≤9 天

日期	住院第1~2天	住院第3天（手术日）	
		术前与术中	术后
主要诊疗工作	□ 病史询问和体格检查 □ 完成首次病程记录、住院病历 □ 开常规检查、化验单 □ 上级医师查房和手术评估 □ 向患者及家属交代围术期注意事项、签署各种医疗文书 □ 手术医嘱	□ 麻醉和手术 □ 术前0.5小时使用抗菌药物 □ 向患者及家属交代病情及术后注意事项	□ 向患者及家属说明手术情况 □ 完成手术记录、麻醉记录和术后病程记录 □ 开术后医嘱 □ 确定有无麻醉、手术并发症
重点医嘱	长期医嘱： □ 普通外科护理常规 □ 二级护理 □ 流质饮食 临时医嘱： □ 查血常规、尿常规 □ 肝肾功能、电解质、凝血功能、感染性疾病筛查 □ 心电图、胸部X线平片 □ 必要时行肛管直肠压力测定和（或）结肠镜检查 □ 肺功能测定和超声心动图（必要时） □ 术前准备（通便灌肠、术前镇静、备皮等） □ 药物过敏试验	长期医嘱： □ 肛裂常规护理 □ 禁食 临时医嘱： □ 液体治疗 □ 相应治疗（视情况）	长期医嘱： □ 肛裂切除术后常规护理 □ 二级护理 □ 半流质饮食 □ 坐浴，bid（排便后） □ 肛门部理疗，bid（红外线治疗、激光照射治疗等） □ 口服相应对症处理药物 临时医嘱： □ 必要时液体治疗 □ 必要时使用止血药 □ 视情况静滴或口服抗菌药物 □ 口服镇痛药 □ 创面渗出物较多时，伤口换药
病情变异记录	□ 无 □ 有，原因： 1. 2.	□ 无 □ 有，原因： 1. 2.	□ 无 □ 有，原因： 1. 2.
医师签名			

时间	住院第 4 天 （术后第 1 日）	住院第 5~6 天 （术后第 2~3 日）	住院第 7~9 天 （出院日）
主要诊疗工作	□ 上级医师查房 □ 观察切口（观察内容：渗血、分泌物、水肿等）、有无疼痛及排便情况 □ 完成常规病程记录	□ 上级医师查房 □ 注意观察切口情况有无疼痛 □ 评估昨日检验结果 □ 完成常规病程记录	□ 上级医师查房，进行手术及伤口评估，确定有无手术并发症，明确是否出院 □ 通知患者及其家属出院 □ 向患者及其家属交代出院后创面注意事项，预约复诊日期 □ 完成出院记录、病案首页、出院证明书 □ 将"出院小结"的副本交给患者或其家属
重点医嘱	长期医嘱： □ 二级护理 □ 半流质饮食 □ 坐浴，bid □ 根据创面水肿情况，选择肛门部理疗，bid（红外线治疗、激光照射治疗等） □ 口服相应对症处理药物 临时医嘱： □ 视情况应用口服止痛药 □ 创面换药 □ 复查血尿常规、肝肾功能等	长期医嘱： □ 二级护理 □ 普通饮食 □ 坐浴，bid □ 视创面情况选用肛内用药：栓剂或膏乳剂 □ 视创面情况选用肛门部理疗，bid（红外线治疗、激光照射治疗等） 临时医嘱： □ 视情况口服止痛药 □ 创面渗出物较多时，伤口换药	临时医嘱： □ 根据患者状况决定检查项目 □ 换药 □ 出院带药
病情变异记录	□ 无　□ 有，原因： 1. 2.	□ 无　□ 有，原因： 1. 2.	□ 无　□ 有，原因： 1. 2.
医师签名			

（二）护士表单

肛裂临床路径护士表单

适用对象：**第一诊断为肛裂**（ICD-10：K60.0- K60.2）

　　　　　行肛裂切除术（ICD-9-CM-3：49.04）

患者姓名：_____　性别：_____　年龄：_____　门诊号：_____　住院号：_____

住院日期：____年__月__日　出院日期：____年__月__日　标准住院日：≤9 天

日期	住院第1~2天	住院第3天（手术日）	
		术前与术中	术后
健康宣教	□ 入院宣教 介绍主管医生、护士 介绍环境、设施 介绍住院注意事项	□ 术前宣教 宣教疾病知识、术前准备及手术过程 告知准备物品、沐浴 告知术后饮食、活动及探视注意事项 告知术后可能出现的情况及应对方式 主管护士与患者沟通，了解并指导心理应对 告知家属等候区位置	□ 术后宣教 告知饮食、体位要求 告知疼痛注意事项 告知术后可能出现情况及应对方式 告知用药情况 拔尿管后注意事项 腰椎穿刺后注意事项 给予患者及家属心理支持 再次明确探视陪伴须知
护理处置	□ 核对患者，佩戴腕带 □ 建立入院护理病历 □ 卫生处置：剪指（趾）甲、沐浴，更换病号服 □ 协助医生完成术前检查化验	□ 术前准备 配血、抗菌药物皮试 备皮、药物灌肠、禁食禁水 □ 送手术 摘除患者各种活动物品 核对患者资料及带药 填写手术交接单，签字确认 □ 接手术 核对患者及资料，签字确认	□ 接手术 核对患者及资料，签字确认
基础护理	□ 三级护理 晨晚间护理 患者安全管理	□ 二级护理 晨晚间护理 患者安全管理	□ 二级护理 晨晚间护理 患者安全管理
专科护理	□ 护理查体 □ 术前肠道准备药物指导	□ 观察患者生命体征 □ 术前心理、生活护理	□ 遵医嘱予抗感染、止血、止痛等治疗 □ 观察患者生命体征 □ 嘱患者保持肛门清洁，切忌用力排便 □ 观察手术创面有无渗血 □ 术后心理、生活护理 □ 疼痛护理
重点医嘱	□ 详见医嘱执行单	□ 详见医嘱执行单	□ 详见医嘱执行单
病情变异记录	□ 无　□ 有，原因： 1. 2.	□ 无　□ 有，原因： 1. 2.	□ 无　□ 有，原因： 1. 2.
护士签名			

时间	住院第 4 天 （术后第 1 日）	住院第 5~6 天 （术后第 2~3 日）	住院第 7~9 天 （出院日）
健康宣教	□ 术后宣教 　告知饮食要求 　告知疼痛注意事项 　告知术后可能出现情况及应对方式 　告知用药情况 　给予患者及家属心理支持	□ 术后宣教 　告知饮食要求 　告知疼痛注意事项 　告知术后可能出现情况及应对方式 　告知用药情况 　给予患者及家属心理支持	□ 出院宣教 　复查时间 　服药方法 　活动休息 　指导饮食 　指导办理出院手续
护理处置	□ 遵医嘱完成相关检查 □ 拔除尿管	□ 遵医嘱完成相关检查	□ 办理出院手续 　书写出院小结
基础护理	□ 二级护理 　晨晚间护理 　患者安全管理	□ 三级护理 　晨晚间护理 　患者安全管理	□ 三级护理 　晨晚间护理 　患者安全管理
专科护理	□ 观察患者生命体征 □ 嘱患者保持肛门清洁，切忌用力排便 □ 观察手术创面有无渗血 □ 术后心理、生活护理 □ 疼痛护理	□ 观察患者生命体征 □ 嘱患者保持肛门清洁，切忌用力排便 □ 观察手术创面有无渗血 □ 术后心理、生活护理 □ 疼痛护理	□ 观察患者生命体征 □ 嘱患者保持肛门清洁，切忌用力排便 □ 观察手术创面有无渗血 □ 术后心理、生活护理 □ 疼痛护理
重点医嘱	□ 详见医嘱执行单	□ 详见医嘱执行单	□ 详见医嘱执行单
病情变异记录	□ 无　□ 有，原因： 1. 2.	□ 无　□ 有，原因： 1. 2.	□ 无　□ 有，原因： 1. 2.
护士签名			

（三）患者表单

肛裂临床路径患者表单

适用对象：第一诊断为肛裂（ICD-10：K60.0- K60.2）

行肛裂切除术（ICD-9-CM-3：49.04）

患者姓名：_____ 性别：_____ 年龄：_____ 门诊号：_____ 住院号：_____

住院日期：____年__月__日 出院日期：____年__月__日 标准住院日：≤9天

日期	住院第1~2天	住院第3天（手术日）	
		术前与术中	术后
监测	□ 测量生命体征、体重	□ 术前测量生命体征、询问排便情况	□ 术后测量生命体征、血压1次
医患配合	□ 护士行入院护理评估（简单询问病史） □ 接受入院宣教 □ 医生询问病史、既往病史、用药情况，收集资料 □ 进行体格检查 □ 配合完善术前相关化验	□ 配合完成术前宣教 □ 肛裂疾病知识、临床表现、治疗方法 □ 术前用物准备 □ 手术室接患者，配合核对 □ 医生与患者及家属介绍病情及手术谈话 □ 手术时家属在等候区等候 □ 探视及陪伴制度	**术后宣教** □ 术后体位：术后去枕平卧6小时 □ 配合护士定时监测生命体征、伤口敷料等 □ 疼痛的注意事项及处理 □ 告知医护不适及异常感受 □ 配合评估手术效果
重点诊疗及检查	**重点诊疗：** □ 三级护理 □ 既往基础用药	**重点诊疗：** **术前准备：** □ 备皮 □ 配血 □ 药物灌肠 □ 术前签字 **重要检查：** □ 心电图、胸片	**重点诊疗：** □ 二级护理 □ 注意留置管路安全与通畅 □ 用药：抗菌药物、止血药物的应用 □ 护士协助记录出入量
饮食及活动	□ 正常普食 □ 正常活动	□ 术前12小时禁食、禁水 □ 正常活动	□ 术后6小时普食 □ 术后6小时正常活动

时间	住院第 4 天 （术后第 1 日）	住院第 5~6 天 （术后第 2~3 日）	住院第 7~9 天 （出院日）
监测	□ 定时监测生命体征，每日询问排便及疼痛情况	□ 定时监测生命体征，每日询问排便及疼痛情况	□ 定时监测生命体征，每日询问排便及疼痛情况
医患配合	□ 医生巡视，了解病情 □ 护士行晨晚间护理 □ 配合监测出入量 □ 膀胱功能锻炼，成功后可将尿管拔除 □ 注意探视及陪伴时间	□ 医生巡视，了解病情 □ 护士行晨晚间护理 □ 配合监测出入量	□ 接受出院前康复宣教 □ 学习出院注意事项 □ 了解复查程序 □ 办理出院手续，取出院带药
重点诊疗及检查	重点诊疗： □ 二级护理 □ 半流质饮食	重点诊疗： □ 三级护理 □ 普通饮食	重点诊疗： □ 三级护理 □ 普通饮食
饮食及活动	□ 半流质饮食 □ 正常活动	□ 普通饮食 □ 正常活动	□ 普通饮食 □ 正常活动

附：原表单（2012年版）

肛裂临床路径表单

适用对象：**第一诊断为肛裂**（ICD-10：K60.0- K60.2）

行肛裂切除术（ICD-9-CM-3：49.04）

患者姓名：_____ 性别：_____ 年龄：_____ 门诊号：_____ 住院号：_____

住院日期：____年__月__日 出院日期：____年__月__日 标准住院日：≤9天

日期	住院第1~2天	住院第3天（手术日）	
		术前与术中	术后
主要诊疗工作	□ 病史询问和体格检查 □ 完成首次病程记录、住院病历 □ 开常规检查、化验单 □ 上级医师查房和手术评估 □ 向患者及家属交代围术期注意事项、签署各医疗文书 □ 手术医嘱	□ 麻醉和手术 □ 术前0.5小时使用抗菌药物 □ 向患者及家属交代病情及术后注意事项	□ 向患者及家属说明手术情况 □ 完成手术记录、麻醉记录和术后病程记录 □ 开术后医嘱 □ 确定有无麻醉、手术并发症
重点医嘱	**长期医嘱：** □ 普通外科护理常规 □ 二级护理 □ 流质饮食 **临时医嘱：** □ 血常规、尿常规 □ 肝肾功能、电解质、凝血功能、感染性疾病筛查 □ 心电图、胸部X线平片 □ 必要时行肛管直肠压力测定和（或）结肠镜检查 □ 肺功能测定和超声心动图（必要时） □ 术前准备（通便灌肠、术前镇静、备皮等） □ 药物过敏试验	**长期医嘱：** □ 肛裂常规护理 □ 禁食 **临时医嘱：** □ 液体治疗 □ 相应治疗（视情况）	**长期医嘱：** □ 肛裂切除术后常规护理 □ 二级护理 □ 半流质饮食 □ 坐浴，bid（排便后） □ 肛门部理疗，bid（红外线治疗、激光照射治疗等） □ 口服相应对症处理药物 **临时医嘱：** □ 必要时液体治疗 □ 必要时使用止血药 □ 视情况静滴或口服抗菌药物 □ 口服镇痛药 □ 创面渗出物较多时，伤口换药
主要护理工作	□ 环境介绍 □ 护理评估 □ 制定护理计划 □ 静脉取血（明晨取血） □ 指导患者到相关科室进行检查 □ 饮食、心理、生活指导 □ 服药指导 □ 术前准备	□ 观察患者生命体征 □ 嘱患者保持肛门清洁，切忌用力排便 □ 观察手术创面有无渗血 □ 术后心理、生活护理 □ 疼痛护理	□ 记录患者一般状况，营养状况 □ 嘱患者继续注意保持大便通畅，保持肛门局部清洁
病情变异记录	□无 □有，原因： 1. 2.	□无 □有，原因： 1. 2.	□无 □有，原因： 1. 2.
护士签名			
医师签名			

时间	住院第4天 （术后第1日）	住院第5~6天 （术后第2~3日）	住院第7~9天 （出院日）
主要诊疗工作	□ 上级医师查房 □ 观察切口（观察内容：渗血、分泌物、水肿等）、有无疼痛及排便情况 □ 完成常规病程记录	□ 上级医师查房 □ 注意观察切口情况有无疼痛 □ 评估昨日检验结果 □ 完成常规病程记录	□ 上级医师查房，进行手术及伤口评估，确定有无手术并发症，明确是否出院 □ 通知患者及其家属出院 □ 向患者及其家属交代出院后创面注意事项，预约复诊日期 □ 完成出院记录、病案首页、出院证明书 □ 将"出院小结"的副本交给患者或其家属
重点医嘱	长期医嘱： □ 二级护理 □ 半流质饮食 □ 坐浴，bid □ 根据创面水肿情况，选择肛门部理疗，bid（红外线治疗、激光照射治疗等） □ 口服相应对症处理药物 临时医嘱： □ 视情况应用口服止痛药 □ 创面换药 □ 复查血常规、尿常规等	长期医嘱： □ 二级护理 □ 普通饮食 □ 坐浴，bid □ 视创面情况选用肛内用药：栓剂或膏乳剂 □ 视创面情况选用肛门部理疗，bid（红外线治疗、激光照射治疗等） 临时医嘱： □ 视情况口服止痛药 □ 创面渗出物较多时，伤口换药	临时医嘱： □ 根据患者状况决定检查项目 □ 换药 □ 出院带药
主要护理工作	□ 记录患者一般状况，营养状况 □ 嘱患者注意保持大便通畅，保持肛门局部清洁	□ 记录患者一般状况，营养状况 □ 嘱患者继续注意保持大便通畅，保持肛门局部清洁	□ 指导对疾病的认识及日常保健 □ 指导患者坐浴、清洁伤口（出院后创面不再换药） □ 指导作息、饮食及活动 □ 指导复诊时间 □ 指导办理出院手续、结账等事项 □ 进行出院宣教
病情变异记录	□ 无 □ 有，原因： 1. 2.	□ 无 □ 有，原因： 1. 2.	□ 无 □ 有，原因： 1. 2.
护士签名			
医师签名			

第十三章 血栓性外痔临床路径释义

一、血栓性外痔编码

疾病名称及编码：血栓性外痔（ICD-10：I84.3）

手术操作及编码：血栓性外痔切除术（ICD-9-CM-3：49.47）

二、临床路径检索方法

I84.3 伴 49.47

三、血栓性外痔临床路径标准住院流程

（一）适用对象

第一诊断为血栓性外痔（ICD-10：I84.3）

行血栓性外痔切除术（ICD-9-CM-3：49.47）。

（二）诊断依据

根据《临床诊疗指南——外科学分册》（中华医学会，人民卫生出版社）。

1. 临床表现：肛门不适、潮湿不洁；发生血栓时，肛门局部剧痛，起病突然。

2. 体格检查：肛门直肠指检，必要时行直肠、乙状结肠硬镜或纤维肠镜检查。

> **释义**
>
> ■ 血栓性外痔诊断简单，临床症状和查体是诊断血栓外痔的主要依据，早期可有肛门不适、潮湿不洁。一般可有明显诱因，如便秘、腹泻、劳累、久坐等，起病突然，肛门局部剧烈疼痛，查体可见肛周蓝紫色类圆形肿块，单发或多发。
>
> ■ 血栓性外痔无明显全身症状当血栓较大时，局部疼痛较明显，尤其是排便和行走时疼痛。
>
> ■ 血栓性外痔如果没有明显嵌顿、坏死感染，一般血液检查白细胞计数正常，可以与炎性外痔相鉴别。
>
> ■ 血栓性外痔表现为肛周暗紫色长条圆形肿物，表面皮肤水肿、质硬、压痛明显。但不伴有便出血，可以和出血性内痔、直肠息肉和直肠癌相鉴别。慢性发病者还需和肛周黑色素痣（瘤）鉴别。

（三）治疗方案的选择

根据《临床诊疗指南——外科学分册》（中华医学会，人民卫生出版社）。

1. 一般治疗：包括增加水分及膳食纤维摄入，保持大便通畅，防治便秘和腹泻，温热坐浴，保持会阴清洁等。

2. 手术治疗：血栓性外痔通常伴有明显的疼痛，应急诊手术减压、去除血栓。

（四）标准住院日

3 天。

> **释义**
>
> ■ 血栓性外痔切除一般在门诊完成，也可短期住院或一日手术，一般住院 1~3 天。

（五）进入路径标准

1. 第一诊断必须符合 ICD-10：I84.3 血栓性外痔疾病编码。

2. 当患者合并其他疾病，但住院期间不需要特殊处理也不影响第一诊断的临床路径流程实施时，可以进入路径。

> **释义**
>
> ■ 进入路径的患者为第一诊断为血栓性外痔，一般治疗对大部分血栓性外痔治疗效果好，仅在疼痛剧烈、血栓痔巨大、孤立或张力高时可采用手术治疗。
>
> ■ 入院后常规检查发现以往没有发现的疾病或既往有基础病（如高血压、冠状动脉粥样硬化性心脏病、糖尿病、肝肾功能不全等），经系统评估后对手术治疗无特殊影响，仅需药物维持治疗者，可进入路径。但可能会增加医疗费用，延长住院时间。

（六）术前准备（术前评估）

1 天。

1. 必须的检查项目

（1）血常规、尿常规。

（2）肝肾功能、电解质、凝血功能、感染性疾病筛查（乙肝、丙肝、梅毒、艾滋病等）。

（3）心电图、胸部 X 线平片。

2. 必要时行直肠、乙状结肠镜或纤维肠镜检查。

> **释义**
>
> ■ 血常规、尿常规是基本的常规检查，每个进入路径的患者均需完成。可以初步了解血栓性外痔的严重程度以及与其他疾病，如嵌顿性内痔、直肠癌等相鉴别。肝肾功能、凝血功能、心电图、X 线胸片主要是评估有无基础疾病，可能会影响到手术风险、住院时间、费用以及预后；感染性疾病的筛查主要适用于手术前准备。
>
> ■ 直肠、乙状直肠镜或纤维结肠镜的检查，主要是与内痔、混合痔、直肠息肉以及直肠癌相鉴别。
>
> ■ 有系统性疾病患者做相应的系统疾病评估和检查。

（七）预防性抗菌药物选择与使用时机

1. 预防性抗菌药物：按照《抗菌药物临床应用指导原则》（卫医发〔2004〕285号）执行。建议使用第二代头孢菌素或头孢曲松或头孢噻肟，可加用甲硝唑；明确感染患者，可根据药物敏感试验结果调整抗菌药物。

（1）推荐头孢呋辛钠肌内或静脉注射。①成人：0.75~1.5克/次，一日3次。②儿童：平均一日剂量为60mg/kg，严重感染可用到100mg/kg，分3~4次给予。③肾功能不全患者按照肌酐清除率制订给药方案：肌酐清除率>20ml/min者，每日3次，每次0.75~1.5g；肌酐清除率10~20ml/min患者，每次0.75g，一日2次；肌酐清除率<10ml/min患者，每次0.75g，一日1次。④对本药或其他头孢菌素类药过敏者，对青霉素类药有过敏性休克史者禁用；肝肾功能不全者、有胃肠道疾病史者慎用。⑤使用本药前需进行皮肤过敏试验。

（2）可加用甲硝唑静脉滴注：每次0.5g，一日3次。

2. 预防性使用抗菌药物，总预防性用药时间一般不超过24小时，个别情况可延长至48小时。

> **释义**
>
> ■血栓性外痔预防性抗生素一般选用第二代头孢菌素+甲硝唑，对于感染较重者可选用第三代头孢菌素+甲硝唑；对青霉素过敏者不宜使用头孢菌素时可用氨曲南替代。
>
> ■预防性抗生素给药时机极为关键，应在术前0.5~2小时给药，以保证在发生细菌污染之前血清及组织中的药物达到有效浓度。
>
> ■预防性抗生素应短程应用，术后再用一次或者用到24小时，特殊情况下可以延长到48小时。

（八）手术日

入院当天。

1. 麻醉方式：局麻、连续硬膜外麻醉或硬膜外蛛网膜下腔联合阻滞麻醉。
2. 急诊行血栓性外痔切除术。
3. 术后标本送病理。

> **释义**
>
> ■根据患者情况选用麻醉，较小血栓痔选用局麻，较大或病情可能变化者选用骶麻、腰麻。
>
> ■有条件医院手术一般当天完成，在局麻下将痔表面皮肤菱形切开，摘除血栓，伤口填入油纱布，不缝合创面。
>
> ■各国行业协会并未对血栓痔术后标本做强制规定，如肉眼诊断明确可不送病理检查，如有疑问或疑为黑色素瘤应送病理检查。

（九）术后住院恢复

2 天。

1. 局部麻醉患者术后即可进食，半小时后可下床活动、进食。

2. 连续硬膜外麻醉或腰硬联合麻醉者，术后去枕平卧、禁食禁水 6 小时，补液治疗；术后 6 小时可下床活动，可进流食。

3. 每天切口换药 1~2 次，创面较深时，放置纱条引流并保持引流通畅。

4. 术后用药：局部用药（栓剂、膏剂、洗剂）、口服药、物理治疗等。

5. 术后异常反应处理

（1）疼痛处理：酌情选用镇静药、镇痛药等。

（2）术后尿潴留的预防及处理：理疗、针灸、导尿等。

（3）伤口渗血处理：换药、出血点压迫，使用止血剂。

（4）排便困难：软化大便药物口服，必要时诱导灌肠。

（5）创面水肿：使用局部或全身消水肿药。

（6）术后继发性大出血的处理。

（7）其他情况处理：呕吐、发热、头痛等，对症处理。

> **释义**
>
> ■ 腰硬联合麻醉患者需去枕平卧 6 小时，恢复进食前静脉补液，术后 24~48 小时使用抗生素。短期禁食者无需静脉营养支持。
>
> ■ 患者如无不适可以进流食，逐渐过渡到半流食和普食。
>
> ■ 术后换药主要观察切口有无红肿渗出，如已有局部感染及时敞开切口，热水坐浴，充分引流。

（十）出院标准

1. 患者一般情况良好，正常饮食，排便顺畅，无明显排便时肛门疼痛，各项实验室检查结果正常，体温正常。

2. 肛门部创面无异常分泌物，引流通畅，无明显水肿、出血。

> **释义**
>
> ■ 患者麻醉恢复后可进少量饮食，观察无明显危及生命因素存在、无明显并发症、疼痛减轻至轻中度疼痛、局部无严重水肿即可出院。
>
> ■ 有条件医院可采用一日手术，一般住院 1~3 天。

（十一）变异及原因分析

1. 手术后出现继发切口感染或持续性大出血等并发症时，导致住院时间延长与费用增加。

2. 伴发其他基础疾病需要进一步明确诊断，导致住院时间延长与费用增加。

> **释义**
>
> ■ 变异是指入选临床路径的患者未能按路径流程完成医疗行为或未达到预期的医疗质量控制目标，包括以下情况：①按路径流程完成治疗，但超出了路径规定的时限或限定的费用，如术后切口感染，导致术后住院时间延长。住院后发现的其他疾病，需本次住院期间诊断和治疗，导致住院时间延长与费用增加。②不能按路径流程完成治疗，患者需要中途退出路径。围术期出现严重并发症，需二次手术或需接受重症监护治疗。
>
> ■ 医师认可的变异原因主要指患者入选路径后，医师在检查及治疗过程中发现患者合并存在一些事前未预知的对本路径治疗可能产生影响的情况，需要中止执行路径或者是延长治疗时间、增加治疗费用。医师需在表单中明确说明。
>
> ■ 因患者方面的主观原因导致执行路径出现变异，也需要医师在表单中予以说明。

（十二）参考费用标准

1500～2000 元。

四、血栓性外痔临床路径给药方案

【用药选择】

1. 血栓性外痔术后使用预防性应用抗菌药物治疗，一般选用能覆盖革兰阴性杆菌的广谱抗菌药物。

2. 术后最好选用静脉途径给药，对于单一或小血栓外痔也可口服抗菌药物治疗。

【药学提示】

1. 头孢类抗菌药物安全有效，应作为首选用药，根据患者情况加用替硝唑类抗菌药物。喹诺酮类大部分以原形经肾脏排泄，在体内代谢甚少，故肾功能不全者应根据肌酐清除率减量或延长给药时间。

2. 应在术前 0.5 小时内给药，或麻醉开始时给药，使手术切口暴露时局部组织中已达到足以杀灭手术过程中入侵切口细菌的药物浓度。

【注意事项】

1. 血栓外痔手术属于Ⅱ类切口，用药疗程宜短，一般选择单一抗菌药物，也可口服途径给药。

2. 用药前必须详细询问患者先前有否对头孢菌素类、青霉素类或其他药物的过敏史。

五、推荐表单

（一）医师表单

血栓性外痔临床路径医师表单

适用对象：**第一诊断为**血栓性外痔（ICD-10：I84.3）

行血栓性外痔切除术（ICD-9-CM-3：49.47）

患者姓名：＿＿＿＿ 性别：＿＿＿＿ 年龄：＿＿＿＿ 门诊号：＿＿＿＿ 住院号：＿＿＿＿

住院日期：＿＿年＿月＿日 出院日期：＿＿年＿月＿日 标准住院日：3 天

时间	住院第 1 天 （急诊手术）	住院第 2 天 （术后第 1 天）	住院第 3 天 （出院日）
主要诊疗工作	□ 病史询问，体格检查，完善病历 □ 进行相关检查 □ 完成病历 □ 上级医师查看患者，制订治疗方案 □ 医患沟通，签署手术知情同意书，通知手术室，急诊手术 □ 手术 24 小时内完成手术记录、术后首次病程记录	□ 上级医师查房 □ 评估辅助检查结果 □ 观察术后病情：排便情况、有无便血、切口情况（分泌物、水肿等） □ 完成术后病程记录 □ 切口换药	□ 观察术后病情 □ 确定符合出院指征 □ 向患者交代出院注意事项、复查日期 □ 完成病历 □ 通知出院
重点医嘱	**长期医嘱：** □ 术前禁食 □ 二级护理 **临时医嘱：** □ 急查血常规、尿常规、血型、肝肾功能、电解质、凝血功能、感染性疾病筛查 □ 急查心电图、X 线胸片 □ 必要时行直肠、乙状结肠硬镜或纤维肠镜检查 □ 术前准备（通便灌肠、术前镇静、备皮等） □ 今日急诊行血栓性外痔切除术	**长期医嘱：** □ 二级护理 □ 半流饮食（创面较大或有肛周缝合切口者，应先禁食 1~2 天，并限制排便） □ 坐浴，bid □ 肛门部理疗，bid（红外线治疗、激光照射治疗等） □ 口服软化粪便药、消肿药 **临时医嘱：** □ 创面渗血较多时，加用止血药	**出院医嘱** □ 出院带药 □ 门诊随诊
主要护理工作	□ 患者一般状况资料登记，建立护理记录 □ 术前准备 □ 术后护理	□ 观察患者一般状况，营养状况 □ 嘱患者保持肛门清洁，切忌用力排便	□ 记录患者一般状况，营养状况 □ 嘱患者出院后继续注意保持排便通畅，保持肛门局部清洁
病情变异记录	□ 无 □ 有，原因： 1. 2.	□ 无 □ 有，原因： 1. 2.	□ 无 □ 有，原因： 1. 2.
护士签名			
医师签名			

（二）护士表单

血栓性外痔临床路径护士表单

适用对象：**第一诊断为**血栓性外痔（ICD-10：I84.3）

行血栓性外痔切除术（ICD-9-CM-3：49.47）

患者姓名：_____ 性别：_____ 年龄：_____ 门诊号：_____ 住院号：_____

住院日期：____年___月___日 出院日期：____年___月___日 标准住院日：3天

时间	住院第1天（手术日）	住院第2天（术后第1天）	住院第3天（出院日）
健康宣教	□ 介绍环境、主管医生、护士 □ 介绍医院相关制度及注意事项 □ 介绍术前准备（备皮、配血）及手术过程 □ 术前用药的药理作用及注意事项 □ 告知术前洗浴、物品的准备 □ 告知签字及术前访视 □ 告知术后可能出现情况的应对方式 □ 告知监护设备、管路功能及注意事项 □ 告知术后饮食、体位要求 □ 告知疼痛注意事项 □ 告知术后探视及陪伴制度	□ 饮食指导 □ 下床活动注意事项 □ 评价以前宣教效果 □ 相关检查、化验的目的及注意事项 □ 术后用药指导 □ 术后相关治疗情况	□ 指导办理出院手续 □ 定时复查、随诊情况 □ 出院带药服用方法 □ 活动休息 □ 指导饮食及排泄
护理处置	□ 核对患者，佩戴腕带 □ 建立入院护理病历 □ 卫生处置：剪指（趾）甲、沐浴，更换病号服 □ 防跌倒、坠床宣教 □ 协助完成相关检查，做好解释说明 **送手术** □ 核对患者并脱去衣服，保护患者 □ 核对患者资料及带药 □ 填写手术交接单 接手术 □ 核对患者及资料，填写手术交接单 **术后** □ 核对患者及资料，填写手术交接单 □ 遵医嘱完成治疗、用药	□ 遵医嘱完成治疗、用药 □ 根据病情测量生命体征 □ 协助并指导患者坐浴	□ 办理出院手续 □ 书写出院小结

时间	住院第 1 天 （手术日）	住院第 2 天 （术后第 1 天）	住院第 3 天 （出院日）
基础护理	□ 二级护理 □ 晨晚间护理 □ 患者安全管理 □ 心理护理	□ 二级护理 □ 晨晚间护理 □ 患者安全管理 □ 协助生活护理 □ 协助饮水、进食米汤（创面较大或有肛周缝合切口者，应先禁食，限制排便，予以静脉补液）	□ 二级护理 □ 晨晚间护理 □ 协助或指导饮食 □ 安全护理措施到位 □ 心理护理
专科护理	□ 护理查体 □ 需要时，填写跌倒及压疮防范表 □ 遵医嘱完成相关检查和治疗 □ 观察肠道准备情况 □ 观察有无肠道准备不良反应 □ 观察患者生命体征 □ 观察患者伤口敷料、肛周皮肤	□ 观察患者生命体征 □ 观察患者伤口敷料、肛周皮肤、肛门排气排便情况 □ 遵医嘱予坐浴和口服减轻水肿的药物	□ 观察病情变化 □ 观察伤口敷料、排尿、肛周皮肤、肛门排气排便情况以及排便次数、粪便性状
重点医嘱	□ 详见医嘱执行单	□ 详见医嘱执行单	□ 详见医嘱执行单
病情变异记录	□ 无　□ 有，原因： 1. 2.	□ 无　□ 有，原因： 1. 2.	□ 无　□ 有，原因： 1. 2.
护士签名			

（三）患者表单

血栓性外痔临床路径患者表单

适用对象：**第一诊断为**血栓性外痔（ICD-10：I84.3）

行血栓性外痔切除术（ICD-9-CM-3：49.47）

患者姓名：_____ 性别：_____ 年龄：_____ 门诊号：_____ 住院号：_____

住院日期：____年__月__日 出院日期：____年__月__日 标准住院日：3 天

时间	住院第 1 日 （急诊手术）	住院第 2 天 （术后第 1 天）	住院第 3 天 （出院日）
医患配合	□ 护士行入院护理评估和宣教 □ 接受介绍相关制度、环境 □ 医师询问病史、收集资料并进行体格检查 □ 配合完善术前相关化验、检查，如采血、留尿、心电图、X 线胸片、肠镜 □ 医师向患者及家属介绍病情，并进行手术谈话、术前签字 □ 手术时家属在等候区等候 □ 配合检查生命体征、伤口敷料	□ 配合评估手术效果 □ 配合检查生命体征、伤口敷料、肛门排气排便情况；记录出入量	□ 接受出院前指导 □ 知道复查程序 □ 获取出院诊断书
护患配合	□ 配合测量体温、脉搏、呼吸、血压、体重 1 次 □ 配合完成入院护理评估（简单询问病史、过敏史、用药史） □ 接受入院宣教（环境介绍、病室规定、订餐制度、贵重物品保管、防跌倒和坠床等） □ 接受术前宣教、探视及陪伴制度 □ 接受会阴部备皮和肠道准备 □ 自行沐浴，加强会阴部清洁 □ 准备好必要用物，吸水管、纸巾等 □ 取下义齿、饰品等，贵重物品交家属保管 □ 送手术室前，协助完成核对，带齐影像资料，脱去衣物，上手术车 □ 返回病房后，协助完成核对，配合移至病床上 □ 配合术后吸氧、监护仪监测、输液、排尿用尿管、记录出入量 □ 配合缓解疼痛 □ 有任何不适请告知护士	□ 配合测量体温、脉搏、呼吸、询问排便情况 1 次 □ 配合检查生命体征、伤口敷料、肛门排气排便情况；记录出入量 □ 配合坐浴 □ 接受输液等治疗 □ 接受进水、进食、排便等生活护理 □ 注意活动安全，避免坠床或跌倒 □ 配合执行探视及陪伴	□ 接受出院宣教 □ 办理出院手续 □ 获取出院带药 □ 知道服药方法、作用、注意事项 □ 知道护理伤口的方法 □ 知道复印病历方法
饮食	□ 局麻患者术后即可进食 □ 连续硬膜外麻醉或腰硬联合麻醉者禁食水 6 小时后可进流食	□ 遵医嘱半流食（创面较大或有肛周缝合切口者，应先禁食 1~2 天）	□ 遵医嘱半流或流食
排泄	□ 排尿正常 □ 术前灌肠后有排便，术后暂无排便（创面较大或有肛周缝合切口者，应先禁食 1~2 天，限制排便）	□ 正常尿便（创面较大或有肛周缝合切口者，应先禁食 1~2 天，限制排便）	□ 正常尿便 □ 保持排便通畅、防止便秘 □ 保持肛门局部清洁
活动	□ 局麻患者术后半小时即可下床活动 □ 连续硬膜外麻醉或腰硬联合麻醉术后去枕平卧 6 小时后可下地	□ 可床边或下床活动	□ 正常适度活动，避免疲劳

附：原表单（2012 年版）

血栓性外痔临床路径表单

适用对象：**第一诊断为**血栓性外痔（ICD-10：I84.3）

　　　　　行血栓性外痔切除术（ICD-9-CM-3：49.47）

患者姓名：_____ 性别：_____ 年龄：_____ 门诊号：_____ 住院号：_____

住院日期：____年___月___日　出院日期：____年___月___日　标准住院日：3 天

时间	住院第 1 天 （急诊手术）	住院第 2 天 （术后第 1 天）	住院第 3 天 （出院日）
主要诊疗工作	□ 病史询问，体格检查 □ 进行相关检查 □ 完成病历 □ 上级医师查看患者，制订治疗方案 □ 医患沟通，签署手术知情同意书，通知手术室，急诊手术 □ 手术 24 小时内完成手术记录、术后首次病程记录	□ 上级医师查房 □ 评估辅助检查结果 □ 观察术后病情：排便情况、有无便血、切口情况（分泌物、水肿等） □ 完成术后病程记录 □ 切口换药	□ 观察术后病情 □ 确定符合出院指征 □ 向患者交代出院注意事项、复查日期 □ 完成病历 □ 通知出院
重点医嘱	**长期医嘱：** □ 普外科护理常规 □ 术前禁食 □ 二级护理 **临时医嘱：** □ 急查血常规、尿常规 □ 肝肾功能、电解质、凝血功能、感染性疾病筛查 □ 急查心电图、胸片 □ 必要时行直肠、乙状结肠硬镜或纤维肠镜检查 □ 术前准备（通便灌肠、术前镇静、备皮等） □ 抗菌药物使用 □ 今日急诊行血栓性外痔切除术	**长期医嘱：** □ 普外科护理常规 □ 二级护理 □ 半流饮食（创面较大或有肛周缝合切口者，应先禁食 1~2 天，并限制排便） □ 抗菌药物使用 □ 坐浴，bid □ 肛门部理疗，bid（红外线治疗、激光照射治疗等） □ 口服软化大便药、消水肿药 **临时医嘱：** □ 创面渗血较多时，加用止血药	**出院医嘱：** □ 出院带药 □ 门诊随诊
主要护理工作	□ 患者一般状况资料登记，建立护理记录 □ 术前准备 □ 术后护理	□ 观察患者一般状况，营养状况 □ 嘱患者保持肛门清洁，切忌用力排便	□ 记录患者一般状况，营养状况 □ 嘱患者出院后继续注意保持大便通畅，保持肛门局部清洁
病情变异记录	□ 无　□ 有，原因： 1. 2.	□ 无　□ 有，原因： 1. 2.	□ 无　□ 有，原因： 1. 2.
护士签名			
医师签名			

第十四章 下肢静脉曲张临床路径释义

一、下肢静脉曲张编码

疾病名称及编码：下肢静脉曲张（ICD-10：I83）

手术操作名称及编码：下肢静脉曲张结扎或剥脱术（ICD-9-CM-3：38.59）

二、临床路径检索方法

I83 伴 38.59

三、下肢静脉曲张临床路径标准住院流程

（一）适用对象

第一诊断为下肢静脉曲张（ICD-10：I83）

行手术治疗（ICD-9-CM-3：38.59）。

> **释义**
>
> ■ 血管彩色多普勒超声检查或下肢静脉造影检查明确提示有下肢浅静脉重度反流，并排除下肢深静脉功能不全及下肢深静脉血栓。
>
> ■ 本路径主要适用对象为下肢浅静脉曲张患者，大部分患者为大隐静脉曲张，少数为小隐静脉曲张，先天性静脉壁薄弱和静脉瓣功能不全是主要病因。
>
> ■ 具体手术方式可以根据疾病严重程度以及术者所能利用的设备器械进行最优组合。大隐静脉及小隐静脉主干的处理方式包括高位结扎+局部静脉抽剥、透光刨吸、电凝、激光闭锁等等；曲张静脉属支的处理方式包括静脉团块切除、点式穿刺抽剥、经皮连续环形缝扎、经皮间断缝扎等；交通静脉的处理方式包括开放式交通静脉结扎等。

（二）诊断依据

根据《临床诊疗指南——外科学分册》（中华医学会编著，人民卫生出版社）。

1. 明显的临床症状：肢体沉重感、乏力、胀痛、瘙痒等。
2. 典型体征：静脉迂曲扩张、色素沉着、血栓性浅静脉炎、皮肤硬化、溃疡等。
3. 排除下肢深静脉功能不全及下肢深静脉血栓病史。
4. 血管彩色多普勒超声检查或下肢静脉造影检查明确。

> **释义**
>
> ■ 无创性的血管彩色多普勒超声检查足以对下肢各静脉系统的形态和功能做出准确评判，并且该技术为绝大多数超声科及血管外科医生掌握，应该作为首选检查手段。
>
> ■ 以前作为金标准的下肢静脉造影近年只作为备选手段。

（三）治疗方案的选择

根据《临床诊疗指南——外科学分册》（中华医学会编著，人民卫生出版社）。

1. 手术：大隐静脉或小隐静脉高位结扎+抽剥/腔内激光烧灼术。

2. 手术方式：根据小腿静脉曲张的范围和程度以及患者意愿选择曲张静脉切除、环形缝扎、透光刨吸、电凝、激光闭锁等不同手术方式。

> **释义**
>
> ■ 大隐静脉和小隐静脉同属于下肢浅静脉系统，可入同一路径。
>
> ■ 单纯性下肢静脉曲张的手术治疗包括两个部分：①针对大隐静脉或小隐静脉主干的治疗。②针对曲张静脉属支和交通支的治疗。针对前者的手术方式有大隐静脉或小隐静脉主干高位结扎+抽剥、透光刨吸、电凝、激光闭锁等等，针对后者的手术方式有曲张静脉切除、经皮环形缝扎、点式抽剥、透光刨吸、激光闭锁等术式。术者可以根据疾病的严重程度、患者对美观的要求以及能够利用的材料和设备进行合理组合。部分术式因伤口自然愈合时间较长可能超出之前路径规定时间，可以在路径时限内出院。

（四）标准住院日

为 8~14 天。

（五）进入路径标准

1. 第一诊断必须符合 ICD-10：I83 下肢静脉曲张疾病编码。

2. 当患者合并其他疾病，但住院期间不需要特殊处理也不影响第一诊断的临床路径流程实施时，可以进入路径。

> **释义**
>
> ■ 患者以手术治疗为目的入院。
>
> ■ 合并下肢深静脉功能不全或继发于下肢深静脉血栓后遗症的患者不进入此路径。
>
> ■ 患者如果合并高血压、冠心病、糖尿病、呼吸系统疾病、肝肾功能不全但不影响麻醉和手术的实施时，可进入路径。反之应先进入其他相应内科疾病的诊疗路径。

（六）术前准备2~3天

1. 必需的检查项目

（1）血常规、尿常规、大便常规。

（2）肝功能、肾功能、电解质、血糖、凝血功能、感染性疾病筛查（乙肝、丙肝、艾滋病、梅毒等）。

（3）胸片、心电图、下肢静脉彩超。

2. 根据患者病情选择：下肢深静脉造影、超声心动图和肺功能检查等。

（七）选择用药

1. 抗菌药物：按照《抗菌药物临床应用指导原则》（卫医发〔2004〕285号）执行，并结合患者的病情决定抗菌药物的选择，可选用革兰阳性菌敏感的抗菌药物，建议使用第一、第二代头孢菌素，明确感染患者，可根据药物敏感试验结果调整抗菌药物。

（1）推荐使用头孢唑林钠肌内或静脉注射。①成人：0.5~1克/次，一日2~3次。②对本药或其他头孢菌素类药过敏者，对青霉素类药有过敏性休克史者禁用；肝肾功能不全者、有胃肠道疾病史者慎用。③使用本药前需进行皮肤过敏试验。

（2）推荐头孢呋辛钠肌内或静脉注射。①成人：0.75~1.5克/次，一日3次。②肾功能不全患者按照肌酐清除率制订给药方案：肌酐清除率>20ml/min者，每日3次，每次0.75~1.5g；肌酐清除率10~20ml/min患者，每次0.75g，一日2次；肌酐清除率<10ml/min患者，每次0.75g，一日1次。③对本药或其他头孢菌素类药过敏者，对青霉素类药有过敏性休克史者禁用；肝肾功能不全者、有胃肠道疾病史者慎用。④使用本药前需进行皮肤过敏试验。

2. 预防性用抗菌药物，时间为术前0.5小时，手术超过3小时加用1次抗菌药物；总预防性用药时间一般不超过24小时，个别情况可延长至48小时。

> **释义**
>
> ■ 该手术原则上为无菌手术，但大腿部切口接近会阴区不易术后清洁护理，并且部分患者小腿皮损区域有不同程度的炎症反应存在，因此可根据患者情况预防性（术前30分钟）和术后治疗性（1~2天）使用抗菌药物。建议预防性用药使用一代头孢菌素，治疗性用药选用第一代或第二代头孢菌素。

（八）手术日

为入院第3~4天。

1. 麻醉方式：硬膜外麻醉、硬膜外蛛网膜下腔联合阻滞麻醉或腰麻。

2. 术中用药：麻醉常规用药、术后镇痛用药。

3. 输血：视术中情况而定。

> **释义**
>
> ■ 少数患者无法耐受硬膜外麻醉、硬膜外蛛网膜下腔联合阻滞麻醉或腰麻或可选择经呼吸道的全麻。

（九）术后住院恢复5~10天

1. 必须复查的检查项目：根据患者具体情况而定。
2. 术后用药：抗菌药物按照《抗菌药物临床应用指导原则》（卫医发〔2004〕285号）执行，可选用革兰阳性菌敏感的抗菌药物，用药时间2天。

> **释义**
>
> ■ 术后通常不需进行常规项目的检查，如出现伤口血肿、感染、下肢深静脉血栓形成等情况时应复查血常规、出凝血常规、下肢静脉彩超等相应项目。

（十）出院标准

1. 患者体温正常，伤口无感染迹象，能正常下床活动。
2. 没有需要住院处理的并发症。

> **释义**
>
> ■ 大腿段手术切口需术后一周拆线，小腿手术切口需术后两周拆线，经皮连续环形缝扎以及溃疡周边缝扎线需术后3周拆除，如无明显伤口感染等情况，伤口的换药及拆线均可以于出院后在门诊进行。

（十一）变异及原因分析

1. 严重基础疾病可能对手术造成影响者，术前准备时间会延长。
2. 术后出现伤口感染、下肢深静脉血栓形成等并发症时，住院恢复时间相应延长。

（十二）参考费用标准

单侧患肢手术3000~4000元，双侧患肢手术4000~5000元。

四、大隐静脉曲张临床路径给药方案

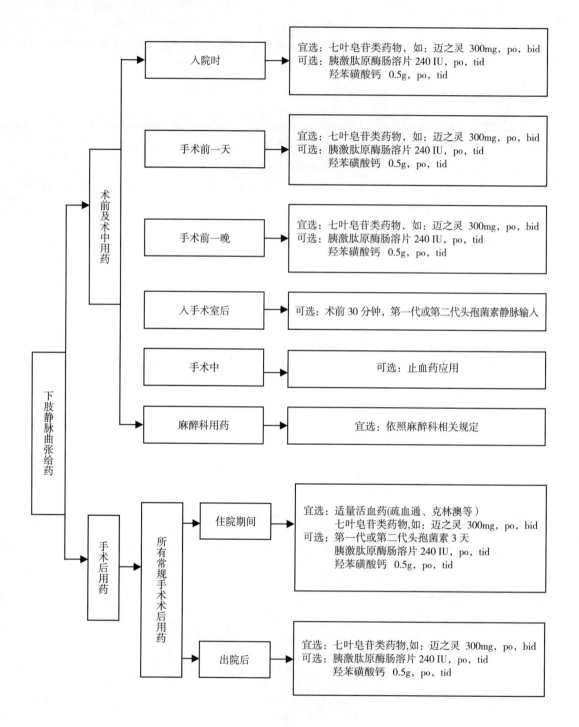

【用药选择】

1. 入院后，可常规给予七叶皂苷类药物，如：迈之灵，有助于降低血管通透性、增加静脉回流、

减轻静脉淤血症状、增加血管弹性、增加血管张力、抗氧自由基作用。

2. 下肢静脉曲张手术为Ⅰ类切口，无需常规预防使用抗生素，如创面较大或有其他可能导致感染因素可适当应用抗生素。

3. 术后预防深静脉血栓可适量应用抗凝或活血药。

4. 给药方案仅为用药种类的参考指导，具体药物需在符合治疗原则情况下根据不同医院的药物情况使用。

【药学提示】

1. 头孢菌素：注意皮试。

2. 抗凝或活血药的使用需根据围术期情况决定，如：术前是否合并静脉溃疡，是否有静脉炎，是否有深静脉等损伤等。

【注意事项】

术后根据实验室化验检查调整用药。

五、推荐表单

（一）医师表单

下肢静脉曲张临床路径医师表单

适用对象：**第一诊断为下肢静脉曲张**（ICD-10：I83）

行手术治疗（ICD-9-CM-3：38.59）

患者姓名：_____ 性别：_____ 年龄：_____ 门诊号：_____ 住院号：_____

住院日期：____年___月___日 出院日期：____年___月___日 标准住院日：8~14 天

时间	住院第 1 天	住院第 2~3 天
主要诊疗工作	□ 询问病史、体格检查 □ 病历书写 □ 开具化验和检查单 □ 上级医师查房及术前评估 □ 初步确定手术日期	□ 上级医师查房 □ 完成术前准备及评估 □ 完成术前小结、上级医师查房记录等书写 □ 根据体检以及辅助检查结果讨论制订手术方案 □ 必要的相关科室会诊 □ 签署手术同意书、自费用品同意书、输血同意书等文件 □ 向患者及家属交代围术期注意事项
重点医嘱	**长期医嘱：** □ 外科疾病护理常规 □ 二级护理 □ 饮食 **临时医嘱：** □ 血常规、尿常规、便常规 □ 肝肾功能、电解质、凝血功能、感染性疾病筛查 □ 胸片、心电图、下肢血管彩超， □ 必要时下肢静脉造影、超声心动图、肺功能检查	**长期医嘱：** □ 患者既往基础用药 **临时医嘱：** □ 必要的会诊意见及处理 □ 明日准备于硬膜外麻醉、硬膜外蛛网膜下腔联合阻滞麻醉下行：大/小隐静脉高位结扎、抽剥或腔内激光烧灼术或小腿曲张静脉切除/环缝/刨吸/电凝/激光闭锁术 □ 术前禁食、禁水 □ 备皮 □ 术前用药 □ 预防用药抗菌药物 □ 一次性导尿包（必要时）
病情变异记录	□ 无 □ 有，原因： 1. 2.	□ 无 □ 有，原因： 1. 2.
医师签名		

时间	住院第 3~4 天 （手术日）	住院第 4~5 天 （术后第 1 天）
主要诊疗工作	□ 手术 □ 完成手术记录书写 □ 术后病程记录书写 □ 上级医师查房 □ 向患者及家属交代术后注意事项	□ 上级医师查房 □ 术后病程记录书写 □ 查看患肢情况及伤口 □ 观察生命体征变化
重点医嘱	长期医嘱： □ 大/小隐静脉高位结扎、抽剥或腔内激光烧灼术或小腿曲张静脉切除/环缝/刨吸/电凝/激光闭锁术 □ 下肢静脉曲张术后护理常规 □ 一级护理 □ 6 小时后普食 □ 抬高患肢 30° □ 口服肠溶阿司匹林 □ 观察患肢血运 临时医嘱： □ 吸氧 □ 补液（视情况而定） □ 抗菌药物	长期医嘱： □ 普食 □ 二级护理 临时医嘱： □ 止呕、镇痛药物 □ 根据情况决定是否补液
病情变异记录	□ 无　□ 有，原因： 1. 2.	□ 无　□ 有，原因： 1. 2.
医师签名		

时间	住院第 5~6 天 （术后第 2 天）	住院第 6~7 天 （术后第 3 天）	住院第 8~14 天 （出院日）
主要诊疗工作	□ 上级医师查房 □ 术后病程记录书写 □ 查看患肢情况及伤口 □ 观察生命体征变化	□ 上级医师查房 □ 术后病程记录书写 □ 查看患肢情况及伤口 □ 观察生命体征变化	□ 上级医师查房，进行伤口评估，决定是否可以出院 □ 完成出院记录、病案首页、出院证明等文件 □ 交代出院后注意事项如复查时间、出现手术相关意外情况时的处理等
重点医嘱	长期医嘱： □ 二级护理 □ 普通饮食 临时医嘱： □ 伤口换药	长期医嘱： □ 二级或三级护理 □ 无特殊 临时医嘱： □ 视具体情况而定	临时医嘱： □ 拆线、换药 □ 出院带药
病情变异记录	□ 无　□ 有，原因： 1. 2.	□ 无　□ 有，原因： 1. 2.	□ 无　□ 有，原因： 1. 2.
医师签名			

（二）护士表单

下肢静脉曲张临床路径护士表单

适用对象：**第一诊断为下肢静脉曲张**（ICD-10：I83）

　　　　　行手术治疗（ICD-9-CM-3：38.59）

患者姓名：_____ 性别．_____ 年龄：_____ 门诊号：_____ 住院号：_____

住院日期：____年__月__日 出院日期：____年__月__日 标准住院日：8~14 天

时间	住院第 1 天	住院第 2~3 天
健康宣教	□ 介绍主管医师、护士 □ 介绍医院内相关制度 □ 介绍环境、设施 □ 介绍住院注意事项 □ 介绍疾病知识 □ 介绍陪伴及探视制度	□ 术前宣教，宣教疾病知识 □ 宣传教育及心理护理 □ 执行术前医嘱 □ 心理护理 □ 术前准备（备皮等），介绍手术过程 □ 告知术前禁食禁水、沐浴，物品的准备 □ 告知签字及麻醉科访视事宜 □ 告知术后饮食、活动及术后可能出现的情况及应对方式 □ 强调术前陪伴及探视制度
护理处置	□ 核对患者，佩戴腕带 □ 建立入院护理病历 □ 卫生处置：剪指（趾）甲、沐浴，更换病号服 □ 遵医嘱完成特殊检查 □ 了解患者基础疾病，遵医嘱予以对应处理或检测	□ 协助完善相关检查，做好解释说明 □ 遵医嘱完成治疗及用药
基础护理	□ 三级护理（生活不能完全自理患者予以二级护理） □ 晨、晚间护理 □ 患者安全管理	□ 三级护理（生活不能完全自理患者予以二级护理） □ 晨、晚间护理 □ 患者安全管理
专科护理	□ 护理查体 □ 填写跌倒及压疮防范表（需要时） □ 请家属陪伴（需要时） □ 患肢抬高宣教 □ 下肢静脉曲张预防宣教 □ 心理护理	□ 遵医嘱协助患者完成相关检查 □ 监测血常规、肝肾功能，凝血功能 □ 心理护理
重点医嘱	□ 详见医嘱执行单	□ 详见医嘱执行单
病情变异记录	□ 无 □ 有，原因： 1. 2.	□ 无 □ 有，原因： 1. 2.
护士签名		

时间	住院第 3~4 天 （手术日）	住院第 4~5 天 （术后第 1 天）
健康 宣教	□ 告知家属等候区位置 □ 告知手术当天禁食禁水 □ 告知体位要求 □ 告知术后疼痛处理方法 □ 给予患者和家属心理支持 □ 介绍术后注意事项，告知术后可能出现的情况及应对方式 □ 告知氧气，监护设备、管路功能及注意事项 □ 再次明确探视陪伴须知	□ 告知饮水，进食情况 □ 告知尿管的名称、位置和作用 □ 告知监护仪的作用（心肺功能差有监护仪使用时） □ 术后药物作用及频率 □ 告知术后排痰的方法和重要性 □ 相关检查及化验的目的、注意事项
护理 处置	送手术 □ 核对患者并摘除衣物，保护患者 □ 核对资料及带药 □ 填写手术交接单 术后 □ 核对患者及资料填写手术交接单 □ 遵医嘱完成治疗、用药	□ 遵医嘱完成治疗、用药 □ 遵医嘱完成相关检查 　测量记录生命体征
基础 护理	□ 一级护理 □ 晨、晚间护理 □ 给予生活护理 □ 协助患者采取正确体位 □ 安全护理措施到位	□ 一级护理 □ 晨、晚间护理 □ 协助生活护理 □ 安全护理措施到位 □ 心理护理
专科 护理	□ 观察记录患者生命体征、意识、伤口敷料 □ 伤口渗血性质及量，肢体活动，皮肤情况 □ 下肢活动宣教和护理 □ 尿管护理 □ 心理护理	□ 指导患者术后功能锻炼 □ 观察患肢情况 □ 伤口渗出情况 □ 心理和生活护理
重点 医嘱	□ 详见医嘱执行单	□ 详见医嘱执行单
病情 变异 记录	□ 无　□ 有，原因： 1. 2.	□ 无　□ 有，原因： 1. 2.
护士 签名		

时间	住院第 5~6 天 （术后第 2 天）	住院第 6~7 天 （术后第 3 天）	住院第 8~14 天 （出院日）
健康宣教	□ 告知进食、进水 □ 术后药物作用及频率 □ 相关检查及化验的目的、注意事项 □ 下肢行走锻炼预防深静脉血栓宣教	□ 下地活动注意事项及安全指导 □ 术后药物作用及频率 □ 饮食宣教 □ 疾病恢复期注意事项 □ 复查患者对术前宣教内容的掌握程度 □ 再次明确探视陪伴须知	□ 指导办理出院手续 □ 定时复查 □ 出院带药服用方法 □ 注意休息 □ 饮食指导
护理处置	□ 遵医嘱完成治疗、用药 □ 遵医嘱完成相关检查 □ 测量记录生命体征	□ 遵医嘱完成治疗、用药 □ 下肢行走锻炼 □ 遵医嘱完成相关检查	□ 办理出院手续 □ 书写出院小结
基础护理	□ 一级护理 □ 晨、晚间护理 □ 协助生活护理 □ 安全护理措施到位 □ 心理护理	□ 一级护理 □ 晨、晚间护理 □ 协助或指导生活护理 □ 安全护理措施到位 □ 心理护理	□ 三级护理 □ 晨、晚间护理 □ 安全护理措施到位 □ 心理护理
专科护理	□ 指导患者术后功能锻炼 □ 观察患肢情况 □ 伤口渗出情况 □ 心理和生活护理	□ 指导患者术后功能锻炼 □ 观察患肢情况 □ 伤口渗出愈合情况 □ 心理和生活护理	□ 观察下肢肿胀情况 □ 观察伤口愈合情况 □ 观察病情变化
重点医嘱	□ 详见医嘱执行单	□ 详见医嘱执行单	□ 详见医嘱执行单
病情变异记录	□ 无 □ 有，原因： 1. 2.	□ 无 □ 有，原因： 1. 2.	□ 无 □ 有，原因： 1. 2.
护士签名			

（三）患者表单

下肢静脉曲张临床路径患者表单

适用对象：**第一诊断为下肢静脉曲张**（ICD-10：I83）

　　　　　行手术治疗（ICD-9-CM-3：38.59）

患者姓名：_____ 性别：_____ 年龄：_____ 门诊号：_____ 住院号：_____

住院日期：____年__月__日　出院日期：____年__月__日　标准住院日：8~14 天

时间	住院第 1 天	住院第 2~3 天
医患配合	□ 配合医师询问现病史、既往病史、用药情况（如服用静脉曲张药物，阿司匹林等药物请明确告知医师），收集资料并进行体格检查 □ 环境介绍、住院制度 □ 配合完善术前相关化验、检查 □ 有任何不适请告知医师	□ 配合完善术前相关检查、化验，如采血、留尿、心电图、X 线胸片、彩超等检查 □ 医师向患者及家属介绍病情，进行手术谈话签字 □ 麻醉师与患者进行术前访视
护患配合	□ 配合测量体温、脉搏、呼吸、血压、体重 1 次 □ 配合完成入院护理评估（简单询问病史、过敏史、用药史） □ 接受入院宣教（环境介绍、病室规定、订餐制度、贵重物品保管等） □ 有任何不适请告知护士	□ 配合测量体温、脉搏、呼吸、询问排便情况 □ 接受术前宣教 □ 接受配血，以备术中需要时用 □ 接受备皮 □ 接受药物灌肠 □ 自行沐浴，加强头部清洁 □ 准备好必要用品，吸水管、奶瓶、纸巾等 □ 义齿、饰品等交家属保管 □ 配合执行探视及陪伴
饮食	□ 正常规律饮食	□ 术前 12 小时禁食、禁水
排泄	□ 正常尿便 □ 记录尿量	□ 正常尿便 □ 记录尿量
活动	□ 正常活动	□ 正常活动

时间	住院第 3~4 天 （手术日）	住院第 4~10 天 （术后第 1~7 天）
医患配合	□ 配合评估手术效果 □ 配合检查意识、肢体等部位 □ 需要时，配合复查血液指标 □ 有任何不适请告知医师	□ 配合检查下肢肿胀等体征、伤口渗出等 □ 需要时，配合伤口换药 □ 配合拔除尿管 □ 配合伤口拆线
护患配合	□ 清晨测量体温、脉搏、呼吸、血压 1 次 □ 送手术室前，协助完成核对，带齐资料，脱去衣物，上手术车 □ 返回病房后，协助完成核对，配合抬患者上病床 □ 配合检查意识、肢体、各引流管，记出入量 □ 配合术后吸氧、监护仪监测、输液，注意各引流情况 □ 遵医嘱采取正确体位 □ 配合缓解疼痛 □ 有任何不适请告知护士	□ 配合定时测量生命体征 □ 配合检查下肢肿胀等体征、伤口渗出等 □ 接受输液、服药等治疗 □ 后期接受进食、进水等生活护理 □ 配合活动，预防皮肤压力伤 □ 注意活动安全，避免坠床或跌倒 □ 配合执行探视及陪伴
饮食	□ 术后 6 小时禁食、禁水	□ 根据医嘱，由禁食逐渐过渡到普食
排泄	□ 保留尿管	□ 保留尿管过渡到正常排尿 □ 避免便秘
活动	□ 卧床休息，保护管路 □ 患肢抬高，双下肢活动	□ 根据医嘱，平卧-半坐-下床活动 □ 注意保护伤口

时间	住院第 8~14 天 （出院日）
医患配合	☐ 接受出院前指导 ☐ 知道复查程序 ☐ 继续下肢锻炼 ☐ 下床活动预防深静脉血栓 ☐ 患者使用弹力绷带
护患配合	☐ 接受出院宣教 ☐ 办理出院手续 ☐ 获取出院诊断书 ☐ 获取出院带药 ☐ 知道服药方法、作用、注意事项 ☐ 知道护理伤口方法 ☐ 知道复印病历方法
饮食	☐ 根据医嘱，饮食调整 ☐ 结合自身其他疾病调整饮食
排泄	☐ 正常排尿便 ☐ 避免便秘
活动	☐ 正常适度活动 ☐ 避免疲劳 ☐ 伤口结痂脱落前下肢佩戴弹力绷带 ☐ 伤口结痂脱落后下地佩戴医用弹力袜活动

附：原表单（2012 年版）

下肢静脉曲张临床路径表单

适用对象：**第一诊断为下肢静脉曲张**（ICD-10：I83）

　　　　　行手术治疗（ICD-9-CM-3：38.59）

患者姓名：_____性别：_____年龄：_____门诊号：_____住院号：_____

住院日期：____年___月___日　出院日期：____年___月___日　标准住院日：8~14 天

时间	住院第 1 天	住院第 2~3 天
主要诊疗工作	□ 询问病史、体格检查 □ 病历书写 □ 开具化验和检查单 □ 上级医师查房及术前评估 □ 初步确定手术日期	□ 上级医师查房 □ 完成术前准备及评估 □ 完成术前小结、上级医师查房记录等 □ 根据体检以及辅助检查结果讨论制订手术方案 □ 必要的相关科室会诊 □ 签署手术同意书、自费用品同意书、输血同意书等文件 □ 向患者及家属交代围术期注意事项
重点医嘱	**长期医嘱：** □ 外科疾病护理常规 □ 二级护理 □ 饮食 **临时医嘱：** □ 血常规、尿常规、大便常规 □ 肝肾功能、电解质、凝血功能、感染性疾病筛查 □ 胸片、心电图、下肢血管彩超 □ 必要时下肢静脉造影	**长期医嘱：** □ 患者既往基础用药 **临时医嘱：** □ 必要的会诊意见及处理 □ 明日准备于◎硬膜外麻醉◎硬膜外蛛网膜下腔联合阻滞麻醉下行◎大隐静脉/小隐静脉高位结扎、抽剥或腔内激光烧灼术◎小腿曲张静脉切除/环缝/刨吸/电凝/激光闭锁治疗 □ 术前禁食、禁水 □ 备皮 □ 术前用药（苯巴比妥，阿托品） □ 准备预防性抗菌药物 □ 一次性导尿包（必要时）
主要护理工作	□ 介绍病房环境及设施 □ 告知手术相关注意事项 □ 告知医院规章制度 □ 入院护理评估	□ 宣传教育及心理护理 □ 执行术前医嘱 □ 心理护理
病情变异记录	□ 无　□ 有，原因： 1. 2.	□ 无　□ 有，原因： 1. 2.
护士签名		
医师签名		

时间	住院第 3~4 天 （手术日）	住院第 4~5 天 （术后第 1 天）
主要诊疗工作	□ 手术 □ 完成手术记录 □ 术后病程记录 □ 上级医师查房 □ 向患者及家属交代术后注意事项	□ 上级医师查房 □ 完成术后病程记录 □ 查看患肢情况及伤口 □ 观察生命体征变化
重点医嘱	**长期医嘱：** □ 今日在硬膜外麻醉◎腰硬联合麻醉下行◎大隐静脉/小隐静脉高位结扎、抽剥或腔内激光烧灼术◎小腿曲张静脉切除/环缝/刨吸/电凝/激光闭锁治疗 □ 下肢静脉曲张术后护理常规 □ 一级护理 □ 6 小时后普食 □ 抬高患肢 30° □ 口服肠溶阿司匹林 □ 观察患肢血运情况 **临时医嘱：** □ 吸氧（酌情） □ 补液（酌情） □ 抗菌药物	**长期医嘱：** □ 普食 □ 二级护理 **临时医嘱：** □ 止呕、镇痛药物 □ 根据情况决定是否补液 □ 抗菌药物：如体温正常，伤口情况良好，无明显红肿时可以停止抗菌药物治疗
主要护理工作	□ 观察生命体征、胃肠道反应及麻醉恢复情况 □ 观察患肢情况 □ 伤口渗出情况 □ 心理和生活护理	□ 指导患者术后功能锻炼 □ 观察患肢情况 □ 伤口渗出情况 □ 心理和生活护理
病情变异记录	□ 无 □ 有，原因： 1. 2.	□ 无 □ 有，原因： 1. 2.
护士签名		
医师签名		

时间	住院第5~6天 （术后第2天）	住院第6~7天 （术后第3~4天）	住院第8~14天 （出院日）
主要诊疗工作	□ 上级医师查房 □ 术后病程记录 □ 查看患肢情况及伤口 □ 观察生命体征变化	□ 上级医师查房 □ 术后病程记录 □ 查看患肢情况及伤口 □ 观察生命体征变化	□ 上级医师查房，进行伤口评估，决定是否可以出院 □ 完成出院记录、病案首页、出院证明等文件 □ 交代出院后注意事项，如复查时间、出现疾病意外情况时的处理等
重点医嘱	长期医嘱： □ 二级护理 □ 普通饮食 临时医嘱： □ 伤口换药	长期医嘱： □ 二级或三级护理 □ 根据患者情况治疗 临时医嘱： □ 视具体情况而定	临时医嘱： □ 拆线、换药 □ 出院带药
主要护理工作	□ 指导患者术后功能锻炼 □ 观察患肢情况 □ 伤口渗出情况 □ 心理和生活护理	□ 指导患者术后功能锻炼 □ 观察患肢情况 □ 伤口渗出情况 □ 心理和生活护理	□ 指导办理出院手续
病情变异记录	□ 无　□ 有，原因： 1. 2.	□ 无　□ 有，原因： 1. 2.	□ 无　□ 有，原因： 1. 2.
护士签名			
医师签名			

第十五章 高血压脑出血临床路径释义

一、高血压脑出血编码

疾病名称及编码：高血压脑出血 ICD-10：I61.902
手术操作及编码：开颅血肿清除术 ICD-9-CM-3：01.24

二、临床路径检索办法

I61.902 伴（01.24）

三、高血压脑出血外科治疗临床路径标准住院流程

（一）适用对象

第一诊断为高血压脑出血（ICD-10：I61.902）
行开颅血肿清除术（ICD-9-CM-3：01.24）。

> **释义**
>
> ■ 适用对象编码参见第一部分。
> ■ 本路径适用对象为明确高血压病史所致的原发性脑出血，包括基底节出血、丘脑出血、脑叶出血、小脑出血、脑干出血。不包括脑动脉瘤、脑动静脉畸形、淀粉变性样脑病、海绵状血管畸形、溶栓治疗、抗血小板治疗、凝血功能障碍、脑肿瘤、脑血管炎、烟雾病、静脉窦血栓形成、缺血性脑卒中出血转化等所致脑出血。
> ■ 根据高血压脑出血部位的不同，脑出血的手术入路也各不相同，包括颞中回入路、颞下入路，翼点入路、三角区入路、顶间沟入路、枕下后正中入路、枕下旁正中入路。各临床单位可根据本单位所熟悉的手术入路结合出血部位做出不同部位出血行不同手术入路的临床路径。

（二）诊断依据

根据《临床诊疗指南——神经外科学分册》（中华医学会编著，人民卫生出版社）、《临床技术操作规范——神经外科分册》（中华医学会编著，人民军医出版社）、《王忠诚神经外科学》（王忠诚主编，湖北科学技术出版社）、《神经外科学》（赵继宗主编，人民卫生出版社）。

1. 病史：明确的高血压病史和急性颅内压增高症状，常出现剧烈头痛、头晕及呕吐，严重患者可出现意识障碍。

2. 体格检查：根据不同的出血部位，可以出现一些相应的神经系统症状，如不同程度的偏瘫、偏身感觉障碍、偏盲、瞳孔改变等。

（1）壳核出血：高血压脑出血最好发部位，先出现对侧肢体偏瘫，严重时可进展为昏迷，甚至死亡。

（2）丘脑出血：一般出现对侧半身感觉障碍，当内囊出血时也出现偏瘫症状。

（3）小脑出血：由于出血对脑干的直接压迫，患者先出现昏迷而非先出现偏瘫。

（4）脑叶出血：症状因血肿所在脑叶不同而有所差异，如额叶可出现对侧偏瘫，多发生于上肢，而下肢和面部较轻；顶叶可出现对侧半身感觉障碍；枕叶可出现同侧眼痛和对侧同向偏盲；颞叶出血如发生在优势半球，可出现语言不流利和听力障碍。

3. 辅助检查

（1）头颅 CT 扫描：高血压脑出血的首选检查，明确出血部位和体积，血肿呈高密度影；

（2）头颅 MRI 扫描：不作为首选检查，有助于鉴别诊断。

> **释义**
>
> ■ 高血压脑出血需有明确的高血压病史，入院时血压收缩压多超过 160mmHg。由于出血部位、血肿的大小以及出血部位的不同，高血压脑出血的临床表现各异。主要为急性颅内压增高症状，头痛、呕吐等，严重时出现意识障碍及局灶体征，如偏瘫、偏身感觉障碍、失语、偏盲、瞳孔改变等。
>
> ■ 头颅 CT 平扫和明确出血的位置、大小以及和血肿周围组织如神经、血管、丘脑、脑干、小脑等重要结构的关系及受压情况。头颅 MRI 可帮助诊断排查部分较大的动静脉畸形，血肿吸收后排查海绵状血管畸形。
>
> ■ 头颅血管检查：有助于了解脑出血病因，排除其他原因所致脑出血。常用检查包括 CTA、MRA、CTV、MRV、DSA 等。

（三）选择治疗方案的依据

根据《临床诊疗指南——神经外科学分册》（中华医学会编著，人民卫生出版社）、《临床技术操作规范-神经外科分册》（中华医学会编著，人民军医出版社）、《王忠诚神经外科学》（王忠诚主编，湖北科学技术出版社）、《神经外科学》（赵继宗主编，人民卫生出版社）。

1. 开颅血肿清除术手术适应证

（1）患者出现意识障碍，双侧瞳孔不等大等脑疝表现。

（2）幕上血肿量>30ml，中线构造移位>5mm，侧脑室受压明显。

（3）幕下血肿量>10ml，脑干或第四脑室受压明显。

（4）经内科保守治疗无效，血肿量逐渐增加，无手术绝对禁忌证。

2. 禁忌证

（1）有严重心脏病或严重肝肾性能不全等，全身状况差，不能耐受手术者。

（2）脑疝晚期。

3. 手术风险较大者（高龄、妊娠期、合并较严重内科疾病），需向患者或家属交待病情；如不同意手术，应当充分告知风险，履行签字手续，并予严密观察。

> **释义**
>
> ■ 临床突发脑出血幕上血肿量>30ml，中线结构移位>5mm，侧脑室受压明显，幕下血肿量>10ml，脑干或第四脑室受压明显，或保守治疗血肿增加，并出现颅内压升高表现的患者，

符合任何一条均可以行开颅血肿清除手术治疗，应向患者解释各种治疗方法的利弊以共同制定治疗方案。对于脑出血后出现意识障碍，双侧瞳孔不等大等脑疝患者，应立即行开颅手术治疗，争分夺秒开颅手术清除血肿降低颅内压。根据出血部位的不同，手术入路也各不相同，各临床单位可根据本单位所熟悉的手术入路结合出血部位做出不同部位出血行不同手术入路的临床路径。

■ 因病情危重、由于患者本身的原因或医疗条件的限制不适合采用手术治疗的患者，要向患者提供其他治疗方式的选择，有必要时可考虑血肿碎吸术，履行医师的告知义务和患者对该病的知情权。

■ 本病是急性发病，对出现急性高颅压症状并除外手术禁忌证的患者都应行考虑行急诊手术。

■ 对于有凝血功能障碍、严重心脏病或严重肝肾功能不全等，全身情况差，不能耐受手术者、晚期脑疝［通常指双侧瞳孔散大、或（和）无自主呼吸、或（和）血压需升压药物维持等］患者不宜行开颅手术治疗，如家属治疗意愿非常坚决，可考虑血肿碎吸术。

■ 对于高龄患者（>80 岁），或伴有心肺功能不全，妊娠，糖尿病等合并症患者，手术风险甚大，参考麻醉科医生会诊意见，需详细向患者家属告知，有必要时可由科主任、主管医师手术与患者家属行双签字。

（四）标准住院日为≤22 天

> **释义**
>
> ■ 高血压脑出血患者入院后，急诊完成常规检查后立即急诊手术治疗，术后 7 天防治颅内并发症，术后 7~14 防治机体其他并发症，术后 14~21 天功能恢复期，总住院时间小于 22 天的均符合本路径要求。

（五）进入路径标准

1. 第一诊断必须符合 ICD-10：I61.902 高血压脑出血疾病编码。

2. 当患者合并其他疾病，但住院期间不需要特殊处理也不影响第一诊断的临床路径流程实施时，可以进入路径；脑疝晚期患者不进入此路径。

> **释义**
>
> ■ 本路径适用于高血压脑出血，包括基底节区出血，丘脑出血，脑叶出血，小脑出血，脑干出血，脑室出血。不包括头外伤、动脉瘤、脑动静脉畸形、海绵状血管畸形、肿瘤脑卒中、脑梗死出血转化引起的脑出血。
>
> ■ 患者如果合并糖尿病、冠心病、慢阻肺、慢性肾病等其他慢性疾病，需要术前对症治疗时，如果不影响急诊麻醉和手术，可进入本路径。上述慢性疾病如果需要经治疗稳定后才能手术，或因抗凝、抗血小板治疗等术前需特殊准备的，先进入其他相应内科疾病的诊疗路径。

（六）术前准备（入院当天）

1. 必须的检查项目

（1）血常规、尿常规。

（2）血型、凝血功能、肝功能、肾功能、血电解质、血糖、感染性疾病筛查（乙型肝炎、丙型肝炎、艾滋病、梅毒等）。

（3）心电图。

（4）头颅 CT 扫描。

2. 根据患者病情，必要时 DSA、MRI、胸部 X 线平片进行鉴别诊断。

释义

■ 必查项目是确保手术治疗安全、有效、迅速开展的基础，术前必须完成（胸部 X 线平片可根据患者病情酌情选择）。头颅 CT 的检查是为了明确出血大小，部位、周围组织受压情况，并初步排除脑血管病、脑肿瘤和头外伤后的脑内出血，确定手术指证和入路及范围。根据病情需要，可选择性完成脑血管造影、CTA 及 MRI 等检查和治疗。

■ 为缩短患者术前等待时间，检查项目最好在急诊完成。

■ 高龄患者或有心肺功能异常患者，术前根据病情增加心脏彩超、肺功能、血气分析等检查。

（七）预防性抗菌药物选择与使用时机

1. 抗菌药物：按照《抗菌药物临床应用指导原则》（卫医发〔2004〕285 号）选择用药。建议使用第一、第二代头孢菌素，头孢曲松等；明确感染患者，可根据药物敏感试验结果调整抗菌药物。

（1）推荐使用头孢唑林钠肌内或静脉注射。①成人：$0.5 \sim 1g/$次，一日 $2 \sim 3$ 次。②对本药或其他头孢菌素类药过敏者，对青霉素类药有过敏性休克史者禁用；肝肾功能不全者、有胃肠道疾病史者慎用。③使用本药前需进行皮肤过敏试验。

（2）推荐头孢呋辛钠肌内或静脉注射。①成人：$0.75 \sim 1.5$ 克/次，一日 3 次。②肾功能不全患者按照肌酐清除率制订给药方案：肌酐清除率$>20ml/min$ 者，每日 3 次，每次 $0.75 \sim 1.5g$；肌酐清除率$10 \sim 20ml/min$ 患者，每次 $0.75g$，一日 2 次；肌酐清除率$<10ml/min$ 患者，每次 $0.75g$，一日 1 次。③对本药或其他头孢菌素类药过敏者，对青霉素类药有过敏性休克史者禁用；肝肾功能不全者、有胃肠道疾病史者慎用。④使用本药前需进行皮肤过敏试验。

（3）推荐头孢曲松钠肌内注射、静脉注射或静脉滴注。①成人：$1g/$次，一次肌内注射或静脉滴注。②对本药或其他头孢菌素类药过敏者，对青霉素类药有过敏性休克史者禁用；肝肾功能不全者、有胃肠道疾病史者慎用。

2. 预防性用抗菌药物，时间为术前 0.5 小时，手术超过 3 小时加用 1 次抗菌药物；总预防性用药时间一般不超过 24 小时，个别情况可延长至 48 小时。

释义

■ 如不放置术后引流管，高血压脑出血手术属于 Ⅰ 类切口，但由于术中可能用到人工止血材料、颅骨固定装置，且开颅手术对手术室层流的无菌环境要求较高，一旦感染可导致严重后果。因此可按规定适当预防性和术后应用抗菌药物，通常选用第一、第二代头孢。术后留有引流的患者按照常规神经外科二类手术处理。

■ 对手术时间较长的患者，术中可加用一次抗菌药物。

（八）手术日为入院当天

1. 麻醉方式：全身麻醉。
2. 手术方式：开颅血肿清除术，有条件医院在显微镜下行血肿清除，如血肿破入脑室，阻塞脑脊液循环，发生脑积水，同时行脑室外引流术。
3. 手术置入物：颅骨固定材料、引流管系统。
4. 术中用药：脱水药、降压药、抗菌药物，酌情使用抗癫痫药物及激素。
5. 输血：根据手术失血情况决定。

释义

■ 本路径规定的手术入路均是在全身麻醉下实施。

■ 严密缝合硬脑膜，对于硬脑膜缺损较大或者术后脑压较高，需要减张缝合硬膜者，可根据情况用人工硬脑膜或自身骨膜修补。颅骨固定可采用颅骨锁或其他固定材料。术后可以安放颅内引流管。术前用抗菌药物参考《抗菌药物临床应用指导原则》执行。对手术时间较长的患者，术中可加用一次抗菌药物。

■ 手术是否输血依照术中出血量而定，可根据医院条件采用自体血回输系统，必要时输异体血。

■ 若术中发现脑出血系脑动脉瘤、脑动静脉畸形及海绵状血管畸形、脑肿瘤等所致，退出本临床路径。如本单位无处理上述疾病的条件，可以在清除血肿、脑压下降、无活动性出血情况下暂行关颅，留置引流，术后平稳后转诊至上级单位继续治疗。

（九）术后住院恢复≤21 天

1. 必须复查的检查项目：术后 24 小时之内及出院前根据具体情况复查头颅 CT，了解颅内情况；化验室检查包括血常规、肝肾功能、血电解质等。
2. 根据患者病情，可行血气分析、胸部 X 线平片、B 超等检查。
3. 每 2~3 天手术切口换药 1 次。
4. 术后 7 天拆除手术切口缝线，或根据病情酌情延长拆线时间。
5. 术后根据患者病情行气管切开术。
6. 术后早期患肢被动功能锻炼。

释义

■ 术后可根据患者恢复情况做必须复查的检查项目，并根据病情变化增加检查的频次。复查项目并不仅局限于路径中的项目，建议术后当日或次日复查颅脑 CT 了解术后有无再出血、残留血肿、脑梗死和脑水肿情况，出院前可查头颅 CTA 或 MRI。根据术前患者的病情安排血气分析、胸部 X 线平片、B 超、血液生化等检查。

■ 术后短期使用激素配合脱水剂，可以减轻脑水肿，但长期使用激素会增加感染、血糖增高、切口愈合不良的并发症。

■ 术后患者昏迷，排痰不畅，肺部感染发生概率明显增高或已发生感染者，应尽早行气管切开。

■ 术后 24 小时内必须换药 1 次，注意观察切口情况。

（十）出院标准

1. 患者病情稳定，生命体征平稳。

2. 体温正常，与手术相关各项化验无明显异常。

3. 手术切口愈合良好。

4. 仍处于昏迷状态的患者，如生命体征平稳，经评估不能短时间恢复者，没有需要住院处理的并发症和（或）合并症，可以转院继续康复治疗。

> **释义**
>
> ■ 主管医师应在出院前，通过复查的各项检查并结合患者恢复情况决定是否能出院。如果出现术后再出血、脑水肿、脑梗死、颅内感染或肺部感染等需要继续留院治疗的情况，或患者持续昏迷状态，超出了路径所规定的时间，应先处理并发症并符合出院条件后再准许患者出院。

（十一）变异及原因分析

1. 术中或术后继发手术部位或其他部位的颅内血肿、脑水肿、脑梗死等并发症，严重者需要二次手术，导致住院时间延长、费用增加。

2. 术后切口、颅内感染，出现严重神经系统并发症，导致住院时间延长、费用增加。

3. 术后继发其他内、外科疾病，如肺部感染、下肢深静脉血栓、应激性溃疡等，需进一步诊治，导致住院时间延长。

> **释义**
>
> ■ 对于术后出血，脑梗死及脑水肿患者，如果出现颅内高压，需要二次手术治疗，术后并发症出现较多，住院时间较长。
>
> ■ 术后出现颅内感染，肺部感染，且患者持续昏迷，一般情况较差，感染控制困难，导致患者住院时间延长。
>
> ■ 术后病情变化超出医疗单位处理能力，可在保障转运安全、征得家属同意的前提下向专科或者上级医院转诊。
>
> ■ 同时出现变异的原因很多，除了包括路径中所描述的各种术后并发症，还包括医疗、护理、患者、环境等多方面的变异原因，为便于总结和在工作中不断完善和修订路径，应将变异原因归纳、总结，以便重新修订路径时作为参考。

（十二）参考费用标准

单纯血肿清除费用 15000~20000 元。

四、高血压脑出血临床路径给药方案

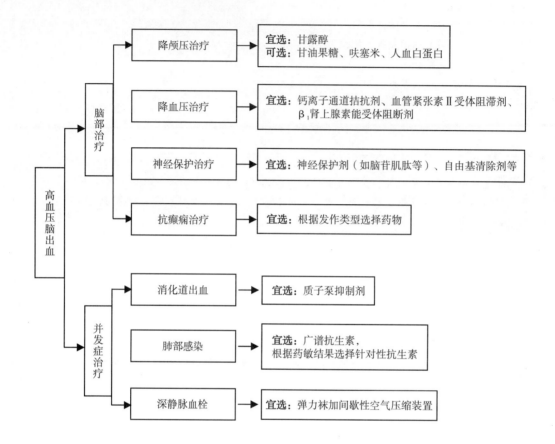

【用药选择】

1. 降颅压治疗首选甘露醇，若患者存在肾功能异常等禁忌证，则可选择甘油果糖、呋塞米、人血白蛋白等治疗。

2. 血压增高不是高血压性脑出血患者的手术禁忌，经全身麻醉后多可保障术中血压平稳。术后降压治疗急性期参考高血压性脑出血内科治疗临床路径释义，急性期过后再逐步过渡到口服降压药，可在内科、神经内科医师参与下根据患者血压情况调整给药剂量与给药速度。

【药学提示】

1. 甘露醇易导致肾功能异常，治疗过程中应监测肾脏功能；

2. 脱水降颅压治疗易导致电解质紊乱，应监测电解质紊乱。

【注意事项】

高血压脑出血术后恢复期较长，并发症较多，治疗中应注意全身情况。

五、推荐表单

（一）医师表单

高血压脑出血临床路径医师表单

适用对象：**第一诊断为**高血压脑出血（ICD-10：I61.902）

　　　　　　行开颅血肿清除术（ICD-9-CM-3：01.24）

患者姓名：_____　性别：_____　年龄：_____　门诊号：_____　住院号：_____

住院日期：____年___月___日　出院日期：____年___月___日　标准住院日：≤21 天

时间	住院第1日 （手术当天）	住院第2日 （术后第1天）	住院第3日 （术后第2天）	住院第4日 （术后第3天）
主要诊疗工作	□ 病史采集，体格检查 □ 完成病历书写、相关检查 □ 制订治疗方案 □ 术前准备 □ 向患者和（或）家属交代病情，签手术知情同意书 □ 准备急诊手术 □ 临床观察神经系统功能情况	□ 临床观察生命体征变化及神经功能恢复情况 □ 复查头 CT，评价结果并行相应措施 □ 复查血生化及血常规 □ 根据病情考虑是否需要气管切开或拔除气管插管 □ 观察切口敷料情况，伤口换药 □ 完成病程记录	□ 临床观察生命体征变化及神经功能恢复情况 □ 观察切口敷料情况，手术切口换药 □ 根据病情考虑是否需要气管切开 □ 如果有引流，观察引流液性状及引流量，若引流不多，应予以拔除 □ 完成病程记录	□ 临床观察生命体征变化及神经功能恢复情况 □ 观察切口敷料情况 □ 完成病程记录 □ 根据患者病情，考虑停用抗菌药物；有感染征象患者，根据药敏试验结果调整药物
重点医嘱	**长期医嘱：** □ 一级护理 □ 术前禁食、禁水 □ 监测血压 **临时医嘱：** □ 血常规、血型，尿常规 □ 凝血功能、肝肾功能、血电解质、血糖、感染性疾病筛查 □ 胸部 X 线平片（酌情），心电图 □ 头颅 CT □ 心、肺功能检查（酌情）	**长期医嘱：** □ 一级护理 □ 术后流食或鼻饲肠道内营养 □ 监测生命体征 □ 脱水等对症支持治疗 **临时医嘱：** □ 头颅 CT □ 血常规、生化及凝血功能	**长期医嘱：** □ 一级护理 □ 术后流食或鼻饲肠道内营养 □ 监测生命体征 □ 脱水等对症支持治疗	**长期医嘱：** □ 一级护理 □ 根据病情更改饮食及增加肠道内营养 □ 监测生命体征 □ 脱水等对症支持治疗
病情变异记录	□ 无　□ 有，原因： 1. 2.	□ 无　□ 有，原因： 1. 2.	□ 无　□ 有，原因： 1. 2.	□ 无　□ 有，原因： 1. 2.
医师签名				

时间	住院第5日 （术后第4天）	住院第6日 （术后第5天）	住院第7日 （术后第6天）	住院第8日 （术后第7天）
主要诊疗工作	□ 临床观察生命体征变化及神经功能恢复情况 □ 观察切口敷料情况，手术切口换药 □ 复查头部CT（病情平稳者可免） □ 完成病程记录	□ 临床观察生命体征变化及神经功能恢复情况 □ 观察切口敷料情况 □ 完成病程记录	□ 临床观察生命体征变化及神经功能恢复情况 □ 观察切口敷料情况 □ 完成病程记录	□ 根据切口情况予以拆线 □ 临床观察神经功能恢复情况 □ 复查头部CT □ 完成病程记录
重点医嘱	长期医嘱： □ 一级护理 □ 根据病情更改饮食及增加肠道内营养 □ 监测生命体征 □ 脱水对症支持治疗 临时医嘱： □ 头颅CT □ 血常规、生化、凝血功能	长期医嘱： □ 一级护理 □ 根据病情更改饮食及增加肠道内营养 □ 监测生命体征 □ 脱水对症支持治疗	长期医嘱： □ 一级护理 □ 根据病情更改饮食及增加肠道内营养 □ 监测生命体征 □ 脱水对症支持治疗	长期医嘱： □ 一级或二级护理 □ 术后普食或继续肠道内营养 临时医嘱： □ 血常规、生化、凝血功能 □ 头颅CT
病情变异记录	□ 无　□ 有，原因： 1. 2.	□ 无　□ 有，原因： 1. 2.	□ 无　□ 有，原因： 1. 2.	□ 无　□ 有，原因： 1. 2.
医师签名				

时间	住院第 9~11 日 （术后第 8~10 天）	住院第 12~14 日 （术后第 11~13 天）	住院第 15~18 日 （术后第 14~17 天）	住院第 19~21 日 （术后第 18~20 天）
主要诊疗工作	□ 临床观察神经功能恢复情况 □ 完成病程记录 □ 查看化验结果	□ 临床观察神经功能恢复情况 □ 观察切口情况 □ 完成病程记录	□ 临床观察神经功能恢复情况 □ 复查头颅 CT □ 复查实验室检查，如血常规、血生化、凝血功能 □ 完成病程记录	□ 临床观察神经功能恢复情况 □ 完成病程记录 □ 确定患者能否出院 □ 向患者交代出院注意事项、复查日期 □ 通知出院处 □ 开出院诊断书 □ 完成出院记录
重点医嘱	长期医嘱： □ 一级或二级护理 □ 术后普食或继续肠道内营养	长期医嘱： □ 一级或二级护理 □ 术后普食或继续肠道内营养	长期医嘱： □ 一级或二级护理 □ 术后普食或继续肠道内营养 临时医嘱： □ 血常规、生化、凝血功能 □ 头颅 CT	长期医嘱： □ 一级或二级护理 □ 术后普食或继续肠道内营养
病情变异记录	□ 无　□ 有，原因： 1. 2.	□ 无　□ 有，原因： 1. 2.	□ 无　□ 有，原因： 1. 2.	□ 无　□ 有，原因： 1. 2.
医师签名				

（二）护士表单

高血压脑出血临床路径护士表单

适用对象：**第一诊断为高血压脑出血**（ICD-10：I61.902）

行开颅血肿清除术（ICD-9-CM-3：01.24）

患者姓名：_____ 性别：_____ 年龄：_____ 门诊号：_____ 住院号：_____

住院日期：____年___月___日 出院日期：____年___月___日 标准住院日：≤21天

时间	住院第1日 （手术当天）	住院第2日 （术后第1天）	住院第3日 （术后第2天）	住院第4日 （术后第3天）
健康宣教	**入院宣教** □ 介绍主管医生、护士 □ 介绍环境、设施、制度 □ 介绍住院注意事项 **术前宣教** □ 疾病知识、术前准备及手术过程 □ 准备物品、沐浴 □ 术后可能出现的情况及应对方式	**术后当日宣教** □ 告知监护设备、管路功能及注意事项 □ 告知饮食、体位要求 □ 告知疼痛注意事项 □ 告知术后可能出现的情况及应对方式 □ 告知用药情况 □ 给予患者及家属心理支持 □ 再次明确探视陪伴须知	**术后宣教** □ 药物作用及频率 □ 饮食、活动指导 □ 复查患者或家属对宣教内容的掌握程度 □ 控制血压相关注意事项	**术后宣教** □ 药物作用及频率 □ 饮食、活动、康复指导 □ 复查患者或家属对宣教内容的掌握程度 □ 控制血压相关注意事项 □ 疾病恢复期注意事项
护理处置	**入院一般处置** □ 核对病人，佩戴腕带 □ 建立入院护理病历 □ 卫生处置：剪指（趾）甲、擦浴，更换病号服 **送手术** □ 摘除患者各种活动物品 □ 核对患者资料及带药 □ 填写手术交接单，签字确认	**接手术** □ 核对患者及资料，签字确认 **一般护理** □ 保持适宜环境 □ 限制探视	**一般护理** □ 保持适宜环境 □ 限制探视 □ 协助CT复查及相关检查	**一般护理** □ 保持适宜环境 □ 限制探视 □ 协助CT复查及相关检查
基础护理	□ 一级护理 □ 卧位护理：协助翻身、床上移动、预防压疮 □ 排泄护理 □ 患者安全管理	□ 一级护理 □ 卧位护理：协助翻身、床上移动、预防压疮 □ 排泄护理 □ 患者安全管理	□ 一级护理 □ 晨晚间护理 □ 术后流食或鼻饲肠道内营养 □ 协助翻身、床上移动、预防压疮 □ 排泄护理 □ 指导协助床上温水擦浴 □ 指导或协助生活护理 □ 患者安全管理	□ 一级护理 □ 晨晚间护理 □ 术后流食或鼻饲肠道内营养 □ 协助翻身、床上移动、预防压疮 □ 排泄护理 □ 指导床上温水擦浴 □ 指导或协助更衣 □ 患者安全管理

续　表

时间	住院第1日 （手术当天）	住院第2日 （术后第1天）	住院第3日 （术后第2天）	住院第4日 （术后第3天）
专科护理	**入院急诊处置** □ 吸氧、心电监护 □ 保持呼吸道通畅 □ 降低颅内压措施 □ 血压管理 □ 必要时保留尿管 □ 病情观察 **专科评估** □ 护理查体 □ 瞳孔、意识监测 □ 需要时，填写跌倒及 　压疮防范表 □ 制定护理计划单 **术前准备** □ 协助医生完成术前检 　查化验 □ 配血、抗菌药物皮试 □ 备皮剃头 □ 禁食、禁水	**专科评估、观察记录** □ 心电监护 □ q2h 评估生命体征、 　瞳孔、意识、体征、 　肢体活动、皮肤情 　况、伤口敷料、各种 　引流管情况、出入 　量、有无脑神经功能 　障碍，必要时监测颅 　内压 **专科治疗措施** □ 吸氧 □ 保持呼吸道通畅 □ 血压管理 □ 遵医嘱予脱水、抗感 　染、止血、营养神经、 　预防脑血管痉挛、营 　养支持等治疗，必要 　时予镇静镇痛治疗	**专科评估、观察记录** □ 心电监护 □ q2h 评估生命体征、 　瞳孔、意识、体征、 　肢体活动、皮肤情 　况、伤口敷料、各种 　引流管情况、出入 　量、有无脑神经功能 　障碍，必要时监测颅 　内压 **专科治疗措施** □ 吸氧 □ 保持呼吸道通畅 □ 血压管理 □ 遵医嘱予脱水、抗感 　染、止血、营养神经、 　预防脑血管痉挛、营 　养支持等治疗，必要 　时予镇静镇痛治疗	**专科评估、观察记录** □ 心电监护 □ q2h 评估生命体征、 　瞳孔、意识、体征、 　肢体活动、皮肤情 　况、伤口敷料、各种 　引流管情况、出入 　量、有无脑神经功能 　障碍，必要时监测颅 　内压 **专科治疗措施** □ 吸氧 □ 保持呼吸道通畅 □ 血压管理 □ 遵医嘱予脱水、抗感 　染、止血、营养神经、 　预防脑血管痉挛、营 　养支持等治疗
重点医嘱	**长期医嘱：** □ 一级护理 □ 术前禁食水 　监测血压	**长期医嘱：** □ 一级护理 □ 术后流食或鼻饲肠道 　内营养 □ 监测生命体征 □ 脱水等对症支持治疗	**长期医嘱：** □ 一级护理 □ 术后流食或鼻饲肠道 　内营养 □ 监测生命体征 □ 脱水等对症支持治疗 **临时医嘱：** □ 头颅 CT 　血常规、生化及凝血 　功能	**长期医嘱：** □ 一级护理 □ 术后流食或鼻饲肠道 　内营养 □ 监测生命体征 □ 脱水等对症支持治疗
病情变异记录	□ 无　□ 有，原因： 1. 2.	□ 无　□ 有，原因： 1. 2.	□ 无　□ 有，原因： 1. 2.	□ 无　□ 有，原因： 1. 2.
护士签名				

时间	住院第5日 （术后第4天）	住院第6日 （术后第5天）	住院第7日 （术后第6天）	住院第8日 （术后第7天）
健康宣教	**术后宣教** □ 药物作用及频率 □ 饮食、活动、康复指导 □ 复查患者或家属对宣教内容的掌握程度 □ 控制血压相关注意事项 □ 疾病恢复期注意事项	**术后宣教** □ 药物作用及频率 □ 饮食、活动、康复指导 □ 控制血压相关注意事项 □ 复查患者或家属对宣教内容的掌握程度 □ 疾病恢复期注意事项	**术后宣教** □ 药物作用及频率 □ 饮食、活动、康复指导 □ 控制血压相关注意事项 □ 复查患者或家属对宣教内容的掌握程度 □ 疾病恢复期注意事项	**术后宣教** □ 药物作用及频率 □ 饮食、活动、康复指导 □ 控制血压相关注意事项 □ 复查患者或家属对宣教内容的掌握程度 □ 疾病恢复期注意事项
护理处置	□ 一般护理 □ 保持适宜环境 □ 限制探视 □ 协助CT复查及相关检查	□ 一般护理 □ 保持适宜环境 □ 限制探视 □ 协助CT复查及相关检查 □ 夹闭尿管，锻炼膀胱功能	□ 一般护理 □ 保持适宜环境 □ 限制探视 □ 协助CT复查及相关检查 □ 夹闭尿管，锻炼膀胱功能	□ 一般护理 □ 保持适宜环境 □ 限制探视 □ 协助CT复查及相关检查 □ 夹闭尿管，锻炼膀胱功能
基础护理	□ 一级护理 □ 晨晚间护理 □ 术后流食或鼻饲肠道内营养 □ 协助翻身、床上移动、预防压疮 □ 排泄护理 □ 指导床上温水擦浴 □ 指导或协助更衣 □ 患者安全管理	□ 一级护理 □ 晨晚间护理 □ 术后流食或鼻饲肠道内营养 □ 协助翻身、床上移动、预防压疮 □ 排泄护理 □ 指导或协助生活护理 □ 患者安全管理	□ 一级护理 □ 晨晚间护理 □ 术后流食或鼻饲肠道内营养 □ 协助翻身、床上移动、预防压疮 □ 排泄护理 □ 指导或协助生活护理 □ 患者安全管理	□ 一级护理 □ 晨晚间护理 □ 术后流食或鼻饲肠道内营养 □ 协助翻身、床上移动、预防压疮 □ 排泄护理 □ 指导或协助生活护理 □ 患者安全管理
专科护理	**专科评估、观察记录** □ 心电监护 □ q2h评估生命体征、瞳孔、意识、体征、肢体活动、皮肤情况、伤口敷料、各种引流管情况、出入量、有无脑神经功能障碍，必要时监测颅内压 **专科治疗措施** □ 吸氧 □ 保持呼吸道通畅 □ 血压管理 □ 遵医嘱予脱水、抗感染、止血、营养神经、预防脑血管痉挛、营养支持等治疗	**专科评估、观察记录** □ 需要时，心电监护，q2h评估病情并记录 **专科治疗措施** □ 需要时，吸氧 □ 保持呼吸道通畅 □ 血压管理 □ 遵医嘱予脱水、抗感染、止血、营养神经、预防脑血管痉挛、营养支持等治疗	**专科评估、观察记录** □ 需要时，心电监护，q2h评估病情并记录 **专科治疗措施** □ 需要时，吸氧 □ 保持呼吸道通畅 □ 血压管理 □ 遵医嘱予脱水、抗感染、止血、营养神经、预防脑血管痉挛、营养支持等治疗	**专科评估、观察记录** □ 需要时，心电监护，q2h评估病情并记录 **专科治疗措施** □ 需要时，吸氧 □ 保持呼吸道通畅 □ 血压管理 □ 遵医嘱予脱水、抗感染、止血、营养神经、预防脑血管痉挛、营养支持等治疗

时间	住院第5日 （术后第4天）	住院第6日 （术后第5天）	住院第7日 （术后第6天）	住院第8日 （术后第7天）
重点医嘱	**长期医嘱:** □ 一级护理 □ 术后流食或鼻饲肠道内营养 □ 监测生命体征 □ 脱水等对症支持治疗	**长期医嘱:** □ 一级护理 □ 根据病情更改饮食及增加肠道内营养 □ 监测生命体征 □ 脱水对症支持治疗 **临时医嘱:** □ 头颅CT □ 血常规、生化、凝血功能	**长期医嘱:** □ 一级护理 □ 根据病情更改饮食及增加肠道内营养 □ 监测生命体征 □ 脱水对症支持治疗 **临时医嘱:** □ 头颅CT □ 血常规、生化、凝血功能	**长期医嘱·** □ 一级护理 □ 根据病情更改饮食及增加肠道内营养 □ 监测生命体征 □ 脱水对症支持治疗 **临时医嘱:** □ 头颅CT □ 血常规、生化、凝血功能
病情变异记录	□ 无　□ 有，原因: 1. 2.	□ 无　□ 有，原因: 1. 2.	□ 无　□ 有，原因: 1. 2.	□ 无　□ 有，原因: 1. 2.
护士签名				

时间	住院第 9~11 日 （术后第 8~10 天）	住院第 12~14 日 （术后第 11~13 天）	住院第 15~18 日 （术后第 14~17 天）	住院第 19~21 日 （术后第 18~20 天）
健康宣教	术后宣教 □ 药物作用及频率 □ 饮食、活动、康复指导 □ 控制血压相关注意事项 □ 复查患者或家属对宣教内容的掌握程度 □ 疾病恢复期注意事项	术后宣教 □ 药物作用及频率 □ 饮食、活动、康复指导 □ 控制血压相关注意事项 □ 复查患者或家属对宣教内容的掌握程度 □ 疾病恢复期注意事项	术后宣教 □ 药物作用及频率 □ 饮食、活动、康复指导 □ 控制血压相关注意事项 □ 复查患者或家属对宣教内容的掌握程度 □ 疾病恢复期注意事项	出院宣教 □ 复查时间 □ 服药方法 □ 饮食、活动休息 □ 控制血压相关注意事项 □ 康复训练 □ 指导办理出院手续
护理处置	□ 一般护理 □ 保持适宜环境 □ 限制探视 □ 协助 CT 复查及相关检查	□ 一般护理 □ 保持适宜环境 □ 限制探视 □ 协助 CT 复查及相关检查	□ 一般护理 □ 保持适宜环境 □ 限制探视 □ 协助 CT 复查及相关检查	□ 办理出院手续 □ 书写出院小结
基础护理	□ 一级护理或二级护理 □ 普食或继续肠道内营养 □ 指导或协助翻身、床上移动、预防压疮 □ 排泄护理 □ 指导或协助生活护理 □ 患者安全管理	□ 一级护理或二级护理 □ 普食或继续肠道内营养 □ 指导或协助翻身、床上移动、预防压疮 □ 排泄护理 □ 指导或协助生活护理 □ 患者安全管理	□ 一级护理或二级护理 □ 普食或继续肠道内营养 □ 指导或协助翻身、床上移动、预防压疮 □ 排泄护理 □ 指导或协助生活护理 □ 患者安全管理	□ 一级护理或二级护理 □ 普食或继续肠道内营养 □ 指导或协助生活护理 □ 患者安全管理
专科护理	专科评估、观察记录 □ 评估意识、瞳孔、生命体征、神经功能、切口情况等。 专科治疗措施 □ 需要时，吸氧 □ 保持呼吸道通畅 □ 血压管理 □ 必要时，遵医嘱予脱水、营养神经、营养支持等治疗	专科评估、观察记录 □ 评估意识、瞳孔、生命体征、神经功能、切口情况等。 专科治疗措施 □ 需要时，吸氧 □ 保持呼吸道通畅 □ 血压管理 □ 必要时，遵医嘱予脱水、营养神经、营养支持等治疗	专科评估、观察记录 □ 评估意识、瞳孔、生命体征、神经功能、切口情况等。 专科治疗措施 □ 需要时，吸氧 □ 保持呼吸道通畅 □ 血压管理 □ 必要时，遵医嘱予脱水、营养神经、营养支持等治疗	专科评估、观察记录 □ 评估意识、瞳孔、生命体征、神经功能、切口情况等。
重点医嘱	长期医嘱： □ 一级或二级护理 □ 术后普食或继续肠道内营养 临时医嘱： □ 头颅CT □ 血常规、生化、凝血功能	长期医嘱： □ 一级或二级护理 □ 术后普食或继续肠道内营养 临时医嘱： □ 头颅CT □ 血常规、生化、凝血功能	长期医嘱： □ 一级或二级护理 □ 术后普食或继续肠道内营养 临时医嘱： □ 头颅CT □ 血常规、生化、凝血功能	长期医嘱： □ 一级或二级护理 □ 术后普食或继续肠道内营养
病情变异记录	□ 无 □ 有，原因： 1. 2.	□ 无 □ 有，原因： 1. 2.	□ 无 □ 有，原因： 1. 2.	□ 无 □ 有，原因： 1. 2.
护士签名				

（三）患者表单

高血压脑出血临床路径患者表单

适用对象：**第一诊断为**高血压脑出血（ICD-10：I61.902）

行开颅血肿清除术（ICD-9-CM-3：01.24）

患者姓名：_____ 性别：_____ 年龄：_____ 门诊号：_____ 住院号：_____

住院日期：____年__月__日 出院日期：____年__月__日 标准住院日：≤21天

时间	住院第1日 （手术当天）	住院第2日 （术后第1天）	住院第3日 （术后第2天）	住院第4日 （术后第3天）
监测	□ 测量生命体征、体重 □ 血压监测	□ 测量生命体征，尤其是血压，每日询问排便	□ 测量生命体征，尤其是血压，每日询问排便	□ 测量生命体征，尤其是血压，每日询问排便
医患配合	□ 护士行入院护理评估（简单询问病史） □ 接受入院宣教 □ 医生询问病史、既往病史、用药情况，体格检查、收集资料 □ 配合完善术前相关检查 **术前宣教** □ 疾病知识、临床表现、治疗方法 □ 术前用物准备：湿巾、吸管、护理垫等 □ 手术室接患者，配合核对 □ 医生与患者及家属介绍病情及手术谈话 □ 手术时家属在等候区等候 □ 探视及陪伴制度	**术后宣教** □ 术后体位：麻醉未醒时平卧，清醒后，4~6小时无不适反应可垫枕 □ 根据医嘱予监护设备、吸氧 □ 配合护士定时监测生命体征、瞳孔、肢体活动、伤口敷料、管道等 □ 避免血压增高，如保持情绪稳定、必要时降压等。 □ 避免颅内压增高的情况如烦躁、咳嗽、用力大便等 □ 各种引流管道及其他管道的保护 □ 疼痛的注意事项及处理 □ 告知医护不适及异常感受 □ 配合评估手术效果	□ 医生巡视，了解病情 □ 配合意识、瞳孔、肢体活动、脑神经功能的观察及必要的检查 □ 护士指导、协助晨晚间护理 □ 护士指导、协助进食、进水、排泄等生活护理 □ 配合监测出入量 □ 注意探视及陪伴时间	□ 医生巡视，了解病情 □ 配合意识、瞳孔、肢体活动、脑神经功能的观察及必要的检查 □ 护士指导协助晨晚间护理 □ 护士指导协助进食、进水、排泄等生活护理 □ 配合监测出入量 □ 膀胱功能锻炼，成功后可将尿管拔除 □ 配合功能恢复训练（必要时） □ 注意探视及陪伴时间

续　表

时间	住院第 1 日 （手术当天）	住院第 2 日 （术后第 1 天）	住院第 3 日 （术后第 2 天）	住院第 4 日 （术后第 3 天）
重点诊疗及检查	重点诊疗： □ 一级护理 术前准备： □ 备皮剃头 □ 配血 □ 术前签字 重要检查： □ 心电图、胸片（酌情） □ MRI（酌情）、CT □ DSA（必要时）	重点诊疗： □ 一级护理 □ 根据医嘱予监护设备、吸氧 □ 注意留置管路安全与通畅 □ 用药：脱水、抗感染、止血、营养神经、预防脑血管痉挛、营养支持等治疗的应用，必要时予镇静镇痛治疗 □ 配合记录出入量	重点诊疗： □ 一级护埋 □ 根据医嘱予监护设备、吸氧 □ 注意留置管路安全与通畅 □ 用药：脱水、抗感染、止血、营养神经、预防脑血管痉挛、营养支持等治疗的应用，必要时予镇静镇痛治疗 □ 配合记录出入量 重要检查： □ 定期抽血化验 □ 复查 CT 及 MRI	重点诊疗： □ 一级护理 □ 根据医嘱予监护设备、吸氧 □ 注意留置管路安全与通畅 □ 用药：脱水、抗感染、止血、营养神经、预防脑血管痉挛、营养支持等治疗的应用 □ 配合记录出入量 重要检查： □ 定期抽血化验 □ 复查 CT 及 MRI
饮食及活动	□ 禁食、禁水 □ 绝对卧床	□ 根据病情半流食或鼻饲 □ 卧床休息，清醒者自主体位	□ 根据病情半流食或鼻饲 □ 卧床休息，清醒者自主体位	□ 根据病情半流食或鼻饲 □ 卧床休息，清醒者自主体位

时间	住院第5日 （术后第4天）	住院第6日 （术后第5天）	住院第7日 （术后第6天）	住院第8日 （术后第7天）
监测	□ 测量生命体征，尤其是血压，每日询问排便	□ 测量生命体征，尤其是血压，每日询问排便	□ 测量生命体征，尤其是血压，每日询问排便	□ 测量生命体征，尤其是血压，每日询问排便
医患配合	□ 医生巡视，了解病情 □ 配合意识、瞳孔、肢体活动、脑神经功能的观察及必要的检查 □ 护士指导协助晨晚间护理 □ 护士指导协助进食、进水、排泄等生活护理 □ 配合监测出入量 □ 膀胱功能锻炼，成功后可将尿管拔除 □ 配合功能恢复训练（必要时） □ 注意探视及陪伴时间	□ 医生巡视，了解病情 □ 配合意识、瞳孔、肢体活动、脑神经功能的观察及必要的检查 □ 护士指导协助晨晚间护理 □ 护士指导协助进食、进水、排泄等生活护理 □ 必要时配合监测出入量 □ 膀胱功能锻炼，成功后可将尿管拔除 □ 配合功能恢复训练 □ 注意探视及陪伴时间	□ 医生巡视，了解病情 □ 配合意识、瞳孔、肢体活动、脑神经功能的观察及必要的检查 □ 护士指导协助晨晚间护理 □ 护士指导协助进食、进水、排泄等生活护理 □ 必要时配合监测出入量 □ 膀胱功能锻炼，成功后可将尿管拔除 □ 配合功能恢复训练 □ 注意探视及陪伴时间	□ 医生巡视，了解病情 □ 配合意识、瞳孔、肢体活动、脑神经功能的观察及必要的检查 □ 护士指导协助晨晚间护理 □ 护士指导协助进食、进水、排泄等生活护理 □ 必要时配合监测出入量 □ 膀胱功能锻炼，成功后可将尿管拔除 □ 配合功能恢复训练 □ 注意探视及陪伴时间
重点诊疗及检查	**重点诊疗：** □ 一级护理 □ 根据医嘱予监护设备、吸氧 □ 注意留置管路安全与通畅 □ 用药：脱水、抗感染、止血、营养神经、预防脑血管痉挛、营养支持等治疗的应用 □ 配合记录出入量 **重要检查：** □ 定期抽血化验 □ 复查CT及MRI	**重点诊疗：** □ 一级护理 □ 根据医嘱予监护设备、吸氧 □ 注意留置管路安全与通畅 □ 用药：脱水、抗感染、止血、营养神经、预防脑血管痉挛、营养支持、降压等治疗的应用 □ 必要时配合记录出入量 **重要检查：** □ 定期抽血化验 □ 复查CT及MRI	**重点诊疗：** □ 一级护理 □ 根据医嘱予监护设备、吸氧 □ 注意留置管路安全与通畅 □ 用药：脱水、抗感染、止血、营养神经、预防脑血管痉挛、营养支持、降压等治疗的应用 □ 必要时配合记录出入量 **重要检查：** □ 定期抽血化验 □ 复查CT及MRI	**重点诊疗：** □ 一级护理 □ 根据医嘱予监护设备、吸氧 □ 注意留置管路安全与通畅 □ 用药：脱水、抗感染、止血、营养神经、预防脑血管痉挛、营养支持、降压等治疗的应用 □ 必要时配合记录出入量 **重要检查：** □ 定期抽血化验 □ 复查CT及MRI
饮食及活动	□ 根据病情半流食或鼻饲 □ 卧床休息，清醒者自主体位	□ 根据病情半流食或鼻饲 □ 昏迷者卧床，头高位，渐坐起 □ 清醒者自主体位，拔引流管后可逐渐下床 □ 行功能恢复锻炼	□ 根据病情半流食或鼻饲 □ 昏迷者卧床，头高位，渐坐起 □ 清醒者自主体位，拔引流管后可逐渐下床 □ 行功能恢复锻炼	□ 根据病情半流食或鼻饲 □ 昏迷者卧床，头高位，渐坐起 □ 清醒者自主体位，拔引流管后可逐渐下床 □ 行功能恢复锻炼

时间	住院第 9~11 日（术后第 8~10 天）	住院第 12~14 日（术后第 11~13 天）	住院第 15~18 日（术后第 14~17 天）	住院第 19~21 日（术后第 18~20 天）
监测	□ 测量生命体征，尤其是血压，每日询问排便	□ 测量生命体征，尤其是血压，每日询问排便	□ 测量生命体征，尤其是血压，每日询问排便	□ 测量生命体征，尤其是血压，每日询问排便
医患配合	□ 医生巡视，了解病情 □ 配合意识、瞳孔、肢体活动、脑神经功能的观察及必要的检查 □ 医生拆线 □ 伤口注意事项 □ 护士指导协助生活护理 □ 必要时配合监测出入量 □ 配合功能恢复训练 □ 注意探视及陪伴时间	□ 医生巡视，了解病情 □ 配合意识、瞳孔、肢体活动、脑神经功能的观察及必要的检查 □ 医生拆线 □ 伤口注意事项 □ 护士指导协助生活护理 □ 必要时配合监测出入量 □ 配合功能恢复训练 □ 注意探视及陪伴时间	□ 医生巡视，了解病情 □ 配合意识、瞳孔、肢体活动、脑神经功能的观察及必要的检查 □ 医生拆线 □ 伤口注意事项 □ 护士指导协助生活护理 □ 必要时配合监测出入量 □ 配合功能恢复训练 □ 注意探视及陪伴时间	出院宣教 □ 复查时间 □ 服药方法 □ 饮食、活动休息 □ 控制血压相关注意事项 □ 康复训练 □ 指导办理出院手续
重点诊疗及检查	重点诊疗： □ 一级护理或二级护理 □ 必要时予监护设备、吸氧 □ 普食或继续肠道内营养 □ 用药：必要时营养神经、营养支持、降压等治疗的应用 重要检查： □ 定期抽血化验 □ 复查 CT 及 MRI	重点诊疗： □ 一级护理或二级护理 □ 必要时予监护设备、吸氧 □ 普食或继续肠道内营养 □ 用药：必要时营养神经、营养支持、降压等治疗的应用 重要检查： □ 定期抽血化验 □ 复查 CT 及 MRI	重点诊疗： □ 一级护理或二级护理 □ 必要时予监护设备、吸氧 □ 普食或继续肠道内营养 □ 用药：必要时营养神经、营养支持、降压等治疗的应用 重要检查： □ 定期抽血化验 □ 复查 CT 及 MRI	重点诊疗： □ 一级护理或二级护理 □ 普食或继续肠道内营养 □ 用药：必要时降压治疗 重要检查： □ 定期抽血化验（必要时）
饮食及活动	□ 普食或继续肠道内营养 □ 昏迷者卧床，头高位，渐坐起 □ 清醒者自主体位，渐下床活动，循序渐进，注意安全 □ 行功能恢复锻炼	□ 普食或继续肠道内营养 □ 昏迷者卧床，头高位，渐坐起 □ 清醒者自主体位，渐下床活动，循序渐进，注意安全 □ 行功能恢复锻炼	□ 普食或继续肠道内营养 □ 昏迷者卧床，头高位，渐坐起 □ 清醒者自主体位，渐下床活动，循序渐进，注意安全 □ 行功能恢复锻炼	□ 普食或继续肠道内营养 □ 昏迷者卧床，头高位，渐坐起 □ 清醒者正常活动 □ 禁烟酒 □ 行功能恢复锻炼

附：原表单（2010 年版）

高血压脑出血临床路径表单

适用对象：**第一诊断为高血压脑出血**（ICD-10：I61.902）

　　　　　行开颅血肿清除术（ICD-9-CM-3：01.24）

患者姓名：_____ 性别：_____ 年龄：_____ 门诊号：_____ 住院号：_____

住院日期：____年___月___日　出院日期：____年___月___日　标准住院日：≤21 天

时间	住院第 1 日 （手术当天）	住院第 2 日 （术后第 1 天）	住院第 3 日 （术后第 2 天）
主要诊疗工作	□ 病史采集，体格检查 □ 完成病历书写、相关检查 □ 制订治疗方案 □ 术前准备 □ 向患者和（或）家属交代病情，签手术知情同意书 □ 准备急诊手术 □ 临床观察神经系统功能情况	□ 临床观察生命体征变化及神经功能恢复情况 □ 复查头 CT，评价结果并行相应措施 □ 复查血生化及血常规 □ 根据病情考虑是否需要气管切开 □ 观察切口敷料情况，伤口换药 □ 完成病程记录	□ 临床观察生命体征变化及神经功能恢复情况 □ 观察切口敷料情况，手术切口换药 □ 如果有引流，观察引流液性状及引流量，若引流不多，应予以拔除 □ 完成病程记录 □ 根据患者病情，考虑停用抗菌药物；有感染征象患者，根据药敏试验结果调整药物
重点医嘱	长期医嘱： □ 一级护理 □ 术前禁食水 □ 监测血压 临时医嘱： □ 血常规、尿常规 □ 血型、凝血功能、肝肾功能、血电解质、血糖、感染性疾病筛查 □ 胸部 X 线平片、心电图 □ 头颅 CT □ 心、肺功能检查（酌情）	长期医嘱： □ 一级护理 □ 术后流食或鼻饲肠道内营养 □ 监测生命体征 □ 脱水等对症支持治疗 临时医嘱： □ 头颅 CT □ 血常规及血生化	长期医嘱： □ 一级护理 □ 术后流食或鼻饲肠道内营养 □ 监测生命体征 □ 脱水等对症支持治疗
主要护理工作	□ 入院宣教 □ 观察患者一般状况及神经系统状况 □ 观察记录患者神志、瞳孔、生命体征 □ 完成术前准备	□ 观察患者一般状况及神经系统状况 □ 观察记录患者神志、瞳孔、生命体征 □ 观察引流液性状及记量	□ 观察患者一般状况及神经系统功能恢复情况 □ 观察记录患者神志、瞳孔、生命体征 □ 观察引流液性状及记量
病情变异记录	□ 无　□ 有，原因： 1. 2.	□ 无　□ 有，原因： 1. 2.	□ 无　□ 有，原因： 1. 2.
护士签名			
医师签名			

时间	住院第4日 （术后第3天）	住院第5日 （术后第4天）	住院第6日 （术后第5天）
主要诊疗工作	□ 观察生命体征变化及神经功能恢复情况 □ 观察切口敷料情况 □ 完成病程记录	□ 观察生命体征变化及神经功能恢复情况 □ 观察切口敷料情况，手术切口换药 □ 完成病程记录	□ 观察生命体征变化及神经功能恢复情况 □ 观察切口敷料情况 □ 完成病程记录
重点医嘱	长期医嘱： □ 一级护理 □ 根据病情更改饮食及增加肠道内营养 □ 监测生命体征 □ 脱水等对症支持治疗	长期医嘱： □ 一级护理 □ 根据病情更改饮食及增加肠道内营养 □ 监测生命体征 □ 脱水对症支持治疗	长期医嘱： □ 一级护理 □ 根据病情更改饮食及增加肠道内营养 □ 监测生命体征 □ 脱水对症支持治疗
主要护理工作	□ 观察患者一般状况及神经系统功能恢复情况 □ 观察记录患者神志、瞳孔、生命体征	□ 观察患者一般状况及神经系统功能恢复情况 □ 观察记录患者神志、瞳孔、生命体征	□ 观察患者一般状况及神经系统功能恢复情况 □ 观察记录患者神志、瞳孔、生命体征
病情变异记录	□ 无 □ 有，原因： 1. 2.	□ 无 □ 有，原因： 1. 2.	□ 无 □ 有，原因： 1. 2.
护士签名			
医师签名			

时间	住院第7日 （术后第6天）	住院第8日 （术后第7天）	住院第9~14日 （术后第8~13天）
主要诊疗工作	□ 观察生命体征变化及神经功能恢复情况 □ 观察切口敷料情况 □ 完成病程记录	□ 根据切口情况予以拆线 □ 临床观察神经功能恢复情况 □ 复查头部CT □ 完成病程记录	□ 观察神经功能恢复情况 □ 完成病程记录 □ 查看化验结果
重点医嘱	长期医嘱： □ 一级护理 □ 根据病情更改饮食及增加肠道内营养 □ 监测生命体征 □ 脱水对症支持治疗	长期医嘱： □ 一级或二级护理 □ 术后普食或继续肠道内营养 临时医嘱： □ 血常规、肝肾功能、凝血功能 □ 头颅CT	长期医嘱： □ 一级或二级护理 □ 术后普食或继续肠道内营养
主要护理工作	□ 观察患者一般状况及神经系统功能恢复情况 □ 观察记录患者神志、瞳孔、生命体征	□ 观察患者一般状况及神经系统功能恢复情况 □ 观察记录患者神志、瞳孔、生命体征	□ 观察患者一般状况 □ 观察神经系统功能恢复情况 □ 如果病情允许患者可下床活动
病情变异记录	□ 无 □ 有，原因： 1. 2.	□ 无 □ 有，原因： 1. 2.	□ 无 □ 有，原因： 1. 2.
护士签名			
医师签名			

时间	住院第 15 日 （术后第 14 天）	住院第 16 日 （术后第 15 天）	住院第 17~20 日 （术后第 16~19 天）	住院第 21 日 （出院日）
主要诊疗工作	□ 观察神经功能恢复情况 □ 酌情复查头颅 CT □ 复查实验室检查，如血常规、血生化、肝肾功能 □ 完成病程记录	□ 观察神经功能恢复情况 □ 评估头颅 CT 结果 □ 查看实验室检查结果 □ 完成病程记录	□ 观察神经功能恢复情况 □ 完成病程记录	□ 确定患者能否出院 □ 向患者交代出院注意事项、复查日期 □ 通知出院处 □ 开出院诊断书 □ 完成出院记录
重点医嘱	长期医嘱： □ 一级或二级护理 □ 术后普食或继续肠道内营养 短期医嘱： □ 头颅 CT（酌情） □ 血常规 □ 血生化、肝肾功能	长期医嘱： □ 一级或二级护理 □ 术后普食或继续肠道内营养	长期医嘱： □ 一级或二级护理 □ 术后普食或继续肠道内营养	□ 通知出院
主要护理工作	□ 观察患者一般状况及切口情况 □ 观察神经系统功能恢复情况 □ 如果病情允许患者可下床活动	□ 观察患者一般状况及切口情况 □ 观察神经系统功能恢复情况 □ 如果病情允许患者可下床活动	□ 观察患者一般状况及切口情况 □ 观察神经系统功能恢复情况 □ 如果病情允许患者可下床活动	□ 帮助患者办理出院手续
病情变异记录	□ 无　□ 有，原因： 1. 2.	□ 无　□ 有，原因： 1. 2.	□ 无　□ 有，原因： 1. 2.	
护士签名				
医师签名				

第十六章　脑挫裂伤临床路径释义

一、脑挫裂伤编码

疾病名称及编码：脑挫裂伤 ICD-10 编码：S06.201

手术操作及编码：行颅内血肿清除、去骨瓣减压术 ICD-9-CM-3：01.3902

二、临床路径检索方法

S06.201

三、脑挫裂伤外科治疗临床路径标准住院流程

（一）适用对象

第一诊断为脑挫裂伤（ICD-10：S06.201）

行颅内血肿清除、去骨瓣减压术（ICD-9-CM-3：01.3902）。

> **释义**
>
> ■ 本路径适用对象为脑挫裂伤。不包括急性硬膜下血肿、急性开放性颅脑创伤、自发性脑出血、开放伤、穿通伤和颅脑枪弹伤等。
>
> ■ 脑挫裂伤的治疗手段有多种，包括保守治疗，开颅清除血肿手术，开颅血肿清除加去骨瓣减压术等，本路径仅适用于开颅血肿清除加或者不加去骨瓣减压术。

（二）诊断依据

根据《临床诊疗指南——神经外科学分册》（中华医学会编著，人民卫生出版社）、《临床技术操作规范——神经外科分册》（中华医学会编著，人民军医出版社）等。

1. 病史：头部有加速性损伤或减速性损伤外伤史。

2. 体格检查：根据脑内挫伤灶的部位和范围可出现一些相应的临床症状和体征，如：

（1）意识障碍（嗜睡，昏睡，昏迷，烦躁）；

（2）颅高压症状（头痛，恶心，呕吐，定向力障碍）；

（3）定位症状（挫伤灶位于脑功能区可出现偏瘫，偏身感觉障碍，单纯性失语，局灶性癫痫）；

（4）瞳孔改变（如对称性缩小，并有脑膜刺激征及发热常为合并蛛网膜下腔出血的症状，如瞳孔针尖样缩小，则可能合并有桥脑损伤，如单侧瞳孔扩大，对光反射逐渐消失，合并锥体束征，则提示中脑受压，可能并发颅内血肿或者严重脑水肿）；

（5）脑膜刺激征（颈项强直，克氏征阳性，双侧瞳孔缩小，发热等症状）；

（6）精神症状（额颞叶脑挫伤可有情绪不稳，烦躁，淡漠等症状）。

3. 辅助检查

（1）颅骨 X 线平片：多数患者可发现颅骨骨折；

（2）腰椎穿刺：脑脊液呈血性，颅压正常或轻度偏高；

（3）头颅 CT：脑挫伤灶呈片状高密度或者高低混杂密度，重度挫伤可合并有脑水肿或脑肿胀，脑室结构等受压变形；

（4）头颅 MRI：不作为首选检查，多用于不好确诊的小挫伤灶。

释义

■ 脑挫裂伤的诊断关键是：①明确的减速或加速外伤史，也可两者兼有。②包括局灶脑损伤引起的破坏性或刺激性神经功能障碍。局灶损伤有视神经管骨折导致视神经损伤，脑干损伤导致意识障碍、运动区损伤导致偏瘫、语言区损伤导致失语等；刺激性神经功能障碍则导致患者烦躁、癫痫等。局灶损伤、水肿、脑出血还导致占位效应、颅内压和脑灌注压改变等。颅内压增高可导致头痛头晕、恶心呕吐、定向力障碍等，可伴随神经功能症状。

为了便于国际国内交流，现主张使用格拉斯哥昏迷评分（Glasgow Coma Scale, GCS）来作为患者意识障碍，也可以说是脑损伤伤情轻重的判断标准。GCS<8 分为重型脑损伤；9~12 分为中型脑损伤；13~15 分为轻型脑损伤。又把 GCS≤5 分划分为特重型脑损伤。如果 GCS 评分进行性降低，常提示颅内病情的进展，需要引起注意。

附 GCS 评分表：

睁眼（Eye Opening, 常用 E 表示）：

4-自动睁眼

3-呼唤睁眼

2-刺痛睁眼

1-不睁眼

语言（Verbal Response, 常用 V 表示）

5-正常交谈

4-语义错乱

3-发音难辨，不成句

2-只能发音

1-无发音

运动（Motor Response, 常用 M 表示）

6-按吩咐动作

5-对疼痛刺激定位反应

4-对疼痛刺激躲避反应

3-屈曲（去皮层状态）

2-伸展（去脑状态）

1-无反应

医生通常直接给出 GCS，但也有医生喜欢用 E2V2M2 这样来表示 GCS。如果有气管切开或气管插管不能判断语音者，通常以 T 来代替 V 这一项，因此会出现 3T 等 GCS。

■ 腰椎穿刺相对禁忌，有了 CT 检查后，急性期几乎不做此操作。如果特殊情况下谨慎穿刺，可发现脑脊液呈血性，颅压正常或轻度偏高。

■ 颅CT检查对出血和骨折敏感，费时少，方便快捷，是脑外伤的首选影像检查手段。当患者伤后不足72小时，但颅内挫裂伤明显，而意识尚好（GCS大于9分），暂时没有手术指征，又没有颅内压监控，此时，加大头颅CT检查的频度是合理的，以便医生可以及时监测脑挫裂伤病灶是否进展。如有脑脊液漏、怀疑鼻窦开放等情况，可以CT薄扫后进行二维重建，以更好观察颅底及眼眶损伤；头颅X线片可以较好地观察颅骨骨折线，有利于判断骨折线所经过的全程结构，可以观察到脑挫裂伤是否伴有颅骨骨折。MRI对急性出血敏感度不如CT，对颅骨不显影，常不用于脑外伤检查。但对于怀疑有小的挫伤灶出血且位于较深在的脑干、胼胝体等，可选用MRI来明确微小出血灶位置和严重程度，检查出血涉及的重要解剖结构关系。

3. 重视院前救治史：了解院前急救时有无窒息、低血压、低血氧，有无吸氧、气管插管和抗休克治疗，有无颈椎损伤史，以此判断合并损伤的严重程度，为手术做好准备。如果患者合并颌面部损伤，但意识模糊，需要高度警惕口鼻出血导致突然窒息。此种患者切忌不插气管或不行气管切开就局麻下处理头面部伤口，应该积极判断可能风险，必要时气管插管或气管切开后，在全麻下实施头面部伤口的处理。

（三）治疗方案选择

根据《临床诊疗指南——神经外科学分册》（中华医学会编著，人民卫生出版社）、《临床技术操作规范——神经外科分册》（中华医学会编著，人民军医出版社）等。

手术指征：

1. 意识障碍进行性加重或已有一侧瞳孔散大的脑疝表现。

2. CT检查发现中线结构明显移位，脑室明显受压。

3. 在脱水等治疗过程中病情变化者。

释义

■ 脑挫裂伤是常见的脑外伤（国际上通常称为创伤性脑损伤，但也经常用头外伤指代，本篇通称为"脑外伤"，下同）类型，不总需要手术治疗，但手术治疗者仍较多。手术治疗目的：缓解颅内高压，减轻继发性脑损伤风险，尤其是脑疝。由于脑挫裂伤是局部脑组织在外力作用下发生组织形态学、病理学和病理生理学明显改变的损伤，伤后1周左右，其脑水肿常常出现高峰。如果损伤灶位于双额、颞底区，其变化常常比较突然。因此需严密监测临床症状和影像学检查以判断手术指征和时机，颅内压监测对此有帮助。术中如见脑组织挫碎严重，脑水肿明显，又位于额底、颞底位置，需要足够的内减压，并结合足够范围的去骨瓣手术。主张用自体组织或可靠的人工硬脑膜减张修补缺损脑膜。

■ 术后可能出现下丘脑垂体肾上腺轴损伤，如果经糖皮质激素抑制实验印证，可以给予生理剂量糖皮质激素。常用200mg氢化可的松，静脉入壶，qd。

■ 对手术前失血较多（大于1000ml），有开放伤，手术经鼻窦和污染区，预计手术时间较长超过4小时者，主张术前预防性应用抗生素。预防性应用抗生素应该在术前30分钟~2小时使用，抗生素应首选卫计委推荐的第一、第二代头孢霉素。

（四）标准住院日为≤28 天

> **释义**
>
> ■ 脑挫裂伤患者入院后，常规检查，包括头颅 CT 平扫等应该在数小时内完成，然后根据患者情况尽快决策手术与非手术治疗。手术患者术后恢复 7~14 天，总住院时间小于 28 天的均符合本路径要求。

（五）进入路径的标准

1. 第一诊断必须符合 ICD-10：S06.201 脑挫裂伤疾病编码。
2. 有手术适应证，无手术禁忌证。
3. 当患者合并其他疾病，但住院期间不需要特殊处理也不影响第一诊断的临床路径流程实施时，可以进入路径。

> **释义**
>
> ■ 本路径适用于需要开颅清除血肿（加或不加去骨瓣）手术治疗的脑挫裂伤。当选择保守治疗时，不进入本路径。
>
> ■ 患者因合并其他大脏器损伤需要另外手术处理，因休克需要抗休克，因其他并发症如凝血功能障碍、严重心肺疾病影响手术等，不进入本路径。

（六）术前准备

1. 必需的检查项目
（1）血常规、尿常规。
（2）凝血功能，肝功能、肾功能，感染性疾病筛查（乙型肝炎、丙型肝炎、艾滋病、梅毒等）。
（3）心电图。
（4）入院当日头颅 CT。
2. 如有复合伤，还需进行相关专科检查。

> **释义**
>
> ■ 实验室检查和头颅 CT 检查是确保手术治疗安全的重要前提条件，术前必需完成。
>
> ■ 为缩短术前准备时间，凝血功能及血常规等检查项目常常在患者入院前于急诊完成。
>
> ■ 需了解院前救治情况，术前根据病情增加适当的心脏彩超、血气分析以及必要时胸 CT、颈椎 CT 检查等。

（七）选择用药

1. 抗菌药物：按照《抗菌药物临床应用指导原则》（卫医发〔2004〕285号）选择用药。建议使用第一、第二代头孢菌素，头孢曲松等；明确感染患者，可根据药物敏感试验结果调整抗菌药物。

（1）推荐使用头孢唑林钠肌内或静脉注射。①成人：0.5~1g/次，一日2~3次。②儿童：一日量为20~30mg/kg体重，分3~4次给药。③对本药或其他头孢菌素类药过敏者，对青霉素类药有过敏性休克史者禁用；肝肾功能不全者、有胃肠道疾病史者慎用。④使用本药前需进行皮肤过敏试验。

（2）推荐头孢呋辛钠肌内或静脉注射。①成人：0.75~1.5克/次，一日3次。②儿童：平均一日剂量为60mg/kg，严重感染可用到100mg/kg，分3~4次给予。③肾功能不全患者按照肌酐清除率制订给药方案：肌酐清除率>20ml/min者，每日3次，每次0.75~1.5g；肌酐清除率10~20ml/min患者，每次0.75g，一日2次；肌酐清除率<10ml/min患者，每次0.75g，一日1次。④对本药或其他头孢菌素类药过敏者，对青霉素类药有过敏性休克史者禁用；肝肾功能不全者、有胃肠道疾病史者慎用。⑤使用本药前需进行皮肤过敏试验。

（3）推荐头孢曲松钠肌内注射、静脉注射或静脉滴注。①成人：1g/次，一次肌内注射或静脉滴注。②儿童：儿童用量一般按成人量的1/2给予。③对本药或其他头孢菌素类药过敏者，对青霉素类药有过敏性休克史者禁用；肝肾功能不全者、有胃肠道疾病史者慎用。

2. 预防性用抗菌药物，时间为术前0.5小时，手术超过3小时加用1次抗菌药物；总预防性用药时间一般不超过24小时，个别情况可延长至48小时。

3. 脑保护剂的应用：可考虑使用奥拉西坦。

4. 胃黏膜保护剂的应用：可考虑使用奥美拉唑。

4. 脱水剂的应用：可考虑使用甘露醇。

5. 抗癫痫药物的应用：可考虑使用苯妥英钠。

释义

■ 对手术无需经过鼻窦、无污染伤口、非开放伤等闭合性脑损伤且手术时间短于4小时，出血较少者，可以选择不预防性应用抗菌药物。手术前后抗生素应用要考虑可能存在来自头皮的球菌感染，抗生素首选对球菌和杆菌都有抑制作用的第一代头孢，头孢唑啉钠。有脑脊液漏者术后静脉抗菌药物可以适当延长。

■ 脑挫裂伤的受损神经功能是否能够通过神经营养素治疗而得到恢复，此问题还无定论。临床经验显示神经节苷酯、脑蛋白水解液、小牛血清、脑苷肌肽、奥拉西坦或神经生长因子等有利于患者头痛等症状缓解，部分患者脑神经损伤也得到缓解，但也有争议认为无效。可以谨慎选用。

■ 脑挫裂伤属于急性脑损伤，容易发生应激性上消化道出血，因此必须尽快使用抗酸药预防。在预防消化道出血方面，可选用胃黏膜保护剂、H_2受体抑制剂或质子泵。但是治疗已经发生的消化道出血，首选质子泵抑制药物。

■ 对于是否使用抗癫痫药预防癫痫有争议。流行病学资料表明，急性脑损伤后7~10天为癫痫高发期，尤其对于脑损伤灶位于皮质者更容易发生癫痫。这种患者可以应用抗癫痫药预防癫痫。抗癫痫药物也可以考虑丙戊酸钠针剂，方便急性期应用，且对各型癫痫均有一定疗效，但要注意监测血氨。

（八）手术日为入院当天

1. 麻醉方式：全身麻醉。
2. 手术方式：开颅血肿清除、去骨瓣减压术。
3. 手术置入物：引流管系统。
4. 输血：根据手术失血情况决定。

> **释义**
>
> ■ 本路径规定的手术是开颅血肿清除、加或不加去骨瓣减压术。均是在全身麻醉下实施。如果挫裂伤组织成碎烂，位于颞底或额底，预测术后可能引起严重脑水肿，可以实施内减压充分减压。如果术中发现减压不够充分，预测术后脑水肿严重者，应实施去骨瓣减压术。唯有挫裂伤局限，减压后颅内压力不高，预测术后脑水肿有充分代偿空间者，可以选择保留骨瓣。
>
> ■ 术中可植入颅内压监测，可选择脑实质内或者脑室内型探头。要求术中对挫裂伤清除后的术腔分止血，并常在术侧硬膜下放置外引流管以引流术腔出血。外引流管一般在 24~48h 拔除。对于缺损的硬膜，可根据情况用人工硬膜或自身筋膜减张修补。
>
> ■ 术中还可根据颅内压力情况，临时应使用脱水药如甘露醇。
>
> ■ 手术是否输血依照术中出血量而定。

（九）术后住院恢复≤4周

1. 必须复查的检查项目：术后 24 小时之内及病情变化时复查头颅 CT，了解颅内情况；化验室检查包括血常规、肝肾功能、血电解质等。
2. 根据患者病情，可行血气分析、胸部 CT 等。
3. 手术切口每 2~3 天换药 1 次。
4. 术后 7 天伤口拆线，或根据情况酌情延长拆线时间。
5. 术后根据患者情况行气管切开术。
6. 术后早期康复训练。

> **释义**
>
> ■ 术后 24 小时是防范术腔出血或原有挫裂伤灶再出血的关键时间窗。如果患者为对冲伤，且术前在手术野对侧部位就存在颅内血肿，则需高度警惕术侧减压后导致对侧颅内血肿膨胀式扩大。如果术中发生对侧血肿扩大，则可能观察到原本减压良好的手术侧脑组织短时间内又出现高颅压、脑组织迅速膨出颅骨外板水平。如果术后发生对侧血肿扩大，则可能出现手术对侧瞳孔扩大、患者颅内压突然升高等脑疝征象。处理策略的重要一环是：及时复查头 CT，如果发现对侧血肿扩大，已经明显影响患者颅内压时，需及时清除此对侧血肿。延误诊断或处理，可能导致患者失去救治机会。
>
> ■ 术后其他处理与一般外科相似，包括止血，支持营养，根据术中情况给予抗生素或不给等等。脑外伤长期卧床患者（超过 1 周）需要注意防止深静脉血栓问题。

■ 如果患者术前已有胸肺疾病，或者受伤伴随胸肺损伤，呼吸急促或困难，血气分析显示血氧分压偏低，CO_2蓄积较重，提示呼吸道梗阻，而经口或鼻气管插管等临时性措施不能根本解决其气道问题，则主张尽快气管切开。

（十）出院标准

1. 手术切口顺利愈合、拆线，无感染。
2. 颅内病灶出血吸收、水肿消退，无占位效应。
3. 患者生命征平稳，病情稳定，处于恢复期。
4. 体温正常，与手术相关各项化验指标无明显异常。
5. 仍然处于昏迷的患者，如生命征平稳，评估不能短期恢复者，没有必须住院的并发症和合并症，可以转院继续康复治疗。

释义

■ 生命体征平稳前提下，颅内出血灶稳定或开始吸收，没有颅内压增高风险和继发性颅内缺血发生，也没有颅内感染线索等是脑挫裂伤患者出院的最重要指标。
■ 即使患者仍然意识不清，但是如果生命体征平稳，颅内情况符合出院标准，患者也应该出院转康复治疗。

（十一）变异及原因分析

1. 术中术后出现颅内二次出血，并发脑水肿、脑梗死，严重者需要二次手术，导致住院时间延长，费用增加。
2. 术后切口，颅内感染，出现严重神经系统并发症，导致住院时间延长，费用增加。
3. 术后出现其他内外科疾病，如肺感染，下肢静脉血栓，应激性溃疡等，需进一步治疗，导致住院时间延长。

释义

■ 前述已提到手术对侧血肿因手术侧减压而扩大等问题及处理措施。术后24小时后再出血，临床较少见。如果发生首次手术24小时后再出血，需要率先定位出血灶，明确出血原因，在积极做好手术准备前提下，尽早开展二次手术。
■ 其他各种变异原因也较为常见。为此，医生需要对患者既往史、受伤机制以及伤后的临床表现和影像学证据等有充分了解，以便掌握充足的对患者病情变化的预测依据。
■ 建议对脑外伤患者至少随访6个月。

（十二）费用参考标准

8000~15000元。

四、脑挫裂伤临床路径给药方案

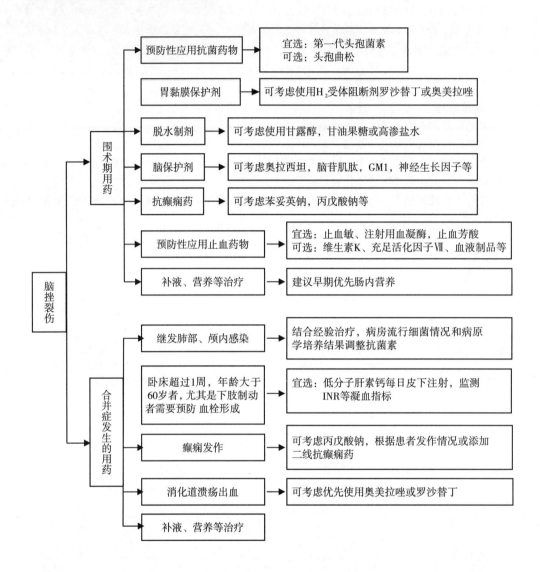

【用药选择】

1. 脱水药：帮助治疗颅内压升高、脑水肿等。可采用甘露醇或甘油果糖。甘露醇用法：按体重 $1\sim2g/kg$ 或按体表面积 $30\sim60g/m^2$，以 $15\%\sim20\%$ 浓度溶液于 $30\sim60$ 分钟内静脉滴注。如果有颅内压监测，可以根据颅内压情况灵活调整脱水药的使用，改成有明确颅内压增高时才使用脱水药，这样可以有效避免脱水药导致的并发症。另外，现在也推荐使用高渗盐水进行颅内压增高或脑水肿治疗。国内使用的习惯是 3% 盐水以 $0.1\sim1.0ml/$（kg·h）；也有 30 分钟内从深静脉注入 3% 盐水 $100\sim200ml$ 的用法。注意必须使用深静脉通道。

2. 抗癫痫药物：可使用卡马西平、奥卡西平、丙戊酸钠、氯硝西泮，术前出现癫痫发作患者以及挫裂伤近皮质者，可以酌情使用抗癫痫药物。

3. 激素：可使用泼尼松、泼尼松龙、甲泼尼龙、地塞米松，根据病情酌情使用。禁止大剂量激素应用。

【药学提示】

1. 甘露醇使用禁忌证：已确诊为急性肾小管坏死的无尿患者、严重失水者、急性肺水肿或严重肺淤血。不良反应常见水和电解质紊乱、寒战、发热、排尿困难、渗透性肾病等。甘露醇可透过胎盘屏障，孕妇、哺乳妇女、儿童应慎用。

2. 高渗盐水使用相对禁忌证：已经诊断为高钠或慢性低钠血症患者应慎用。

2. 糖皮质激素使用禁忌证：糖皮质激素过敏者、活动性肺结核、严重精神疾病者、活动性消化性溃疡、糖尿病、创伤修复期、未能控制的感染等。

3. 抗癫痫药物使用禁忌证：既往对该类药物过敏者、房室传导阻滞、骨髓抑制、肝脏疾病、肾功能损伤、白细胞下降、孕妇、儿童禁用或慎用。使用美罗培南者，不使用丙戊酸钠。

【注意事项】

使用上述药物应注意不良反应并对症处理，必要时停药。应用糖皮质激素应有患者下丘脑-垂体-肾上腺轴损伤导致应激反应不良的指征。

五、推荐表单

（一）医师表单

脑挫裂伤临床路径医师表单

适用对象：**第一诊断为脑挫裂伤**（ICD-10：S06.201）

行颅内血肿清除、加或不加去骨瓣减压术（ICD-9-CM-3：01.3902）。

患者姓名：_____ 性别：_____ 年龄：_____ 门诊号：_____ 住院号：_____

住院日期：____年__月__日 出院日期：____年__月__日 标准住院日：≤28 天

时间	住院第 1 天 （手术当天）	住院第 2 天 （术后第 1 天）	住院第 1~3 天 （术后第 2 天）
主要诊疗工作	□ 询问病史与体格检查 □ 完成病历书写 □ 完善检查 □ 术前准备 □ 患者及（或）其家属签署手术知情同意书、自费用品协议书、输血知情同意书 □ 术前小结和上级医师查房记录 □ 准备急诊手术	□ 临床观察生命体征变化及神经功能恢复情况 □ 复查头颅 CT，评价结果并行相应措施 □ 复查血生化及血常规 □ 根据病情考虑是否需要气管切开 □ 观察切口敷料及引流管情况 □ 完成病程记录	□ 临床观察生命体征变化及神经功能恢复情况 □ 伤口换药，视引流量决定是否拔除引流管 □ 根据患者病情，考虑停用抗菌药物；有感染征象患者，根据药敏试验结果调整药物 □ 完成病程记录 □ 上级医师查房
重点医嘱	**长期医嘱：** □ 神经外科护理常规 □ 一级护理 □ 多参数监护 **临时医嘱：** □ 血常规、尿常规 □ 肝肾功能、电解质、血糖、凝血功能、感染性疾病筛查 □ 心电图、胸片 □ 头颅 CT □ 抗菌药物：术前 30 分钟使用	**长期医嘱：** □ 神经外科术后护理常规 □ 一级护理 □ 多参数监护 □ 胃管定期注入温水 □ 肠内营养 □ 脱水、脑保护、抗菌、保护胃黏膜治疗 **临时医嘱：** □ 头颅 CT □ 血生化及血常规	**长期医嘱：** □ 神经外科护理常规 □ 一级护理 □ 术后流食或鼻饲肠内营养 □ 多参数监护 □ 尿管接袋记量 □ 脱水 □ 脑保护 □ 保护胃黏膜治疗 □ 记录 24 小时出入量 **临时医嘱：** □ 伤口换药
病情变异记录	□ 无 □ 有，原因： 1. 2.	□ 无 □ 有，原因： 1. 2.	□ 无 □ 有，原因： 1. 2.
医师签名			

时间	住院第 4 日 （术后第 3 天）	住院第 5 日 （术后第 4 天）	住院第 6 日 （术后第 5 天）
主要诊疗工作	□ 临床观察神经系统功能变化情况 □ 切口换药、观察切口情况 □ 观察引流液性状及引流量（有引流管者） □ 完成病程记录	□ 临床观察神经系统功能恢复情况 □ 完成病程记录	□ 临床观察神经系统功能恢复情况 □ 观察切口敷料情况 □ 完成病程记录 □ 查看化验结果 □ 根据病情改脱水药物
重点医嘱	**长期医嘱：** □ 神经外科护理常规 □ 一级护理 □ 术后流食/鼻饲 □ 抗菌药物（酌情停用） □ 输液治疗 **临时医嘱：** □ 切口换药	**长期医嘱：** □ 神经外科护理常规 □ 一级护理 □ 术后半流食/鼻饲 □ 输液治疗 **临时医嘱：** □ 血常规、肝肾功能、凝血功能	**长期医嘱：** □ 神经外科护理常规 □ 一级护理 □ 术后半流食/鼻饲 □ 输液治疗
病情变异记录	□ 无　□ 有，原因： 1. 2.	□ 无　□ 有，原因： 1. 2.	□ 无　□ 有，原因： 1. 2.
医师签名			

时间	住院第第7天 （术后第6天）	住院第8天 （术后第7天）	住院第9~14天 （术后8~13日）
主要诊疗工作	□ 观察生命体征变化及神经功能恢复情况 □ 观察伤口敷料情况 □ 完成病程记录 □ 早期肢体康复可以从此时或者术后生命体征平稳就开始	□ 根据切口情况予以拆线 □ 临床观察神经功能恢复情况 □ 复查头部CT □ 完成病程记录	□ 观察神经功能恢复情况 □ 完成病程记录 □ 查看化验结果
重点医嘱	长期医嘱： □ 一级护理 □ 根据病情更改饮食及增加肠道内营养 □ 监测生命体征 □ 脱水对症支持治疗	长期医嘱： □ 一级/二级护理 □ 术后普食或继续肠道内营养 临时医嘱： □ 血常规、肝肾功能、凝血功能 □ 头颅CT	长期医嘱： □ 一级/二级护理 □ 术后普食或继续肠道内营养
病情变异记录	□ 无　□ 有，原因： 1. 2.	□ 无　□ 有，原因： 1. 2.	□ 无　□ 有，原因： 1. 2.
医师签名			

时间	住院第第 15 天 （术后第 14 天）	住院第 16 天 （术后第 15 天）	住院第 17~27 日 （术后第 16~26 天）	住院第 28 天 （出院日）
主要诊疗工作	□ 观察神经功能恢复情况 □ 酌情复查头颅 CT □ 复查实验室检查，如血常规、血生化、肝肾功能 □ 完成病程记录	□ 观察神经功能恢复情况 □ 评估头颅 CT 结果 □ 查看实验室检查结果 □ 完成病程记录	□ 观察神经功能恢复情况 □ 完成病程记录	□ 确定患者能否出院 □ 向患者交代出院注意事项、复查如期 □ 通知出院处 □ 开出院诊断书 □ 完成出院记录
重点医嘱	长期医嘱： □ 一级/二级护理 □ 术后普食或继续肠内营养 临时医嘱： □ 头颅 CT □ 血常规 □ 血生化、肝肾功能	长期医嘱： □ 一级/二级护理 □ 术后普食或继续肠道内营养	长期医嘱： □ 一级/二级护理 □ 术后普食或继续肠道内营养	□ 通知出院
病情变异记录	□ 无 □ 有，原因： 1. 2.	□ 无 □ 有，原因： 1. 2.	□ 无 □ 有，原因： 1. 2.	□ 无 □ 有，原因： 1. 2.
医师签名				

（二）护士表单

脑挫裂伤临床路径护士表单

适用对象：**第一诊断为脑挫裂伤**（ICD-10：S06.201）

行颅内血肿清除、加或不加去骨瓣减压术（ICD-9-CM-3：01.3902）。

患者姓名：_____ 性别：_____ 年龄：_____ 门诊号：_____ 住院号：_____

住院日期：____年___月___日 出院日期：____年___月___日 标准住院日：≤28天

时间	住院第1日（手术当天）	住院第2日（术后1天）	住院第3~8日（手术日）
健康宣教	□ 介绍主管医生、护士 □ 简要疾病知识 □ 介绍急诊手术过程和危险性	□ 介绍医院内相关制度 □ 介绍环境、设施 □ 介绍住院和术后注意事项 □ 告知术后疼痛处理 □ 告知体位要求 □ 告知签字及麻醉科访视事宜 □ 使用药品的宣教 □ 强调术后陪伴及探视制度	□ 全胃肠内营养逐步到需求量的60%以上 □ 介绍患者恢复病程及可能产生的病情变化 □ 介绍术后用药，相关检查及化验的目的及注意事项
护理处置	□ 核对患者，佩戴腕带，躁动患者适当约束，建立静脉通道 □ 配合医生做术前准备：备皮，插尿管，插胃管，备血，联系手术室 □ 术前吸氧，维持气道通畅，保持血压稳定，遵医嘱完成特殊检查 □ 准备术前用药和术中用药，必要时皮试，注射破伤风针 □ 了解患者基础疾病，遵医嘱予以对应处理或检测 □ 配合医生维持患者适当体位，安置引流管适当位置 □ 建立入院护理病历	□ 注意准确计24小时出入量、生命体征及其他病情变化，是否发现新损伤等 □ 协助医生向患者做好外伤多变，容易遗漏相关部位损伤的解释说明 □ 遵医嘱完成其他检查、化验、治疗及用药	□ 注意准确计24小时出入量、生命体征及其他病情变化，是否发现新损伤等 □ 协助医生向患者做好外伤多变，容易遗漏相关部位损伤的解释说明 □ 遵医嘱完成其他检查、化验、治疗及用药 □ 根据病情在血气分析检测下拔除呼吸机，必要时决定是否气管切开 □ 注意有无继发性肺感染及其器官功能障碍并予以及时抗生素应用或其他处理 □ 定时换药，到期拆除术腔引流管、颅内压监测管和伤口缝线 遵医嘱完成其他检查、化验、治疗及用药
基础护理	□ 特级护理 □ 患者安全管理 □ 心理护理	□ 特级护理 □ 晨、晚间护理 □ 协助生活护理 □ 安全护理措施到位 □ 尿便护理 □ 有意识患者的心理护理	□ 特级护理~一级护理 □ 晨、晚间护理 □ 协助生活护理 □ 安全护理措施到位 □ 尿便护理 □ 有意识患者的心理护理 □ 防止深静脉血栓形成护理

时间	住院第1日（手术当天）	住院第2日（术后1天）	住院第3~8日（手术日）
专科护理	□ 护理查体 □ 生命体征和瞳孔、意识监测 □ 安全体位摆放	□ 呼吸机管理，气道管理，口腔护理，保障气道通畅 □ 严密观察意识瞳孔，颅内压，血压，术腔引流液，胃肠引流液，尿液，减压窗等变化 □ 头正中、床抬高30°~45°，防止静脉回流不畅 □ 静脉管理，必要时深静脉置管 □ 躁动患者适当约束，昏迷患者的良肢体摆放 □ 依据医嘱执行必要镇痛镇静	□ 呼吸机管理，气道管理，口腔护理，保障气道通畅 □ 严密观察意识瞳孔，颅内压，血压，术腔引流液，胃肠引流液，尿液，减压窗等变化 □ 头正中、床抬高30°~45°，防止静脉回流不畅 □ 静脉管理，必要时深静脉置管 □ 躁动患者适当约束，昏迷患者的良肢体摆放 □ 依据医嘱执行必要的镇痛、镇静
重点医嘱	□ 详见医嘱执行单	□ 详见医嘱执行单	□ 详见医嘱执行单
病情变异记录	□ 无 □ 有，原因： 1. 2.	□ 无 □ 有，原因： 1. 2.	□ 无 □ 有，原因： 1. 2.
护士签名			

时间	住院第 9~27 日 （术后第 8~26 日）	住院第 28 天 （出院日）
健康宣教	□ 必要的饮食指导 □ 评价以前宣教效果 □ 相关检查及化验的目的及注意事项 □ 术后用药指导 □ 术后早期康复指导	□ 指导办理出院手续 □ 定时复查 □ 指导院外肢体康复和心理疏导等注意事项 □ 指导颅骨成形术时机把握 □ 出院带药服用方法 □ 注意休息 □ 饮食指导，记录 24 小时出入量 □ 出现恶心、呕吐，视力异常、全身无力症状应及时就诊
护理处置	□ 遵医嘱完成治疗、用药 □ 遵医嘱完成相关检查 □ 根据病情测量生命体征 □ 逐步夹闭尿管，锻炼膀胱功能	□ 办理出院手续 □ 书写出院小结
基础护理	□ 特级护理~二级护理 □ 晨、晚间护理 □ 协助生活护理 □ 安全护理措施到位 □ 尿便护理 □ 心理护理	□ 二级护理 □ 晨、晚间护理 □ 安全护理措施到位 □ 心理护理
专科护理	□ 观察患者生命体征、意识、语言、精神等变化。 □ 准确记录 24 小时出入量，观察每小时尿量 □ 指导患者及家属防二次损伤，防深静脉血栓形成护理 □ 指导肢体功能锻炼 □ 指导患者接受必要的头 CT 复查和肝肾功能间断复查	□ 观察病情变化
重点医嘱	□ 详见医嘱执行单	□ 详见医嘱执行单
病情变异记录	□ 无　□ 有，原因： 1. 2.	□ 无　□ 有，原因： 1. 2.
护士签名		

（三）患者表单

脑挫裂伤临床路径患者表单

适用对象：**第一诊断为脑挫裂伤**（ICD-10：S06.201）

行颅内血肿清除、加或不加去骨瓣减压术（ICD-9-CM-3：01.3902）。

患者姓名：_____ 性别：_____ 年龄：_____ 门诊号：_____ 住院号：_____

住院日期：____年___月___日 出院日期：____年___月___日 标准住院日：≤28天

时间	住院第1日（手术当天）	住院第2天（术后1天）	住院第3~8天（术后2~7天）
医患配合	□ 接受医生询问外伤经过，现病史、既往病史、用药情况，收集资料并进行体格检查 □ 配合完善术前相关化验、体格检查、备皮 □ 配合医生护士病情告知、术前谈话签字，履行术前文书准备 □ 接受术前宣教	**术后宣教** □ 配合医生与患者及家属介绍病情变化，外伤可能遗漏诊断 □ 理解探视及陪伴制度；配合倒床	□ 配合医生换药，拆除呼吸机，拆除引流管，颅内压监测管，伤口缝线 □ 了解躁动、精神症状和疼痛的注意事项及处理 □ 及时告知医护不适主诉
护患配合	□ 护士行入院护理评估（简单询问病史） □ 接受相关制度介绍	□ 术后体位：头正中、床抬高30°~45°，防止静脉回流不畅或根据医嘱 □ 配合护士肢体活动，防止深静脉血栓 □ 配合护士下尿管胃管等 □ 配合护士良肢体保护，良肢体位摆放，早期康复，防止深静脉血栓，防止二次损伤 □ 理解探视及陪伴制度；配合倒床	□ 术后体位：头正中、床抬高30°~45°，防止静脉回流不畅或根据医嘱 □ 配合护士肢体活动，防止深静脉血栓 □ 配合护士肢体保护，良肢体位摆放，早期康复，防止深静脉血栓，防止二次损伤 □ 配合护士定时监测生命体征、瞳孔、肢体活动、颅内压监测，维护好人工气道（气管插管，呼吸机管路）、胃管和尿管等，密切观察生命体征变化、出入量和每小时尿量
饮食	□ 禁食、禁水	□ 可少量打水	□ 优先全胃肠内营养
排泄	□ 插尿管，计量；大便定时称量	□ 插尿管，计量；大便定时称量	□ 插尿管，计量；大便定时称量
活动	□ 卧床	□ 卧床	□ 卧床休息，患者意识恢复程度不同，体位由被动到主动，强调肢体保护，防止二次损伤

时间	住院第 9~27 天 （术后第 8~26 天）	住院第 28 天 （出院日）
医患配合	□ 医生定时查房护士按时巡视，了解病情 □ 配合意识、瞳孔、颅骨减压窗、肢体活动的观察 □ 护士行晨、晚间护理 □ 护士协助或指导生活护理 □ 康复科医生介入、护士辅导早期康复促醒训练 □ 良肢体位摆放和防止二次损伤，防止深静脉血栓形成 □ 配合监测出入量 □ 遵守探视及陪伴制度 □ 配合完成各项检查及化验	□ 护士行晨、晚间护理 □ 观察鼻腔情况 **出院宣教** □ 接受出院前宣教，学习出院注意事项 □ 了解出院后康复护理要点，防止二次损伤 □ 了解复查程序和颅骨成形术的时机 □ 办理出院手续，取出院带药 □ 收拾物品，准备出院 　掌握出院带药服用说明
护患配合	□ 术后体位：头正中、床抬高 30°~45°，逐步到自然体位 □ 配合护士肢体活动，防止深静脉血栓；翻身拍背，防止肺炎 □ 配合护士肢体保护，良肢体位摆放，早期康复，防止深静脉血栓，防止二次损伤 □ 配合护士定时监测生命体征、瞳孔、肢体活动、颅内压监测，配合护士拔除人工气道（气管插管，呼吸机管路）、伤口引流管、胃管和尿管等，密切观察生命体征变化、出入量和每小时尿量	□ 配合护士做好出院准备 □ 接受护士随访医嘱
饮食	□ 全胃肠内营养为主，过渡到流食、半流食和普食	□ 流食、半流食和普食
排泄	□ 尿管拔除后自解小便，但还需按护士要求计量	
活动	□ 卧床，逐步自主体位	□ 卧床或自主活动

附：原表单（2012 年版）

脑挫裂伤临床路径表单

适用对象：**第一诊断为脑挫裂伤**（ICD-10：S06.201）

　　　　　行颅内血肿清除、加或不加去骨瓣减压术（ICD-9-CM-3：01.3902）。

患者姓名：_____　性别：_____　年龄：_____　门诊号：_____　住院号：_____

住院日期：____年___月___日　出院日期：____年___月___日　标准住院日：≤28 天

时间	住院第 1 天 （手术当天）	住院第 2 天 （术后第 1 天）	住院第 1~3 天 （术后第 2 天）
主要诊疗工作	□ 询问病史与体格检查 □ 完成病历书写 □ 完善检查 □ 术前准备 □ 患者及（或）其家属签署手术知情同意书、自费用品协议书、输血知情同意书 □ 术前小结和上级医师查房记录 □ 准备急诊手术	□ 临床观察生命体征变化及神经功能恢复情况 □ 复查头颅 CT，评价结果并行相应措施 □ 复查血生化及血常规 □ 根据病情考虑是否需要气管切开 □ 观察切口敷料及引流管情况 □ 完成病程记录	□ 临床观察生命体征变化及神经功能恢复情况 □ 伤口换药，视引流量决定是否拔除引流管 □ 根据患者病情，考虑停用抗菌药物；有感染征象患者，根据药敏试验结果调整药物 □ 完成病程记录 □ 上级医师查房
重点医嘱	**长期医嘱：** □ 神经外科护理常规 □ 一级护理 □ 多参数监护 **临时医嘱：** □ 血常规、尿常规 □ 肝肾功能、电解质、血糖、凝血功能、感染性疾病筛查 □ 心电图、胸片 □ 头颅 CT □ 抗菌药物：术前 30 分钟使用	**长期医嘱：** □ 术后流食或鼻饲肠道内营养 □ 脱水、脑保护、抗菌、保护胃黏膜治疗 **临时医嘱：** □ 头颅 CT □ 血生化及血常规	**长期医嘱：** □ 神经外科护理常规 □ 一级护理 □ 术后流食或鼻饲肠道内营养 □ 多参数监护 □ 尿管接袋记量 □ 脱水 □ 脑保护 □ 保护胃黏膜治疗 □ 记 24 小时出入量 **临时医嘱：** □ 伤口换药
主要护理工作	□ 观察患者一般情况及神经系统功能恢复情况 □ 观察记录患者神志、瞳孔、生命体征	□ 观察患者一般情况及神经系统功能恢复情况 □ 观察记录患者神志、瞳孔、生命体征	□ 观察患者一般情况及神经系统功能恢复情况 □ 观察记录患者神志、瞳孔、生命体征
病情变异记录	□ 无　□ 有，原因： 1. 2.	□ 无　□ 有，原因： 1. 2.	□ 无　□ 有，原因： 1. 2.
护士签名			
医师签名			

时间	住院第 4 日 （术后第 3 天）	住院第 5 日 （术后第 4 天）	住院第 6 日 （术后第 5 天）
主要诊疗工作	□ 临床观察神经系统功能变化情况 □ 切口换药、观察切口情况 □ 观察引流液性状及引流量（有引流管者） □ 完成病程记录	□ 临床观察神经系统功能恢复情况 □ 完成病程记录	□ 临床观察神经系统功能恢复情况 □ 观察切口敷料情况 □ 完成病程记录 □ 查看化验结果 □ 根据病情改脱水药物
重点医嘱	长期医嘱： □ 神经外科护理常规 □ 一级护理 □ 术后流食/鼻饲 □ 抗菌药物（酌情停用） □ 输液治疗 临时医嘱： □ 切口换药	长期医嘱： □ 神经外科护理常规 □ 一级护理 □ 术后半流食/鼻饲 □ 输液治疗 临时医嘱： □ 血常规、肝肾功能、凝血功能	长期医嘱： □ 神经外科护理常规 □ 一级护理 □ 术后半流食/鼻饲 □ 输液治疗
主要护理工作	□ 观察患者一般情况及神经系统功能恢复情况 □ 观察记录患者神志、瞳孔、生命体征	□ 观察患者一般情况及神经系统功能恢复情况 □ 观察记录患者神志、瞳孔、生命体征	□ 观察患者一般情况及神经系统功能恢复情况 □ 观察记录患者神志、瞳孔、生命体征
病情变异记录	□ 无　□ 有，原因： 1. 2.	□ 无　□ 有，原因： 1. 2.	□ 无　□ 有，原因： 1. 2.
护士签名			
医师签名			

时间	住院第 7 天 （术后第 6 天）	住院第 8 天 （术后第 7 天）	住院第 9~14 天 （术后 8~13 日）
主要诊疗工作	□ 观察生命体征变化及神经功能恢复情况 □ 观察伤口敷料情况 □ 完成病程记录 □ 早期肢体康复可以从此时或者术后生命体征平稳就开始	□ 根据切口情况予以拆线 □ 临床观察神经功能恢复情况 □ 复查头部 CT □ 完成病程记录	□ 观察神经功能恢复情况 □ 完成病程记录 □ 查看化验结果
重点医嘱	长期医嘱： □ 一级护理 □ 根据病情更改饮食及增加肠道内营养 □ 监测生命体征 □ 脱水对症支持治疗	长期医嘱： □ 一级/二级护理 □ 术后普食或继续肠道内营养 临时医嘱： □ 血常规、肝肾功能、凝血功能 □ 头颅 CT	长期医嘱： □ 一级/二级护理 □ 术后普食或继续肠道内营养
主要护理工作	□ 观察患者一般情况及神经系统功能恢复情况 □ 观察记录患者神志、瞳孔、生命体征	□ 观察患者一般情况及神经系统功能恢复情况 □ 观察记录患者神志、瞳孔、生命体征	□ 观察患者一般情况及神经系统功能恢复情况 □ 如果病情允许患者可下床活动
病情变异记录	□ 无 □ 有，原因： 1. 2.	□ 无 □ 有，原因： 1. 2.	□ 无 □ 有，原因： 1. 2.
护士签名			
医师签名			

时间	住院第 15 天 （术后第 14 天）	住院第 16 天 （术后第 15 天）	住院第 17~27 日 （术后第 16~26 天）	住院第 28 天 （出院日）
主要诊疗工作	□ 观察神经功能恢复情况 □ 酌情复查头颅 CT □ 复查实验室检查，如血常规、血生化、肝肾功能 □ 完成病程记录	□ 观察神经功能恢复情况 □ 评估头颅 CT 结果 □ 查看实验室检查结果 □ 完成病程记录	□ 观察神经功能恢复情况 □ 完成病程记录	□ 确定患者能否出院 □ 向患者交代出院注意事项、复查如期 □ 通知出院处 □ 开出院诊断书 □ 完成出院记录
重点医嘱	长期医嘱： □ 一级/二级护理 □ 术后普食或继续肠内营养 临时医嘱： □ 头颅 CT □ 血常规 □ 血生化、肝肾功能	长期医嘱： □ 一级/二级护理 □ 术后普食或继续肠道内营养	长期医嘱： □ 一级/二级护理 □ 术后普食或继续肠道内营养	□ 通知出院
主要护理工作	□ 观察患者一般情况及切口情况 □ 观察神经系统功能恢复情况 □ 如果病情允许患者可下床活动	□ 观察患者一般情况及切口情况 □ 观察神经系统功能恢复情况 □ 如果病情允许患者可下床活动	□ 观察患者一般情况及切口情况 □ 观察神经系统功能恢复情况 □ 如果病情允许患者可下床活动	□ 帮助患者办理出院手续
病情变异记录	□ 无　□ 有，原因： 1. 2.	□ 无　□ 有，原因： 1. 2.	□ 无　□ 有，原因： 1. 2.	□ 无　□ 有，原因： 1. 2.
护士签名				
医师签名				

第十七章 创伤性急性硬脑膜下血肿临床路径释义

一、创伤性急性硬脑膜下血肿编码

1. 原创伤性急性硬膜下血肿编码：创伤性急性硬膜下血肿（ICD-10：S06.501）

手术操作及编码：硬脑膜下血肿清除术（ICD-9-CM-3：01.3101）

2. 修改编码

疾病名称及编码：创伤性急性硬膜下血肿（ICD-10：S06.5）

手术操作及编码：硬脑膜下血肿清除术（ICD-9-CM-3：01.31）

二、临床路径检索方法

S06.5 伴 01.31

三、创伤性急性硬脑膜下血肿临床路径标准住院流程

（一）适用对象

第一诊断为创伤性急性硬脑膜下血肿（ICD-10：S06.501）

行硬脑膜下血肿清除术（ICD-9-CM-3：01.3101）。

> **释义**
>
> ■ 本路径适用对象为颅脑外伤导致的急性硬膜下血肿（小于伤后3天），不包括亚急性、慢性硬膜下血肿及因颅内血管性病变引起的自发性硬膜下血肿。
>
> ■ 创伤性急性硬脑膜下血肿的治疗方法包括：开颅手术清除血肿和观察保守治疗。手术方式根据患者术前状况而定，必要时应去除骨瓣减压。如仅有少量血肿，患者状况良好，可在严密观察、影像学复查下保守治疗。本路径仅适用于行硬膜下血肿清除的患者。

（二）诊断依据

根据《临床诊疗指南——神经外科学分册》（中华医学会编著，人民卫生出版社）、《临床技术操作规范——神经外科分册》（中华医学会编著，人民军医出版社）等。

1. 临床表现

（1）病史：一般都有外伤史，临床症状较重，并迅速恶化，尤其是特急性创伤性硬脑膜下血肿，伤后短时间内可发展为濒死状态。

（2）意识障碍：伤后多数为原发性昏迷与继发性昏迷相重叠，或昏迷的程度逐渐加深；较少出现中间清醒期。

（3）颅内压增高表现：颅内压增高症状出现较早，其间呕吐和躁动比较多见，生命体征变化明显（Cushing 反应）。

（4）脑疝症状：出现较快，尤其是特急性创伤性硬脑膜下血肿，一侧瞳孔散大后短时间内出现对侧瞳孔散大，并出现去脑强直、病理性呼吸等症状。

（5）局灶症状：较多见，早期即可因自脑挫伤或（和）血肿压迫引起偏瘫、失语。

2. 辅助检查

头颅CT扫描（带骨窗像）：是诊断的主要依据，表现为脑表面的新月形高密度影。

> **释义**
>
> ■ 急性大量硬膜下血肿临床表现危重，病程发展迅速，早期即可陷入昏迷，继而发展成为单侧或双侧脑疝等濒危状态。
>
> ■ 未出现昏迷和脑疝的患者，临床常以局灶性神经功能缺失（如偏瘫、失语等）为主，可有癫痫发生。
>
> ■ 影像学检查建议首选颅脑CT，除脑表面新月形高密度影外，判断脑室受压情况、中线结构移位程度等间接征象尤为重要。另外，有无脑挫裂伤、脑内血肿和颅骨骨折等合并损伤对治疗方案选择具有重要意义。

（三）选择治疗方案的依据

根据《临床诊疗指南——神经外科学分册》（中华医学会编著，人民卫生出版社）、《临床技术操作规范——神经外科分册》（中华医学会编著，人民军医出版社）等。

1. 手术治疗：创伤性急性硬脑膜下血肿诊断明确，有以下情况者应行硬脑膜下血肿清除术：

（1）有明显颅内压增高症状和体征，意识障碍或症状进行性加重，或出现新的阳性体征、再昏迷。

（2）CT扫描提示脑受压明显，大脑中线移位>5mm。

（3）幕上血肿量>30ml或幕下血肿量>10ml。

2. 手术风险较大者（高龄、妊娠期、合并较严重内科疾病），需向患者或家属交代病情；如不同意手术，应当充分告知风险，履行签字手续，并予严密观察。

> **释义**
>
> ■ 手术治疗是急性大量硬膜下血肿的首选治疗方法，特别是对于出现单侧或双侧脑疝的患者，应尽快进行血肿清除术。术前出现脑疝患者，除清除血肿外，还应行标准大骨瓣减压术。合并脑挫裂伤、脑内血肿、硬膜外血肿者，也应一并处理。手术目的是清除血肿、降低颅内压、保护受损脑组织。但如术前已出现双侧脑疝，则提示预后不良，术前应向患者家属详细交代病情，以获得理解。
>
> ■ 本病属急重症，确定有手术指征后，应尽快进行血肿清除术。手术时机常是影响患者预后的决定因素。在有条件的医院可以建立该类疾病的"绿色通道"，有利于救治。

（四）标准住院日为≤14 天

> **释义**
>
> ■ 患者入院后，应按路径表单要求尽快完成术前检查，术后恢复时间视患者具体情况而定，病情稳定后可继续进行康复治疗（包括高压氧治疗），总住院时间小于14天而完成检查和治疗的患者都符合本路径的标准。

（五）进入路径标准

1. 第一诊断符合 ICD-10：S06.501 创伤性急性硬脑膜下血肿疾病编码。

2. 当患者合并其他疾病，但住院期间不需要特殊处理也不影响第一诊断的临床路径流程实施时，可以进入路径。

3. 当患者双侧瞳孔散大，自主呼吸停止，或开放性颅脑损伤合并其他脏器损伤、骨折，或处于濒死状态，不进入此路径。

> **释义**
>
> ■ 本路径适用于急性创伤性硬膜下血肿有手术治疗指征的患者，术前病情危重，无手术指征患者，不进入此路径。
>
> ■ 术前有手术指征，同时合并其他疾病，但非手术绝对禁忌证时，可进入本路径。

（六）术前准备（入院当天）

1. 必需的检查项目

（1）血常规、尿常规。

（2）凝血功能、肝功能、肾功能、血电解质、血糖、感染性疾病筛查（乙型肝炎、丙型肝炎、艾滋病、梅毒等）。

（3）胸部 X 线平片、心电图。

（4）头颅 CT 扫描（含骨窗像）。

2. 根据患者病情，可选择的检查项目

（1）颈部 CT 扫描、X 线平片。

（2）腹部 B 超，心肺功能评估。

> **释义**
>
> ■ 术前检查项目应尽快完成，应在急诊科进行。如患者病情危重，且有手术指征，应尽快麻醉、进行血肿清除，非必需的检查（如感染性疾病筛查）可按阳性结果处理。

（七）预防性抗菌药物选择与使用时机

1. 抗菌药物：按照《抗菌药物临床应用指导原则》（卫医发〔2004〕285 号）选择用药。建议使用第一、第二代头孢菌素，头孢曲松等；明确感染患者，可根据药物敏感试验结果调整抗菌药物。

（1）推荐使用头孢唑林钠肌内或静脉注射。①成人：0.5~1克/次，一日2~3次。②儿童：一日量为20~30mg/kg体重，分3~4次给药。③对本药或其他头孢菌素类药过敏者，对青霉素类药有过敏性休克史者禁用；肝肾功能不全者、有胃肠道疾病史者慎用。④使用本药前需进行皮肤过敏试验。

（2）推荐头孢呋辛钠肌内或静脉注射。①成人：0.75~1.5克/次，一日3次。②儿童：平均一日剂量为60mg/kg，严重感染可用到100 mg/kg，分3~4次给予。③肾功能不全患者按照肌酐清除率制订给药方案：肌酐清除率>20ml/min者，每日3次，每次0.75~1.5g；肌酐清除率10~20ml/min患者，每次0.75g，一日2次；肌酐清除率<10ml/min患者，每次0.75g，一日1次。④对本药或其他头孢菌素类药过敏者，对青霉素类药有过敏性休克史者禁用；肝肾功能不全者、有胃肠道疾病史者慎用。⑤使用本药前需进行皮肤过敏试验。

（3）推荐头孢曲松钠肌内注射、静脉注射或静脉滴注。①成人：1克/次，一次肌内注射或静脉滴注。②儿童：儿童用量一般按成人量的1/2给予。③对本药或其他头孢菌素类药过敏者，对青霉素类药有过敏性休克史者禁用；肝肾功能不全者、有胃肠道疾病史者慎用。

2. 预防性用抗菌药物，时间为术前0.5小时，手术超过3小时加用1次抗菌药物；总预防性用药时间一般不超过24小时，个别情况可延长至48小时。

> **释义**
>
> ■闭合急性创伤性硬膜下血肿按常规剂量预防应用抗生素，术后监测体温和感染指标，必要时行腰穿检查除外颅内感染。开放急性创伤性硬膜下血肿视污染或可能污染伤口，可应用抗生素治疗。如出现感染，应根据细菌学和药物敏感试验结果调整抗生素应用。

（八）手术日为入院当天

1. 麻醉方式：全身麻醉。
2. 手术方式：硬脑膜下血肿清除术。
3. 手术内置物：止血材料、颅骨固定材料、引流系统等。
4. 术中用药：抗菌药物、脱水药、止血药，酌情应用抗癫痫药和激素。
5. 输血：根据手术失血情况决定。

> **释义**
>
> ■本路径规定的急诊进行硬膜下血肿清除术均应在全麻下实施。
>
> ■术前已出现脑疝者，应去除骨瓣减压，硬膜敞开，脑表面可用免缝合硬脑膜覆盖或减张缝合硬膜。术前未出现脑疝，血肿清除后，脑组织搏动、塌陷良好者，可复位骨瓣。术前用抗菌药物参考《抗菌药物临床应用指导原则》执行。对手术时间较长的患者，术中可加用一次抗菌药物。
>
> ■手术是否输血依照患者状态和术中出血量而定，可根据医院条件采用自体血回输系统，必要时在术中检测血红蛋白以决定是否输异体血。

（九）术后住院恢复≤13 天

1. 必须复查的检查项目：24 小时之内及出院前根据具体情况复查头颅 CT，了解颅内情况；血常规、肝肾功能、血电解质。

2. 根据患者病情，可考虑选择的检查项目：胸腹部 X 线平片或 CT，腹部 B 超。

3. 术后用药：抗菌药物、脱水药、改善脑神经功能药物，酌情应用预防性抗癫痫药、激素、保护胃黏膜药物。

4. 每 2~3 天手术切口换药 1 次。

5. 术后 7 天拆除手术切口缝线，或根据病情酌情延长拆线时间。

> **释义**
>
> ■ 术后 24 小时内应行颅脑 CT 检查，了解血肿清除程度及继发损伤情况，以判断是否需要再次手术。
>
> ■ 术后应用预防性抗癫痫药及保护胃黏膜药物。

（十）出院标准

1. 患者病情稳定，生命体征平稳，无明显并发症。

2. 体温正常，各项化验无明显异常，切口愈合良好。

3. 仍处于昏迷状态的患者，如生命体征平稳，经评估不能短时间恢复者，没有需要住院处理的并发症和（或）合并症，可根据患者情况考虑继续治疗或转院继续康复治疗。

> **释义**
>
> ■ 出院标准应根据患者的具体情况而定，生命体征平稳、无感染等并发症，同时复查颅脑 CT 示颅内情况稳定者，可考虑出院。昏迷或有严重神经功能障碍者可转入神经康复治疗。

（十一）变异及原因分析

1. 术后继发其他部位硬脑膜外血肿、硬脑膜下血肿、脑内血肿等并发症，严重者需要再次开颅手术，导致住院时间延长，费用增加。

2. 术后切口、颅内感染、内置物排异反应，出现严重神经系统并发症，导致住院时间延长，费用增加。

3. 伴发其他疾病需进一步诊治，导致住院时间延长。

4. 遗留有神经系统功能障碍，但患者意识清醒或昏迷明显减轻，经评估证明早期积极治疗对神经系统功能恢复有明显效果者，可考虑转入康复治疗相应路径，包括应用促进神经功能恢复的药物、针灸理疗、肢体功能锻炼等，导致住院时间延长，住院费用增加。

5. 术后持续昏迷，行气管切开术后反复肺部感染，气管插管未拔除或拔除困难甚至不能拔除，家属在院外无法进行吸痰等必要的呼吸道管理，未达到出院标准，其住院时间延长，费用增加。

> **释义**
>
> ■ 影响创伤性急性硬膜下血肿的变异因素较多，特别是术前伤情较重、高龄患者，术后出现并发症的几率增高，出现住院时间延长、费用增加等变异原因，临床医师应根据患者的具体情况进行路径实施。

（十二）参考费用标准

单纯血肿清除费用 6000~12000 元。

四、创伤性急性硬脑膜下血肿临床路径临床路径给药方案

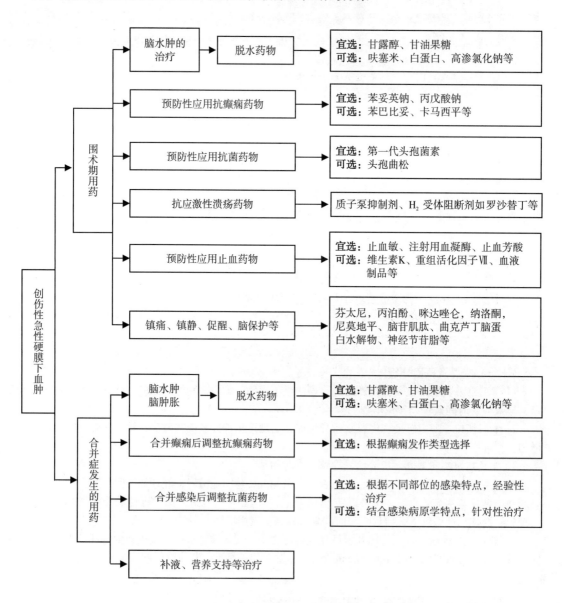

【用药选择】

1. 术前抗菌药物宜选第一、第二代透过血-脑脊液屏障好的头孢菌素，也可选第三代头孢，如头孢曲松，术前 30 分钟给药 1 次。

2. 术后出现颅内或肺部感染者，根据感染表现，痰液及脑脊液性状经验性用药，待药敏结果回报后，根据培养结果及药敏情况用药。

3. 术后局部会有渗血，一般给予止血药物治疗 3 天，如注射用血凝酶 1~2 U，肌内注射或静脉注射/静脉滴注，1~2 次/日；氨甲苯酸氨甲苯酸　Aminomethylbenzoic Acid0.2U，加入 250ml 生理盐水或 5% 葡萄糖注射液，静脉滴注 1 次/日。

【药学提示】

弥散性血管内凝血（DIC）以及血液病所致出血不应使用注射用血凝酶；凝血因子或血小板缺乏的患者，应在补充相应因子基础上使用；对于原发性纤溶亢进情况，应与抗纤溶药联合使用；有血栓病史者禁用。

五、推荐表单

（一）医师表单

创伤性急性硬膜下血肿临床路径医师表单

适用对象：**第一诊断为创伤性急性硬脑膜下血肿**（ICD-10：S06.501）

　　　　　行硬脑膜下血肿清除术（ICD-9-CM-3：01.3101）

患者姓名：＿＿＿＿　性别：＿＿＿＿　年龄：＿＿＿＿　门诊号：＿＿＿＿　住院号：＿＿＿＿

住院日期：＿＿年＿＿月＿＿日　出院日期：＿＿年＿＿月＿＿日　标准住院日：≤14天

时间	住院第1日 （手术日）	住院第2日 （术后第1天）	住院第3日 （术后第2天）
主要诊疗工作	□ 病史采集，体格检查，完成病历书写 □ 术前相关检查 □ 上级医师查看患者，制订治疗方案，完善术前准备 □ 向患者和（或）家属交代病情，签署手术知情同意书 □ 全麻下硬脑膜下血肿清除术 □ 完成手术记录及术后记录	□ 临床观察神经系统功能变化情况 □ 术后观察引流液性状及记录引流量（有引流管者） □ 完成病程记录 □ 复查头颅CT，评价结果并及时采取相应措施	□ 临床观察神经系统功能变化情况 □ 观察切口敷料情况 □ 观察引流液性状及引流量（有引流管者） □ 完成病程记录 □ 根据病情停用抗菌药物
重点医嘱	**长期医嘱：** □ 神经外科护理常规 □ 一级护理 □ 禁食、禁水 **临时医嘱：** □ 通知手术 □ 备皮（剃头） □ 抗菌药物皮试 □ 急查血常规、血型、凝血功能、肝肾功能、血糖，感染性疾病筛查 □ 头颅CT扫描 □ 心电图、胸部X线平片 □ 备血 □ 术前导尿	**长期医嘱：** □ 神经外科护理常规 □ 一级护理 □ 禁食、禁水 □ 抗菌药物 □ 脱水药 □ 输液治疗 **临时医嘱：** □ 头颅CT □ 查肝肾功、电解质 □ 复查血常规	**长期医嘱：** □ 神经外科护理常规 □ 一级护理 □ 术后流食/鼻饲 □ 抗菌药物（酌情停用） □ 脱水药 □ 输液治疗 **临时医嘱：** □ 放置胃管
病情变异记录	□无　□有，原因： 1. 2.	□无　□有，原因： 1. 2.	□无　□有，原因： 1. 2.
医师签名			

时间	住院第 4 日 （术后第 3 天）	住院第 5 日 （术后第 4 天）	住院第 6 日 （术后第 5 天）	住院第 7 日 （术后第 6 天）
主要诊疗工作	□ 临床观察神经系统功能变化情况 □ 切口换药、观察切口情况 □ 观察引流液性状及引流量（有引流管者） □ 有引流管者复查头颅CT，根据结果决定是否拔除引流管 □ 完成病程记录	□ 临床观察神经系统功能恢复情况 □ 完成病程记录	□ 临床观察神经系统功能恢复情况 □ 观察切口敷料情况 □ 完成病程记录 □ 查看化验结果 □ 根据病情改脱水药物	□ 临床观察神经系统功能恢复情况 □ 观察切口敷料情况 □ 完成病程记录 □ 查看化验结果 □ 根据病情调整脱水药物
重点医嘱	长期医嘱： □ 神经外科护理常规 □ 一级护理 □ 术后流食/鼻饲 □ 抗菌药物（酌情停用） □ 输液治疗 临时医嘱： □ 头颅CT □ 切口换药	长期医嘱： □ 神经外科护理常规 □ 一级护理 □ 术后半流食/鼻饲 □ 输液治疗 临时医嘱： □ 血常规、肝肾功能、凝血功能	长期医嘱： □ 神经外科护理常规 □ 一级护理 □ 术后半流食/鼻饲 □ 输液治疗	长期医嘱： □ 神经外科护理常规 □ 一级护理 □ 术后半流食/鼻饲 □ 输液治疗 临时医嘱： □ 切口换药
病情变异记录	□ 无　□ 有，原因： 1. 2.	□ 无　□ 有，原因： 1. 2.	□ 无　□ 有，原因： 1. 2.	□ 无　□ 有，原因： 1. 2.
医师签名				

时间	住院第 8 日 （术后第 7 天）	住院第 9 日 （术后第 8 天）	住院第 10 日 （术后第 9 天）	住院第 11 日 （术后第 10 天）
主要诊疗工作	□ 临床观察神经系统功能恢复情况 □ 观察切口，根据情况予以拆线或延期拆线 □ 完成病程记录 □ 复查头颅 CT，评价结果	□ 临床观察神经系统功能恢复情况 □ 观察切口，根据情况予以拆线 □ 完成病程记录	□ 临床观察神经系统功能恢复情况 □ 完成病程记录	□ 临床观察神经系统功能恢复情况 □ 复查血常规、血生化 □ 完成病程记录 □ 根据病情，脱水药物减量或停用
重点医嘱	长期医嘱： □ 神经外科护理常规 □ 一级护理 □ 术后半流食/鼻饲 □ 输液治疗 □ 根据 CT 情况调整脱水药物 临时医嘱： □ 头颅 CT □ 拆线、换药	长期医嘱： □ 神经外科护理常规 □ 一级护理 □ 术后半流食/鼻饲 □ 输液治疗	长期医嘱： □ 神经外科护理常规 □ 一级护理 □ 术后半流食/鼻饲 □ 输液治疗	长期医嘱： □ 神经外科护理常规 □ 二级护理 □ 饮食/鼻饲 □ 输液治疗 □ 停脱水药 临时医嘱： □ 查血常规、血生化
病情变异记录	□ 无　□ 有，原因： 1. 2.	□ 无　□ 有，原因： 1. 2.	□ 无　□ 有，原因： 1. 2.	□ 无　□ 有，原因： 1. 2.
医师签名				

时间	住院第 12 日 （术后第 11 天）	住院第 13 日 （术后第 12 天）	住院第 14 日 （术后第 13 天）
主要诊疗工作	□ 临床观察神经系统功能恢复情况 □ 完成病程记录 □ 根据病情是否停输液治疗	□ 临床观察神经系统功能恢复情况 □ 完成病程记录	□ 确定患者能否出院 □ 向患者交代出院注意事项、复查日期 □ 通知出院处 □ 开出院诊断书 □ 完成出院记录
重点医嘱	**长期医嘱：** □ 神经外科护理常规 □ 二级护理 □ 饮食/鼻饲 □ 输液治疗	**长期医嘱：** □ 神经外科护理常规 □ 二级护理 □ 饮食/鼻饲	□ 通知出院
病情变异记录	□ 无　□ 有，原因： 1. 2.	□ 无　□ 有，原因： 1. 2.	□ 无　□ 有，原因： 1. 2.
医师签名			

（二）护士表单

创伤性急性硬脑膜下血肿护士表单

适用对象：**第一诊断为创伤性急性硬脑膜下血肿**（ICD-10：S06.501）

行硬脑膜下血肿清除术（ICD-9-CM-3：01.3101）

患者姓名：_____ 性别：_____ 年龄：_____ 门诊号：_____ 住院号：_____

住院日期：____年__月__日 出院日期：____年__月__日 标准住院日：≤14 天

时间	住院第 1 天（手术当天）	住院第 2 天（术后第 1 天）	住院第 3 天（术后第 2 天）
健康宣教	□ 入院宣教 □ 告知家属手术等候区位置 □ 留取各种标本、完成各种检查并告知注意事项 □ 护理风险评估，根据存在的风险进行有针对性的宣教 □ 术前宣教： 立即禁食水 告知准备物品、沐浴 告知术后饮食、活动 告知术后可能出现的情况及应对方式	□ 告知患者目前存在的护理 □ 风险、根据目前存在的风险宣教相关知识 □ 完成术后指导及用药宣教： ①告知监护设备、管路功能及注意事项 ②指导患者进食、防误吸注意事项 ③告知患者体位要求 ④告知疼痛注意事项 ⑤告知术后可能出现情况的应对方式 ⑥指导患者进行有效咳痰 ⑦给予患者及家属心理支持 □ 告知膀胱训练方法	□ 告知患者护理风险、根据目前存在的风险宣教相关知识 □ 根据护理等级指导活动：不能活动者协助患者进行协助患者肢体功能锻炼（预防血栓） □ 告知使用药物的作用副作用 □ 指导患者进食、防误吸注意事项 □ 拔尿管后注意事项 □ 指导患者掌握床上翻身方法 □ 指导患者掌握床上排尿、排便方法
护理处置	□ 核对病人，佩戴腕带 □ 建立入院护理病历 □ 测量生命体征并记录 □ 护理风险评估给予有针对性的护理措施 □ 遵医嘱给药，观察用药后反应 □ 完成术前准备：配血、抗菌药物皮试、备皮剃头、禁食禁水、准备术中带药 □ 送手术：摘除患者各种活动物品、核对患者资料及带药、填写手术交接单，签字确认 □ 接手术：填写手术交接单，签字确认 □ 术毕回室：①护士应站于患者头侧保护头部，将患者合理搬运至病床上；②妥善安置各种管道（引流管、导尿管、输液通道等）防止扭曲受压；③连接心电监护仪，与麻醉师交接，了解术中情况；④常规呼吸及	□ 观察生命体征及切口敷料情况并记录，妥善固定引流管并观察引流液的颜色、量、性质 □ 护理风险评估给予有针对性的护理措施 □ 遵医嘱给药，观察用药后反应 □ 评估患者进食情况，必要时留置胃管鼻饲饮食 □ 预防并发症护理 □ 夹闭尿管，锻炼膀胱功 □ 心理护理 □ 完成护理记录	□ 留取各种标本、完成各种检查并告知注意事项进行护理风险评估、并给予相应的护理措施 □ 观察生命体征及切口敷料情况并记录，妥善固定引流管并观察引流液的颜色、量、性质 □ 护理风险评估给予有针对性的护理措施 □ 评估患者进食情况，必要时留置胃管鼻饲饮食 □ 预防并发症护理 □ 存在肢体功能障碍者协助肢体功能锻炼（预防血栓） □ 拔除尿管 □ 心理护理 □ 完成护理记录

时间	住院第1天（手术当天）	住院第2天 （术后第1天）	住院第3天 （术后第2天）
	辅助呼吸；拔管后经鼻导管或面罩吸氧 □ 进行护理风险评估、并给予相应的护理措施 □ 完成护理记录		
基础护理	□ 特级护理 　晨晚间护理 　患者安全管理	□ 一级护理 　晨晚间护理 　患者安全管理	□ 一级护理 　晨晚间护理 　患者安全管理
专科护理	□ 观察瞳孔变化 □ 观察意识情况 □ 评价患者四肢肌力 □ 预防癫痫的发生 □ 评估患者有无颅内压增高的症状	□ 观察瞳孔变化 □ 观察意识情况 □ 评价患者四肢肌力 □ 预防癫痫的发生 □ 评估患者有无颅内压增高的症状	□ 观察瞳孔变化 □ 观察意识情况 □ 评价患者四肢肌力 □ 预防癫痫的发生 □ 评估患者有无颅内压增高的症状
重点医嘱	□ 详见医嘱执行单	□ 详见医嘱执行单	□ 详见医嘱执行单
病情变异记录	□ 无　□ 有，原因： 1. 2.	□ 无　□ 有，原因： 1. 2.	□ 无　□ 有，原因： 1. 2.
护士签名			

时间	住院第4~9天 （术后第3~8天）	住院第10~14天 （术后第9~13天）
健康宣教	□ 行护理风险评估：告知患者护理风险、根据目前存在的风险宣教相关知识 □ 告知患者药物作用副作用 □ 指导患者术后康复训练 □ 根据护理等级指导活动	□ 行护理风险评估：告知患者护理风险、根据目前存在的风险宣教相关知识 □ 告知患者药物作用副作用 □ 根据护理等级指导活动 □ 指导患者术后康复训练 □ 出院宣教 　复查时间 　服药方法 　活动休息 　指导饮食 　指导办理出院手续
护理处置	□ 行护理风险评估：根据目前存在的护理问题给予相应的护理措施 □ 遵医嘱给药，观察用药后反应 □ 预防并发症护理 □ 完成术后康复指导 □ 协助患者肢体功能锻炼（预防血栓） □ 协助或指导床旁活动 □ 心理护理 □ 完成护理记录	□ 行护理风险评估：根据目前存在的护理问题给予相应的护理措施 □ 遵医嘱给药，观察用药后反应 □ 预防并发症护理 □ 完成术后康复指导 □ 协助患者肢体功能锻炼（预防血栓） □ 协助或指导床旁活动 □ 心理护理 □ 办理出院手续 □ 书写出院小结
基础护理	□ 一级护理（根据患者病情和生活自理能力确定护理级别） □ 晨晚间护理 □ 患者安全管理	□ 二级护理 □ 晨晚间护理 □ 患者安全管理
专科护理	□ 观察瞳孔变化 □ 观察意识情况 □ 评价患者四肢肌力 □ 预防癫痫的发生 □ 评估患者有无颅内压增高的症状	□ 观察瞳孔变化 □ 观察意识情况 □ 评价患者四肢肌力 □ 预防癫痫的发生 □ 评估患者有无颅内压增高的症状
重点医嘱	□ 详见医嘱执行单	□ 详见医嘱执行单
病情变异记录	□ 无　□ 有，原因： 1. 2.	□ 无　□ 有，原因： 1. 2.
护士签名		

（三）患者表单

创伤性急性硬脑膜下血肿患者表单

适用对象：**第一诊断为创伤性急性硬脑膜下血肿**（ICD-10：S06.501）

行硬脑膜下血肿清除术（ICD-9-CM-3：01.3101）

患者姓名：_____性别·_____ 年龄：_____门诊号：_____住院号：_____

住院日期：____年___月___日　出院日期：____年___月___日　标准住院日：14天

时间	手术后（意识清楚者）	出　院（意识清楚者）
医患配合	□ 配合检查意识、瞳孔、肢体活动 □ 需要时，配合伤口换药 □ 配合拔除引流管、尿管 □ 配合伤口拆线	□ 接受出院前指导 □ 知道复查程序 □ 获取出院诊断书
护患配合	□ 配合定时测量生命体征、每日询问大便 □ 配合检查意识、瞳孔、肢体活动，询问出入量 □ 接受输液、服药等治疗 □ 配合夹闭尿管，锻炼膀胱功能 □ 接受进食、进水、排便等生活护理 □ 配合活动，预防皮肤压力伤 □ 注意活动安全，避免坠床或跌倒 □ 配合执行探视及陪伴	□ 接受出院宣教 □ 办理出院手续 □ 获取出院带药 □ 知道服药方法、作用、注意事项 □ 知道护理伤口方法 □ 知道复印病历方法
饮食	□ 根据医嘱，由流食逐渐过渡到普食	□ 根据医嘱，正常普食
排泄	□ 保留尿管-正常大小便 □ 避免便秘	□ 正常大小便 □ 避免便秘
活动	□ 根据医嘱，头高位-半坐位-床边或下床活动 □ 注意保护管路，勿牵拉、脱出等	□ 正常适度活动，避免疲劳

附：原表单（2012年版）

创伤性急性硬脑膜下血肿临床路径表单

适用对象：**第一诊断为**创伤性急性硬脑膜下血肿（ICD-10：S06.501）

行硬脑膜下血肿清除术（ICD-9-CM-3：01.3101）

患者姓名：_____ 性别：_____ 年龄：_____ 门诊号：_____ 住院号：_____

住院日期：____年__月__日 出院日期：____年__月__日 标准住院日：≤14天

时间	住院第1日 （手术日）	住院第2日 （术后第1天）	住院第3日 （术后第2天）
主要诊疗工作	□ 病史采集，体格检查，完成病历书写 □ 术前相关检查 □ 上级医师查看患者，制定治疗方案，完善术前准备 □ 向患者和（或）家属交代病情，签署手术知情同意书 □ 全麻下硬脑膜下血肿清除术 □ 完成手术记录及术后记录	□ 临床观察神经系统功能变化情况 □ 术后观察引流液性状及记录引流量（有引流管者） □ 完成病程记录 □ 复查头颅CT，评价结果并及时采取相应措施	□ 临床观察神经系统功能变化情况 □ 观察切口敷料情况 □ 观察引流液性状及引流量（有引流管者） □ 完成病程记录 □ 根据病情停用抗菌药物
重点医嘱	**长期医嘱：** □ 神经外科护理常规 □ 一级护理 □ 禁食、禁水 **临时医嘱：** □ 通知手术 □ 备皮（剃头） □ 抗菌药物皮试 □ 急查血常规、血型、凝血功能、肝肾功能、血糖，感染性疾病筛查 □ 头颅CT扫描 □ 心电图、胸部X线平片 □ 备血 □ 术前导尿	**长期医嘱：** □ 神经外科护理常规 □ 一级护理 □ 禁食、禁水 □ 抗菌药物 □ 脱水药 □ 输液治疗 **临时医嘱：** □ 头颅CT □ 查肝肾功、电解质 □ 复查血常规	**长期医嘱：** □ 神经外科护理常规 □ 一级护理 □ 术后流食/鼻饲 □ 抗菌药物（酌情停用） □ 脱水药 □ 输液治疗 **临时医嘱：** □ 放置胃管
主要护理工作	□ 入院护理评估及宣教 □ 观察患者一般状况及神经系统状况 □ 观察记录患者神志、瞳孔、生命体征 □ 完成术前准备	□ 观察患者一般状况及神经系统状况 □ 观察记录患者神志、瞳孔、生命体征及切口敷料情况 □ 观察引流液性状及记量（有引流管者） □ 遵医嘱给药，观察用药后反应 □ 预防并发症护理 □ 进行心理护理及基础护理 □ 完成术后指导及用药宣教 □ 完成护理记录	□ 观察患者一般状况及神经系统功能恢复情况 □ 观察记录患者神志、瞳孔、生命体征及切口敷料情况 □ 观察引流液性状及记量（有引流管者） □ 遵医嘱给药，观察用药后反应 □ 遵医嘱完成化验检查 □ 进行心理护理及基础护理 □ 预防并发症护理 □ 完成护理记录
病情变异记录	□无 □有，原因： 1. 2.	□无 □有，原因： 1. 2.	□无 □有，原因： 1. 2.
护士签名			
医师签名			

时间	住院第4日（术后第3天）	住院第5日（术后第4天）	住院第6日（术后第5天）	住院第7日（术后第6天）
主要诊疗工作	□ 临床观察神经系统功能变化情况 □ 切口换药、观察切口情况 □ 观察引流液性状及引流量（有引流管者） □ 有引流管者复查头颅CT，根据结果决定是否拔除引流管 □ 完成病程记录	□ 临床观察神经系统功能恢复情况 □ 完成病程记录	□ 临床观察神经系统功能恢复情况 □ 观察切口敷料情况 □ 完成病程记录 □ 查看化验结果 □ 根据病情改脱水药物	□ 临床观察神经系统功能恢复情况 □ 观察切口敷料情况 □ 完成病程记录 □ 查看化验结果 □ 根据病情调整脱水药物
重点医嘱	长期医嘱： □ 神经外科护理常规 □ 一级护理 □ 术后流食/鼻饲 □ 抗菌药物（酌情停用） □ 输液治疗 临时医嘱： □ 头颅CT □ 切口换药	长期医嘱： □ 神经外科护理常规 □ 一级护理 □ 术后半流食/鼻饲 □ 输液治疗 临时医嘱： □ 血常规、肝肾功能、凝血功能	长期医嘱： □ 神经外科护理常规 □ 一级护理 □ 术后半流食/鼻饲 □ 输液治疗	长期医嘱： □ 神经外科护理常规 □ 一级护理 □ 术后半流食/鼻饲 □ 输液治疗 临时医嘱： □ 切口换药
主要护理工作	□ 观察患者一般状况及神经系统功能恢复情况 □ 观察记录患者神志、瞳孔、生命体征及切口敷料情况 □ 有引流管者观察引流液性状及记量 □ 遵医嘱给药，观察用药后反应 □ 进行心理护理及基础护理 □ 预防并发症护理 □ 完成护理记录	□ 观察患者一般状况及神经系统功能恢复情况 □ 观察记录患者神志、瞳孔、生命体征及手术切口敷料情况 □ 遵医嘱给药，观察用药后反应 □ 遵医嘱完成化验检查 □ 做好基础护理 □ 预防并发症护理 □ 完成护理记录	□ 观察患者一般状况及切口情况 □ 观察神经系统功能恢复情况及手术切口敷料情况 □ 遵医嘱给药，观察用药后反应 □ 做好基础护理 □ 预防并发症护理 □ 完成术后康复指导 □ 协助患者肢体功能锻炼	□ 观察患者一般状况及切口情况 □ 观察神经系统功能恢复情况及手术切口敷料情况 □ 遵医嘱给药，观察用药后反应 □ 做好基础护理 □ 预防并发症护理 □ 完成术后康复指导 □ 协助患者肢体功能锻炼
病情变异记录	□ 无 □ 有，原因： 1. 2.	□ 无 □ 有，原因： 1. 2.	□ 无 □ 有，原因： 1. 2.	□ 无 □ 有，原因： 1. 2.
护士签名				
医师签名				

时间	住院第8日 （术后第7天）	住院第9日 （术后第8天）	住院第10日 （术后第9天）	住院第11日 （术后第10天）
主要诊疗工作	□ 临床观察神经系统功能恢复情况 □ 观察切口，根据情况予以拆线或延期拆线 □ 完成病程记录 □ 复查头颅 CT，评价结果	□ 临床观察神经系统功能恢复情况 □ 观察切口，根据情况予以拆线 □ 完成病程记录	□ 临床观察神经系统功能恢复情况 □ 完成病程记录	□ 临床观察神经系统功能恢复情况 □ 复查血常规、血生化 □ 完成病程记录 □ 根据病情，脱水药物减量或停用
重点医嘱	长期医嘱： □ 神经外科护理常规 □ 一级护理 □ 术后半流食/鼻饲 □ 输液治疗 □ 根据 CT 情况调整脱水药物 临时医嘱： □ 头颅 CT □ 拆线、换药	长期医嘱： □ 神经外科护理常规 □ 一级护理 □ 术后半流食/鼻饲 □ 输液治疗	长期医嘱： □ 神经外科护理常规 □ 一级护理 □ 术后半流食/鼻饲 □ 输液治疗	长期医嘱： □ 神经外科护理常规 □ 二级护理 □ 饮食/鼻饲 □ 输液治疗 □ 停脱水药 临时医嘱： □ 查血常规、血生化
主要护理工作	□ 观察患者一般状况及切口情况 □ 观察神经系统功能恢复情况及手术切口敷料情况 □ 遵医嘱给药 □ 做好基础护理 □ 预防并发症护理 □ 完成术后康复指导 □ 协助患者肢体功能锻炼	□ 观察患者一般状况及切口情况 □ 观察神经系统功能恢复情况 □ 遵医嘱给药并观察用药后反应 □ 做好基础护理 □ 预防并发症护理 □ 协助患者肢体功能锻炼	□ 观察患者一般状况及切口情况 □ 观察神经系统功能恢复情况 □ 遵医嘱给药 □ 做好基础护理 □ 预防并发症护理 □ 协助患者肢体功能锻炼	□ 观察患者一般状况及切口情况 □ 观察神经系统功能恢复情况 □ 做好基础护理 □ 预防并发症护理 □ 协助患者肢体功能锻炼
病情变异记录	□ 无　□ 有，原因： 1. 2.	□ 无　□ 有，原因： 1. 2.	□ 无　□ 有，原因： 1. 2.	□ 无　□ 有，原因： 1. 2.
护士签名				
医师签名				

时间	住院第 12 日 （术后第 11 天）	住院第 13 日 （术后第 12 天）	住院第 14 日 （术后第 13 天）
主要诊疗工作	□ 临床观察神经系统功能恢复情况 □ 完成病程记录 □ 根据病情是否停输液治疗	□ 临床观察神经系统功能恢复情况 □ 完成病程记录	□ 确定患者能否出院 □ 向患者交代出院注意事项、复查日期 □ 通知出院处 □ 开出院诊断书 □ 完成出院记录
重点医嘱	长期医嘱： □ 神经外科护理常规 □ 二级护理 □ 饮食/鼻饲 □ 输液治疗	长期医嘱： □ 神经外科护理常规 □ 二级护理 □ 饮食/鼻饲	□ 通知出院
主要护理工作	□ 观察患者一般状况及切口情况 □ 观察神经系统功能恢复情况 □ 做好基础护理 □ 预防并发症护理 □ 协助患者肢体功能锻炼	□ 观察患者一般状况及切口情况 □ 观察神经系统功能恢复情况 □ 遵医嘱完成化验检查 □ 做好基础护理 □ 协助患者肢体功能锻炼 □ 进行出院指导	□ 完成出院指导 □ 帮助患者办理出院手续
病情变异记录	□ 无 □ 有，原因： 1. 2.	□ 无 □ 有，原因： 1. 2.	□ 无 □ 有，原因： 1. 2.
护士签名			
医师签名			

第十八章　创伤性闭合性硬膜外血肿临床路径释义

一、创伤性闭合性硬膜外血肿编码

疾病名称及编码：创伤性闭合性硬膜外血肿（ICD-10：S06.401）

手术操作及编码：硬脑膜外血肿清除术（ICD-9-CM-3：01.24）

二、临床路径检索方法

S06.401 伴 01.24

三、创伤性闭合性硬膜外血肿临床路径标准住院流程

（一）适用对象

第一诊断为创伤性闭合性硬膜外血肿（ICD-10：S06.401）

行硬脑膜外血肿清除术（ICD-9-CM-3：01.245）。

> **释义**
>
> ■ 适用对象编码参见第一部分。
>
> ■ 本路径适用对象为创伤性闭合性硬膜外血肿，包括急性、亚急性和慢性硬膜外血肿。
>
> ■ 创伤性闭合性硬膜外血肿治疗的方法除骨瓣开颅硬膜外血肿清除术外，还包括骨窗开颅硬膜外血肿清除术、钻孔穿刺清除硬膜外血肿及可能的去骨瓣减压等手术干预方法。本路径仅适用于采用骨瓣开颅血肿术。其他治疗方式见其他手术入路的临床路径。

（二）诊断依据

根据《临床诊疗指南——神经外科学分册》（中华医学会编著，人民卫生出版社）、《临床技术操作规范——神经外科分册》（中华医学会编著，人民军医出版社）等。

1. 临床表现

（1）病史：一般均有外伤史，临床症状较重，并迅速恶化，尤其是特急性创伤性闭合性硬膜外血肿，伤后短时间内可发展为濒死状态。

（2）意识障碍：伤后多数为原发性昏迷与继发性昏迷相重叠，或昏迷的程度逐渐加深；较少出现中间清醒期。

（3）颅内压增高表现：颅内压增高症状出现较早，呕吐和躁动较常见，生命体征变化明显（Cushing 反应）。

（4）脑疝症状：出现较快，尤其是特急性创伤性闭合性硬膜外血肿，一侧瞳孔散大后短时间内出现对侧瞳孔散大，并出现去脑强直、病理性呼吸等症状。

（5）局灶症状：较多见，早期即可因脑挫伤或（和）血肿压迫引起偏瘫、失语。

2. 辅助检查

（1）头颅 CT 扫描（含骨窗像）：典型 CT 表现为颅骨内板与脑表面间有一双凸镜形或梭形高密度影。CT 检查可明确诊断、确定血肿部位、评估血肿量。骨窗像对诊断颅骨骨折具有重要意义。

（2）头颅 X 线平片：约 90% 的病例合并有颅骨骨折。

（3）实验室检查：血常规。

> ### 释义
>
> ■ 急性血肿指伤后 72 小时以内血肿形成；亚急性血肿指伤后 3 日~3 周内出现症状者；慢性血肿指指伤后 3 周以上出现症状者。有作者又将伤后 3 小时内即出现脑疝的颅内血肿称为特急性血肿。由于出血速度、血肿部位及年龄的差异，硬膜外血肿的临床表现各异。急性硬膜外血肿典型的临床表现有昏迷-清醒-再昏迷过程。但由于原发性脑损伤程度不一，在原发性脑损伤较轻，伤后无原发昏迷，或原发脑损伤严重，伤后持续昏迷的病例，无上述典型临床表现，因此应密切动态观察患者的意识、神经系统阳性体征和生命征变化。慢性硬膜外血肿临床特点主要是头痛、呕吐及视乳头水肿。患者可以较长时间出于慢性颅高压状态，直到引起神经系统阳性体征，如意识障碍、偏瘫、瞳孔异常或眼部体征时，始引起重视。
>
> ■ 头颅 CT 平扫是首选的辅诊方法，可明确是否有血肿形成、血肿定位、计算出血量、中线结构有无移位和合并的脑内损伤等，为手术提供可靠的依据。慢性硬膜外血肿颅脑 CT 扫描的典型表现是位于脑表面的梭形高密度影，周界光滑，边缘可被增强，偶见钙化。

（三）选择治疗方案的依据

根据《临床诊疗指南——神经外科学分册》（中华医学会编著，人民卫生出版社）、《临床技术操作规范——神经外科分册》（中华医学会编著，人民军医出版社）等。

1. 创伤性闭合性硬膜外血肿诊断明确，选用骨瓣开颅血肿清创术：

（1）临床有颅内压增高症状或局灶性症状；

（2）幕上血肿>30ml，颞区血肿>20ml，幕下血肿>10ml；

（3）患者意识障碍进行性加重或出现昏迷者。

2. 需向家属交待病情及围术期可能出现的并发症。

3. 手术风险较大者（高龄、妊娠期、合并较严重内科疾病），需向患者或家属交代病情；如不同意手术，应当充分告知风险，履行签字手续，并予严密观察。

4. 对于严密观察保守治疗的患者，如出现颅内压增高征象、意识障碍进行性加重或新发神经系统局灶性症状，应当立即复查头颅 CT，并重新评价手术指征。

> ### 释义
>
> ■ 急性硬膜外血肿的治疗，原则上一经发现有手术适应证即应施行手术，排除血肿以缓解颅内高压。根据影像学检查结果给血肿定位，通常采用骨瓣开颅术，便于彻底清除血肿和充分止血。如果硬膜张力高或疑有硬膜下血肿时，应切开硬膜探查（特急性血肿除外，由术者酌

定），切勿轻易去骨瓣减压而草率结束手术。对于已有明显病情恶化的慢性硬膜外血肿患者，应及时施行手术治疗。除少数血肿发生液化，而薄膜尚未钙化者，可行钻孔冲洗引流之外，其余大多数患者都须行骨瓣开颅清除血肿。对于个别神志清楚、症状轻微、没有明显脑功能损害的患者，亦可采用非手术治疗，在 CT 监护下观察其能否自行吸收或机化。

■ 因病情复杂、出现患者本身的原因或医疗条件的限制不适合手术的患者，要向患者提供其他治疗方式的选择，履行医师的告知义务和患者对该病的知情权。

■ 硬膜外血肿的保守治疗仅用于病情稳定的小血肿，适应证如下：①患者意识无进行性恶化。②无神经系统阳性体征或原有神经系统阳性体征无进行性加重。③无颅内压增高症状和体征。④除颞区外，大脑凸面血肿量<30ml，颅后窝血肿<10ml，无明显占位效应（中线结构移位<5mm）、环池和侧裂池>4mm。

■ 幕上急性硬膜外血肿的早期诊断，应判定在颞叶沟回疝之前，而不是在昏迷加深、瞳孔散大之后。故临床观察殊为重要。当患者头痛呕吐加剧、躁动不安、血压升高、脉压加大及（或）出现新的体征，即应高度怀疑出现颅内血肿或较前增大，及时行头颅 CT 复查避免延误。

（四）标准住院日为≤14 天

> **释义**
>
> ■ 创伤性闭合性硬膜外血肿患者入院后，常规检查准备完善后，如无明显禁忌，可急诊手术，术后恢复 10~13 天，总住院时间小于 14 天的均符合本路径要求。

（五）进入路径标准

1. 第一诊断符合 ICD-10：S06.401 创伤性闭合性硬膜外血肿疾病编码。

2. 当患者合并其他疾病，但住院期间不需要特殊处理也不影响第一诊断的临床路径流程实施时，可以进入路径。

3. 当患者双侧瞳孔散大，自主呼吸停止 1 小时以上，或处于濒死状态，不进入此路径。

> **释义**
>
> ■ 本路径适用于第一诊断为创伤性闭合性硬膜外血肿，包括急性、亚急性和慢性硬膜外血肿。不包括开放性颅脑损伤（如脑脊液漏）、或合并严重脑挫裂伤、急性脑肿胀、脑内血肿、颅神经损伤、头部外伤后感染、颈内动脉海绵窦瘘、全身其他脏器损伤需行相应手术病例。
>
> ■ 患者如果合并高血压、糖尿病、冠心病、慢阻肺、慢性肾病等其他慢性疾病，需要术前对症治疗时，如果不影响麻醉和手术，不影响术前准备的时间，可进入本路径。上述慢性疾病如果需要经治疗稳定后才能手术、或抗凝、抗血小板治疗、凝血功能障碍等，术前需特殊准备的，先进入其他相应内科疾病的诊疗路径。
>
> ■ 脑疝晚期，脑干衰竭，已无手术指征，预后极差。

（六）术前准备（入院当天）

1. 必需的检查项目

（1）血常规、尿常规。

（2）凝血功能、肝功能、肾功能、血电解质、血糖、感染性疾病筛查（乙型肝炎、丙型肝炎、艾滋病、梅毒等）。

（3）胸部 X 线平片、心电图。

（4）头颅 CT 扫描（含骨窗像）。

2. 根据患者病情，可选择的检查项目

（1）颈部 CT 扫描、X 线平片；

（2）腹部 B 超，心肺功能评估。

释义

■ 必查项目是确保手术治疗安全、有效开展的基础，术前必须完成。头颅 CT 平扫可明确是否有血肿形成、血肿定位、计算出血量、中线结构有无移位和合并的脑内损伤等，指导术中骨瓣开颅的范围。

■ 疑有合并颈髓损伤、腹部脏器损伤患者，必要时可行颈部 CT 扫描、X 线平片、腹部 B 超检查。

■ 为缩短患者住院等待时间，检查项目可以在患者入院前于急诊完成。

■ 高龄患者或有心肺功能异常患者，术前根据病情增加心脏彩超、肺功能等检查。必要时请内科相应专科医师会诊，评估手术的可行性和安全性，并和家属充分沟通。

（七）预防性抗菌药物选择与使用时机

1. 抗菌药物：按照《抗菌药物临床应用指导原则》（卫医发〔2004〕285 号）选择用药。建议使用第一、第二代头孢菌素，头孢曲松等；明确感染患者，可根据药物敏感试验结果调整抗菌药物。

（1）推荐使用头孢唑林钠静脉注射。①成人：$0.5 \sim 1.0$ 克/次，一日 $2 \sim 3$ 次。②儿童：一日量为 $20 \sim 30mg/kg$ 体重，分 3 次给药。③对本药或其他头孢菌素类药过敏者，对青霉素类过敏性休克史者禁用；肝肾功能不全者、有胃肠道疾病史者慎用。④使用本药前需进行皮肤过敏试验。

（2）推荐头孢呋辛钠静脉滴注。①成人：$0.75 \sim 1.5$ 克/次，一日 3 次。②儿童：平均一日剂量为 $60mg/kg$，分 $3 \sim 4$ 次给予。③肾功能不全患者按照肌酐清除率制订给药方案：肌酐清除率$>20ml/min$者，每日 2 次，每次 3g；肌酐清除率 $10 \sim 20ml/min$ 患者，每次 0.75g，一日 2 次；肌酐清除率$<10ml/min$ 患者，每次 0.75g，一日 1 次。④对本药或其他头孢菌素类药过敏者，对青霉素类药有过敏性休克史者禁用；肾功能不全者、有胃肠道疾病史者慎用。⑤使用本药前需进行皮肤过敏试验。

（3）推荐头孢曲松钠静脉滴注。①成人：1g/次，一次静脉滴注。②儿童：儿童用量一般按成人量的 1/2 给予。③对本药或其他头孢菌素类药过敏者，对青霉素类过敏性休克史者禁用；肝肾功能不全者、有胃肠道疾病史者慎用。

2. 预防性用抗菌药物，时间为术前 0.5 小时，手术超过 3 小时加用 1 次抗菌药物；总预防性用药时间一般不超过 24 小时，个别情况可延长至 48 小时。

释义

■ 创伤性闭合性硬膜外血肿属于Ⅰ类切口，但由于术中可能用到人工止血材料、硬膜修复材料、颅骨固定装置，术后可能留置引流管，且开颅手术对手术室层流的无菌环境要求较高，一旦感染可导致严重后果。因此可按规定适当预防性和术后应用抗菌药物，通常选用第一、第二代头孢，若有严重过敏，可以使用万古霉素。

（八）手术日为入院当天

1. 麻醉方式：气管插管全身麻醉。
2. 手术方式：硬脑膜外血肿清除术。
3. 手术内置物：颅骨固定材料、引流系统等。
4. 术中用药：抗菌药物、脱水药、止血药，酌情应用抗癫痫药物和激素。
5. 输血：根据手术失血情况决定。

释义

■ 本路径规定的手术入路均是在全身麻醉下实施。

■ 对于缺损的硬膜，可根据情况用人工硬脑膜或自身骨膜修补。颅骨固定可采用颅骨锁或各种固定材料。术前用抗菌药物参考《抗菌药物临床应用指导原则》执行。对手术时间较长的患者，术中可加用一次抗菌药物。

■ 预防性抗菌药物建议使用第一、第二代头孢菌素；明确感染患者，可根据药敏试验结果调整抗菌药物。脱水药可选用甘露醇或甘油果糖。术前出现癫痫发作患者使用抗癫痫药物。

■ 手术是否输血依照患者状态和术中出血量而定，可根据医院条件采用自体血回输系统，必要时输异体血。

（九）术后住院恢复≤13天

1. 必须复查的检查项目：24小时之内及出院前根据具体情况复查头颅CT了解颅内情况；血常规、肝肾功能、血电解质。
2. 根据患者病情，可考虑选择的检查项目：胸腹部X线平片或CT，腹部B超。
3. 术后用药：抗菌药物、脱水药，酌情应用预防性抗癫痫药及激素。
4. 每2~3天手术切口换药1次。
5. 术后7天拆除手术切口缝线，或根据病情酌情延长拆线时间。

> **释义**
>
> ■ 术后可根据患者恢复情况做必须复查的检查项目，并根据病情变化增加检查的频次。复查项目并不仅局限于路径中的项目，建议术后次日复查颅脑 CT 了解术后有无继发血肿、水肿和血肿清除情况，病情变化的特殊情况下随时急诊复查 CT。
>
> ■ 术后使用脱水药、激素可以帮助减轻脑水肿，但长期使用激素会增加感染、切口愈合不良的并发症。

（十）出院标准

1. 患者病情稳定，生命体征平稳，无明显并发症。

2. 体温正常，各项化验无明显异常，切口愈合良好。

3. 仍处于昏迷状态的患者，如生命体征平稳，经评估不能短时间恢复者，没有需要住院处理的并发症和（或）合并症，可根据患者情况考虑继续治疗或转院继续康复治疗。

> **释义**
>
> ■ 主治医师应在出院前，通过复查的各项检查（包括 CT 或 MRI 提示颅内情况稳定）并结合患者恢复情况决定是否能出院。如果出现术后脑水肿、颅内感染或继发血肿等需要继续留院治疗的情况，超出了路径所规定的时间，应先处理并发症并符合出院条件后再准许患者出院。

（十一）变异及原因分析

1. 术后继发其他部位硬脑膜外血肿、硬脑膜下血肿、脑内血肿等并发症，严重者需要再次开颅手术，导致住院时间延长，费用增加。

2. 术后切口、颅骨或颅内感染、内置物排异反应，出现严重神经系统并发症，导致住院时间延长，费用增加。

3. 伴发其他疾病需进一步诊治，导致住院时间延长。

> **释义**
>
> ■ 出现变异的原因很多，除了包括路径中所描述的各种术后并发症，还包括医疗、护理、患者、环境等多方面的变异原因，对于术后继发其他部位硬脑膜外血肿、硬脑膜下血肿、脑内血肿等并发症，需要再次开颅手术者，则列为本路径的变异。
>
> ■ 为便于总结和在工作中不断完善和修订路径，应将变异原因归纳、总结，以便重新修订路径时作为参考。

（十二）参考费用标准

单纯血肿清除费用 6000~12000 元。

四、创伤性闭合性硬膜外血肿临床路径给药方案

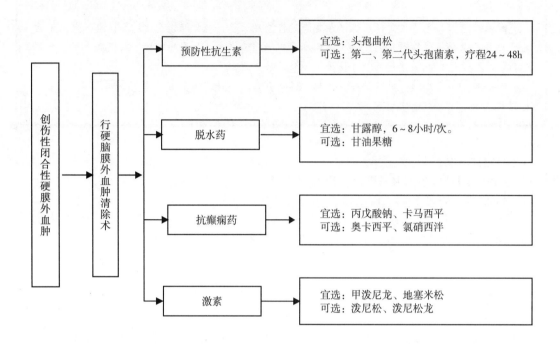

【用药选择】

1. 脱水药：治疗颅内压升高、脑水肿等。可采用甘露醇或甘油果糖。甘露醇用法：按体重 1～2g/kg 或按体表面积 30～60g/m² ，以 15%～20%浓度溶液于 30～60 分钟内静脉滴注。

2. 抗癫痫药物：可使用卡马西平、奥卡西平、丙戊酸钠、氯硝西泮，术前出现癫痫发作患者需使用抗癫痫药物，否则根据病情酌情使用。

3. 激素：可使用泼尼松、泼尼松龙、甲泼尼龙、地塞米松，根据病情酌情使用。

【药学提示】

1. 甘露醇使用禁忌证：已确诊为急性肾小管坏死的无尿患者、严重失水者、急性肺水肿或严重肺淤血者禁忌使用。不良反应常见水和电解质紊乱、寒战、发热、排尿困难、渗透性肾病等。此外，甘露醇可透过胎盘屏障，孕妇、哺乳妇女、儿童应慎用。

2. 糖皮质激素使用禁忌证：糖皮质激素过敏者、活动性肺结核、严重精神疾病者、活动性消化性溃疡、糖尿病、创伤修复期、未能控制的感染等。

3. 抗癫痫药物使用禁忌证：既往对该类药物过敏者、房室传导阻滞、骨髓抑制、肝脏疾病、肾功能损伤、白细胞下降、孕妇、儿童禁用或慎用。

【注意事项】

使用上述药物应注意不良反应并对症处理，必要时停药。

五、推荐表单

（一）医师表单

创伤性闭合性硬膜外血肿临床路径医师表单

适用对象：**第一诊断为创伤性闭合性硬膜外血肿**（ICD-10：S06.401）

　　　　　行硬脑膜外血肿清除术（ICD-9-CM-3：01.245）

患者姓名：_____　性别：_____　年龄：_____　门诊号：_____　住院号：_____

住院日期：____年___月___日　出院日期：____年___月___日　标准住院日：14 天

时间	住院第 1 日 （手术当天）	住院第 2 日 （术后第 1 天）	住院第 3 日 （术后第 2 天）
主要诊疗工作	□ 病史采集，体格检查，完成病历书写 □ 术前相关检查 □ 上级医师查看患者，制定治疗方案，完善术前准备 □ 向患者和（或）家属交代病情，签署手术知情同意书 □ 安排全麻下骨瓣开颅血肿清除术 □ 临床观察神经功能恢复情况 □ 完成手术记录及术后记录	□ 临床观察神经系统功能恢复情况 □ 切口换药 □ 观察切口情况 □ 观察引流液性状及引流量（有引流时） □ 复查头颅 CT，评价结果并及时采取相应措施 □ 完成病程记录	□ 临床观察神经系统功能恢复情况 □ 观察切口敷料情况 □ 观察引流液性状及引流量，决定是否拔除引流管（有引流时）完成病程记录 □ 根据病情停用抗菌药物
重点医嘱	**长期医嘱：** □ 一级护理 **临时医嘱：** □ 备皮（剃头） □ 抗菌药物皮试 □ 急查血常规、凝血功能、肝肾功、电解质、血糖 □ 感染性疾病筛查 □ 头颅 CT 扫描 □ 心电图、胸部 X 线平片	**长期医嘱：** □ 一级护理 □ 术后流食/鼻饲 □ 抗菌药物预防感染 □ 补液治疗 **临时医嘱：** □ 血常规、肝肾功、电解质、血糖 □ 头颅 CT	**长期医嘱：** □ 一级护理 □ 术后流食/鼻饲 □ 补液治疗 □ 抗菌药物（酌情停用）
病情变异记录	□ 无　□ 有，原因： 1. 2.	□ 无　□ 有，原因： 1. 2.	□ 无　□ 有，原因： 1. 2.
医师签名			

时间	住院第 4 日 （术后第 3 天）	住院第 5 日 （术后第 4 天）	住院第 6 日 （术后第 5 天）	住院第 7 日 （术后第 6 天）
主要诊疗工作	□ 临床观察神经系统功能恢复情况 □ 观察切口敷料情况 □ 完成病程记录	□ 临床观察神经系统功能恢复情况 □ 切口换药、观察切口情况 □ 完成病程记录	□ 临床观察神经系统功能恢复情况 □ 观察切口敷料情况 □ 完成病程记录 □ 查看化验结果	□ 临床观察神经系统功能恢复情况 □ 根据切口情况予以拆线或延期门诊拆线 □ 完成病程记录
重点医嘱	长期医嘱： □ 一级护理 □ 术后半流食/鼻饲 □ 拔除引流管后，患者情况允许，可停用抗菌药物 □ 补液治疗	长期医嘱： □ 一级护理 □ 术后半流食 □ 补液治疗	长期医嘱： □ 一级护理 □ 术后半流食 □ 补液治疗 临时医嘱： □ 复查血常规、肝肾功能、凝血功能	长期医嘱： □ 一级护理 □ 术后普食 □ 补液治疗
病情变异记录	□ 无　□ 有，原因： 1. 2.	□ 无　□ 有，原因： 1. 2.	□ 无　□ 有，原因： 1. 2.	□ 无　□ 有，原因： 1. 2.
医师签名				

时间	住院第8日 （术后第7天）	住院第9~11日 （术后第8~10天）	住院第12~13日 （术后第11~12天）	住院第14日 （术后第13天）
主要诊疗工作	□ 临床观察神经系统功能恢复情况 □ 根据切口情况予以拆线或延期门诊拆线 □ 复查头颅 CT □ 完成病程记录	□ 临床观察神经系统功能恢复情况 □ 评估复查 CT 结果	□ 临床观察神经系统功能恢复情况	□ 确定患者能否出院 □ 向患者交代出院注意事项、复查日期 □ 通知出院处 □ 开出院诊断书 □ 完成出院记录
重点医嘱	长期医嘱： □ 一级护理 □ 术后普食 □ 补液治疗 临时医嘱： □ 头颅 CT	长期医嘱： □ 一级护理 □ 术后普食	长期医嘱： □ 二级护理 □ 术后普食	□ 通知出院
病情变异记录	□ 无　□ 有，原因： 1. 2.	□ 无　□ 有，原因： 1. 2.	□ 无　□ 有，原因： 1. 2.	□ 无　□ 有，原因： 1. 2.
医师签名				

（二）护士表单

创伤性闭合性硬膜外血肿临床路径护士表单

适用对象：**第一诊断为**创伤性闭合性硬膜外血肿（ICD-10：S06.401）

　　　　　行硬脑膜外血肿清除术（ICD-9-CM-3：01.245）

患者姓名：_____ 性别：_____ 年龄：_____ 门诊号：_____ 住院号：_____

住院日期：____年___月___日　出院日期：____年___月___日　标准住院日：14 天

时间	住院第 1 日 （手术当天）	住院第 2 日 （术后第 1 天）	住院第 3 日 （术后第 2 天）
健康宣教	□ 入院宣教 　介绍主管医师、护士 　介绍环境、设施、安全 □ 术前宣教 　疾病知识、术前洁肤、禁饮食 　术前检查项目宣教	□ 术后宣教：饮食及体位，保护 　性约束 □ 管道留置必要性及重要性宣教 □ 监护设备使用宣教 □ 心理护理	□ 术后宣教：保护性约束 　饮食指导、防止便秘、管道维 　护、体位要求、用药介绍 □ 给予患者及家属心理支持 □ 指导床上活动
护理处置	□ 核对患者、佩戴腕带 □ 建立入院护理病历 □ 卫生处置：剪指（趾）甲、沐 　浴，更换病号服	□ 与手术室医护人员交接 □ 心电监护 □ 协助常规术后复查 □ 氧气吸入	□ 心电监护 □ 协助常规术后复查项目 □ 氧气吸入 □ 训练膀胱功能
基础护理	□ 一级护理 □ 外伤皮肤清洁处理 □ 患者安全护理 □ 防压疮护理 □ 协助生活照顾：禁饮食更衣、 　排泄	□ 一级护理 □ 晨、晚间护理 □ 卧位与安全护理：管道、防坠 　床、压疮护理 □ 生活照顾：流质饮食、更衣、 　排泄	□ 一级护理 □ 晨、晚间护理 □ 卧位与安全护理：协助翻身移 　动；防压疮、坠床 □ 生活照顾：半流质饮食、擦浴、 　更衣、排泄
专科护理	□ 入院基本生命体征、专科护理 　体检评估 □ 观察神经功能、肢体活动情况、 　有无复合伤 □ 按医嘱用药 □ 协助完成术前检查化验完善术 　前检查	□ q1h 评估生命体征、肢体活动、 　伤口敷料、引流管引流维护 □ 观察神经功能、肢体活动情况 □ 按医嘱或根据病情定时或随时 　观察生命体征、专科体征	□ q1h 评估生命体征、肢体活动、 　伤口敷料、引流管拔除后观察 　引流管口渗液情况 □ 观察神经功能改善、恢复情况
重点医嘱	□ 详见医嘱执行单	□ 详见医嘱执行单	□ 详见医嘱执行单
病情变异记录	□ 无　□ 有，原因： 1. 2.	□ 无　□ 有，原因： 1. 2.	□ 无　□ 有，原因： 1. 2.
护士签名			

时间	住院第4日 （术后第3天）	住院第5~8日 （术后第4~7天）	住院第9~14日 （术后第8~13天）
健康宣教	□ 术后宣教 　饮食指导、体位要求、用药介绍 □ 给予患者及家属心理支持 □ 指导逐渐下床活动	□ 指导饮食、起床活动 □ 恢复期康复锻炼：功能受损针对性锻炼方法 □ 下床活动程序防止直立性低血压	□ 出院宣教：复查时间、服药方法 □ 活动休息、指导饮食、康复训练、安全注意事项 □ 伤口拆线及洗头时间 □ 指导办理出院手续
护理处置	□ 心电监护 □ 训练膀胱功能，及时拔除尿管	□ 协助复查CT □ 协助保持切口周围皮肤清洁	□ 出院前评估及记录 □ 办理出院手续
基础护理	□ 二级护理 □ 晨、晚间护理 □ 卧位与安全护理：指导翻身移动；防压疮、坠床 □ 生活照顾：半流质饮食、擦浴、更衣、排泄	□ 二级护理 □ 晨、晚间护理 □ 生活指导：半流质饮食 □ 预防坠床、摔倒	□ 二级过渡到三级护理
专科护理	□ q2h评估生命体征、肢体活动、观察神经功能改善、恢复情况 □ 伤口敞开时观察有无皮下积液、伤口感染情况	□ 病情观察：按医嘱定时评估生命体征、肢体活动、皮肤情况 □ 神经功能改善情况 □ 遵医嘱用药	□ 脑神经功能障碍恢复情况 □ 指导出院后遵医嘱用药
重点医嘱	□ 详见医嘱执行单	□ 详见医嘱执行单	□ 详见医嘱执行单
病情变异记录	□ 无　□ 有，原因： 1. 2.	□ 无　□ 有，原因： 1. 2.	□ 无　□ 有，原因： 1. 2.
护士签名			

（三）患者表单

创伤性闭合性硬膜外血肿临床路径患者表单

适用对象：**第一诊断为创伤性闭合性硬膜外血肿**（ICD-10：S06.401）

　　　　　行硬脑膜外血肿清除术（ICD-9-CM-3：01.245）

患者姓名：_____ 性别：_____ 年龄：_____ 门诊号：_____ 住院号：_____

住院日期：____年___月___日　出院日期：____年___月___日　标准住院：14 天

时间	住院第 1 日 （手术当天）	住院第 2~4 日 （术后第 1~3 天）
监测	□ 测量生命征、体重	□ 定时监测生命征 □ 每日记录 24 出入量及引流量
医患配合	□ 护士行入院护理评估（简单询问病史） □ 接受介绍相关制度 □ 医师询问现病史、既往病史、用药情况，收集资料并进行体格检查 □ 环境介绍配合完善术前化验、检查 □ 术前宣教 　疾病知识、临床表现、治疗方法 □ 术前用物准备：奶瓶、湿巾等 □ 手术室接患者，配合核对 □ 医师与患者及家属介绍病情及手术谈话 □ 手术时家属在等候区等候 □ 探视及陪伴制度 □ 配合倒床 □ 术后宣教 　术后体位：麻醉未清醒时平卧，清醒后，4~6 小时无不适反应可头高位或根据医嘱 □ 予监护设备、吸氧 □ 配合护士定时监测生命体征、瞳孔、肢体活动、伤口敷料等 □ 疼痛的注意事项及处理 □ 告知医护不适主诉 □ 遵守陪伴及探视制度	□ 医师定时查房护士按时巡视，了解病情 □ 配合生命体征、瞳孔、肢体活动、伤口敷料等 □ 护士行晨、晚间处理 □ 护士协助或指导生活护理 □ 配合监测出入量 □ 遵守陪伴及探视制度 □ 配合完成相关检查及化验
重点诊疗及检查	**重点诊疗** □ 特级护理 □ 予监护设备、吸氧 □ 防止引流管及其他管路受压、反折、脱出，保持管路通畅 □ 用药：抗菌药物、补液药物的应用 □ 协助护士记录出入量 **术前准备** □ 外伤皮肤清洁处理 □ 备皮剃头 □ 配血 □ 术前签字 □ 重要检查 □ 心电图 □ 头颅 CT 平扫 □ 抽血化验	**重点诊疗** □ 特级护理或一级护理 □ 医师定期予以拔出引流管 □ 抗菌药物及补液治疗 **重要检查** □ 定期抽血化验 □ 复查头颅 CT 平扫
饮食及活动	□ 禁食、禁水 □ 卧床休息、舒适卧位及功能体位	□ 根据病情，给予流食或半流质 □ 床上行肢体功能锻炼

时间	住院第 5~8 日 （术后第 4~7 天）	住院第 9~14 日 （术后第 8~13 天）
监测	□ 根据病情测量生命体征	□ 定时监测生命体征
医患配合	□ 医师定时查房护士按时巡视，了解病情 □ 护士行晨、晚间处理 □ 护士协助或指导生活护理 □ 遵守陪伴及探视制度 □ 配合完成相关检查及化验	□ 护士行晨晚间护理 □ 医师拆线 □ 伤口注意事项 □ 配合功能恢复训练 **出院宣教** □ 接受出院前康复宣教 □ 学习出院注意事项 □ 了解复查程序 □ 办理出院手续，取出院带药
重点诊疗及检查	**重点诊疗** □ 一级护理或二级护理 □ 医师定期予以换药 **重要检查** □ 定期抽血化验（必要时） □ 头颅 CT 平扫	**重点诊疗** □ 二级或三级护理 □ 流质或普食 **重要检查** □ 定期抽血化验（必要时） □ 抽血化验
饮食及活动	□ 根据病情，给予流食、半流质或普食 □ 行功能恢复训练（必要时）	□ 根据病情，给予流食、半流质或普食 □ 行功能恢复训练（必要时）

附：原表单（2012 年版）

创伤性闭合性硬膜外血肿临床路径表单

适用对象：**第一诊断为创伤性闭合性硬膜外血肿**（ICD-10：S06.401）

行硬脑膜外血肿清除术（ICD-9-CM-3：01.245）

患者姓名：_____ 性别：_____ 年龄：_____ 门诊号：_____ 住院号：_____

住院日期：____年__月__日 出院日期：____年__月__日 标准住院日：≤14 天

时间	住院第 1 日（手术当天）	住院第 2 日（术后第 1 天）	住院第 3 日（术后第 2 天）
主要诊疗工作	□ 病史采集，体格检查，完成病历书写 □ 术前相关检查 □ 上级医师查看患者，制定治疗方案，完善术前准备 □ 向患者和（或）家属交代病情，签署手术知情同意书 □ 安排全麻下骨瓣开颅血肿清除术 □ 临床观察神经功能恢复情况 □ 完成手术记录及术后记录	□ 临床观察神经系统功能恢复情况 □ 切口换药 □ 观察切口情况 □ 观察引流液性状及引流量（有引流时） □ 复查头颅 CT，评价结果并及时采取相应措施 □ 完成病程记录	□ 临床观察神经系统功能恢复情况 □ 观察切口敷料情况 □ 观察引流液性状及引流量，决定是否拔除引流管（有引流时） □ 完成病程记录
重点医嘱	**长期医嘱：** □ 一级护理 **临时医嘱：** □ 备皮（剃头） □ 抗菌药物皮试 □ 急查血常规、凝血功能、肝肾功、电解质、血糖 □ 感染性疾病筛查 □ 头颅 CT 扫描 □ 心电图、胸部 X 线平片	**长期医嘱：** □ 一级护理 □ 术后流食/鼻饲 □ 抗菌药物预防感染 □ 补液治疗 **临时医嘱：** □ 血常规、肝肾功、电解质、血糖 □ 头颅 CT	**长期医嘱：** □ 一级护理 □ 术后流食/鼻饲 □ 补液治疗 □ 抗菌药物（酌情停用）
主要护理工作	□ 入院护理评估及宣教 □ 完成术前准备 □ 遵医嘱完成术前化验检查 □ 观察患者一般状况及神经系统状况 □ 观察记录患者神志、瞳孔、生命体征及切口敷料情况 □ 遵医嘱给药 □ 完成护理记录	□ 观察患者一般状况及神经系统状况 □ 观察记录患者神志、瞳孔、生命体征及切口敷料情况 □ 观察引流液性状及记量（有引流时） □ 遵医嘱给药 □ 遵医嘱完成化验检查 □ 进行心理护理及基础护理 □ 预防并发症护理 □ 完成术后指导及用药宣教 □ 完成护理记录	□ 观察患者一般状况及神经系统功能恢复情况 □ 观察记录患者神志、瞳孔、生命体征及切口敷料情况 □ 观察引流液性状及记量（有引流时） □ 遵医嘱给药 □ 进行心理护理及基础护理 □ 预防并发症护理 □ 完成护理记录
病情变异记录	□ 无　□ 有，原因： 1. 2.	□ 无　□ 有，原因： 1. 2.	□ 无　□ 有，原因： 1. 2.
护士签名			
医师签名			

时间	住院第4日 （术后第3天）	住院第5日 （术后第4天）	住院第6日 （术后第5天）	住院第7日 （术后第6天）
主要诊疗工作	□ 临床观察神经系统功能恢复情况 □ 观察切口敷料情况 □ 完成病程记录 □ 根据病情停用抗菌药物	□ 临床观察神经系统功能恢复情况 □ 切口换药、观察切口情况 □ 完成病程记录	□ 临床观察神经系统功能恢复情况 □ 观察切口敷料情况 □ 完成病程记录 □ 查看化验结果	□ 临床观察神经系统功能恢复情况 □ 根据切口情况予以拆线或延期门诊拆线 □ 完成病程记录
重点医嘱	长期医嘱： □ 一级护理 □ 术后半流食/鼻饲 □ 抗菌药物（酌情停用） □ 补液治疗	长期医嘱： □ 一级护理 □ 术后半流食 □ 补液治疗	长期医嘱： □ 一级护理 □ 术后半流食 □ 补液治疗 临时医嘱： □ 复查血常规、肝肾功能、凝血功能	长期医嘱： □ 一级护理 □ 术后普食 □ 补液治疗
主要护理工作	□ 观察患者一般状况及神经系统功能恢复情况 □ 观察记录患者神志、瞳孔、生命体征及切口敷料情况 □ 遵医嘱给药 □ 遵医嘱完成化验检查 □ 进行心理护理及基础护理 □ 预防并发症护理 □ 完成护理记录	□ 观察患者一般状况及神经系统功能恢复情况 □ 观察记录患者神志、瞳孔、生命体征及观察切口敷料情况 □ 遵医嘱给药 □ 预防并发症护理 □ 基础护理 □ 完成护理记录	□ 观察患者一般状况及观察切口敷料情况 □ 观察神经系统功能恢复情况 □ 协助患者肢体功能锻炼 □ 遵医嘱给药 □ 遵医嘱完成化验检查 □ 预防并发症护理 □ 基础护理	□ 观察患者一般状况及观察切口敷料情况 □ 观察神经系统功能恢复情况 □ 协助患者肢体功能锻炼 □ 遵医嘱给药 □ 预防并发症护理 □ 基础护理
病情变异记录	□ 无 □ 有，原因： 1. 2.	□ 无 □ 有，原因： 1. 2.	□ 无 □ 有，原因： 1. 2.	□ 无 □ 有，原因： 1. 2.
护士签名				
医师签名				

时间	住院第8日（术后第7天）	住院第9日（术后第8天）	住院第10日（术后第9天）	住院第11日（术后第10天）
主要诊疗工作	□ 临床观察神经系统功能恢复情况 □ 根据切口情况予以拆线或延期门诊拆线 □ 复查头颅CT □ 完成病程记录	□ 临床观察神经系统功能恢复情况 □ 评估复查CT结果	□ 临床观察神经系统功能恢复情况	□ 临床观察神经系统功能恢复情况
重点医嘱	长期医嘱： □ 一级护理 □ 术后普食 □ 补液治疗 临时医嘱： □ 头颅CT	长期医嘱： □ 一级或二级护理 □ 术后普食	长期医嘱： □ 一级或二级护理 □ 术后普食	长期医嘱： □ 一级或二级护理 □ 术后普食
主要护理工作	□ 观察患者一般状况观察切口敷料情况 □ 观察神经系统功能恢复情况 □ 协助患者肢体功能锻炼 □ 遵医嘱给药 □ 预防并发症护理 □ 基础护理	□ 观察患者一般状况及切口情况 □ 观察神经系统功能恢复情况 □ 协助患者肢体功能锻炼 □ 预防并发症护理 □ 基础护理	□ 观察患者一般状况及切口情况 □ 观察神经系统功能恢复情况 □ 协助患者肢体功能锻炼 □ 预防并发症护理 □ 基础护理	□ 观察患者一般状况及切口情况 □ 观察神经系统功能恢复情况 □ 协助患者肢体功能锻炼 □ 预防并发症护理 □ 基础护理
病情变异记录	□ 无 □ 有，原因： 1. 2.	□ 无 □ 有，原因： 1. 2.	□ 无 □ 有，原因： 1. 2.	□ 无 □ 有，原因： 1. 2.
护士签名				
医师签名				

时间	住院第 12 日 （术后第 11 天）	住院第 13 日 （术后第 12 天）	住院第 14 日 （术后第 13 天）
主要诊疗工作	□ 临床观察神经系统功能恢复情况	□ 临床观察神经系统功能恢复情况	□ 确定患者能否出院 □ 向患者交代出院注意事项、复查日期 □ 通知出院处 □ 开出院诊断书 □ 完成出院记录
重点医嘱	长期医嘱： □ 二级护理 □ 术后普食	长期医嘱： □ 二级护理 □ 术后普食	□ 通知出院
主要护理工作	□ 观察患者一般状况及切口情况 □ 观察神经系统功能恢复情况 □ 协助患者肢体功能锻炼 □ 基础护理 □ 出院指导	□ 观察患者一般状况及切口情况 □ 观察神经系统功能恢复情况 □ 协助患者肢体功能锻炼 □ 基础护理	□ 完成出院指导 □ 完成护理记录 □ 帮助患者办理出院手续
病情变异记录	□ 无 □ 有，原因： 1. 2.	□ 无 □ 有，原因： 1. 2.	□ 无 □ 有，原因： 1. 2.
护士签名			
医师签名			

第十九章 慢性硬脑膜下血肿临床路径释义

一、慢性硬脑膜下血肿编码

本路径适用对象为明确的慢性硬脑膜下血肿，包括有轻微创伤和非创伤慢性硬脑膜下血肿。

疾病名称及编码：创伤性慢性硬脑膜下血肿 ICD-10：S06.501

非创伤性慢性硬脑膜下血肿 ICD-10：I62.006

手术操作及编码：慢性硬脑膜下血肿钻孔引流术 ICD-9-CM-3：01.3101

二、临床路径检索方法

S06.501 或 I62.006 伴 （01.3101）

三、慢性硬脑膜下血肿临床路径标准住院流程

（一）适用对象

第一诊断为慢性硬脑膜下血肿 （ICD-10：I62.006）

行慢性硬脑膜下血肿钻孔引流术 （ICD-9-CM-3：01.3101）。

> **释义**
>
> ■ 适用对象编码参见第一部分。
>
> ■ 本路径适用对象为明确的慢性硬脑膜下血肿，不包括液化不良的硬膜下血肿，血肿分隔严重，术中引流不通畅的硬膜下血肿，慢性硬脑膜下积液、慢性硬脑膜外血肿、硬脑膜下脓肿以及诊断不明确的硬脑膜下占位性病变。
>
> ■ 慢性硬脑膜下血肿的治疗手段除钻孔引流术外，还包括开颅血肿包膜切除术及可能的去骨瓣减压等手术干预方法，本路径仅适用于钻孔引流，其他治疗方式见其他手术入路的临床路径。

（二）诊断依据

根据《临床诊疗指南——神经外科学分册》（中华医学会编著，人民卫生出版社）、《临床技术操作规范——神经外科分册》（中华医学会编著，人民军医出版社）等。

1. 临床表现

（1）病史多不明确，可有轻微外伤史。

（2）慢性颅内压增高症状和神经症状：常于受伤后 1~3 个月逐渐出现头痛、恶心、呕吐、复视、视物模糊、一侧肢体无力和肢体抽搐等。

（3）精神智力症状：表现为记忆力减退、理解力差、智力迟钝、精神失常等。

（4）局灶性症状：由于血肿压迫导致轻偏瘫、失语、同向性偏盲、视盘水肿等。

2. 辅助检查

（1）头颅 CT 扫描：颅骨内板下可见新月形或半月形混杂密度或等密度阴影，单侧慢性硬脑膜下血肿有中线移位，侧脑室受压；双侧慢性硬脑膜下血肿无明显中线移位，但有双侧侧脑室受压。

（2）头颅 MRI 扫描：头颅 CT 不能明确者，选用头颅 MRI。

释义

■ 慢性硬脑膜下血肿的患者追问病史可有轻微外伤史，长期服用抗凝、抗血小板治疗可能增加出血风险，该病出血过程缓慢，早期临床症状体征不明显。出现症状时多有颅内高压表现、或合并肢体的偏瘫以及认知功能的障碍，严重者可昏迷乃至脑疝。

■ CT 大多能明确血肿，MRI 对于判断血肿是否液化、有无血肿分隔、硬膜下病变为积液还是血肿有着重要作用，以便术前拟定适当手术方案；少数患者也可能有非典型形态的硬脑膜下血肿表现，遇有影像学不典型的情况时以手术确诊的情况为最终诊断。

（三）治疗方案的选择

根据《临床诊疗指南——神经外科学分册》（中华医学会编著，人民卫生出版社）、《临床技术操作规范——神经外科分册》（中华医学会编著，人民军医出版社）等。

1. 慢性硬脑膜下血肿诊断明确，临床出现颅内压增高症状或局灶性症状者需手术治疗；手术首选钻孔引流，需向家属交代病情及围术期可能出现的并发症。

2. 对于手术风险较大者（高龄、妊娠期、合并较严重内科疾病），需向患者或家属交代病情；如果不同意手术，应当充分告知风险，履行签字手续，并予严密观察。

3. 对于严密观察保守治疗的患者，如出现颅内压增高征象应急诊手术。

释义

■ 临床上诊断的慢性硬脑膜下血肿多已血肿液化并且有颅内压增高表现或神经系统体征，手术方式首选钻孔引流术，一般预后较好，本路径仅适用于钻孔引流治疗，如血肿液化不满意、血肿形成明确包膜或分隔，引流效果不明显或引流后再次形成血肿，可能需要开颅血肿包膜切除，如需开颅手术方式进行干预时，则不进入本路径，进入其他临床路径。

■ 对于术前服用抗凝药物患者，若无脑疝危象，则尽量避免急诊手术，可暂予以药物保守治疗，并做好术前准备，根据药物半衰期待药物代谢完后再选择手术治疗。

■ 本病是限期手术干预，但患者明确有高颅压症状或者出现神志障碍时应行急诊钻孔引流手术，因此，急诊钻孔引流术仍使用于本路径。

■ 因病情复杂、患者自身疾病原因或患者拒绝手术干预者，要向患者提供其他治疗方式的选择；履行医师的告知义务和患者对该病的知情权。

（四）标准住院日为≤9天

> **释义**
>
> ■慢性硬脑膜下血肿患者入院后，常规检查准备完善后，如无明显禁忌，准备1~2天，术后恢复7~8天，必要时急诊手术，总住院时间小于9天的均符合本路径要求。

（五）进入路径标准

1. 第一诊断符合 ICD-10：I62.006 慢性硬脑膜下血肿疾病编码。

2. 当患者合并其他疾病，但住院期间不需要特殊处理也不影响第一诊断的临床路径流程实施时，可以进入路径。

> **释义**
>
> ■本路径适用于单纯的慢性硬脑膜下血肿诊断，如患者同时有其他颅脑疾病，需要开颅或者其他的手术干预时，不进入本路径。
>
> ■患者如果合并高血压、糖尿病、冠心病等其他慢性疾病，需要术前对症治疗时，如果不影响麻醉和手术，不影响术前准备的时间，可进入本路径。
>
> ■对于术前服用抗凝药物患者，若无脑疝危象，则应根据药物半衰期待药物代谢完后再选择手术治疗。该类患者不应纳入该临床路径。但若患者已发生脑疝危象，则可考虑急诊手术，仍可进入临床路径。
>
> ■如患者肝肾功能障碍、凝血功能障碍或者患有的高血压、糖尿病、冠心病等急、慢性疾病如果需要经治疗稳定后才能手术，则术前准备过程先进入其他相应内科疾病的诊疗路径。

（六）术前准备（术前评估）1天

1. 必需的检查项目

（1）血常规、尿常规。

（2）肝功能、肾功能、血电解质、血糖、凝血功能、感染性疾病筛查（乙型肝炎、丙型肝炎、艾滋病、梅毒等）。

（3）胸部 X 线平片、心电图。

（4）头颅 CT 扫描。

2. 其他根据病情需要而定（如头颅 MRI、血小板检查等）。

> **释义**
>
> ■必查项目是确保手术治疗安全、有效开展的基础，术前必须完成。根据病情需要，可选择性进行 MRI 检查。
>
> ■为缩短患者住院等待时间，检查项目可以在患者入院前于门诊完成，患者临床症状严重时，可以在急诊科完成相应的术前必要检查，急诊手术干预，仍在本路径范畴。

■ 高龄患者、心肺功能异常、肝肾功能障碍、凝血功能障碍患者，术前根据病情增加心脏彩超、肺功能、血气分析、D-dimer、胸部 CT 等检查。必要时术前请内科相应专科医师会诊，评估手术的可行性和安全性，予以诊断和治疗的建议。

（七）预防性抗菌药物选择与使用时机

1. 抗菌药物：按照《抗菌药物临床应用指导原则》（卫医发〔2004〕285 号）选择用药。建议使用第一、第二代头孢菌素，头孢曲松等；明确感染患者，可根据药物敏感试验结果调整抗菌药物。

（1）推荐使用头孢唑林钠肌内或静脉注射。①成人：0.5~1 克/次，一日 2~3 次。②儿童：一日量为 20~30mg/kg 体重，分 3~4 次给药。③对本药或其他头孢菌素类药过敏者，对青霉素类药有过敏性休克史者禁用；肝肾功能不全者、有胃肠道疾病史者慎用。④使用本药前需进行皮肤过敏试验。

（2）推荐头孢呋辛钠肌内或静脉注射。①成人：0.75~1.5 克/次，一日 3 次。②儿童：平均一日剂量为 60mg/kg，严重感染可用到 100 mg/kg，分 3~4 次给予。③肾功能不全患者按照肌酐清除率制订给药方案：肌酐清除率>20ml/min 者，每日 3 次，每次 0.75~1.5g；肌酐清除率 10~20ml/min 患者，每次 0.75g，一日 2 次；肌酐清除率<10ml/min 患者，每次 0.75g，一日 1 次。④对本药或其他头孢菌素类药过敏者，对青霉素类药有过敏性休克史者禁用；肝肾功能不全者、有胃肠道疾病史者慎用。⑤使用本药前需进行皮肤过敏试验。

（3）推荐头孢曲松钠肌内注射、静脉注射或静脉滴注。①成人：1g/次，一次肌内注射或静脉滴注。②儿童：儿童用量一般按成人量的 1/2 给予。③对本药或其他头孢菌素类药过敏者，对青霉素类药有过敏性休克史者禁用；肝肾功能不全者、有胃肠道疾病史者慎用。

2. 预防性抗菌药物，时间为术前 0.5 小时，手术超过 3 小时加用 1 次抗菌药物；总预防性用药时间一般不超过 24 小时，个别情况可延长至 48 小时。

> **释义**
>
> ■ 慢性硬脑膜下血肿钻孔引流手术属于 I 类切口，但由于术后留置引流管，且手术对无菌环境要求较高，一旦感染可导致严重后果。因此可按规定适当预防性应用抗菌药物。抗生素使用时机应以术前 30 分钟内给药，如手术延长到 3 小时以上，或失血量超过 1500ml，应补充一个剂量。

（八）手术日为入院第 2 天

1. 麻醉方式：局部麻醉+镇痛；患者无法配合者，可酌情考虑全身麻醉。
2. 手术方式：慢性硬脑膜下血肿钻孔引流术。
3. 钻孔置管硬脑膜下持续引流。
4. 术后保持硬脑膜下持续引流，观察引流液性状及记量。

> **释义**
>
> ■ 慢性硬脑膜下血肿钻孔引流手术一般情况下局部麻醉即能满足手术要求，但是如患者手术耐受力差、意识状态不能配合手术，或者血肿液化不良、分隔，术中可能转为开颅血肿清除的患者需要选择全麻。在手术设计时，也应充分考虑到术中可能出现开颅血肿清除的可能。

> ■ 密切观察引流管的颜色和引流量，如引流液颜色发生变化或者引流量较多，患者有头痛、呕吐或者神志变化时要及时复查CT。对于术中发现为硬膜下积液或引流液以脑脊液为主的患者，需适当控制引流量、抬高甚至间断夹闭引流管，以减少低颅压发生可能。

术后应详细记录每日引流管引流量，更换引流袋过程中做好无菌操作，引流管及引流袋应尽量选择密闭的引流系统，减少颅内感染发生可能。

（九）术后住院恢复7天

1. 术后回病房，患侧卧位，引流袋低于头平面20cm，观察性状及记量，继续补液。
2. 术后1天复查头颅CT。
3. 每2~3天切口换药1次。
4. 通常在术后48~72小时拔除引流管；或根据引流量和头颅CT复查情况酌情延长引流时间。
5. 术后7天头部切口拆线或酌情门诊拆线。

释义

> ■ 密切观察引流量，如引流不畅，要及时检查引流管是否有梗阻，保持引流通畅。钻孔手术强调一是缓慢减压，二是反复冲洗，因此，若无新鲜出血、颅内高压等原因，可在术后48~72小时尽早拔除引流管，以减少感染机会。
>
> 　当引流主要为脑脊液且量大时，多系蛛网膜破裂所致，当出现这种情况时需控制引流量，以促进脑复张。术后为促进脑组织复张，必须保证充足的液体量以促进脑组织复张，在拔管前，患者尽量平卧位或头低脚高位，拔管后方可逐步下地活动。
>
> ■ 建议术后6小时内复查头颅CT排除继发出血可能，病情变化的特殊情况下随时急诊复查CT。
>
> ■ 若患者出现严重的神经功能缺损，可给予脑神经保护类药物治疗。
>
> ■ 关于围术期阿托伐他汀的使用：慢性硬膜下血肿的形成机制尚未完全清楚，近些年来研究发现，血肿膜的血管生成异常和血肿内炎性反应是导致血肿形成的关键；阿托伐他汀可以促进循环血内皮祖细胞（Endothelial Progenitor Cells, EPC）动员，促进血管成熟并显降低炎症反应相关因子及炎症反应。目前，已有临床研究证实单纯口服给予阿托伐他汀治疗慢性硬膜下血肿取得了不错的效果。在神经外科循证医学东方协作组的组织下《阿托伐他汀治疗慢性硬膜下血肿的全国多中心临床试验》在我国16个中心中开展，前期研究取得了不错的疗效，单纯予以阿托伐他汀后血肿明显缩小直至消失。因此，围术期可考虑给予阿托伐他汀钙片，不仅可以促进残余血肿的吸收，还可有效降低血肿复发可能。但另一方面，由于阿托伐他汀治疗时间一般为2~3月，对于存在明显颅内高压的患者，手术钻孔引流仍是目前硬膜下血肿的首选方案。但对于那些经济条件差，不愿手术或无法耐受手术的患者在取得患者知情同意的前提下，亦可尝试单纯用来治疗硬膜下血肿（这类患者不能进入本路径）。其治疗方案为：阿托伐他汀钙片20mg/d，连续服用2~3月，服药后多数患者3~7天内症状可逐渐缓解，影像学的改变多发生在服药1月后，多数患者2~3月内血肿可完全吸收。
>
> ■ 有条件的医院，可予以高压氧治疗。

（十）出院标准

1. 患者一般情况良好，恢复正常饮食，各项化验无明显异常，体温正常。
2. 复查头颅 CT 显示颅内血肿基本消失，切口愈合良好后，予出院。

> **释义**
>
> ■ 主治医师应在患者出院前，综合复查 CT、化验、体温、临床表现等资料全面评估患者是否符合出院标准。术后血肿基本消失不应作为是否出院的唯一标准，应综合判断。手术引流目的：首先是为了缓解颅内高压，其次是为了尽量冲洗干净血肿中所富含的 VEGF 及各类炎症因子。对于脑萎缩较为严重的患者，不强求脑组织完全复张，血肿消失，只要临床症状缓解、脑组织受压基本缓解即可以出院；如果出现术后伤口、颅内感染或继发血肿等需要继续留院治疗的情况，超出了路径所规定的时间，应先处理并发症并符合出院条件后再准许患者出院。

（十一）变异及原因分析

1. 对于不适合手术的患者，可适当采用甘露醇脱水治疗。
2. 术后因血肿黏稠等原因造成引流不畅、血肿残留、血肿复发等情况，可适当延长引流时间。
3. 对于个别术后复发、钻孔引流效果不佳或无效者，应施行骨瓣开颅血肿摘除术，适应证：①血肿内容物为大量血凝块；②血肿壁厚，难以切开引流或引流后脑组织不能膨起者。
4. 术后继发其他部位硬脑膜外血肿、硬脑膜下血肿、脑内血肿等并发症，严重者需要再次开颅手术。
5. 住院后伴发其他内、外科疾病需进一步明确诊断，导致住院时间延长者。

> **释义**
>
> ■ 出现变异的原因很多，除了包括路径中所描述的各种术后并发症，还包括医疗、护理、患者、环境等多方面的变异原因，如果患者术后引流不畅、术后感染、血肿复发、术后血肿形成则列为本路径的变异。
>
> ■ 为便于总结和工作中不断地完善及路径修订，应将变异原因归纳、总结，以便重新修订路径时作为参考。
>
> ■ 对于甘露醇的使用，甘露醇为渗透性利尿剂，术前使用易导致血肿增加，术后则影响脑组织复张，因此，在慢性硬膜下血肿中无论手术与否均不应作为常规使用，仅当出现严重颅内高压，出现脑疝前期表现时使用或是急诊手术前缓解颅内压时使用。
>
> ■ 由于 CT 检查在术前评估血肿有无分隔、液化是否彻底方面有所欠缺，因此，在手术设计钻孔位置以及麻醉方式时应充分考虑可能采取二次手术或术中转为开颅血肿清除的可能。对于钻孔引流不理想或是反复复发患者，可考虑开颅血肿清除、切除血肿包膜。

（十二）参考费用标准

5000～10000 元。

四、慢性硬脑膜下血肿临床路径给药方案

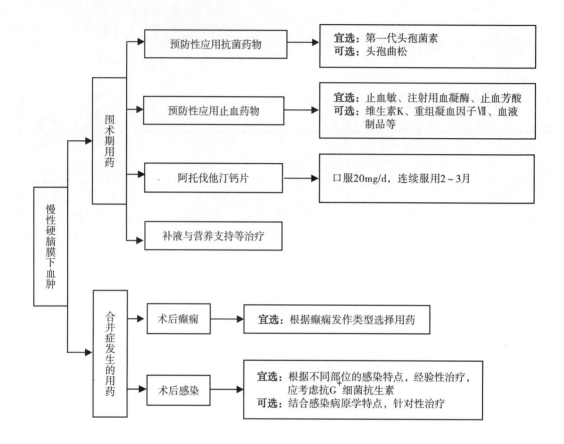

【用药选择】

1. 预防性应用抗菌药物。原则上应选择相对广谱、效果肯定（杀菌剂而非抑菌剂）、安全及价格相对低廉的抗菌药物。头孢菌素是最符合上述条件的，如果患者对青霉素过敏不宜使用头孢菌素时，针对葡萄球菌、链球菌可用克林霉素，针对革兰阴性杆菌可用氨曲南，大多两者联合应用。喹诺酮类一般不宜用作预防。

2. 止血药物的应用。任何止血药不能替代术中良好的止血。术后一般给予止血药物治疗3天。

【药学提示】

1. 预防性应用抗菌药物能够降低手术部位感染的概率，但仍有较多因素影响手术部位或其他部位感染的发生率，应该采取综合预防措施，严格遵守无菌术原则。术后需要根据患者症状体征及检验检查结果，及时调整用药策略。

2. 止血药物的不良反应不同药物不尽相同，请参阅相关说明书，如出现不良反应，宜予以相应处理。

【注意事项】

1. 预防性应用抗菌药物，应注意以下几方面：①给药的时机极为关键，应在切开皮肤黏膜前30min（麻醉诱导时）开始给药，以保证在发生细菌污染之前血清及组织中的药物已达到有效浓度（>MIC$_{90}$）。不应在病房应召给药，而应在手术室给药。②应静脉给药，30min内滴完，不宜放在大瓶液体内慢慢滴入，否则达不到有效浓度。③血清和组织内抗菌药物有效浓度必须能够覆盖手术全过

程。常用的头孢菌素血清半衰期为 1~2h，因此，如手术延长到 3h 以上，或失血量超过 1500ml，应补充一个剂量，必要时还可用第三次。如果选用半衰期长达 7~8h 的头孢曲松，则无须追加剂量。

2. 止血药物主要分为以下几类，可根据病情酌情选择：作用于血管壁，如止血敏；作用于血小板，如血小板悬液；作用于凝血系统，包括血液制品，如新鲜血、冷冻血浆、凝血因子、维生素 K、血凝酶等；抗纤溶系统药物，如止血芳酸等。

五、推荐表单

（一）医师表单

慢性硬脑膜下血肿临床路径医师表单

适用对象：第一诊断为慢性硬脑膜下血肿（ICD-10：I62.006）

行慢性硬脑膜下血肿钻孔引流术（ICD-9-CM-3：01.3101）

患者姓名：_____ 性别：_____ 年龄：_____ 门诊号：_____ 住院号：_____

住院日期：____年__月__日 出院日期：____年__月__日 标准住院日：9天

时间	住院第1日 （术前1天）	住院第2日 （手术当天）	住院第3日 （术后第1天）	住院第4日 （术后第2天）
主要诊疗工作	□ 病史采集，体格检查，完成病历书写 □ 相关检查 □ 上级医师查看患者，制定治疗方案，完善术前准备 □ 向患者和（或）家属交代病情，签署手术知情同意书 □ 安排次日手术	□ 安排局麻+镇痛（不配合患者可行全麻）下钻孔引流手术 □ 术后观察引流液性状并记量 □ 临床观察神经功能恢复状况 □ 完成手术记录与术后记录	□ 临床观察神经功能恢复状况 □ 观察切口敷料情况 □ 观察引流液性状及引流量 □ 完成病程记录	□ 临床观察神经功能恢复状况 □ 切口换药、观察切口情况 □ 观察引流液性状及引流量，酌情拔除引流管 □ 完成病程记录
重点医嘱	**长期医嘱：** □ 二级护理一级护理 □ 术前禁食、禁水 □ 病危 **临时医嘱：** □ 备皮（剃头） □ 抗菌药物皮试 □ 急查血常规、凝血功能、肝肾功、电解质、血糖，感染性疾病筛查 □ 头颅CT扫描 □ 查心电图、胸部X线片 □ 必要时行MRI检查	**长期医嘱：** □ 一级护理 □ 病危 □ 手术当天禁食水 □ 术中用抗菌药物 □ 补液治疗 **临时医嘱：** □ 复查头颅CT（术后6小时内）	**长期医嘱：** □ 一级护理 □ 术后流食 □ 抗菌药物预防感染 □ 补液治疗	**长期医嘱：** □ 二级护理 □ 术后半流食 □ 继续应用抗菌药物、补液治疗
病情变异记录	□ 无 □ 有，原因： 1. 2.	□ 无 □ 有，原因： 1. 2.	□ 无 □ 有，原因： 1. 2.	□ 无 □ 有，原因： 1. 2.
医师签名				

时间	住院第5日 （术后第3天）	住院第6日 （术后第4天）	住院第7~8日 （术后第5~6天）	住院第9日 （术后第7天）
主要诊疗工作	□ 临床观察神经功能恢复情况 □ 复查头部CT □ 完成病程记录	□ 临床观察神经功能恢复状况 □ 观察切口敷料情况 □ 完成病程记录 □ 查看化验结果	□ 临床观察神经功能恢复状况 □ 切口换药，观察切口情况 □ 完成病程记录	□ 根据切口情况予以拆线或延期门诊拆线 □ 确定患者能否出院 □ 向患者交代出院注意事项、复查日期 □ 通知出院处 □ 开出出院诊断书 □ 完成出院记录
重点医嘱	**长期医嘱：** □ 术后普食 □ 二级护理 □ 拔管后，若患者情况允许，可停用抗菌药物 **临时医嘱：** □ 复查血常规、肝肾功能、凝血功能	**长期医嘱：** □ 术后普食 □ 二级护理	**长期医嘱：** □ 普食 □ 三级护理	□ 复查头颅CT □ 通知出院
病情变异记录	□ 无 □ 有，原因： 1. 2.	□ 无 □ 有，原因： 1. 2.	□ 无 □ 有，原因： 1. 2.	□ 无 □ 有，原因： 1. 2.
医师签名				

（二）护士表单

慢性硬脑膜下血肿临床路径护士表单

适用对象：**第一诊断为**慢性硬脑膜下血肿（ICD-10：I62.006）

行慢性硬脑膜下血肿钻孔引流术（ICD-9-CM-3：01.3101）

患者姓名：_____ 性别：_____ 年龄：_____ 门诊号：_____ 住院号：_____

住院日期：____年__月__日 出院日期：____年__月__日 标准住院日：9 天

时间	住院第1日（术前1日）	住院第2日（手术当日）	住院第3日（术后第1日）
健康宣教	**入院宣教** □ 介绍主管医生、护士 □ 介绍医院内相关制度 □ 介绍环境、设施 □ 介绍住院注意事项 **术前宣教** □ 宣教疾病知识、术前准备（备皮、配血）及手术过程 □ 告知术前禁食、洗浴、物品的准备 □ 告知签字及麻醉科访视事宜 □ 使用药品的宣教	□ 介绍术后注意事项 □ 告知体位要求 □ 告知陪伴及探视制度 □ 告知术后疼痛处理 □ 告知手术当天禁食、禁水	□ 介绍术后注意事项 □ 介绍术后用药 □ 饮食指导 □ 告知体位要求，指导功能锻炼 □ 强调陪伴及探视制度
护理处置	□ 核对患者，佩戴腕带 □ 建立入院护理病历 □ 卫生处置：剃头、剪指（趾）甲、沐浴，更换病号服	□ 送手术 核对患者并摘除衣物，保护患者 核对资料及带药 填写手术交接单 □ 接手术 核对患者及资料填写手术交接单 □ 术后 核对患者及资料填写手术交接单 遵医嘱完成治疗、用药	□ 协助完善相关检查，做好解释说明 □ 遵医嘱完成治疗、用药
基础护理	□ 一级级护理 □ 病危 □ 晨、晚间护理 □ 患者安全管理 □ 心理护理	□ 一级护理 □ 病危 □ 晨、晚间护理 □ 保持卧位舒适及功能体位 □ 六洁到位 □ 安全护理措施到位 □ 心理护理	□ 一级护理 □ 晨、晚间护理 □ 协助生活护理 □ 保持卧位舒适及功能体位 □ 六洁到位 □ 安全护理措施到位 □ 心理护理

时间	住院第 1 日 （术前 1 日）	住院第 2 日 （手术当日）	住院第 3 日 （术后第 1 日）
专科护理	□ 护理查体 □ 瞳孔、意识监测 □ 颅内压监测（需要时）	□ 观察患者生命体征、意识、伤口敷料、肢体活动 □ 保持引流管通畅，观察引流液性状及引流量 □ 准确记录 24 小时出入量 □ 颅内压监测（需要时）	□ 观察患者生命体征、意识敷料、肢体活动。 □ 保持引流管通畅，观察引流液性质及引流量 □ 准确记录 24 小时出入量 □ 协助活动障碍患者翻身、预防压疮
重点医嘱	□ 详见医嘱执行单	□ 详见医嘱执行单	□ 详见医嘱执行单
病情变异记录	□ 无　□ 有，原因： 1. 2.	□ 无　□ 有，原因： 1. 2.	□ 无　□ 有，原因： 1. 2.
护士签名			

时间	住院第4~5日 （手术第2~3日）	住院第6~8日 （手术第4~6日）	住院第9日 （术后第8日）
健康宣教	□ 饮食指导 □ 评价以前宣教效果 □ 相关检查及化验的目的及注意事项	□ 下地活动注意事项 □ 安全指导	□ 指导办理出院手续 □ 定时复查 □ 出院带药服用方法 □ 发现伤口红肿、疼痛及时就诊 □ 注意休息 □ 饮食指导
护理处置	□ 遵医嘱完成治疗、用药 □ 遵医嘱完成相关检查 □ 根据病情测量生命体征 □ 夹闭尿管，锻炼膀胱功能	□ 遵医嘱完成治疗 □ 遵医嘱完成相关检查	□ 办理出院手续 □ 书写出院小结
基础护理	□ 二级护理 □ 晨、晚间护理 □ 协助生活护理 □ 安全护理措施到位 □ 尿便护理	□ 二级护理~三级护理 □ 晨、晚间护理 □ 指导或协助生活护理 □ 安全护理措施到位 □ 尿便护理 □ 心理护理	□ 三级护理 □ 晨、晚间护理 □ 安全护理措施到位 □ 心理护理
专科护理	□ 观察患者生命体征、意识、伤口敷料、肢体活动 □ 保持引流管通畅，观察引流液性状及引流量 □ 协助活动障碍患者翻身、预防压疮 □ 协助肢体功能锻炼	□ 观察神经功能恢复情况 □ 观察伤口敷料情况 □ 指导功能锻炼	□ 观察伤口情况 □ 观察病情变化
重点医嘱	□ 详见医嘱执行单	□ 详见医嘱执行单	□ 详见医嘱执行单
病情变异记录	□ 无　□ 有，原因： 1. 2.	□ 无　□ 有，原因： 1. 2.	□ 无　□ 有，原因： 1. 2.
护士签名			

（三）患者表单

慢性硬脑膜下血肿临床路径患者表单

适用对象：**第一诊断为慢性硬脑膜下血肿**（ICD-10：I62.006）

　　　　　行慢性硬脑膜下血肿钻孔引流术（ICD-9-CM-3：01.3101）

患者姓名：_____年龄：_____门诊号：_____住院号：_____

住院日期：____年___月___日　出院日期：____年___月___日　标准住院：9 天

时间	住院第 1 日 （术前 1 日）	住院第 2 日 （手术日）
监测	□ 测量生命体征、体重	□ 清晨测量体温、脉搏、呼吸、血压
医患配合	□ 护士行入院护理评估（简单询问病史） □ 接受介绍相关制度 □ 医生询问现病史、既往病史、用药情况，收集资料并进行体格检查 □ 环境介绍配合完善术前相关化验、检查 **术前宣教** □ 疾病知识、临床表现、治疗方法 □ 术前用物准备：奶瓶、湿巾等 □ 手术室接患者，配合核对 □ 医生与患者及家属介绍病情及手术谈话 □ 手术时家属在等候区等候 □ 探视及陪伴制度 □ 配合倒床	**术后宣教** □ 术后体位：麻醉未醒时平卧，清醒后，4 小时无不适反应可取平卧位或头低脚高位或遵医嘱 □ 予监护设备、吸氧 □ 配合护士定时监测生命体征、瞳孔、肢体活动、伤口敷料等 □ 疼痛的注意事项及处理 □ 告知医护不适主诉 □ 遵守陪伴及探视制度
重点诊疗及检查	**重点诊疗：** □ 一级护理 □ 既往基础用药 □ 病危 **术前准备：** □ 备皮剃头 □ 配血、药物灌肠（全麻下） □ 术前签字 **重要检查：** □ 心电图、胸片 □ 头颅 CT 扫描 □ 抗菌药物皮试、MRI（需要时）	**重点诊疗：** □ 一级护理 □ 病危 □ 予监护设备、吸氧 □ 防止引流管及其他管理受压、反折、脱出，保持管路通畅 □ 用药：抗菌药物、补液药物的应用 □ 协助护士记录出入量
饮食及活动	□ 术前普食 □ 术前 12 小时禁食、禁水 □ 正常活动	□ 禁食、禁水 □ 卧床休息，舒适卧位及功能体位

时间	住院第 3~5 日 （术后第 1~3 日）	住院第 6~9 日 （术后第 4~7 日）
监测	□ 定时监测生命体征 □ 每日记录 24 小时出入量及引流量	□ 根据病情测量生命体征
医患配合	□ 医生定时查房护士按时巡视，了解病情 □ 配合意识、瞳孔、肢体活动的观察 □ 护士行晨、晚间护理 □ 护士协助或指导生活护理 □ 配合监测出入量 □ 遵守探视及陪伴制度 □ 配合完成相关检查及化验	□ 护士行晨、晚间护理 □ 护士协助或指导功能锻炼 □ 医生换药、拆线或延期门诊拆线 □ 伤口注意事项 **出院宣教** □ 接受出院前康复宣教，学习出院注意事项 □ 了解复查程序 □ 办理出院手续，取出院带药 □ 收拾物品，准备出院
重点诊疗及检查	**重点诊疗：** □ 特级护理~一级护理 □ 医生定时予以拔出引流管 □ 抗菌药物及补液治疗 **重要检查：** □ 定期抽血化验 □ 复查 CT	**重点诊疗：** □ 二级或三级护理 □ 根据伤口情况予以拆线
饮食及活动	□ 由流食逐渐过渡到普食 □ 床上行肢体功能锻炼	□ 普食 □ 床旁活动，注意安全 □ 大小便正常

附：原表单（2012 年版）

慢性硬脑膜下血肿临床路径表单

适用对象：**第一诊断为**慢性硬脑膜下血肿（ICD-10：I62.006）
　　　　　行慢性硬脑膜下血肿钻孔引流术（ICD-9-CM-3：01.3101）

患者姓名：_____性别：_____年龄：_____门诊号：_____住院号：_____

住院日期：____年___月___日　出院日期：____年___月___日　标准住院日：9 天

时间	住院第 1 日 （术前 1 天）	住院第 2 日 （手术当天）	住院第 3 日 （术后第 1 天）	住院第 4 日 （术后第 2 天）
主要诊疗工作	□ 病史采集，体格检查，完成病历书写 □ 相关检查 □ 上级医师查看患者，制定治疗方案，完善术前准备 □ 向患者和（或）家属交代病情，签署手术知情同意书 □ 安排次日手术	□ 安排局麻+镇痛（不配合患者可行全麻）下钻孔引流手术 □ 术后观察引流液性状并记量 □ 临床观察神经功能恢复状况 □ 完成手术记录及术后记录	□ 临床观察神经功能恢复状况 □ 观察切口敷料情况 □ 观察引流液性状及引流量 □ 完成病程记录	□ 临床观察神经功能恢复状况 □ 切口换药、观察切口情况 □ 观察引流液性状及引流量，酌情拔除引流管 □ 完成病程记录
重点医嘱	长期医嘱： □ 一级护理 □ 病危 □ 术前禁食、禁水 临时医嘱： □ 备皮（剃头） □ 抗菌药物皮试 □ 急查血常规、凝血功能、肝肾功、电解质、血糖，感染性疾病筛查 □ 头颅 CT 扫描 □ 查心电图、胸部 X 线片 □ 必要时行 MRI 检查	长期医嘱： □ 一级护理 □ 病危 □ 手术当天禁食、禁水 □ 术中用抗菌药物 □ 补液治疗 临时医嘱： □ 复查头颅 CT（术后 6 小时）	长期医嘱： □ 一级护理 □ 术后流食 □ 抗菌药物预防感染 □ 补液治疗	长期医嘱： □ 二级护理 □ 术后半流食 □ 继续应用抗菌药物、补液治疗
主要护理工作	□ 入院宣教 □ 观察患者一般状况及神经系统状况 □ 观察记录患者神志、瞳孔、生命体征 □ 完成术前准备	□ 观察患者一般状况及神经系统状况 □ 观察记录患者神志、瞳孔、生命体征 □ 观察引流液性状并记量	□ 观察患者一般状况及神经系统功能恢复情况 □ 观察记录患者神志、瞳孔、生命体征 □ 观察引流液性状及记量	□ 观察患者一般状况及神经系统功能恢复情况 □ 观察记录患者神志、瞳孔、生命体征 □ 观察引流液性状及记量
病情变异记录	□ 无　□ 有，原因： 1. 2.	□ 无　□ 有，原因： 1. 2.	□ 无　□ 有，原因： 1. 2.	□ 无　□ 有，原因： 1. 2.
护士签名				
医师签名				

时间	住院第5日 （术后第3天）	住院第6日 （术后第4天）	住院第7~8日 （术后第5~6天）	住院第9日 （术后第7天）
主要诊疗工作	□ 临床观察神经功能恢复状况 □ 复查头部CT □ 完成病程记录	□ 临床观察神经功能恢复情况 □ 观察切口敷料情况 □ 完成病程记录 □ 查看化验结果	□ 临床观察神经功能恢复状况 □ 切口换药，观察切口情况 □ 完成病程记录	□ 根据切口情况予以拆线或延期门诊拆线 □ 确定患者能否出院 □ 向患者交代出院注意事项、复查日期 □ 通知出院处 □ 开出院诊断书 □ 完成出院记录
重点医嘱	长期医嘱： □ 术后普食 □ 二级护理 □ 拔管后，患者情况允许，可停用抗菌药物 临时医嘱： □ 复查血常规、肝肾功能、凝血功能	长期医嘱： □ 术后普食 □ 二级护理	长期医嘱： □ 普食 □ 三级护理	□ 复查头颅CT □ 通知出院
主要护理工作	□ 观察患者一般状况及神经系统功能恢复情况 □ 观察记录患者神志、瞳孔、生命体征	□ 观察患者一般状况及切口情况 □ 观察神经系统功能恢复情况 □ 患者下床活动	□ 观察患者一般状况及切口情况 □ 观察神经系统功能恢复情况 □ 患者下床活动	□ 帮助患者办理出院手续
病情变异记录	□ 无　□ 有，原因： 1. 2.	□ 无　□ 有，原因： 1. 2.	□ 无　□ 有，原因： 1. 2.	□ 无　□ 有，原因： 1. 2.
护士签名				
医师签名				

第二十章　颅骨良性肿瘤临床路径释义

一、颅骨良性肿瘤编码

1. 原颅骨良性肿瘤编码：颅骨良性肿瘤（ICD-10：D16.4）

手术名称及编码：颅骨病损切除术一期颅骨成形术（ICD-9-CM3：02.04-02.6）

2. 修改编码

疾病名称及编码：颅骨良性肿瘤（ICD-10：D16.4）

手术名称及编码：颅骨病损切除术（ICD-9-CM3：01.6）

颅骨瓣形成（ICD-9-CM-3：02.03）

颅骨膜移植术（ICD-9-CM-3：02.04）

颅骨板植入术（ICD-9-CM-3：02.05）

颅骨修补术（ICD-9-CM-3：02.06）

二、临床路径检索方法

D16.4 伴 01.6/02.03/02.04/02.05/02.06

三、颅骨良性肿瘤临床路径标准住院流程

（一）适用对象

第一诊断为颅骨良性肿瘤（ICD-10：D16.4）

行单纯颅骨肿瘤切除术或颅骨肿瘤切除术加一期颅骨成形术（ICD-9-CM-3：02.04-02.6）。

> **释义**
>
> ■ 适用对象编码参见第一部分。
>
> ■ 本路径适用对象为颅骨良性肿瘤包括颅骨骨瘤、颅骨骨化性纤维瘤、颅骨成骨细胞瘤颅骨软骨瘤、成软骨细胞瘤、板障内脑膜瘤，以及颅骨良性肿瘤样病变（类肿瘤）如：颅骨纤维结构不良症、颅骨皮样囊肿和颅骨血管瘤等。
>
> ■ 根据颅骨良性肿瘤手术后骨瓣缺损的面积大小不同，颅骨良性肿瘤的手术方式分为单纯颅骨肿瘤切除术和颅骨肿瘤切除术加一期颅骨成形术。

（二）诊断依据

根据《临床诊疗指南——神经外科学分册》（中华医学会编著，人民卫生出版社）、《临床技术操作规范——神经外科分册》（中华医学会编著，人民军医出版社）等。

1. 临床表现

（1）病史：病程较长，常偶然发现。

（2）无痛或局部轻度疼痛及酸胀感包块。

（3）部分较大的内生型肿瘤可产生脑组织受压引发的局灶性症状如偏瘫、失语、同向性偏盲、癫痫发作等。

（4）极少数巨大肿瘤可产生颅高压表现，如头痛、恶心、呕吐、视物模糊等。

（5）部分位于颅底的肿瘤可产生脑神经压迫症状，如眼球运动障碍、面部感觉减退、听力减退等。

2. 辅助检查

（1）头颅 CT 扫描（加骨窗像检查）：表现为骨质增生或破坏；如侵犯颅底，必要时可行三维 CT 检查或冠状位扫描；

（2）X 线平片检查：可表现为骨质增生或骨质破坏；

（3）MRI 检查可了解肿瘤侵入颅内程度。

> **释义**
>
> ■ 颅骨骨瘤多生长在额骨和顶骨，其他颅骨及颅底少见；颅骨骨化性纤维瘤又称纤维性骨瘤，多起源于颅底，也可发生在上颌骨及额部；颅骨软骨瘤见于中颅窝底、蝶鞍旁或岩骨尖端的软骨联合部，体积大者可累及中颅窝和小脑桥脑角；颅骨巨细胞瘤又称颅骨破骨细胞瘤，多发生于颅底软骨化骨的蝶骨、颞骨和枕骨；颅骨纤维异常增殖症又称骨纤维结构不良，多侵犯额眶、颞和顶部；颅骨皮样囊肿和表皮样囊肿好发于颞前及额顶部。
>
> ■ 头颅 CT 平扫（须加骨窗像检查）和增强、MRI 可明确肿瘤的位置、大小及与周围组织等重要结构的关系。必要时进行脑血管造影有助于诊断颅骨软骨瘤、颅骨巨细胞瘤、板障内脑膜瘤。
>
> ■ 内板向颅内生长的颅骨骨瘤应与脑膜瘤鉴别；颅骨骨化性纤维瘤、板障内脑膜瘤应与颅骨纤维异常增殖症鉴别；颅骨软骨瘤应与颅底脑膜瘤、脊索瘤鉴别；颅骨巨细胞瘤、颅骨纤维异常增殖症均可以恶变，恶变者不属于本路径范畴。

（三）选择治疗方案的依据

根据《临床诊疗指南——神经外科学分册》（中华医学会编著，人民卫生出版社）、《临床技术操作规范——神经外科分册》（中华医学会编著，人民军医出版社）等。

1. 对于肿瘤较大而影响外观、内生型肿瘤出现颅压高或局灶性症状者应当行颅骨肿瘤切除术。术式包括单纯颅骨肿瘤切除术、颅骨肿瘤切除术加一期颅骨成形术。

2. 手术风险较大者（高龄、妊娠期、合并较严重内科疾病），需向患者或家属交代病情；如不同意手术，应当充分告知风险，履行签字手续，并予严密观察。

> **释义**
>
> ■ 各医疗单位执行颅骨良性肿瘤临床路径时，可根据肿瘤的具体部位制订具体的入路名称。
>
> ■ 个别停止生长或生长缓慢的小的颅骨良性肿瘤可以不做处理。因病情复杂、患者自身机体的原因或医疗条件的限制不适合手术的患者，要向患者提供其他治疗方式的选择，履行医师的告知义务和患者对该病的知情权。
>
> ■ 本病是良性肿瘤，手术为择期手术，对极少数出现急性高颅压症状的患者应行急诊手术，同样属于本路径范畴。

（四）标准住院日为≤14 天

> **释义**
>
> ■ 颅骨良性肿瘤患者入院后，常规检查、包括 CT 检查等准备 2~4 天，术后恢复 7~10 天，总住院时间小于 14 天的均符合本路径要求。

（五）进入路径标准

1. 第一诊断符合 ICD-10：D16.4 颅骨良性肿瘤疾病编码。

2. 当患者合并其他疾病，但住院期间不需要特殊处理也不影响第一诊断的临床路径流程实施时，可以进入路径。

> **释义**
>
> ■ 进入路径标准参见适用对象。
>
> ■ 患者如果合并高血压、糖尿病、冠心病、慢阻肺、慢性肾病等其他慢性疾病，需要术前对症治疗时，如果不影响麻醉和手术，不影响术前准备的时间，可进入本路径。上述慢性疾病如果需要经治疗稳定后才能手术、或抗凝、抗血小板治疗等，术前需特殊准备的，先进入其他相应内科疾病的诊疗路径。

（六）术前准备 2 天

1. 必需的检查项目

（1）血常规、尿常规；

（2）凝血功能、肝功能、肾功能、血电解质、血糖、感染性疾病筛查（乙型肝炎、丙型肝炎、艾滋病、梅毒等）；

（3）胸部 X 线平片、心电图；

（4）头颅 CT 扫描（含骨窗像）。

2. 根据患者病情，可选择的检查项目：头颅 X 线平片、MRI、DSA、心肺功能评估（年龄>65 岁者）。

> **释义**
>
> ■ 必查项目是为确保手术治疗安全、有效开展的基础，术前必须完成。
>
> ■ 为缩短患者住院等待时间，检查项目可以在患者入院前于门诊完成。
>
> ■ 高龄患者或有心肺功能异常患者，术前根据病情可增加心脏彩超、肺功能、血气分析等检查。

（七）预防性抗菌药物选择与使用时机

1. 抗菌药物：按照《抗菌药物临床应用指导原则》（卫医发〔2004〕285 号）选择用药。建议使用第一、第二代头孢菌素，头孢曲松等；明确感染患者，可根据药物敏感试验结果调整抗菌药物。

（1）推荐使用头孢唑林钠肌内或静脉注射。①成人：0.5～1 克/次，一日 2～3 次。②儿童：一日量为 20~30mg/kg 体重，分 3~4 次给药。③对本药或其他头孢菌素类药过敏者，对青霉素类药有过敏性休克史者禁用；肝肾功能不全者、有胃肠道疾病史者慎用。④使用本药前需进行皮肤过敏试验。

（2）推荐头孢呋辛钠肌内或静脉注射。①成人：0.75～1.5 克/次，一日 3 次。②儿童：平均一日剂量为 60mg/kg，严重感染可用到 100mg/kg，分 3~4 次给予。③肾功能不全患者按照肌酐清除率制订给药方案：肌酐清除率>20ml/min 者，每日 3 次，每次 0.75～1.5g；肌酐清除率 10～20ml/min 患者，每次 0.75g，一日 2 次；肌酐清除率<10ml/min 患者，每次 0.75g，一日 1 次。④对本药或其他头孢菌素类药过敏者，对青霉素类药有过敏性休克史者禁用；肝肾功能不全者、有胃肠道疾病史者慎用。⑤使用本药前需进行皮肤过敏试验。

（3）推荐头孢曲松钠肌内注射、静脉注射或静脉滴注。①成人：1 克/次，一次肌内注射或静脉滴注。②儿童：儿童用量一般按成人量的 1/2 给予。③对本药或其他头孢菌素类药过敏者，对青霉素类药有过敏性休克史者禁用；肝肾功能不全者、有胃肠道疾病史者慎用。

2. 预防性用抗菌药物，时间为术前 0.5 小时，手术超过 3 小时加用 1 次抗菌药物；总预防性用药时间一般不超过 24 小时，个别情况可延长至 48 小时。

释义

■ 颅骨良性肿瘤手术属于Ⅰ类切口，一些颅底骨性肿瘤涉及窦腔或气房开放者为Ⅱ类切口。由于行颅骨肿瘤切除术加一期颅骨成形术中需要用到人工材料替代颅骨，一旦感染可导致严重后果。因此可按规定适当预防性和术后应用抗菌药物，通常选用第一代、第二代头孢菌素。

（八）手术日为入院第 3~5 天

1. 麻醉方式：局部麻醉或全身麻醉。
2. 手术方式：单纯颅骨肿瘤切除术、颅骨肿瘤切除术加一期颅骨成形术（颅骨缺损大于 3cm 直径时）。
3. 手术内置物：颅骨、硬脑膜修复材料，颅骨固定材料等。
4. 术中用药：抗菌药物、脱水药。
5. 输血：根据手术失血情况决定。

释义

■ 行颅骨成形术时所用修补材料除人工材料外，也可根据具体情况采用原骨瓣或自体组织。

■ 对于缺损的硬膜，可根据情况用人工硬脑膜或自身骨膜、筋膜修补。颅骨固定可采用颅骨锁或其他固定材料。

■ 术前抗菌药物的使用参考《抗菌药物临床应用指导原则》执行。

■ 手术是否输血依照术中出血量而定，可根据医院条件采用自体血回吸收系统，必要时输异体血。

（九）术后住院恢复 7~10 天

1. 必须复查的检查项目：头颅 CT；化验室检查包括血常规、肝肾功能、血电解质。
2. 根据患者病情，可考虑选择的复查项目：头颅 MRI。
3. 术后用药：抗菌药物、脱水药、激素，根据病情可用抗癫痫药等。

> **释义**
>
> ■ 术后可根据患者恢复情况做必需复查的检查项目，并根据病情变化增加检查的频次。复查项目并不仅局限于路径中的项目。

（十）出院标准

1. 患者病情稳定，生命体征平稳，体温正常，手术切口愈合良好。
2. 没有需要住院处理的并发症和（或）合并症。

> **释义**
>
> ■ 主治医师应在患者出院前，通过复查的各项检查并结合患者恢复情况决定能否出院。如果确有需要继续留院治疗的情况，超出了路径所规定的时间，应先处理并发症并符合出院条件后再准予患者出院。

（十一）变异及原因分析

1. 术后继发其他部位硬脑膜外血肿、硬脑膜下血肿、脑内血肿等并发症，严重者需要再次行开颅手术，导致住院时间延长，费用增加。
2. 术后切口、颅骨或颅内感染、内置物排异反应，出现严重神经系统并发症，导致住院时间延长，费用增加。
3. 伴发其他内、外科疾病需进一步诊治，导致住院时间延长。

> **释义**
>
> ■ 对于轻微变异，如由于某种原因，路径指示应当于某一天进行的操作不能如期进行而要延期的，且此改变不会对最终治疗结果产生重大影响，也不会更多地增加住院天数和住院费用者，可不出本路径。
>
> ■ 除以上所列变异及原因外，如还出现医疗、护理、患者、环境等多方面的变异原因，应阐明变异相关问题的重要性，必要时须及时退出本路径，并将特殊的变异原因进行归纳、总结，以便重新修订路径时作为参考，不断完善和修订路径。

（十二）参考费用标准

8000~15000 元。

四、颅骨良性肿瘤临床路径给药方案

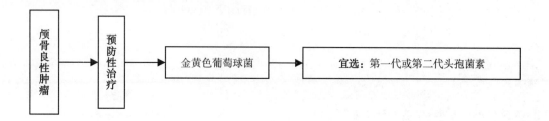

【用药选择】

1. 为预防术后切口感染，应针对金黄色葡萄球菌选用药物。

2. 第一代头孢菌素常用的注射剂有头孢唑林、头孢噻吩、头孢拉定等，口服制剂有头孢拉定、头孢氨苄和头孢羟氨苄等。第二代头孢菌素注射剂有头孢呋辛、头孢替安等，口服制剂有头孢克洛、头孢呋辛酯和头孢丙烯等。

【药学提示】

1. 接受颅骨良性肿瘤手术者，应在术前 0.5~2 小时给药，或麻醉开始时给药，使手术切口暴露时局部组织中已达到足以杀灭手术过程中入侵切口细菌的药物浓度。

2. 手术时间较短（<2 小时）的清洁手术，术前用药 1 次即可。手术时间超过 3 小时，或失血量大（>1500ml），可手术中给予第 2 剂。

【注意事项】

1. 颅骨良性肿瘤手术属于 Ⅰ 类切口，一些颅底骨性肿瘤涉及窦腔或气房开放者为 Ⅱ 类切口。由于行颅骨肿瘤切除术加一期颅骨成形术术中需要用到人工材料替代颅骨，一旦感染可导致严重后果。因此可按规定适当预防性和术后应用抗菌药物，但需注意应尽可能单一、短程、较小剂量给药。

2. 用药前必须详细询问患者先前有否对头孢菌素类、青霉素类或其他药物的过敏史。

五、推荐表单

（一）医师表单

颅骨良性肿瘤临床路径医师表单

适用对象：**第一诊断为**颅骨良性肿瘤（ICD-10：D32.012/D42.003/C70.003）

行颅骨良性肿瘤切除术（ICD9 CM 3：01.51）

患者姓名：_____ 性别：_____ 年龄：_____ 门诊号：_____ 住院号：_____

住院日期：____年___月___日 出院日期：____年___月___日 标准住院日：12～14 天

时间	住院第 1 天	住院第 2～3 天	住院第 4～5 天（手术日）
主要诊疗工作	□ 询问病史及体格检查 □ 完成病历书写 □ 开化验单 □ 上级医师查房与术前评估 □ 初步确定手术方式和日期	□ 依据体检，进行相关的术前检查 □ 完成必要的相关科室会诊 □ 上级医师查房，术前讨论 □ 完成术前准备与术前评估 □ 预约术中电生理监测 □ 导航定位（按需要决定） □ 完成术前小结，术前讨论记录 □ 向患者和家属交代围术期注意事项，签署手术同意书、自费协议书、输血同意书、委托书	□ 安排手术 □ 导航定位（按需要决定） □ 术中监测：BAEP，面神经、三叉神经监测 □ 术者完成手术记录 □ 完成术后病程 □ 上级医师查房 □ 向患者及家属交代手术情况，嘱咐注意事项 □ 观察术后病情变化
重点医嘱	**长期医嘱：** □ 二级护理 □ 饮食 **临时医嘱：** □ 神经系统专科查体（四肢肌力检查，小瞳孔眼底检查，步态检查等） □ 化验检查（血常规、尿常规、血型、肝肾功能及血生化电解质，感染性疾病筛查，凝血功能），心电图，X 线胸片 □ MRI 平扫加强化（冠、矢、轴），病变区域（颅底）骨质薄层 CT 扫描（冠、轴） □ 颅神经功能临床检查（视力和视野，电测听，脑干诱发电位） □ 心、肺功能（视患者情况而定）	**长期医嘱：** □ 二级护理 □ 饮食 □ 患者既往基础用药 **临时医嘱：** □ 在局麻/全麻下行全脑 DSA 造影（必要时栓塞） □ 术前医嘱：明日全麻下行枕下乙状窦后入路/远外侧/其他入路行颅骨良性肿瘤切除术 □ 术前禁食、禁水 □ 抗菌药物 □ 激素（根据术前瘤周水肿情况定） □ 一次性导尿包 □ 其他特殊医嘱	**长期医嘱：** □ 生命体征监测（每 2 小时 1 次） □ 多功能监护，吸氧 □ 可进流食（无术后功能障碍者），胃管鼻饲（有吞咽功能障碍者） □ 接引流（术中置放引流者） □ 导尿管接袋计量 □ 补液 □ 抗菌药物，激素，抑酸等药物 □ 神经营养药（必要时） □ 控制血压和血糖等内科用药 **临时医嘱：** □ 止血，镇痛，镇吐 □ 查血常规、肝肾功能及血生化电解质、凝血功能、血气等，酌情对症处理 □ 头颅 CT
病情变异记录	□ 无 □ 有，原因： 1. 2.	□ 无 □ 有，原因： 1. 2.	□ 无 □ 有，原因： 1. 2.
医师签名			

时间	住院第5~6天 术后第1天	住院第7~9天 术后第3天	至住院第12~14天 （出院日）
主要诊疗工作	□ 上级医师查房，注意病情变化 □ 完成常规病历书写 □ 根据引流情况决定是否拔除硬脑膜外引流管 □ 注意体温、血象变化，必要时行腰椎穿刺，送脑脊液化验 □ 注意有无意识障碍、呼吸障碍、偏瘫等（对症处理） □ 注意脑神经有无受损（有无面瘫、面部麻木感、听力受损、饮水呛咳）（对症处理） □ 复查头部CT，排除颅内出血和明确术后脑水肿的情况	□ 上级医师查房，注意病情变化 □ 注意是否有发热、脑脊液漏等 □ 必要时再次行腰椎穿刺采集脑脊液 □ 完成病历书写 □ 调整激素用量，逐渐减量 □ 注意患者的意识和精神状态变化，是否伴有脑神经功能障碍，必要时尽早行康复训练 □ 切口换药，注意有无皮下积液，必要时加压包扎 □ 复查头颅MRI，明确肿瘤是否切除完全	□ 上级医师查房，进行切口愈合评估，明确有无手术并发症，肿瘤是否切除完全，是否需要进一步放疗，能否出院 □ 完成出院记录、病案首页、出院证明等 □ 向患者交代出院注意事项：复诊时间、地点、检查项目，紧急情况时的处理
重点医嘱	长期医嘱： □ 一级护理 □ 流食 □ 控制血压和血糖 □ 激素 临时医嘱： □ 镇痛 □ 补液（酌情） □ 拔除引流管（如术中置放）	长期医嘱： □ 二级护理 □ 半流食/普食 □ 调整激素用量，逐渐减量 □ 控制血压和血糖 临时医嘱： □ 换药 □ 腰椎穿刺测压、放液（必要时）	出院医嘱： □ 出院带药 □ 康复治疗（酌情） □ 残余肿瘤放射治疗（酌情）
病情变异记录	□ 无 □ 有，原因： 1. 2.	□ 无 □ 有，原因： 1. 2.	□ 无 □ 有，原因： 1. 2.
医师签名			

（二）护士表单

颅骨良性肿瘤临床路径护士表单

适用对象：**第一诊断为**颅骨良性肿瘤（ICD-10：D32.012/D42.003/C70.003）

　　　　　行颅骨良性肿瘤切除术（ICD9-CM-3：01.51）

患者姓名：＿＿＿＿＿性别．＿＿＿＿＿年龄：＿＿＿＿＿门诊号：＿＿＿＿＿住院号：

住院日期：＿＿＿年＿＿月＿＿日　出院日期：＿＿＿年＿＿月＿＿日　标准住院日：12~14 天

时间	住院第 1 天	住院第 2~3 天	住院第 4~5 天（手术日）
健康宣教	□ 入院宣教 　介绍主管医生、护士 　介绍环境、设施 　介绍住院注意事项	□ 术前宣教 　宣教疾病知识、术前准备及手术过程 　告知准备物品、沐浴 　告知术后饮食、活动及探视注意事项 　告知术后可能出现的情况及应对方式 　主管护士与患者沟通，了解并指导心理应对 　告知家属等候区位置	□ 术后当日宣教 　告知监护设备、管路功能及注意事项 　告知饮食、体位要求 　告知疼痛注意事项 　告知术后可能出现情况及应对方式 　告知用药情况 　给予患者及家属心理支持 　再次明确探视陪伴须知
护理处置	□ 核对患者，佩戴腕带 □ 建立入院护理病历 □ 卫生处置：剪指（趾）甲、沐浴，更换病号服	□ 协助医师完成术前化验检查 □ 术前准备 　配血、抗菌药物皮试 　备皮剃头、药物灌肠 　禁食、禁水	□ 送手术 　摘除患者各种活动物品 　核对患者资料及带药 　填写手术交接单，签字确认 □ 接手术 　核对患者及资料，签字确认
基础护理	□ 二级护理 　晨晚间护理 　患者安全管理	□ 二级护理 　晨晚间护理 　患者安全管理	□ 特级护理 　卧位护理：协助翻身、床上移动、预防压疮 　排泄护理 　患者安全管理
专科护理	□ 护理查体 □ 瞳孔、意识监测 □ 需要时，填写跌倒及压疮防范表 □ 需要时，请家属陪伴	□ 协助医师完成术前化验检查 □ 若行 DSA（必要时栓塞） 　术前禁食、禁水，备皮 　术后观察意识、生命体征、患肢皮温、足背动脉搏动，嘱患者多饮水、按医嘱制动患肢 6~24 小时	□ 病情观察，写特护记录 　每 2 小时评估生命体征、瞳孔、意识、体征、肢体活动、皮肤情况、伤口敷料、各种引流管情况、出入量、有无颅神经功能障碍 □ 遵医嘱予脱水、抗感染、止血、抑酸、激素、控制血糖等治疗
重点医嘱	□ 详见医嘱执行单	□ 详见医嘱执行单	□ 详见医嘱执行单
病情变异记录	□ 无　□ 有，原因： 1. 2.	□ 无　□ 有，原因： 1. 2.	□ 无　□ 有，原因： 1. 2.
护士签名			

时间	住院第 5~10 天 （术后第 1~6 天）	住院第 11~14 天 （术后第 7~10 天）
健康宣教	□ 术后宣教 　药物作用及频率 　饮食、活动指导 　复查患者对术前宣教内容的掌握程度 　疾病恢复期注意事项（若有脑神经受损后的宣教） 　拔除尿管后注意事项 　腰椎穿刺后注意事项 　下床活动注意事项	□ 出院宣教 　复查时间 　服药方法 　活动休息 　指导饮食 　康复训练方法 　指导办理出院手续
护理处置	□ 遵医嘱完成相关检查 □ 夹闭尿管，锻炼膀胱功能	□ 办理出院手续 　书写出院小结
基础护理	□ 特级护理/一级护理 　晨晚间护理 　协助进食、水（饮水呛咳者鼻饲） 　协助翻身、床上移动、预防压疮 　排泄护理 　床上温水擦浴 　协助更衣 　患者安全管理	□ 二级护理 　晨晚间护理 　协助或指导进食、水 　协助或指导床旁活动 　康复训练 　患者安全管理
专科护理	□ 病情观察，写特护记录 　每 2 小时评估生命体征、瞳孔、意识、体征、肢体活动、皮肤情况、伤口敷料、各种引流管情况、出入量、有无颅神经功能障碍（必要时尽早行康复训练） □ 遵医嘱予脱水、抗感染、止血、抑酸、激素、控制血糖等治疗 □ 腰椎穿刺的护理 　腰穿后，嘱患者去枕平卧 4~6 小时，观察病情和主诉，根据医嘱调整脱水药的用量 □ 需要时，联系主管医师给予相关治疗及用药	□ 病情观察 　评估生命体征、瞳孔、意识、体征、肢体活动、脑神经功能障碍恢复情况
重点医嘱	□ 详见医嘱执行单	□ 详见医嘱执行单
病情变异记录	□ 无　□ 有，原因： 1. 2.	□ 无　□ 有，原因： 1. 2.
护士签名		

（三）患者表单

颅骨良性肿瘤临床路径患者表单

适用对象：**第一诊断为**颅骨良性肿瘤（ICD-10：D32.012/D42.003/C70.003）

　　　　　　行颅骨良性肿瘤切除术（ICD9-CM-3：01.51）

患者姓名：_____　性别：_____　年龄·_____　门诊号：_____　住院号：_____

住院日期：____年___月___日　出院日期：____年___月___日　标准住院日：12~14 天

时间	住院第 1 天	住院第 2~3 天	住院第 4~5 天（手术日）
监测	□ 测量生命体征、体重	□ 每日测量生命体征、询问排便，手术前一天晚测量生命体征	□ 手术清晨测量生命体征、血压 1 次
医患配合	□ 护士行入院护理评估（简单询问病史） □ 接受入院宣教 □ 医师询问病史、既往病史、用药情况，收集资料 □ 进行体格检查	□ 配合完善术前相关化验、检查 □ 术前宣教 颅骨良性肿瘤疾病知识、临床表现、治疗方法 术前用物准备：奶瓶、湿巾等 手术室接患者，配合核对 医师与患者及家属介绍病情及手术谈话 手术时家属在等候区等候 探视及陪护制度	□ 术后宣教 术后体位：麻醉未醒时平卧，清醒后，4~6 小时无不适反应可垫枕或根据医嘱予监护设备、吸氧 配合护士定时监测生命体征、瞳孔、肢体活动、伤口敷料等 不要随意动引流管 疼痛的注意事项及处理 告知医护不适及异常感受 配合评估手术效果
重点诊疗及检查	重点诊疗： □ 三级护理 □ 既往基础用药	术前准备： □ 备皮剃头 □ 配血 □ 药物灌肠 □ 术前签字 重要检查： □ 心电图、X 线胸片 □ MRI、CT □ 视力视野检查 □ DSA（必要时）	重点诊疗： □ 特级护理 □ 予监护设备、吸氧 □ 注意留置管路安全与通畅 □ 用药：抗菌药物、止血药、抑酸、激素、补液药物的应用 □ 护士协助记录出入量
饮食及活动	□ 正常普食 □ 正常活动	□ 术前 12 小时禁食、禁水 □ 正常活动	□ 根据病情半流食或鼻饲 □ 卧床休息，自主体位

时间	住院第 5~10 天 （术后第 1~6 天）	住院第 11~14 日 （术后 7~10 天）
监测	□ 定时监测生命体征，每日询问排便	□ 定时监测生命体征、每日询问排便
医患配合	□ 医师巡视，了解病情 □ 配合意识、瞳孔、肢体活动、脑神经功能的观察及必要的检查 □ 护士行晨晚间护理 □ 护士协助进食、进水、排泄等生活护理 □ 配合监测出入量 □ 膀胱功能锻炼，成功后可将导尿管拔除 □ 配合功能恢复训练（必要时） □ 注意探视及陪护时间	□ 护士行晨晚间护理 □ 医师拆线 □ 伤口注意事项 □ 配合功能恢复训练（必要时） □ 出院宣教 　接受出院前康复宣教 　学习出院注意事项 　了解复查程序 　办理出院手续，取出院带药
重点诊疗及检查	重点诊疗： □ 特级护理/一级护理 □ 静脉用药逐渐过渡至口服药 □ 医师定时予伤口换药 □ 医师行腰椎穿刺（必要时） 重要检查： □ 定期抽血化验 □ 复查 CT 及 MRI	重点诊疗： □ 二级护理/三级护理 □ 普食 □ 医师行腰椎穿刺（必要时） 重要检查： □ 定期抽血化验（必要时）
饮食及活动	□ 根据病情逐渐由半流食过渡至普食，营养均衡，高蛋白、低脂肪、易消化，避免产气食物（牛奶、豆浆）及油腻食物。鼓励多食汤类食物，必要时鼻饲饮食 □ 卧床休息时可头高位，渐坐起 □ 术后第 3~4 天可视体力情况下床活动，循序渐进，注意安全 □ 行功能恢复锻炼（必要时）	□ 普食，营养均衡 □ 勿吸烟、饮酒 □ 正常活动 □ 行功能恢复训练（必要时）

附：原表单（2012 年版）

颅骨良性肿瘤临床路径表单

适用对象：**第一诊断为**颅骨良性肿瘤（ICD-10：D16.4）

行单纯颅骨肿瘤切除术或颅骨肿瘤切除术加一期颅骨成形术（ICD-9-CM-3：02.04-02.6）

患者姓名：_____ 性别：_____ 年龄：_____ 门诊号：_____ 住院号：_____

住院日期：____年___月___日 出院日期：____年___月___日 标准住院日：≤14 天

时间	住院第 1 日	住院第 2 日	住院第 3 日（手术日）
主要诊疗工作	□ 病史采集，体格检查，完成病历书写 □ 术前相关检查 □ 上级医师查看患者，制定治疗方案，完善术前准备	□ 术前相关检查 □ 完善术前准备 □ 向患者和（或）家属交代病情，签署手术知情同意书 □ 安排次日手术	□ 全麻下颅骨肿瘤切除术 □ 临床观察神经系统功能情况 □ 完成手术记录及术后记录 □ 有引流者观察引流性状及引流量
重点医嘱	长期医嘱： □ 二级护理 临时医嘱： □ 血常规、凝血功能、肝肾功、电解质、血糖，感染性疾病筛查 □ 头颅 CT 扫描 □ 心电图、胸部 X 线片 □ 必要时行 MRI 及头部 X 线平片检查	长期医嘱： □ 二级护理 □ 术前禁食、禁水 临时医嘱： □ 备皮 □ 抗菌药物皮试	长期医嘱： □ 一级护理 □ 手术当天禁食、禁水 □ 补液治疗 临时医嘱： □ 术中用抗菌药物
主要护理工作	□ 入院护理评估及宣教 □ 观察患者一般状况及神经系统状况 □ 遵医嘱完成化验检查 □ 完成首次护理记录	□ 观察患者一般状况及神经系统状况 □ 手术前宣教 □ 完成术前准备 □ 完成护理记录	□ 观察患者一般状况及神经系统状况 □ 观察记录患者神志、瞳孔、生命体征及手术切口敷料情况 □ 观察引流液性状及记量 □ 遵医嘱给药并观察用药后反应 □ 预防并发症护理 □ 心理护理及基础护理 □ 完成护理记录
病情变异记录	□ 无　□ 有，原因： 1. 2.	□ 无　□ 有，原因： 1. 2.	□ 无　□ 有，原因： 1. 2.
护士签名			
医师签名			

时间	住院第4日 （术后第1天）	住院第5日 （术后第2天）	住院第6日 （术后第3天）
主要诊疗工作	□ 临床观察神经系统功能情况 □ 切口换药、观察切口情况 □ 有引流者观察引流液性状及引流量，根据病情拔除引流管 □ 完成病程记录	□ 临床观察神经系统功能情况 □ 观察切口敷料情况 □ 对CT复查结果进行评估 □ 完成病程记录	□ 临床观察神经系统功能情况 □ 观察切口敷料情况 □ 完成病程记录 □ 停补液治疗
重点医嘱	长期医嘱： □ 一级护理 □ 术后流食 □ 抗菌药物 □ 补液治疗 临时医嘱： □ 头颅CT	长期医嘱： □ 一级护理 □ 术后半流食 □ 停用抗菌药物，有引流者延长抗菌药物使用 □ 补液治疗	长期医嘱： □ 术后普食 □ 一级护理 临时医嘱： □ 复查血常规、肝肾功能、凝血功能
主要护理工作	□ 观察患者一般状况及神经系统功能恢复情况 □ 观察记录患者神志、瞳孔、生命体征及手术切口敷料情况 □ 观察引流液性状及记量 □ 遵医嘱给药并观察用药后反应 □ 预防并发症护理 □ 心理护理及基础护理 □ 协助患者床上肢体活动 □ 完成护理记录 □ 进行术后宣教及用药指导	□ 观察患者一般状况及神经系统功能恢复情况 □ 观察记录患者神志、瞳孔、生命体征及手术切口敷料情况 □ 观察引流液性状及记量 □ 遵医嘱给药并观察用药后反应 □ 预防并发症护理 □ 心理护理及基础护理 □ 协助患者床上肢体活动 □ 完成护理记录	□ 观察患者一般状况及神经系统功能情况 □ 观察记录患者神志、瞳孔、生命体征及手术切口敷料情况 □ 遵医嘱给药并观察用药后反应 □ 遵医嘱完成化验检查 □ 预防并发症护理 □ 心理护理及基础护理 □ 协助患者床上肢体活动 □ 完成护理记录
病情变异记录	□ 无 □ 有，原因： 1. 2.	□ 无 □ 有，原因： 1. 2.	□ 无 □ 有，原因： 1. 2.
护士签名			
医师签名			

时间	住院第 7 日 （术后第 4 天）	住院第 8 日 （术后第 5 天）	住院第 9 日 （术后第 6 天）	住院第 10~14 天 （术后第 7~10 天）
主要诊疗工作	□ 临床观察神经系统功能情况 □ 完成病程记录	□ 临床观察神经系统功能情况 □ 切口换药，观察切口情况 □ 完成病程记录	□ 临床观察神经系统功能情况 □ 查看化验结果 □ 完成病程记录 □ 复查头颅 CT	□ 根据切口情况予以拆线或延期门诊拆线 □ 确定患者能否出院 □ 向患者交代出院注意事项、复查日期 □ 通知出院处 □ 开出院诊断书 □ 完成出院记录
重点医嘱	**长期医嘱：** □ 普食 □ 一级或二级护理	**长期医嘱：** □ 普食 □ 二级护理	**长期医嘱：** □ 普食 □ 三级护理 □ 头颅 CT	□ 通知出院
主要护理工作	□ 观察患者一般状况及切口情况 □ 观察神经系统功能情况 □ 预防并发症护理 □ 心理护理及基础护理 □ 协助患者下床活动	□ 观察患者一般状况及切口情况 □ 观察神经系统功能情况 □ 预防并发症护理 □ 心理护理及基础护理 □ 协助患者下床活动	□ 观察患者一般状况及切口情况 □ 观察神经系统功能情况 □ 预防并发症护理 □ 心理护理及基础护理 □ 进行出院指导 □ 患者下床活动	□ 完成出院指导 □ 帮助患者办理出院手续
病情变异记录	□ 无 □ 有，原因： 1. 2.	□ 无 □ 有，原因： 1. 2.	□ 无 □ 有，原因： 1. 2.	□ 无 □ 有，原因： 1. 2.
护士签名				
医师签名				

第二十一章　颅前窝底脑膜瘤临床路径释义

一、颅前窝底脑膜瘤编码

疾病名称及编码：颅前窝底脑膜瘤 ICD-10：D32.013

手术操作及编码：冠切经额开颅颅前窝底脑膜瘤切除术 ICD-9-CM-3：01.5102

二、临床路径检索方法

D32.013 伴（01.5102）

三、颅前窝底脑膜瘤临床路径标准住院流程

（一）适用对象

第一诊断为颅前窝底脑膜瘤（ICD-10：C70.002/D32.013/D42.002）

行冠切经额开颅颅前窝底脑膜瘤切除术（ICD-9-CM-3：01.51）。

> **释义**
>
> ■ 适用对象编码参见第一部分。
>
> ■ 本路径适用对象为颅前窝底脑膜瘤，不包括颅底沟通的肿瘤、颅前窝底肉瘤、额叶胶质瘤等发生在颅前窝底的其他肿瘤。
>
> ■ 颅前窝底脑膜瘤的治疗手段有多种，包括眉弓入路、额外侧入路、经鼻内镜下肿瘤切除等多种方法，本路径仅适用于冠切经额开颅，其他治疗方式见本病其他手术入路的路径指南。

（二）诊断依据

根据《临床诊疗指南——神经外科学分册》（中华医学会编著，人民卫生出版社）、《临床技术操作规范——神经外科分册》（中华医学会编著，人民军医出版社）等。

1. 临床表现：肿瘤体积增大引起慢性颅压增高表现，主要为头痛、恶心、呕吐等；因额叶受损出现精神、智力症状，主要表现为记忆力障碍、反应迟钝；嗅觉、视觉受损。

2. 辅助检查：头颅 MRI 显示颅内占位性病变，基底位于颅前窝底，边界清楚，明显均匀强化，额叶底面和鞍区结构受压。

> **释义**
>
> ■ 多数颅前窝底脑膜瘤发病初期无明显症状体征，肿瘤逐渐增大后出现占位效应时可出现额叶精神症状、一侧或双侧嗅觉下降或丧失，向后方压迫视神经和视交叉时，可出现视力下降或视野缺损。

■ 头颅 MRI 平扫和增强可明确肿瘤的位置、大小以及和周围组织如颈内动脉、鞍区等重要结构的关系；出现精神症状或癫痫发作的患者，脑电图可出现异常。脑血管造影可了解肿瘤的血供情况，对血供丰富的肿瘤，术前可做选择性肿瘤供血血管的栓塞。

■ 对于县级单位，特别建议术前行 CTA 及 CT 骨窗检查明确肿瘤血供和颅底骨质破坏情况。

（三）选择治疗方案的依据

根据《临床诊疗指南——神经外科学分册》（中华医学会编著，人民卫生出版社）、《临床技术操作规范——神经外科分册》（中华医学会编著，人民军医出版社）等。

1. 拟诊断为颅前窝底脑膜瘤者，有明确的颅内压增高症状或局灶性症状者需手术治疗，手术方法是冠状切口经额入路开颅肿瘤切除术。

2. 对于手术风险较大者（高龄、妊娠期、合并较严重的内科疾病者），要向患者或家属仔细交代病情，如不同意手术，应履行签字手续，并予以严密观察。

3. 对于保守治疗者，一旦出现颅内压增高征象，必要时予以急诊手术。

释义

■ 临床偶然发现的颅前窝底脑膜瘤特别是瘤体较小的患者，无颅内压升高，可以随访观察，半年后复查 MRI。直径小于 3cm 的肿瘤，可以行立体定向放疗或手术治疗，应向患者解释各种治疗方法的利弊以共同制订治疗方案。对于已经出现局灶性神经功能障碍或颅内压升高的患者，应首选手术治疗，根据各医疗机构的条件可选择冠状切口经额入路，也可以选择额外侧入路、经眉弓微骨窗（key hole）入路手术或内镜下手术切除等方法，本路径仅适用于经额入路，其他手术方式进入该病的其他路径。

■ 因病情复杂、出现患者本身的原因或医疗条件的限制不适合经额入路手术的患者，要向患者提供其他治疗方式的选择，履行医师的告知义务和患者对该病的知情权。

■ 本病是颅脑良性肿瘤，手术为择期手术，对出现急性高颅压症状的患者应行急诊手术，同样在本路径范畴。

■ 对于肿瘤巨大、侵及颅外结构、血供极为丰富、颅底骨质广泛破坏、诊断无法明确者建议转诊至省、地级神经外科中心接受进一步评估和治疗。

（四）标准住院日为≤14 天

释义

■ 患者入院后，应按路径表单要求尽快完成术前检查，包括必要时行脑血管造影等准备，术后恢复时间视患者具体情况而定，总住院时间小于 14 天而完成检查和治疗的患者都符合本路径的标准。

（五）进入路径标准

1. 第一诊断必须符合 ICD-10：C70.002/D32.013/D42.002 颅前窝底脑膜瘤疾病编码。

2. 当患者合并其他疾病，但住院期间不需特殊处理，也不影响第一诊断的临床路径实施时，可以进入路径。

> **释义**
>
> ■ 本路径适用于单纯颅前窝底脑膜瘤，当肿瘤侵犯入眼眶、蝶窦内，或突破前颅底骨质向颅外发展，需要冠切额开颅结合其他手术入路时，不进入本路径。
>
> ■ 患者如果合并高血压、糖尿病、冠心病等其他慢性疾病，需要术前对症治疗时，如果不影响麻醉和手术，不影响术前准备的时间，可进入本路径。上述慢性疾病如果需要经治疗稳定后才能手术，术前准备过程先进入其他相应内科疾病的诊疗路径。

（六）术前准备3天

1. 必需的检查项目

（1）血常规、尿常规。

（2）凝血功能、肝功能、肾功能、血电解质、血糖、感染性疾病筛查（乙肝，丙肝，艾滋病，梅毒）。

（3）胸部 X 线平片、心电图。

（4）头部 MRI。

（5）颅底 CT 扫描。

（6）视力、视野检查。

2. 根据患者病情，必要时查心、肺功能和精神智力评估。

> **释义**
>
> ■ 根据病情需要，可选择性完成CTA、脑血管造影和肿瘤血管栓塞等检查和治疗。肿瘤侵犯颅前窝底向筛窦、蝶窦内生长，应该行颅底骨窗CT了解骨质破坏情况。肿瘤向后方生长压迫视神经、视交叉而影响视力视野者，术前为了解视路受累情况，应行视力视野检查。肿瘤与大脑前动脉或颈内动脉关系密切者，为了解肿瘤和血管的关系，术前可行CTA或脑血管造影。
>
> ■ 为缩短患者住院等待时间，检查项目可以在患者入院前于门诊完成。
>
> ■ 高龄患者或有心肺功能异常患者；术前应请麻醉科医师协助会诊，并增加心脏彩超、肺功能、血气分析等检查。因前颅底肿瘤压迫额叶，有时引起精神症状，必要时根据病情请精神科会诊。

（七）预防性抗菌药物选择与使用时机

1. 抗菌药物：按照《抗菌药物临床应用指导原则》（卫医发〔2004〕285号）选择用药。建议使用第一、第二代头孢菌素，头孢曲松等；明确感染患者，可根据药物敏感试验结果调整抗菌药物。

（1）推荐使用头孢唑林钠肌内或静脉注射。①成人：0.5~1克/次，一日2~3次。②儿童：一日量为20~30mg/kg体重，分3~4次给药。③对本药或其他头孢菌素类药过敏者，对青霉素类药有过敏性休克史者禁用；肝肾功能不全者、有胃肠道疾病史者慎用。④使用本药前需进行皮肤过敏试验。

（2）推荐头孢呋辛钠肌内或静脉注射。①成人：0.75~1.5克/次，一日3次。②儿童：平均一日剂量为60mg/kg，严重感染可用到100 mg/kg，分3~4次给予。③肾功能不全患者按照肌酐清除率制订给药方案：肌酐清除率>20ml/min者，每日3次，每次0.75~1.5g；肌酐清除率10~20ml/min患者，每次0.75g，一日2次；肌酐清除率<10ml/min患者，每次0.75g，一日1次。④对本药或其他头孢菌素类药过敏者，对青霉素类药有过敏性休克史者禁用；肝肾功能不全者、有胃肠道疾病史者慎用。⑤使用本药前需进行皮肤过敏试验。

（3）推荐头孢曲松钠肌内注射、静脉注射或静脉滴注。①成人：1g/次，一次肌内注射或静脉滴注。②儿童：儿童用量一般按成人量的1/2给予。③对本药或其他头孢菌素类药过敏者，对青霉素类药有过敏性休克史者禁用；肝肾功能不全者、有胃肠道疾病史者慎用。

2. 预防性应用抗菌药物，时间为术前0.5小时，手术超过3小时加用1次抗菌药物；总预防性用药时间一般不超过24小时，个别情况可延长至48小时。

> **释义**
>
> ■ 前颅窝底脑膜瘤经额入路手术如额窦未开放属于Ⅰ类切口，但由于术中可能用到人工硬膜、颅骨固定装置，且开颅手术对手术室层流的无菌环境要求较高，一旦感染可导致严重后果。因此可按规定适当预防性和术后应用抗菌药物，通常选用第三代头孢菌素。术中额窦开放属于二类切口，需适当延长抗生素使用时间，一旦出现脑脊液鼻漏更需密切关注感染发生，及时采取针对性治疗。

（八）手术日为入院第4天

1. 麻醉方式：全身麻醉。
2. 手术方式：冠切经额开颅颅前窝底脑膜瘤切除术。
3. 手术内固定物：颅骨固定材料等。
4. 术中用药：激素、抗菌药物、麻醉常规用药。
5. 输血：视手术出血情况决定。

> **释义**
>
> ■ 本路径规定的经额入路手术均是在全身麻醉下实施。
> ■ 额窦开放者务必使用骨蜡确切封闭。对于缺损的硬膜，可根据情况用人工硬膜或自身骨膜修补。颅骨固定可采用颅骨锁或其他固定材料。术前用抗菌药物参考《抗菌药物临床应用指导原则》执行。对手术时间较长的患者，术中可加用一次抗菌药物。
> ■ 手术是否输血依照术中出血量而定，可根据医院条件采用自体血回输系统，必要时在术中检测血红蛋白后可输异体血。

（九）术后住院恢复10天

1. 必须复查的检查项目：头部MRI，视力视野，血常规，肝肾功能，血电解质。
2. 术后用药：抗癫痫药物。

释义

■ 术后可根据患者恢复情况做必须复查的检查项目，并根据病情变化增加检查的频次。复查项目并不仅局限于路径中的项目，建议术后当天或次日复查颅脑CT了解有无术后血肿、水肿和肿瘤切除情况，出院前可查颅脑MRI。根据患者的视功能改变情况酌情复查视力、视野，对影响鞍区者可行内分泌检查。

（十）出院标准

1. 患者一般状态良好，饮食恢复。
2. 体温正常，各项化验无明显异常，切口愈合良好。
3. 复查头颅MRI显示肿瘤切除满意。

释义

■ 主治医师应在出院前，通过复查的各项检查并结合患者恢复情况决定是否能出院。如果出现术后脑水肿、颅内感染或血肿等需要继续留院治疗的情况，超出了路径所规定的时间，应先处理并发症并符合出院条件后再准许患者出院。

■ 对于肿瘤未达到完全切除的患者，亦可在病情稳定后出院，1~3个月后复查增强MRI，根据肿瘤残余情况决定立体定向放射外科或再次手术治疗。对于处置困难的患者可向上级医院转诊。

（十一）变异及原因分析

1. 术中或术后继发手术部位或其他部位硬脑膜外血肿、硬脑膜下血肿、脑内血肿等并发症，严重者需要二次手术，导致住院时间延长、费用增加。
2. 术后继发脑脊液鼻漏、颅内感染和神经血管损伤等，导致住院时间延长。

释义

■ 前颅窝底脑膜瘤常常侵犯颅底硬膜和骨质，各种原因引起颅底硬膜缺失造成的脑脊液漏，可合并颅内感染，住院时间延长，费用增加，有时必须进行二次手术修补漏口，这种情况应属变异。出现变异的原因很多，除了包括路径中所描述的各种术后并发症，还包括医疗、护理、患者、环境等多方面的变异原因，为便于总结和在工作中不断完善和修订路径，应将变异原因归纳、总结，以便各医疗单位重新修订路径时作为参考。

（十二）参考费用标准

15000～30000 元。

四、颅前窝底脑膜瘤临床路径给药方案

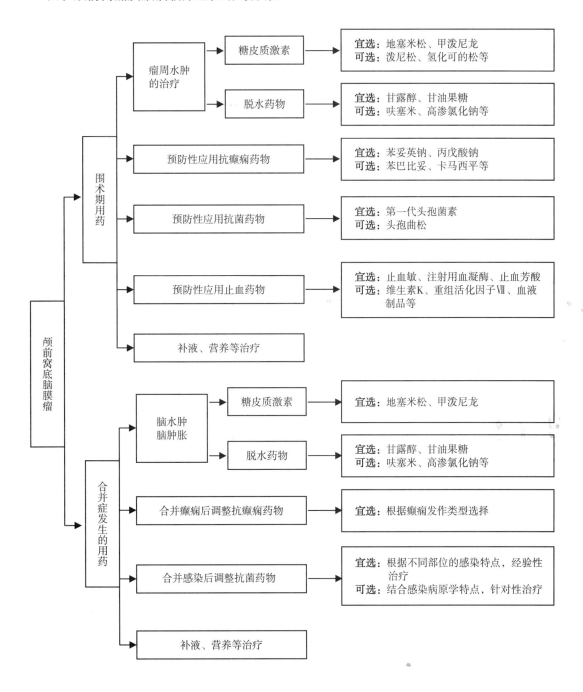

【用药选择】

1. 瘤周水肿的治疗。①糖皮质激素：一线用药为地塞米松和甲泼尼龙。从低剂量开始，根据需要逐步调整。如果 7 天治疗后效果满意，应减少激素用量。②脱水药物：治疗严重瘤周水肿合并颅内压升高的患者，甘露醇等渗透性脱水药物须在使用足量糖皮质激素的基础上联合使用。

2. 抗癫痫药物围术期预防性应用。对于新确诊的脑肿瘤患者，抗癫痫药物不能预防其首次发作，因此不作常规预防性应用。有癫痫发作高危因素的患者，包括癫痫史、术前癫痫发作史、手术持续时间>4h、脑水肿或颅内压增高等，开颅术后可以应用。术后给予静脉用抗癫痫药物，病人清醒且能口服后可改口服抗癫痫药物。

3. 预防性应用抗菌药物。原则上应选择相对广谱、效果肯定（杀菌剂而非抑菌剂）、安全及价格相对低廉的抗菌药物。头孢菌素是最符合上述条件的，如果患者对青霉素过敏不宜使用头孢菌素时，针对葡萄球菌、链球菌可用克林霉素，针对革兰阴性杆菌可用氨曲南，大多两者联合应用。喹诺酮类一般不宜用作预防。

4. 止血药物的应用。任何止血药不能替代术中良好的止血。术后一般给予止血药物治疗 3 天。

【药学提示】

1. 糖皮质激素在具有以下疾病的患者中，应该慎用或禁用。肾上腺皮质功能亢进症（Cushing 综合征）；活动性结核，药物难以控制的感染如水痘、麻疹、流行性腮腺炎等；活动性消化道溃疡；糖尿病血糖难以控制者。应用激素时，应给予胃黏膜保护剂预防消化道溃疡。

2. 应用抗癫痫药物需要注意其副作用。苯妥英钠可见过敏反应、骨髓抑制、肝肾功能损伤，因其血药浓度范围小，需注意监测血药浓度。丙戊酸钠可见肝肾功能异常、过敏反应、血小板减少。应用其他抗癫痫药物，请注意相应说明书。

3. 预防性应用抗菌药物能够降低手术部位感染的概率，但仍有较多因素影响手术部位或其他部位感染的发生率，应该采取综合预防措施，严格遵守无菌术原则。术后需要根据患者症状体征及检验检查结果，及时调整用药策略。

4. 止血药物的不良反应不同药物不尽相同，请参阅相关说明书，如出现不良反应，宜予以相应处理。

【注意事项】

1. 由于糖皮质激素的副作用，不宜超量应用。地塞米松剂量超过 25mg/d 时，激素毒性开始增加。对于普通水肿患者，不推荐超过 25mg/d 的剂量。对肿瘤大部分切除，水肿较局限，无症状患者，糖皮质激素应在 2~3 周内停药。用药超过 21 天的患者，每 3~4 天减量 50%；肿瘤部分切除，未切除并伴瘤周水肿的患者每 8 天减量 25%。

2. 术后或伤后未发生癫痫者，在术后或伤后 7 天可停用预防癫痫药。如果术后脑水肿或颅内感染未控制，可适当延长用药时间，一旦上述情况控制，即可停药。如果术后和伤后发生癫痫，则按治疗癫痫处理，不能随意停药。

3. 预防性应用抗菌药物，应注意以下几个方面：①给药的时机极为关键，应在切开皮肤黏膜前 30min（麻醉诱导时）开始给药，以保证在发生细菌污染之前血清及组织中的药物已达到有效浓度（>MIC_{90}）。不应在病房应召给药，而应在手术室给药。②应静脉给药，30min 内滴完，不宜放在大瓶液体内慢慢滴入，否则达不到有效浓度。③血清和组织内抗菌药物有效浓度必须能够覆盖手术全过程。常用的头孢菌素血清半衰期为 1~2h，因此，如手术延长到 3h 以上，或失血量超过 1500ml，应补充一个剂量，必要时还可用第三次。如果选用半衰期长达 7~8h 的头孢曲松，则无须追加剂量。

4. 止血药物主要分为以下几类，可根据病情酌情选择：作用于血管壁，如止血敏；作用于血小板，如血小板悬液；作用于凝血系统，包括血液制品，如新鲜血、冷冻血浆、凝血因子、维生素 K、血凝酶等；抗纤溶系统药物，如止血芳酸等。

五、推荐表单

（一）医师表单

颅前窝底脑膜瘤临床路径医师表单

适用对象：**第一诊断为**颅前窝底脑膜瘤（ICD-10：C70.002/D32.013/D42.002）

行冠切经额开颅颅前窝底脑膜瘤切除术（ICD-9-CM-3：01.51）

患者姓名：_____　性别：_____　年龄：_____　门诊号：_____　住院号：_____

住院日期：____年___月___日　出院日期：____年___月___日　标准住院日：14 天

时间	住院第 1 天	住院第 2 天	住院第 3 天
主要诊疗工作	□ 病史采集，体格检查 □ 完成病历书写 □ 完善检查 □ 预约影像学检查 □ 预约视力、视野检查 □ 向患者家属交代手术可能达到的效果及手术风险	□ 汇总辅助检查结果 □ 上级医师查房，对患者病情及术前检查准备情况进行评估，必要时请相关科室会诊 □ 完善术前准备	□ 术者查房 □ 根据术前检查结果，进行术前讨论，明确诊断，决定术式，制定治疗方案 □ 向患者和（或）家属交代病情，并签署手术知情同意书、麻醉知情同意书等
重点医嘱	长期医嘱： □ 一级护理 □ 饮食 临时医嘱： □ 血常规、血型和 Rh 因子，尿常规、凝血功能、肝肾功能、血电解质、血糖、感染性疾病筛查 □ 胸部 X 线片，心电图 □ 头颅 MRI □ 视力、视野检查 □ 必要时查心、肺功能、DSA	长期医嘱： □ 一级护理 □ 饮食	长期医嘱： □ 一级护理 □ 术前禁食、禁水 □ 通知家属 临时医嘱： □ 备皮、剃头 □ 麻醉科会诊 □ 抗菌药物皮试 □ 根据手术情况备血
病情变异记录	□ 无　□ 有，原因： 1. 2.	□ 无　□ 有，原因： 1. 2.	□ 无　□ 有，原因： 1. 2.
医师签名			

时间	住院第4天 （手术当天）	住院第5天 （术后第1天）	住院第6天 （术后第2天）
主要诊疗工作	□ 手术室内核对患者信息无误 □ 全麻下冠切经额开颅颅前窝底脑膜瘤切除术 □ 完成手术记录和术后记录	□ 完成病程记录 □ 观察患者视力变化 □ 切口换药 □ 复查血常规、肝肾功能及血电解质	□ 完成病程记录 □ 观察视力视野 □ 观察有无脑脊液鼻漏
重点医嘱	长期医嘱： □ 一级护理 □ 禁食、禁水 □ 多参数心电监护 □ 吸氧 □ 尿管引流计量 □ 引流管引流计量 □ 甘露醇、抗菌药物、糖皮质激素、抗癫痫药物 临时医嘱： □ 预防感染、抑酸和抗癫痫治疗 □ 观察记录患者神志、瞳孔、生命体征 □ 复查颅脑CT（或次日复查）	长期医嘱： □ 一级护理 □ 流食 □ 尿管引流计量 □ 引流管引流计量 □ 甘露醇、抗菌药物、糖皮质激素、抗癫痫药物 临时医嘱： □ 换药 □ 观察记录患者神志、瞳孔、生命体征 □ 观察有无脑脊液鼻漏 □ 血常规 □ 肝肾功能及血电解质	长期医嘱： □ 一级护理 □ 半流食 □ 甘露醇、抗菌药物、糖皮质激素、抗癫痫药物 临时医嘱： □ 观察记录患者神志、瞳孔、生命体征 □ 根据病情可拔出尿管 □ 根据病情可拔出引流管 □ 观察有无脑脊液鼻漏
病情变异记录	□无 □有，原因： 1. 2.	□无 □有，原因： 1. 2.	□无 □有，原因： 1. 2.
医师签名			

时间	住院第 7~10 天 （术后第 3~6 天）	住院第 11~13 天 （术后第 7~9 天）	住院第 14 天 （术后第 10 天）
主要诊疗工作	□ 完成病程记录 □ 观察有无脑脊液鼻漏 □ 复查血常规 □ 嘱患者在床上坐起锻炼 □ 复查肝肾功能及血电解质 □ 预约头颅 MRI 检查	□ 神经系统查体，对比手术前后症状、体征变化 □ 汇总术后辅助检查结果 □ 评估手术效果	□ 确定患者可以出院 □ 向患者交代出院注意事项、复查日期 □ 通知出院处 □ 开出院诊断书 □ 完成出院记录
重点医嘱	**长期医嘱:** □ 二级护理 □ 半流食 □ 观察记录患者神志、瞳孔、生命体征 **临时医嘱:** □ 血常规 □ 肝肾功能及血电解质 □ 头颅 MRI 检查 □ 停激素、停抗菌药物	**长期医嘱:** □ 二级护理 □ 普食 **临时医嘱:** □ 拆线 □ 血常规 □ 肝肾功能及血电解质 □ 停甘露醇	**临时医嘱:** □ 出院通知 □ 出院带药
病情变异记录	□ 无　□ 有，原因: 1. 2.	□ 无　□ 有，原因: 1. 2.	□ 无　□ 有，原因: 1. 2.
医师签名			

（二）护士表单

颅前窝底脑膜瘤临床路径护士表单

适用对象：**第一诊断为**颅前窝底脑膜瘤（ICD-10：C70.002/D32.013/D42.002）

行冠切经额开颅颅前窝底脑膜瘤切除术（ICD-9-CM-3：01.51）

患者姓名：_____ 性别：_____ 年龄：_____ 住院号：_____

住院日期：____年___月___日 出院日期：____年___月___日 标准住院：14天

时间	住院第1天	住院第2~3天	住院第4天（手术当天）
健康宣教	□ 入院宣教 介绍主管医生、护士 介绍环境、设施 介绍住院注意事项	□ 术前宣教 宣教疾病知识、术前准备及手术过程 告知准备物品、沐浴 告知术后饮食、活动及探视注意事项 告知术后可能出现的情况及应对方式 主管护士与患者沟通，了解并指导心理应对 告知家属等候区位置	□ 术后当日宣教 告知监护设备、管路功能及注意事项 告知饮食、体位要求 告知疼痛注意事项 告知术后可能出现情况的应对方式 给予患者及家属心理支持 再次明确探视陪伴须知
护理处置	□ 核对患者，佩戴腕带 □ 建立入院护理病历 □ 卫生处置：剪指（趾）甲、沐浴，更换病号服	□ 协助医生完成术前检查化验 □ 术前准备 配血 抗菌药物皮试 备皮剃头 药物灌肠 禁食、禁水	□ 送手术 摘除患者各种活动物品 核对患者资料及带药 填写手术交接单，签字确认 □ 接手术 核对患者及资料，签字确认
基础护理	□ 三级护理 晨晚间护理 患者安全管理	□ 三级护理 晨晚间护理 患者安全管理	□ 特级护理 卧位护理：协助翻身、床上移动、预防压疮 排泄护理 患者安全管理
专科护理	□ 护理查体 □ 瞳孔、意识监测 □ 需要时，填写跌倒及压疮防范表 □ 需要时，请家属陪伴 □ 心理护理	□ 瞳孔、意识监测 □ 遵医嘱完成相关检查 □ 心理护理	□ 病情观察，写特护记录 q2h评估生命体征、瞳孔、意识、体征、肢体活动、皮肤情况、伤口敷料、引流液性质及量、出入量 □ 遵医嘱予脱水、抗感染、抗癫痫治疗 □ 心理护理
重点医嘱	□ 详见医嘱执行单	□ 详见医嘱执行单	□ 详见医嘱执行单
病情变异记录	□ 无 □ 有，原因： 1. 2.	□ 无 □ 有，原因： 1. 2.	□ 无 □ 有，原因： 1. 2.
护士签名			

时间	住院第 5~10 天 （术后第 1~6 天）	住院第 11~14 天 （术后第 7~10 天）
健康宣教	□ 术后宣教 　药物作用及频率 　饮食、活动指导 　复查患者对术前宣教内容的掌握程度 　疾病恢复期注意事项 　拔尿管后注意事项 　下床活动注意事项	□ 出院宣教 　复查时间 　服药方法 　活动休息 　指导饮食 　指导办理出院手续
护理处置	□ 遵医嘱完成相关检查 □ 夹闭尿管，锻炼膀胱功能	□ 办理出院手续 　书写出院小结
基础护理	□ 特级护理~一级护理 　（根据患者病情和生活自理能力确定护理级别） 　晨晚间护理 　协助进食、进水 　协助翻身、床上移动、预防压疮 　排泄护理 　床上温水擦浴 　协助更衣 　患者安全管理	□ 二级护理 　晨晚间护理 　协助或指导进食、进水 　协助或指导床旁活动 　患者安全管理
专科护理	□ 病情观察，写特护记录 　q2h 评估生命体征、瞳孔、意识、体征、肢体活动、皮肤情况、伤口敷料、出入量 □ 遵医嘱予脱水、抗感染、抗癫痫治疗 □ 需要时，联系主管医生给予相关治疗及用药 □ 心理护理	□ 病情观察 　评估生命体征、瞳孔、意识、体征、肢体活动 □ 心理护理
重点医嘱	□ 详见医嘱执行单	□ 详见医嘱执行单
病情变异记录	□ 无　□ 有，原因： 1. 2.	□ 无　□ 有，原因： 1. 2.
护士签名		

（三）患者表单

颅前窝底脑膜瘤临床路径患者表单

适用对象：**第一诊断为**颅前窝底脑膜瘤（ICD-10：C70.002/D32.013/D42.002）

行冠切经额开颅颅前窝底脑膜瘤切除术（ICD-9-CM-3：01.51）

患者姓名：_____ 性别：_____ 年龄：_____ 门诊号：_____ 住院号：_____

住院日期：____年__月__日 出院日期：____年__月__日 标准住院日：14 天

时间	入　院	手术前	手术当天
医患配合	□ 配合询问病史、收集资料，请务必详细告知既往史、用药史、过敏史 □ 如服用抗凝剂，请明确告知 □ 配合进行体格检查 □ 有任何不适请告知医生	□ 配合完善术前相关检查、化验，如采血、留尿、心电图、胸片、视力视野检查、头颅 MRI □ 医生与您及家属介绍病情及手术谈话、术前签字 □ 麻醉师与您进行术前访视	□ 如病情需要，配合术后转入监护病房 □ 配合评估手术效果 □ 配合检查意识、瞳孔、肢体活动 □ 需要时，配合复查颅脑 CT □ 有任何不适请告知医生
护患配合	□ 配合测量体温、脉搏、呼吸、血压、体重 1 次 □ 配合完成入院护理评估（简单询问病史、过敏史、用药史） □ 接受入院宣教（环境介绍、病室规定、订餐制度、贵重物品保管等） □ 有任何不适请告知护士	□ 配合测量体温、脉搏、呼吸、 □ 询问大便 1 次 □ 接受术前宣教 □ 接受配血，以备术中需要时用 □ 接受剃头 □ 接受药物灌肠 □ 自行沐浴，加强头部清洁 □ 准备好必要用物，吸水管、奶瓶、纸巾等 □ 取下义齿、饰品等，贵重物品交家属保管	□ 清晨测量体温、脉搏、呼吸、 □ 血压 1 次 □ 送手术室前，协助完成核对，带齐影像资料，脱去衣物，上手术车 □ 返回病房后，协助完成核对，配合过病床 □ 配合检查意识、瞳孔、肢体活动，询问出入量 □ 配合术后吸氧、监护仪监测、输液、排尿用尿管、头部有引流管 □ 遵医嘱采取正确体位 □ 配合缓解疼痛 □ 有任何不适请告知护士
饮食	□ 正常普食	□ 术前 12h 禁食、禁水	□ 麻醉清醒前禁食、禁水 □ 麻醉清醒后，根据医嘱试饮水，无恶心、呕吐进少量流食或者半流食
排泄	□ 正常大小便	□ 正常大小便	□ 保留尿管
活动	□ 正常活动	□ 正常活动	□ 根据医嘱头高位 □ 卧床休息，保护管路 □ 双下肢活动

时间		手术后	出 院
医患配合		□ 配合检查意识、瞳孔、肢体活动 □ 需要时，配合伤口换药 □ 配合拔除引流管、尿管 □ 配合伤口拆线	□ 接受出院前指导 □ 知道复查程序 □ 获取出院诊断书
护患配合		□ 配合定时测量生命体征、每日询问大便 □ 配合检查意识、瞳孔、肢体活动，询问出入量 □ 接受输液、服药等治疗 □ 配合夹闭尿管，锻炼膀胱功能 □ 接受进食、进水、排便等生活护理 □ 配合活动，预防皮肤压力伤 □ 注意活动安全，避免坠床或跌倒 □ 配合执行探视及陪伴	□ 接受出院宣教 □ 办理出院手续 □ 获取出院带药 □ 知道服药方法、作用、注意事项 □ 知道护理伤口方法 □ 知道复印病历方法
饮食		□ 根据医嘱，由流食逐渐过渡到普食	□ 根据医嘱，正常普食
排泄		□ 保留尿管-正常大小便 □ 避免便秘	□ 正常大小便 □ 避免便秘
活动		□ 根据医嘱，头高位-半坐位-床边或下床活动 □ 注意保护管路，勿牵拉、脱出等	□ 正常适度活动，避免疲劳

附：原表单（2012 年版）

颅前窝底脑膜瘤临床路径表单

适用对象：**第一诊断为**颅前窝底脑膜瘤（ICD-10：C70.002/D32.013/D42.002）

           行冠切经额开颅颅前窝底脑膜瘤切除术（ICD-9-CM-3：01.51）

患者姓名：_____ 性别：_____ 年龄：_____ 门诊号：_____ 住院号：_____

住院日期：____年___月___日 出院日期：____年___月___日 标准住院日：≤14 大

时间	住院第 1 天	住院第 2 天	住院第 3 天
主要诊疗工作	□ 病史采集，体格检查 □ 完成病历书写 □ 完善检查 □ 预约影像学检查 □ 预约视力、视野检查 □ 向患者家属交代手术可能达到的效果及手术风险	□ 汇总辅助检查结果 □ 上级医师查房，对患者病情及术前检查准备情况进行评估，必要时请相关科室会诊 □ 完善术前准备	□ 术者查房 □ 根据术前检查结果，进行术前讨论，明确诊断，决定术式，制定治疗方案 □ 向患者和（或）家属交代病情，并签署手术知情同意书、麻醉知情同意书等
重点医嘱	长期医嘱： □ 一级护理 □ 饮食 临时医嘱： □ 血常规、尿常规 □ 凝血功能 □ 肝肾功能、血电解质、血糖 □ 感染性疾病筛查 □ 胸部 X 线胸片，心电图 □ 头颅 MRI □ 颅底 CT □ 视力、视野检查 □ 必要时查心、肺功能	长期医嘱： □ 一级护理 □ 饮食	长期医嘱： □ 一级护理 □ 术前禁食、禁水 □ 通知家属 临时医嘱： □ 备皮、剃头 □ 麻醉科会诊 □ 抗菌药物皮试 □ 根据手术情况备血
主要护理工作	□ 观察患者一般状况 □ 观察神经系统状况 □ 完成入院宣教	□ 观察患者一般状况 □ 观察神经系统状况	□ 观察患者一般状况 □ 观察神经系统状况 □ 术前准备
病情变异记录	□ 无 □ 有，原因： 1. 2.	□ 无 □ 有，原因： 1. 2.	□ 无 □ 有，原因： 1. 2.
护士签名			
医师签名			

时间	住院第 4 天 （手术当天）	住院第 5 天 （术后第 1 天）	住院第 6 天 （术后第 2 天）
主要诊疗工作	□ 手术室内核对患者信息无误 □ 全麻下冠切经额开颅颅前窝底脑膜瘤切除术 □ 完成手术记录和术后记录	□ 完成病程记录 □ 观察患者视力变化 □ 切口换药 □ 复查血常规、肝肾功能及血电解质	□ 完成病程记录 □ 观察视力视野 □ 观察有无脑脊液鼻漏
重点医嘱	长期医嘱： □ 一级护理 □ 禁食、禁水 □ 多参数心电监护 □ 吸氧 □ 脱水治疗 临时医嘱： □ 预防感染、抑酸和抗癫痫治疗 □ 观察记录患者神志、瞳孔、生命体征和视力视野	长期医嘱： □ 一级护理 □ 流食 临时医嘱： □ 换药 □ 观察记录患者神志、瞳孔、生命体征 □ 观察患者的视力视野 □ 观察有无脑脊液鼻漏 □ 血常规 □ 肝肾功能及血电解质	长期医嘱： □ 一级护理 □ 半流食 临时医嘱： □ 观察记录患者神志、瞳孔、生命体征 □ 观察患者的视力视野 □ 观察有无脑脊液鼻漏
主要护理工作	□ 观察患者一般状况 □ 观察神经系统状况 □ 观察记录患者神志、瞳孔、生命体征 □ 观察患者的肢体活动	观察患者一般状况 观察神经系统状况 □ 观察记录患者神志、瞳孔、生命体征 □ 观察患者的视力视野 □ 观察有无脑脊液鼻漏	□ 观察患者一般状况 □ 观察神经系统状况 □ 观察记录患者神志、瞳孔、生命体征 □ 观察患者的视力视野 □ 观察有无脑脊液鼻漏
病情变异记录	□ 无　□ 有，原因： 1. 2.	□ 无　□ 有，原因： 1. 2.	□ 无　□ 有，原因： 1. 2.
护士签名			
医师签名			

时间	住院第 7 天 （术后第 3 天）	住院第 8 天 （术后第 4 天）	住院第 9 天 （术后第 5 天）
主要诊疗工作	□ 完成病程记录 □ 观察视力视野 □ 观察有无脑脊液鼻漏 □ 复查血常规 □ 复查肝肾功能及血电解质 □ 预约头颅 MRI 检查	□ 嘱患者在床上坐起锻炼	□ 嘱患者在床上坐起锻炼
重点医嘱	长期医嘱： □ 一级护理 □ 半流食 □ 观察记录患者神志、瞳孔、生命体征 临时医嘱： □ 血常规 □ 肝肾功能及血电解质 □ 头颅 MRI 检查	长期医嘱： □ 二级护理 □ 普食	长期医嘱： □ 二级护理 □ 普食
主要护理工作	□ 观察患者一般状况 □ 观察神经系统状况 □ 观察记录患者神志、瞳孔、生命体征	观察患者一般状况 □ 观察神经系统状况 □ 观察记录患者神志、瞳孔、生命体征	□ 观察患者一般状况 □ 观察神经系统状况 □ 观察记录患者神志、瞳孔、生命体征
病情变异记录	□ 无　□ 有，原因： 1. 2.	□ 无　□ 有，原因： 1. 2.	□ 无　□ 有，原因： 1. 2.
护士签名			
医师签名			

时间	住院第 10 天 （术后第 6 天）	住院第 11 天 （术后第 7 天）	住院第 12 天 （术后第 8 天）
主要诊疗工作	□ 观察切口情况 □ 神经系统查体 □ 记录术后症状和体征变化 □ 嘱患者离床活动	□ 切口拆线 □ 切口换药 □ 复查血常规、肝肾功能及血电解质	□ 停用脱水药物 □ 观察神经系统体征变化
重点医嘱	长期医嘱： □ 二级护理 □ 普食	长期医嘱： □ 二级护理 □ 普食 临时医嘱： □ 拆线 □ 血常规 □ 肝肾功能及血电解质	长期医嘱： □ 二级护理 □ 普食 临时医嘱： □ 停用脱水药物
主要护理工作	□ 观察患者一般状况 □ 观察神经系统状况 □ 注意患者营养状况	□ 观察患者一般状况 □ 观察神经系统状况 □ 注意患者营养状况	□ 观察患者一般状况 □ 观察神经系统状况 □ 注意患者营养状况
病情变异记录	□ 无 □ 有，原因： 1. 2.	□ 无 □ 有，原因： 1. 2.	□ 无 □ 有，原因： 1. 2.
护士签名			
医师签名			

时间	住院第 13 天 （术后第 9 天）	住院第 14 天 （术后第 10 天）
主要诊疗工作	□ 神经系统查体，对比手术前后症状、体征变化 □ 汇总术后辅助检查结果 □ 评估手术效果	□ 确定患者可以出院 □ 向患者交代出院注意事项、复查日期 □ 通知出院处 □ 开出院诊断书 □ 完成出院记录
重点医嘱	长期医嘱： □ 二级护理 □ 普食	□ 出院通知 □ 出院带药
主要护理工作	□ 观察患者一般状况 □ 观察神经系统状况 □ 注意患者营养状况	□ 帮助患者办理出院手续
病情变异记录	□ 无　□ 有，原因： 1. 2.	□ 无　□ 有，原因： 1. 2.
护士签名		
医师签名		

第二篇

外科临床路径释义
药物信息表

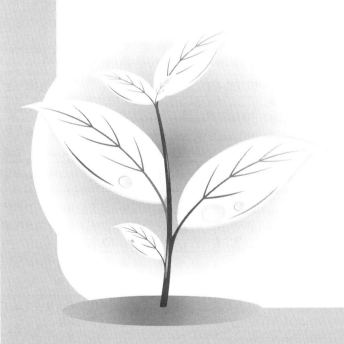

第一章　普通外科疾病用药

第一节　H₂受体阻断药

■ 药品名称	西咪替丁　Cimetidine
适应证	本品用于应激性溃疡
制剂与规格	1. 西咪替丁片：①200mg；②400mg；③800mg 2. 西咪替丁胶囊：200mg
用法用量	1. 口服：①十二指肠溃疡或病理性高分泌状态一次 200~400mg。②预防溃疡复发一次 400mg，睡前服用 2. 肌内注射：一次 200mg 3. 静脉注射：将本品用葡萄糖注射液或葡萄糖氯化钠注射液 20ml 稀释后缓慢静脉注射（长于 5 分钟），一次 200mg 4. 静脉滴注：将本品用葡萄糖注射液或葡萄糖氯化钠注射液稀释后静脉滴注，一次 200~600mg 5. 肾功能不全者应减量：①肌酐清除率为每分钟 30~50ml 时，一次 200mg；②肌酐清除率为每分钟 15~30ml 时，剂量为一次 200mg；③肌酐清除率小于每分钟 15ml 时，剂量为一次 200mg 6. 肝功能不全者：最大剂量为一日 600mg 7. 老年人：剂量酌减
注意事项	对本品过敏者，严重心脏及呼吸系统疾病、慢性炎症、器质性脑病、幼儿、老年人、有使用本品引起血小板减少史的患者、高三酰甘油血症者慎用。严重肾功能不全者、妊娠及哺乳期妇女禁用
药典与处方集	Eur. P.、USP、Chin. P.；CNF
目录类别	【保（甲）】
备注	
■ 药品名称	雷尼替丁　Ranitidine
适应证	本品用于应激性溃疡
制剂与规格	1. 雷尼替丁片：①150mg；②300mg 2. 雷尼替丁胶囊：150mg

续　表

用法用量	1. 口服：①预防用药一次150mg，一日2次，或300mg夜间顿服；②Mendelcon综合征预防：手术患者麻醉前2小时服150mg，最好麻醉前一日晚上服150mg 2. 肌内注射：溃疡病出血一次25~50mg，每4~8小时1次 3. 静脉注射：将本品注射液50mg用0.9%氯化钠注射液或5%葡萄糖注射液稀释至20ml，缓慢静脉注射（超过2分钟），术前用药于术前1.5小时静脉注射100mg 4. 静脉滴注：术前用药，加入5%葡萄糖注射液100ml，静脉滴注100~300mg，30分钟滴完 5. 肾功能不全者：严重肾功能损坏患者（肌酐清除率小于50ml/min），口服剂量一次75mg，一日2次；注射推荐剂量25mg 6. 肝功能不全者剂量应减少。老年人的肝肾功能降低，为保证用药安全，剂量应进行调整。长期非卧床腹透或长期血透的患者，于透析后应立即口服150mg
注意事项	1. 肝肾功能不全慎用 2. 严重肾功能不全者、妊娠及哺乳期妇女以及8岁以下儿童禁用
药典与处方集	Eur. P.、USP、Jpn. P.、Chin. P.；CNF
目录类别	【基、保（甲）】
备注	
■ 药品名称	法莫替丁　Famotidine
适应证	本品用于应激性溃疡
制剂与规格	1. 法莫替丁片：①10mg；②20mg；③40mg 2. 法莫替丁胶囊：20mg
用法用量	1. 口服：十二指肠溃疡的维持治疗或预防复发一日20mg，睡前顿服 2. 静脉注射：消化性溃疡出血或应激性溃疡出血，一次20mg，每12小时1次，一次不能超过20mg，把药物溶解于0.9%的氯化钠溶液5~10ml中，然后缓慢注射（至少2分钟） 3. 静脉滴注：剂量同静脉注射，应把本品溶解于5%葡萄糖注射液100ml中，滴注时间为15~30分钟 4. 肾功能不全者：应酌情减量或延长用药间隔时间。肌酐清除率≤30ml/min时，可予一日20mg，睡前顿服 5. 老年人：剂量酌减
注意事项	1. 肝肾功能不全者、老年人、心脏病患者慎用 2. 小儿用药的安全性尚未确定 3. 严重肾功能不全者、妊娠及哺乳期妇女禁用
药典与处方集	Chin. P.；CNF
目录类别	【保（甲）】
备注	

第二节　质子泵抑制药

■ 药品名称	埃索美拉唑　Esomeprazole
适应证	本品用于应激性溃疡

续　表

制剂与规格	埃索美拉唑镁肠溶片：①20mg；②40mg
用法用量	1. 成人常规剂量，口服：一次 20mg 2. 肾功能不全者无需调整剂量。 3. 轻、中度肝功能损害的患者无需调整剂量，严重肝功能损害的患者，本品一日剂量不应超过 20mg 4. 老年人无需调整剂量
注意事项	见奥美拉唑
药典与处方集	USP；CNF
目录类别	【保（乙）】
备注	
■ 药品名称	**泮托拉唑　Pantoprazole**
适应证	本品用于应激性溃疡
制剂与规格	1. 泮托拉唑钠肠溶片：40mg 2. 泮托拉唑钠肠溶胶囊：40mg
用法用量	1. 口服：①常规剂量一次 40mg；②肾功能不全者：剂量不宜超过一日 40mg；③肝功能不全者：严重肝衰竭患者，剂量应减少至隔日 40mg；④老年人：剂量不宜超过一日 40mg，在根除 Hp 治疗时参照常规剂量 2. 静脉滴注：一次 40mg。将 0.9%氯化钠注射液 10ml 注入装有泮托拉唑干燥物的小瓶中制成待用液，此液可直接静脉输入（至少持续 2 分钟），或将之与 0.9%氯化钠注射液 100ml、5%或 10%的葡萄糖注射液 100ml 混合后静脉输入（时间 15~30 分钟），不宜用上述之外的液体配制，配制液的 pH 值为 9。配制液需在 3 小时内使用
注意事项	1. 肝肾功能不全者慎用 2. 儿童不宜应用 3. 哺乳期、妊娠期妇女禁用
药典与处方集	USP、Chin. P.；CNF
目录类别	【保（乙）】
备注	
■ 药品名称	**奥美拉唑　Omeprazole**
适应证	用于： 1. 胃、十二指肠溃疡出血 2. 反流性食管炎及卓-艾综合征 3. 应激状态时并发的急性胃黏膜损害、非甾体抗炎药物引起的急性胃黏膜损伤 4. 预防重症疾病（如脑出血、严重创伤等）应激状态及胃手术后引起的上消化道出血等 5. 与抗生素联合用于 Hp 根治治疗
制剂与规格	1. 奥美拉唑片：①10mg；②20mg 2. 奥美拉唑镁肠溶片：①10mg；②20mg 3. 奥美拉唑缓释胶囊：①10mg；②20mg 4. 奥美拉唑肠溶胶囊：20mg 5. 注射用奥美拉唑钠：①20mg；②40mg

续　表

用法用量	1. 成人常规剂量剂型：口服。本品不能咀嚼或压碎服用，应整片吞服。①用于活动性十二指肠溃疡，一次 10~20mg，一日 1 次，早晨服用，疗程 4~8 周；②活动性胃溃疡，一次 20mg，一日 1 次，早晨服用，疗程 6~12 周；③胃食管反流病，一次 20mg，一日 1 次，早晨服用，疗程 4~8 周；④重症肝炎患者应慎用本品，必须使用时应从小剂量开始并监测肝功能。肝功能正常的老年人无需调整剂量 2. 静脉滴注：一次 40mg，每日 1~2 次，临用前将 10ml 专用溶剂注入冻干粉小瓶内，禁止用其他溶剂溶解。溶解后及时加入 0.9% 氯化钠注射液 100ml 或 5% 葡萄糖注射液 100ml 中稀释后进行静脉滴注，经稀释后的奥美拉唑钠溶液滴注时间不得少于 20 分钟
注意事项	1. 口服 ①药物可对诊断产生影响，使血中促胃液素水平升高，UBT 假阴性；②用药前后及用药时应当检查或检测的项目：内镜检查了解溃疡是否愈合，UBT 试验了解 Hp 是否已被根除，基础胃酸分泌检查了解治疗卓-艾综合征的效果，肝功能检查，长期服用者定期检查胃黏膜有无肿瘤增生；③首先排除癌症的可能后才能使用本品；④不宜再服用其他抗酸药或抑酸药；⑤老年人使用本品不需要调整剂量；⑥肝肾功能不全慎用；⑦妊娠及哺乳期妇女尽可能不用 2. 注射 ①本品仅供静脉滴注用，不能用于静脉注射；②本品抑制胃酸分泌的作用强，时间长，故应用本品时不宜同时再服用其他抗酸剂或抑酸剂。为防止抑酸过度，一般消化性溃疡等疾病，不建议大剂量长期应用（Zollinger-Ellison 综合征患者除外）；③因本品能显著升高胃内 pH 值，可能影响许多药物的吸收；替代疗法：十二指肠溃疡、胃溃疡、反流性食管炎及 Zollinger-Ellison 综合征；④肾功能受损者不须调整剂量；肝功能受损者慎用，根据需要酌情减量；⑤治疗胃溃疡时应排除胃癌后才能使用本品，以免延误诊断和治疗；⑥动物实验中，长期大量使用本品后，观察到高胃泌素血症及继发肠嗜铬样细胞肥大和良性肿瘤的发生，这种变化在应用其他抑酸剂及施行胃大部切除术后亦可出现；⑦本品不影响驾驶和操作机器
药典与处方集	Eur. P.、Chin. P.
目录类别	【基、保（甲/乙）】
备注	口服不适用的患者推荐使用注射剂

第三节　围术期镇静用药

■ 药品名称	咪达唑仑　Midazolam
适应证	本品用于麻醉前给药，全麻醉诱导和维持，椎管内麻醉及局部麻醉时辅助用药，诊断或治疗性操作（如心血管造影、心律转复、支气管镜检查、消化道内镜检查等）患者镇静，ICU 患者镇静
制剂与规格	咪达唑仑注射液：①1ml：5mg；②3ml：15mg；③5ml：5mg

续　表

用法用量	1. 肌内注射时用 0.9%氯化钠注射液稀释
	2. 静脉注射时用 0.9%氯化钠注射液、5% 或 10%葡萄糖注射液、5%果糖注射液、复方氯化钠注射液稀释
	3. 在麻醉诱导前 20~60 分钟使用剂量为 0.05~0.075mg/kg 肌内注射，老年患者剂量酌减；全麻诱导常用 5~10mg（0.1~0.15mg/kg）
	4. 局部麻醉或椎管内麻醉辅助用药，分次静脉注射 0.03~0.04mg/kg
	5. ICU 患者镇静，先静脉注射 2~3mg，继之以每小时 0.05mg/kg 静脉滴注维持
注意事项	1. 慢性肾衰、肝功能损害者、体质衰弱者或慢性病、肺阻塞性疾病或充血性心衰患者慎用
	2. 本品不能用于孕妇
	3. 本品可随乳汁分泌，通常不用于哺乳期妇女
	4. 用作全麻诱导术后常有较长时间再睡眠现象，应注意保持患者的气道通畅
	5. 本品不能用 6%葡聚糖注射液或碱性注射液稀释或混合
	6. 肌内注射或静脉注射咪达唑仑后至少 3 个小时不能离开医院或诊室，至少 12 个小时内不得开车或操作机器等
	7. 老年人危险性的手术推荐应用咪达唑仑
药典与处方集	Eur. P.；CNF
目录类别	【保（乙）】
备注	
■ 药品名称	地西泮　diazepam
适应证	本品用于麻醉前给药
制剂与规格	地西泮注射液：2ml：10mg
用法用量	静脉注射可用于全麻的诱导和麻醉前给药，用法：
	1. 成人静脉注射或肌内注射用于静脉麻醉或基础全麻剂量为 10~30mg
	2. 老年人应使用最小有效剂量，缓慢增量，以减少头晕、共济失调及过度镇静等反应
注意事项	1. 对本品过敏者、妊娠及妊娠期妇女、新生儿禁用
	2. 高龄衰老、危重、肺功能不全以及心血管功能不稳定等患者易发生中枢抑制
	3. 静脉注射易发生静脉血栓或静脉炎
	4. 本品有可能沉淀在静脉输液器管壁上或吸附在塑料输液袋的容器和导管上
药典与处方集	Chin. P.、Eur. P.、Int. P.、Jpn. P.、Pol. P.、USP、Viet. P.；CNF
目录类别	【保（甲）】
备注	
■ 药品名称	劳拉西泮　Lorazepam
适应证	本品用于手术前给药，外科手术前夜或手术前 1~2 小时效果良好
制剂与规格	劳拉西泮片：1mg
用法用量	常用作大手术前夜的术前给药，手术当日清晨若手术开始延迟则可能需补充小剂量或者在手术当日清晨第一次给药。用法：口服成人每次 1~2mg，一日 2~3 次，年老或体弱者减少用量
注意事项	1. 对本品或其他苯二氮䓬类衍生物过敏者禁用
	2. 可能引起血质不调，或损害肝或肾的功能
	3. 怀孕的前 3 个月禁用
	4. 不能与麻醉药、巴比妥类或酒精合用

续　表

药典与处方集	Eur. P.、Jpn. P.、USP；CNF
目录类别	【保（乙）】
备注	

■ 药品名称	苯巴比妥　Phenobarbital
适应证	本品用于术前镇静
制剂与规格	1. 苯巴比妥片：①15mg；②30mg；③100mg 2. 注射用苯巴比妥钠：①50mg；②100mg；③200mg
用法用量	1. 口服：①成人：镇静，一次 15~30mg，一日 2~3 次。极量：一次 250mg，一日 500mg。老年人或虚弱患者应减量；②儿童：用药应个体化。镇静，按体重一次 2mg/kg，或 60mg/m²，一日 2~3 次 2. 肌内注射：①成人常用量：催眠，一次 100mg；极量一次 250mg，一日 500mg；②儿童常用量：镇静，一次 16~100mg
注意事项	1. 神经衰弱者、甲状腺功能亢进、糖尿病、严重贫血、发热、临产及产后、轻微脑功能障碍、低血压、高血压、肾上腺功能减退、高空作业、精细和危险作业者、老年患者慎用 2. 过敏体质者服用后可出现荨麻疹、血管神经性水肿、皮疹及哮喘等，甚至可发生剥脱性皮炎
药典与处方集	Chin. P.、Eur. P.、Int. P.、Jpn. P.、Pol. P.、USP、Viet. P.；CNF
目录类别	【基、保（甲）】
备注	

■ 药品名称	司可巴比妥　Secobarbital
适应证	本品用于术前镇静
制剂与规格	1. 司可巴比妥钠胶囊：100mg 2. 注射用司可巴比妥钠：100mg
用法用量	1. 口服：①成人常用量，镇静：一次 30~50mg，一日 3~4 次；麻醉前用药：200~300mg，术前 1 小时服，或成人极量一次 300mg；②小儿常用量，镇静：每次按体重 2mg/kg，或按体重表面积 60mg/m²，一日 3 次；麻醉前用药：50~100mg，术前 1 小时给药 2. 静脉注射：用于麻醉前催眠，一次不超过 250mg，速度≤200mg/min（不超过 15 秒 50 mg）
注意事项	1. 对巴比妥类药过敏者禁用 2. 轻微脑功能障碍症、低血压、高血压、贫血、甲状腺功能减退、肾上腺功能减退、心肝肾功能损害、高空作业、驾驶员、精细和危险工种作业者慎用 3. 肝功能不全者，用量应从小量开始
药典与处方集	Chin. P.、USP；CNF
目录类别	【保（乙）】
备注	

第四节 围术期镇痛药

■ 药品名称	芬太尼　Fentanyl
适应证	本品适用于麻醉前、中、后的镇静与镇痛。麻醉前给药及诱导麻醉，并作为辅助用药与全麻及局麻药合用于各种手术。氟哌利多2.5mg和本品0.05mg的混合液麻醉前给药，能使患者安静，对外界环境漠不关心，但仍能合作。也用于手术前、后及术中等各种剧烈疼痛
制剂与规格	1. 枸橼酸芬太尼注射液：①1ml：0.05mg；②2ml：0.1mg（均以芬太尼计） 2. 芬太尼透皮贴剂：2.5毫克/贴；5毫克/贴
用法用量	1. 成人静脉注射，全麻时初量：①小手术按体重1~2μg/kg；②大手术按体重2~4μg/kg；③全麻同时吸入氧化亚氮按体重1~2μg/kg 2. 成人麻醉前或手术后镇痛，按体重肌内或静脉注射0.7~1.5μg/kg 3. 儿童镇痛，2~12岁按体重2~3μg/kg 4. 成人手术后镇痛，硬膜外给药，初量0.1mg，加0.9%氯化钠注射液稀释到8ml，每2~4小时可重复，维持量一次为初量的一半
注意事项	1. 肝、肾功能不良者慎用 2. 妊娠期妇女慎用 3. 心律失常、慢性梗阻性肺部疾患、呼吸储备力降低及脑外伤昏迷、颅内压增高、脑肿瘤等易陷入呼吸抑制的患者及运动员慎用 4. 老年人首次剂量应适当减量 5. 按麻醉药品管理 6. 本品务必在单胺氧化酶抑制药停用14日以上方可给药，而且应先试用小剂量（1/4常用量），否则会发生严重不良反应甚至死亡
药典与处方集	Chin. P.、Eur. P.、Jpn. P.、Pol. P.、USP；CNF
目录类别	【基、保（甲/乙）】
备注	
■ 药品名称	舒芬太尼　Sufentanil
适应证	本品用于气管内插管，使用人工呼吸的全身麻醉；作为复合麻醉的镇痛用药；作为全身麻醉大手术的麻醉诱导和维持用药
制剂与规格	舒芬太尼注射液：①1ml：75μg（相当于舒芬太尼50μg）；②2ml：150μg（相当于舒芬太尼100μg）；③5ml：375μg（相当于舒芬太尼250μg）
用法用量	1. 成人：①当作为复合麻醉的一种镇痛成分应用时，按体重0.5~5.0μg/kg作静脉推注，或者加入输液管中，在2~10分钟内滴完。当临床表现显示镇痛效应减弱时，可按体重0.15~0.7μg/kg追加维持剂量；②在以本品为主用于静脉给药的全身麻醉诱导时，用药总量可为8~30μg/kg，当临床表现显示镇痛效应减弱时可按体重0.35~1.4μg/kg追加维持剂量 2. 儿童：用于2~12岁儿童以本品为主的全身麻醉诱导和维持中总量建议为10~20μg/kg。如果临床表现镇痛效应降低时，可给予额外的剂量1~2μg/kg

续　表

注意事项	1. 肝和（或）肾功能不全者慎用本品 2. 妊娠期和哺乳的妇女，不能使用本品 3. 肥胖、乙醇中毒和使用过其他已知对中枢神经系统有抑制作用的药物的患者慎用 4. 本品按麻醉药品管理 5. 大剂量给予本品以后可产生显著的呼吸抑制并持续至术后，可用特异性拮抗药纳洛酮逆转其呼吸抑制作用，必要时重复给药 6. 舒芬太尼可导致肌肉僵直，包括胸壁肌肉的僵直，可使用苯二氮䓬类药物及肌松药对抗之 7. 术前须给予适量抗胆碱药物，以避免心动过缓甚至心搏停止 8. 在诱导麻醉期间可以加用氟哌利多，以防止恶心和呕吐的发生 9. 对接受过阿片类药物治疗或有过阿片类滥用史的患者，则可能需要使用较大的剂量
药典与处方集	Eur. P.、USP；CNF
目录类别	【保（乙）】
备注	

■ 药品名称	曲马多　Tramadol
适应证	本品用于癌症疼痛，骨折或术后疼痛等各种急、慢性疼痛
制剂与规格	盐酸曲马多片：50mg
用法用量	口服，一次 50~100mg，必要时可重复。日剂量不超过 400mg
注意事项	1. 肝肾功能不全者、心脏疾患患者酌情减量使用或慎用 2. 不得与单胺氧化酶抑制剂同用 3. 与中枢安静剂（如地西泮等）合用时需减量 4. 长期使用不能排除产生耐药性或药物依赖性的可能 5. 有药物滥用或依赖性倾向的患者只能短期使用
药典与处方集	Chin. P.、Eur. P.；CNF
目录类别	【保（乙）】
备注	

■ 药品名称	对乙酰氨基酚　Paracetamol
适应证	本品可缓解轻度至中度疼痛
制剂与规格	1. 对乙酰氨基酚片：①0.1g；②0.3g；③0.5g 2. 对乙酰氨基酚控释片：0.65g 3. 对乙酰氨基酚混悬液：15ml：1.5g
用法用量	口服： 1. 成人：一次 0.3~0.6g，一日 3~4 次；一日量不超过 2g，不宜超过 10 天 2. 儿童：按体重一次 10~15mg/kg，每 4~6 小时 1 次。或按体表面积一天 1.5g/m^2，分次服，每 4~6 小时 1 次；12 岁以下的小儿每 24 小时不超过 5 次量
注意事项	1. 肝病者尽量避免长期使用 2. 肾功能不全者长期大量使用本品有增加肾脏毒性的危险，故建议减量使用 3. 孕妇及哺乳期慎用 4. 3 岁以下儿童因其肝、肾功能发育不全慎用 5. 不宜大量或长期用药以防引起造血系统和肝肾功能损害

续　表

药典与处方集	Chin. P.、Eur. P.、Int. P.、Jpn. P.、Pol. P.、USP、Viet. P.；CNF
目录类别	【基、保（乙）】
备注	2011 年 1 月 13 日，美国食品药品管理局（FDA）发布有关降低对乙酰氨基酚处方药肝损害风险的措施，包括限制对乙酰氨基酚处方药的规格，即每片（每粒胶囊或其他剂量单位）的含量不超过 325mg，同时修订此类药品说明书，警示肝损害和过敏反应的风险
■ 药品名称	布洛芬　Ibuprofen
适应证	本品用于急性疼痛如手术后、创伤后、劳损后、原发性痛经、牙痛、头痛等
制剂与规格	1. 布洛芬片剂：①0.1g；②0.2g 2. 布洛芬胶囊：①0.1g；②0.2g 3. 布洛芬缓释胶囊：0.3g 4. 布洛芬口服液：10ml：0.1g 5. 布洛芬混悬液：100ml：2g 6. 布洛芬滴剂：15ml：600mg
用法用量	1. 成人：轻中度疼痛，胶囊一次 0.2~0.4g，每 4~6 小时 1 次。一日最大剂量为 2.4g。缓释剂型一次 0.3g，一日 2 次 2. 儿童用量：一次按体重 5~10mg/kg，一日 3 次，口服。儿童日最大剂量为 2.0g
注意事项	1. 对阿司匹林或其他非甾体抗炎药过敏者对本品可有交叉过敏反应 2. 本品可能增加胃肠道出血的风险并导致水钠潴留 3. 轻度肾功能不全者可使用最小有效剂量并密切监测肾功能和水钠潴留情况 4. 孕妇及哺乳期妇女尽量避免使用 5. 避免本品与小剂量阿司匹林同用以防后者减效 6. 有消化道溃疡病史、支气管哮喘、心功能不全、高血压、血友病或其他出血性疾病、有骨髓功能减退病史的患者慎用
药典与处方集	Chin. P.、Eur. P.、Int. P.、Jpn. P.、Pol. P.、USP、Viet. P.；CNF
目录类别	【基、保（甲/乙）】
备注	
■ 药品名称	氟比洛芬　Flurbiprofen
适应证	本品用于术后及癌症的镇痛
制剂与规格	氟比洛芬酯注射液：5ml：50mg
注意事项	1. 妊娠妇女应用的安全性尚未确立 2. 应用本品过程中避免哺乳（可能会转移到母乳中） 3. 有消化道溃疡既往史的患者，有出血倾向、血液系统异常或有既往史的患者，心、肝、肾功能不全或有既往史的患者及高血压患者，有过敏史的患者，有支气管哮喘的患者慎用 4. 儿童使用的安全性尚未确定 5. 要特别当心老年患者出现不良反应，要从小剂量开始慎重给药 6. 尽量避免与其他的非甾体抗炎药合用 7. 不能用于发热患者的解热和腰痛症患者的镇痛
药典与处方集	Eur. P.、Jpn. P.、USP；CNF
目录类别	【保（乙）】

续　表

备注	
■ 药品名称	洛索洛芬　Loxoprofen
适应证	本品用于术后的镇痛
制剂与规格	1. 洛索洛芬钠片：60mg 2. 洛索洛芬钠胶囊：60mg
用法用量	口服：不宜空腹服药，成人一次顿服 60mg，应随年龄及症状适宜增减。但原则上一日 2 次，一日最大剂量不超过 180mg，或遵医嘱
注意事项	1. 妊娠期妇女用药应权衡利弊 2. 哺乳期妇女用药时停止哺乳 3. 有消化性溃疡既往史患者，血液异常或有其既往史患者，肝损害或有其既往史患者，肾损害或有其既往史患者，心功能异常患者，有过敏症既往史患者，支气管哮喘患者，高龄者慎用 4. 用于急性疾患时，应考虑急性炎症、疼痛及发热程度而给药，原则上避免长期使用同一药物 5. 有长期使用非甾体抗炎药可导致女性暂时性不育的报道
药典与处方集	Jpn. P.；CNF
目录类别	【保（乙）】
备注	

第五节　肠外营养药

■ 药品名称	脂肪乳注射液（$C_{14\sim24}$）　Fat Emulsion Injection（$C_{14\sim24}$）
适应证	本品用于肠外营养补充能量及必需脂肪酸
制剂与规格	脂肪乳注射液（$C_{14\sim24}$）：①10%100ml；②10%250ml；③10%500ml；④20%100ml；⑤20%250ml；⑥20%500ml；⑦30%100ml；⑧30%250ml
用法用量	本品常用于配制含葡萄糖、脂肪、氨基酸、电解质、维生素和微量元素等的"全合一"营养混合液。本品也可与葡萄糖氨基酸混合注射液通过 Y 型管混合后输入体内，适用于中心静脉和适用于外周静脉 静脉滴注： 1. 成人按脂肪量计，剂量在一日三酰甘油 2g/kg 内为宜。10% 和 20% 脂肪乳注射液（$C_{14\sim24}$）500ml 的输注时间分别不少于 5 小时和 10 小时；30% 脂肪乳注射液（$C_{14\sim24}$）250ml 的输注时间不少于 8 小时 2. 新生儿和婴儿：脂肪乳注射液（$C_{14\sim24}$）使用剂量为一日三酰甘油 0.5~4g/kg，输注速度不超过每小时 0.17g/kg。对早产儿及低体重新生儿，应 24 小时连续输注，开始剂量为按体重一日 0.5~1g/kg，以后逐渐增加至一日 2g/kg。应征求儿科医师的意见

续 表

注意事项	1. 本品慎用于脂肪代谢功能减退的患者 2. 新生儿和未成熟儿伴高胆红素血症或可疑肺动脉高压者应慎用本品 3. 连续使用本品一周以上者，或在临床上有需要时，应做脂肪廓清观察 4. 脂肪乳输注期间，血脂以不从原来水平有明显增加为佳 5. 休克和严重脂质代谢紊乱、低钾血症、水钠潴留、低渗性脱水、不稳定代谢、酸中毒等、失代偿性糖尿病、急性心肌梗死、脑卒中、栓塞、不明原因昏迷的患者、重度肝功能障碍和凝血功能障碍患者、伴有酮症的糖尿病患者、对本品中各成分（如大豆油、卵磷脂等）有过敏反应的患者禁用
药典与处方集	CNF
目录类别	【保（乙）】
备注	
■ 药品名称	ω-3鱼油脂肪乳注射液　ω-3 Fish Oil Fat Emulsion Injection
适应证	本品用于肠外营养支持时，补充长链ω-3脂肪酸。常用于调整患者ω-3脂肪酸和ω-6脂肪酸的比例到1∶3左右
制剂与规格	ω-3鱼油脂肪乳注射液：① 50ml∶5g（精制鱼油）与0.6g（卵磷脂）；②100ml∶10g（精制鱼油）与1.2g（卵磷脂）
用法用量	本品应与其他脂肪乳同时使用。一日剂量：按体重一日输注本品1~2ml/kg，相当于鱼油0.1~0.2g/kg。最大滴注速度，按体重一小时的滴注速度不可超过0.5ml/kg，相当于不超过鱼油0.05g/kg。应严格控制最大滴注速度，否则血清三酰甘油会出现升高。本品临床应用不应超过4周延长应用时间时，需由医师根据临床需要来定
注意事项	1. 孕妇及哺乳期妇女不推荐使用 2. 使用本品有可能延长出血时间，抑制血小板聚集，因此接受抗凝治疗的患者应慎用本品 3. 临床应用本品应在4周以内，当医疗需要超过4周时间，应由主治医师结合临床情况进行分析和评估后继续使用
药典与处方集	CNF
目录类别	【保（乙）】
备注	
■ 药品名称	中/长链脂肪乳注射液（$C_{6~24}$）（$C_{8~24}$）　Medium and Long Chain Fat Emulsion Injection（$C_{6~24}$）（$C_{8~24}$）
适应证	本品基本同脂肪乳注射液。适用于肝功能轻度受损和创伤后患者
制剂与规格	中/长链脂肪乳注射液（$C_{6~24}$）（$C_{8~24}$）：①10%250ml：大豆油12.5g与中链三酰甘油12.5g与卵磷脂1.5g；②10% 500ml：大豆油25g与中链三酰甘油25g与卵磷脂3g；③20% 250ml：大豆油25g与中链三酰甘油25g与卵磷脂3g；④20% 500ml：大豆油50g与中链三酰甘油50g与卵磷脂6g
用法用量	同脂肪乳注射液（$C_{14~24}$）
注意事项	同脂肪乳注射液（$C_{14~24}$）
药典与处方集	CNF
目录类别	【保（乙）】

续　表

备注	
■ 药品名称	中/长链脂肪乳注射液（C$_{8\sim24}$Ve）　Medium and Long Chain Fat Emulsion Injection（C$_{8\sim24}$Ve）
适应证	本品加入维生素 E，有抗注射液中甘油三酸酯被氧化的作用。余同中/长链脂肪乳注射液（C$_{6\sim24}$）（C$_{8\sim24}$）
制剂与规格	中/长链脂肪乳注射液（C$_{8\sim24}$Ve）：①10%：500ml；②20%：100ml；③20%：250ml
用法用量	静脉滴注，按脂肪量计算，剂量一日按体重 1~2g 三酰甘油/kg 滴注速度每小时 0.125g 三酰甘油/kg。余参见中/长链脂肪乳注射液（C$_{6\sim24}$）（C$_{8\sim24}$）
注意事项	同中/长链脂肪乳注射液（C$_{6\sim24}$）（C$_{8\sim24}$）
药典与处方集	CNF
目录类别	【保（乙）】
备注	
■ 药品名称	复方氨基酸（18AA）　Compound Amino Acid（18AA）
适应证	改善外科手术前、后患者的营养状态
制剂与规格	复方氨基酸注射液（18AA）：①250ml：12.5g（总氨基酸）；②500ml：25g（总氨基酸）；③250ml：30g（总氨基酸）
用法用量	均需缓慢静脉滴注。根据年龄、病情、症状、体重等决定用量。一般一日按体重输入 0.1~0.2g 氮/kg 较适宜，非蛋白热氮比为120~150：1，应同时给予足够的能量、适量的电解质、维生素及微量元素
注意事项	1. 本品须缓慢输入 2. 包装破损或药液变色浑浊等不能使用 3. 本制剂中含有抗氧化剂，偶可引起过敏反应 4. 本品对孕妇安全性的评价尚不明确。哺乳期妇女应避免使用 5. 对于高龄患者，由于生理功能减退，应用本品应减小剂量，或减慢给药速度
药典与处方集	CNF
目录类别	【基、保（甲）】
备注	
■ 药品名称	复方氨基酸注射液（18AA-Ⅶ）　Compound Amino Acids Injection（18AA-Ⅶ）
适应证	本品同复方氨基酸注射液（18AA）
制剂与规格	复方氨基酸注射液（18AA-Ⅶ）：200ml：20.65g（总氨基酸）
用法用量	1. 周围静脉给药：成人一次 200~400ml，缓慢静脉滴注，用量可根据年龄、症状、体重适当增减。本品最好与糖类同时输注 2. 中心静脉给药：成人一日 400~800ml。可与糖类等混合，由中心静脉 24 小时持续滴注
注意事项	本品含有 80mmol/L 醋酸根，大量给药或与电解质液并用时应注意酸碱平衡。同复方氨基酸注射液（18AA）
药典与处方集	CNF
目录类别	【保（乙）】

续　表

备注	
■ 药品名称	**脂肪乳氨基酸（17）葡萄糖（11%）注射液　Fat Emulsion, Amino Acids（17）and Glucose（11）Injection**
适应证	本品原则同肠外营养的适应证，如短肠综合征患者和有营养风险的患者
制剂与规格	脂肪乳氨基酸（17）葡萄糖（11%）注射液：塑料输液袋装，2400 毫升/袋，1920 毫升/袋，1440 毫升/袋。每袋三腔中分别包装葡萄糖（11%）注射液、氨基酸（17 种）注射液和脂肪乳（长链）注射液
用法用量	可经周围静脉或中心静脉进行输注。开通腔室间的封条，使三腔内液体混匀，混合液在 25℃ 下可放置 24 小时。适量添加微量元素及维生素。本品输注速率不宜超过每小时 3.7ml/kg。推荐输注时间为 12~24 小时
注意事项	同脂肪乳注射液（$C_{14~24}$）和复方氨基酸注射液（18AA）
药典与处方集	CNF
目录类别	【保（乙）】
备注	
■ 药品名称	**脂肪乳氨基酸（17）葡萄糖（19%）注射液　Fat Emulsion, Amino Acids（17）and Glucose（19）Injection**
适应证	本品同脂肪乳氨基酸（17）葡萄糖（11%）注射液
制剂与规格	脂肪乳氨基酸（17）葡萄糖（19%）注射液：塑料输液袋装，2566 毫升/袋，2053 毫升/袋，1540 毫升/袋，1026 毫升/袋。每袋三腔中分别包装葡萄糖（19%）注射液、氨基酸（17 种）注射液和脂肪乳（20%长链）注射液。容积渗透压约 1060mOsm/L，pH 约 5.6
用法用量	仅推荐经中心静脉进行输注。输注速率不宜超过每小时 2.6ml/kg。推荐输注时间为 12~24 小时。余同脂肪乳氨基酸（17）葡萄糖（11%）注射液
注意事项	同脂肪乳氨基酸（17）葡萄糖（11%）注射液
药典与处方集	CNF
目录类别	【保（乙）】
备注	

第六节　营　养　药

■ 药品名称	**肠内营养粉（AA）　Enteral Nutritional Powder（AA）**
适应证	本品与肠内营养的适应证基本相同。但更侧重于消化道有部分功能的患者
制剂与规格	肠内营养粉（AA）：本品为原味粉剂，易溶于水，pH 5.3。其主要成分为结晶氨基酸、脂质、碳水化合物、电解质、维生素和微量元素等。每包80.4g（300ml），总能量为300kcal，能量密度为1kcal/ml

续 表

用法用量	配制 300ml 全浓度本品方法如下：将 250ml 温水倒入适量容器中，加入 1 袋（80.4g）本品，盖上盖振荡 20 秒，静置 5~10 分钟后，颗粒充分溶解后使用。成人常用量：管饲连续滴入第一天先用 80.4 克/袋，化水 300ml，一小时 20ml，根据患者消化道情况逐日增加至维持一日 5~6 包口服：80.4 克/袋，化水 300ml，一小时 50ml。一般口服只能达到 2 袋，很难达到全量
注意事项	1. 静脉使用，请依医师或营养师指示使用；不宜用于 10 岁以下儿童 2. 用 50℃ 以上的热水配制营养剂；糖尿病患者应注意控制和监测血糖 3. 肠功能异常者慎用 4. 可室温保存，配制好的制剂可在室温下贮藏 8 小时，配制后冰箱中 4℃ 下冷藏可贮藏 48 小时 5. 肠梗阻及肠功能紊乱的患者禁用
药典与处方集	CNF
目录类别	【保（乙）】
备注	
■ 药品名称	肠内营养混悬液（SP） Enteral Nutritional Suspension（SP）
适应证	本品用于有胃肠功能或有部分胃肠道功能有营养风险的住院病人。主要用于：①代谢性胃肠道功能障碍（胰腺炎、肠道炎症性疾病、放射性肠炎和化疗、肠瘘、短肠综合征、艾滋病）；②危重疾病（大面积烧伤、创伤、脓毒血症、大手术后的恢复期）；③营养不良患者的手术前喂养、肠道准备
制剂与规格	肠内营养混悬液：500ml
用法用量	口服或肠道喂养。置入一根喂养管到胃，十二指肠或空肠上段部分，连接喂养管与本品容器。本品能量密度为 1kcal/ml，正常滴速为每小时 100~125ml（开始时滴速宜慢）。①一般患者，一天给以 2000kcal（4 袋），即可满足机体对营养的需求；②高代谢患者（烧伤，多发性创伤），一天 4000kcal（8 袋）；③初次肠道喂养的患者，初始剂量从 1000kcal（2 袋）开始，在 2~3 日内逐渐增加至需要量
注意事项	1. 不能经静脉输注 2. 胃肠功能异常的患者慎用 3. 肝肾功能不全的患者慎用
药典与处方集	CNF
目录类别	【保（乙）】
备注	
■ 药品名称	肠内营养乳剂（TP） Enteral Nutritional Emulsion（TP）
适应证	本品同肠内营养的适应证。本品不含膳食纤维，可用于严重胃肠道狭窄和肠瘘患者
制剂与规格	肠内营养乳剂（TP）：每 500ml 含蛋白质 19g，脂肪 17g，碳水化合物 69g，以及钠、钾、氯、钙等电解质、多种维生素和微量元素，提供 500kcal 热量，能量密度为 1kcal/ml
用法用量	本品通过管饲或口服使用，应按照患者体重和营养状况计算每日剂量。①以本品为唯一营养来源的患者：推荐剂量为按体重一日 30ml（30kcal）/kg；②以本品补充营养的患者：根据患者需要，一日使用 500~1000ml。管饲给药时，应逐渐增加剂量，第一天滴速为一小时 20ml，以后逐日增加一小时 20ml，最大滴速一小时 125ml

续　表

注意事项	1. 对于以本品为惟一营养来源的患者，必须监测其液体平衡 2. 应根据患者不同的代谢状况决定是否需要另外补钠 3. 本品提供长期营养时，只适用于禁用膳食纤维的患者。否则应选用含纤维的营养制剂 4. 使用前摇匀，有效期内使用 5. 处于妊娠期初期 3 个月的妇女和育龄妇女一日摄入维生素 A 不应超过 10000U。本品与含维生素 A 的其他营养制剂一起使用时，应考虑这一因素 6. 25℃以下密闭保存。开启后冷处（2~10℃）保存 24 小时 7. 不可应用于消化道功能严重障碍和对本品所含营养物质有先天性代谢障碍，以及 1 岁以下婴儿
药典与处方集	CNF
目录类别	【保（乙）】
备注	
■ 药品名称	肠内营养粉剂（TP）　Enteral Nutritional Powder（TP）
适应证	本品同肠内营养的适应证
制剂与规格	肠内营养粉剂（TP）每听 400g，可加水溶解为 1750ml，提供 1750kcal 热量，能量密度为 1kcal/ml。含有蛋白质、碳水化合物、脂肪、维生素和矿物质，不含麸质。本品具有渗透性，重量渗克分子浓度为 443mOsm/kg 水，容积渗克分子浓度为 379mOsm/L。热氮比为 177：1，非蛋白热氮比为 152：1
用法用量	1. 同肠内营养输注的基本原则；混合方法：在杯中加入本品 55.8g，用温开水 200ml，缓慢地搅拌直到溶解为 250ml，400g 粉剂分 7 份。可口服或管饲，遵照医嘱使用 2. 管饲：根据患者的病情和耐受性调整滴速、用量和浓度。额外需要的液体应通过每餐和两餐之间给予温水补足，连续管饲时，给药速度应从 20ml/h 增至正常速度 3. 一日输注前检查胃内残留物，如胃液大于 100ml，应注意调整速度。间歇管饲时，如果患者仍不能忍受可将配方稀释。同时也要定期检查胃内残留物，根据情况调整灌注
注意事项	同肠内营养乳剂（TP）。如不耐受果糖患者及对牛乳或大豆蛋白过敏者慎用
药典与处方集	CNF
目录类别	【保（乙）】
备注	
■ 药品名称	肠内营养乳剂（TPF）　Enteral Nutritional Emulsion（TPF）
适应证	本品同肠内营养适应证，尤其是不能耐受大容量喂养或需要高能量的患者
制剂与规格	肠内营养乳剂（TPF）每 500ml 中的主要成分包括：蛋白质 28g、脂肪 29g、碳水化合物 94g、膳食纤维 10g、电解质、多种维生素和微量元素等，能量密度为 1.5kcal/ml
用法用量	同肠内营养乳剂（TP）
注意事项	同肠内营养乳剂（TP）
药典与处方集	CNF
目录类别	【保（乙）】
备注	

续　表

■ 药品名称	肠内营养混悬液（TPF）　Enteral Nutritional Suspension（TPF）
适应证	本品适用于有胃肠道功能或部分胃肠道功能，而不能或不愿进食足够数量的常规食物。主要用于：危重疾病（大面积烧伤、创伤、脓毒症、大手术后的恢复期）；营养不良患者的手术期前喂养
制剂与规格	肠内营养混悬液（TPF）：本品为灰白色至微黄棕色乳状混悬液，含膳食纤维，味微甜。每500ml 含蛋白质，脂肪，碳水化合物，膳食纤维（11g）、以及钠、钾、氯、钙等电解质和多种维生素。有 0.75kcal/ml、1kcal/ml、1.5kcal/ml 三种能量密度
用法用量	口服或管饲喂养。管饲喂养时，先置入一根喂养管到胃、十二指肠或空肠上段部分，连接喂养管与本品容器。本品能量密度为1kcal/ml，正常滴速为每小时 100~125ml（开始时滴速宜慢）。①一般病人，一天给予 2000kcal，即可满足机体对营养的需求；②高代谢患者（烧伤，多发性创伤），一天 4000kcal；③初次肠道喂养的患者，初始剂量从1000kcal开始，在2~3日内逐渐增加至需要量。④若患者不能摄入过多的液体，如心肾功能不全患者，可酌情使用能量密度为 1.5kcal/ml 的产品
注意事项	1. 不宜用于要求低渣膳食的患者 2. 严禁静脉输注 3. 在使用过程中，需注意液体平衡，保证足够的液体输入，以补充由纤维素排泄所带走的水分 4. 严重糖代谢异常的患者慎用 5. 严重肝肾功能不全的患者慎用
药典与处方集	CNF
目录类别	【保（乙）】
备注	

■ 药品名称	整蛋白型肠内营养剂（粉剂）　Intacted Protein NPEnteral Nutrition Powder
适应证	本品同肠内营养粉剂（TP）
制剂与规格	整蛋白型肠内营养剂（粉剂），每听 320g，加水混合易成白色乳状液体 1500ml，提供 1500kcal 热量。主要成分麦芽糊精、酪蛋白、植物油、矿物质、维生素和微量元素等
用法用量	混合方法：在容器中注入 500ml 温开水，加入 320g，充分混合。待粉剂完全溶解后，再加温开水至1500ml，轻轻搅拌混匀，或用所附的小匙，取9平匙，溶于50ml温开水中充分混合，待完全溶解后，加温开水至200ml 以满足少量使用的要求。具体用法为： 1. 口服：一次 50ml/h 2. 管饲喂养：先置入一根喂养管到胃、十二指肠或空肠上段部分，连接喂养管与本品容器。正常滴速为每小时 100~125ml（开始时滴速宜慢）。①一般患者，一天给予 2000kcal，即可满足机体对营养的需求；②高代谢患者（烧伤，多发性创伤），一天 4000kcal；③初次肠道喂养的患者，初始剂量从 1000kcal 开始，在 2~3 日内逐渐增加至需要量
注意事项	同肠内营养粉剂（TP）
药典与处方集	CNF
目录类别	【保（乙）】
备注	

第七节 局部麻醉药

■ 药品名称	利多卡因 Lidocaine
适应证	本品主要用于浸润麻醉、硬膜外麻醉、表面麻醉（包括在胸腔镜检查或腹腔手术时作黏膜麻醉用）及神经传导阻滞。亦可用于急性心肌梗死后室性早搏和室性心动过速，以及洋地黄类中毒、心脏外科手术及心导管引起的室性心律失常，对室上性心律失常通常无效
制剂与规格	1. 盐酸利多卡因注射液：①5ml：50mg；②5ml：100mg；③10ml：200mg；④20ml：400mg 2. 碳酸利多卡因注射液：①5ml：86.5mg；②10ml：173mg（均按利多卡因计算）
用法用量	1. 成人常用量：①表面麻醉：2%～4%溶液一次不超过 100mg。注射给药时一次量不超过 4.5mg/kg（不用肾上腺素）或 7mg/kg（用 1：200000 浓度的肾上腺素）；②骶管阻滞用于分娩镇痛：用 1.0%溶液，以 200mg 为限；③硬脊膜外阻滞：胸腰段用 1.5～2.0%溶液，250～300mg；④浸润麻醉或静脉注射区域阻滞：用 0.25～0.5%溶液，50～300mg；⑤外周神经阻滞：臂丛（单侧）用 1.5%溶液，250～300mg；牙科用 2%溶液，20～100mg；肋间神经（每支）用 1%溶液，30mg，300mg 为限；宫颈旁浸润用 0.5%～1.0%溶液，左右侧各 100mg；椎旁脊神经阻滞（每支）用 1.0%溶液，30～50mg，300mg 为限；阴部神经用 0.5～1.0%溶液，左右侧各 100mg；⑥交感神经节阻滞：颈星状神经用 1.0%溶液，50mg；腰麻用 1.0%溶液，50～100mg；⑦一次限量，不加肾上腺为 200mg（4mg/kg），加肾上腺素为 300～350mg（6mg/kg）；静脉注射区域阻滞，极量 4mg/kg；治疗用静脉注射，第一次初量 1～2mg/kg，极量 4mg/kg，成人静滴每分钟以 1mg 为限；反复多次给药，间隔时间不得短于 45 分钟 2. 儿童常用量：随个体而异，一次给药总量不得超过 4.5mg/kg，常用 0.25%～0.5%溶液，特殊情况才用 1%溶液
注意事项	1. 肝肾功能障碍者慎用 2. 妊娠期妇女慎用 3. 新生儿用药可引起中毒，早产儿应慎用 4. 老年人用药应根据需要和耐受程度调整剂量，大于 70 岁的患者剂量应减半
药典与处方集	Chin. P.、Eur. P.、Int. P.、Pol. P.、USP、Viet. P.；CNF
目录类别	【基、保（甲）】
备注	

■ 药品名称	布比卡因 Bupivacaine
适应证	本品用于局部浸润麻醉、外周神经阻滞和椎管内阻滞
制剂与规格	盐酸布比卡因注射液：①5ml：12.5mg；②5ml：25mg；③5ml：37.5mg；④2ml：15mg
用法用量	1. 臂丛神经阻滞：0.25%溶液 20～30ml 或 0.375%溶液 20ml（50～70mg） 2. 骶管阻滞：0.25%溶液 15～30ml（37.5～75mg）或 0.5%溶液 15～20ml（75～100mg） 3. 硬脊膜外间隙阻滞：0.25%～0.375%溶液可以镇痛，0.5%可用于一般的腹部手术等 4. 局部浸润：总用量一般以 175～200mg（0.25%，70～80ml）为限，24 小时内分次给药，一日极量 400mg 5. 交感神经节阻滞的总用量：50～125mg（0.25%，20～50ml） 6. 蛛网膜下腔阻滞常用量：5～15mg，并加 10%葡萄糖注射液成高密度液或用脑脊液稀释成近似等密度液

续　表

注意事项	12 岁以下儿童慎用
药典与处方集	CNF
目录类别	【基、保（甲）】
备注	
■ 药品名称	左布比卡因　Levobupivacaine
适应证	本品主要用于外科硬膜外阻滞麻醉
制剂与规格	盐酸左布比卡因注射液：①5ml：37.5mg；②10ml：50mg
用法用量	成人 1. 用于神经阻滞或浸润麻醉：一次最大剂量150mg 2. 外科硬膜外阻滞：0.5%～0.75%，10～20ml，50～150mg 中度至全部运动阻滞
注意事项	1. 妊娠期妇女用本品应权衡利弊 2. 大部分局部麻醉药能排入母体乳汁中，故哺乳期妇女用本品时需注意 3. 肝肾功能严重不全、低蛋白血症、对本品过敏患者或对酰胺类局麻药过敏者禁用 4. 本品不用于 12 岁以下儿童，其安全性有待证实
药典与处方集	CNF
目录类别	【保（乙）】
备注	
■ 药品名称	普鲁卡因　Procaine
适应证	本品用于浸润麻醉、神经阻滞麻醉、蛛网膜下腔麻醉、硬膜外麻醉及封闭疗法等
制剂与规格	1. 盐酸普鲁卡因注射液：①2ml：40mg；②10ml：100mg；③20ml：50mg；④20ml：100mg 2. 注射用盐酸普鲁卡因：150mg
用法用量	1. 局部浸润麻醉：注射范围较大的，一般用 0.25～0.5%溶液；注射范围较小的，用 1%溶液。本品一次用量为：不加肾上腺素时不得超过 0.5g，加肾上腺素时不得超过 1g。每小时不得超过 1.5g 2. 神经传导阻滞麻醉：使用本品 1%～2%溶液。本品一次用量为：不加肾上腺素时不得超过 0.5g，加肾上腺素时不得超过 1g（指、趾的麻醉不得加肾上腺素）。每小时不得超过 1g 3. 蛛网膜下腔阻滞麻醉：一次不宜超过 150mg，麻醉作用约可持续 1 小时，主要用于腹部以下持续时间不长的手术 4. 硬膜外麻醉：2%溶液，一般一次注射 20～25ml。每小时不得超过 0.75g 5. 封闭疗法：将本品液注射于与病变有关的神经周围或病变部位，用量同局部浸润麻醉
注意事项	1. 妊娠期妇女用本品应权衡利弊 2. 儿童用本品的毒性反应比成人严重，故慎用 3. 心、肾功能不全，重症肌无力，败血症，恶性高热患者及对本品过敏者禁用
药典与处方集	Chin. P.、Eur. P.、Int. P.、Jpn. P.、Pol. P.、USP、Viet. P.；CNF
目录类别	【基、保（甲）】
备注	
■ 药品名称	罗哌卡因　Ropivacaine
适应证	1. 外科手术麻醉：①硬膜外麻醉，包括剖宫产术；②区域阻滞 2. 急性疼痛控制：①持续硬膜外输注或间歇性单次用药，如术后或分娩疼痛；②区域阻滞

续　表

制剂与规格	盐酸罗哌卡因注射液：①10ml：20mg；②10ml：75mg；③10ml：100mg；④20ml：40mg；⑤20ml：150mg；⑥20ml：200mg
用法用量	区域阻滞（如末梢神经阻滞和浸润麻醉）：7.5mg/ml，1~30ml，总用量7.5~225mg
注意事项	1. 妊娠期妇女慎用 2. 本品不用于12岁以下的儿童 3. 对于高龄或伴有其他严重疾患诸如患有心脏传导部分或全部阻滞、严重肝病或严重肾功能不全等疾病而需施用区域麻醉的患者，在实施麻醉前，应尽力改善患者的状况，药物剂量也应随之调整
药典与处方集	USP；CNF
目录类别	【保（乙）】
备注	
■ 药品名称	丁卡因　Tetracaine
适应证	本品用于硬膜外阻滞、蛛网膜下腔阻滞、神经传导阻滞、黏膜表面麻醉
制剂与规格	1. 注射用盐酸丁卡因：①10mg；②15mg；③20mg；④50mg 2. 盐酸丁卡因注射液：①3ml：30mg；②5ml：50mg；③10ml：30mg
用法用量	本品为粉针剂，需加氯化钠注射液或灭菌注射用水溶解使用。药液浓度及用量按用途分别如下： 1. 硬膜外阻滞：常用浓度为0.15%~0.3%溶液，与盐酸利多卡因合用，最高浓度为0.3%，一次常用量为40~50mg，极量为80mg 2. 蛛网膜下腔阻滞：常用其混合液（1%盐酸丁卡因1ml与10%葡萄糖注射液1ml、3%盐酸麻黄碱1ml混合使用），一次常用量为10mg，15mg为限量，20mg为极量 3. 神经传导阻滞：常用浓度0.1%~0.2%，一次常用量为40~50mg，极量为100mg 4. 黏膜表面麻醉：常用浓度1%，眼科用1%等渗溶液，耳鼻喉科用1%~2%溶液，一次限量为40mg
注意事项	1. 肝功能不全，血浆胆碱酯酶活性减弱时应减量 2. 妊娠期妇女使用局部麻药作硬膜外阻滞时用量需减少 3. 对于哺乳期妇女，尚未见药物进入乳汁的报道 4. 以下情况慎用：5岁以内儿童慎用。皮肤或黏膜表面损伤、感染严重的部位需慎用 5. 对儿童、年老体弱、营养不良、饥饿状态易出现毒性反应，应减量 6. 对本品过敏者、严重过敏性体质者，心、肾功能不全以及重症肌无力等患者禁用
药典与处方集	USP；CNF
目录类别	【保（甲）】
备注	

第八节 口服泻药

■ 药品名称	欧车前亲水胶 Psyllium Hydrophilic Mucilloid
适应证	本品用于： 1. 便秘及相关疾病：功能性便秘、肠易激综合征、憩室病、痔疮、肛裂、肛肠手术及其他外科手术后，维持正常的排便功能 2. 非特异性腹泻 3. 高胆固醇血症 4. 非胰岛素依赖型糖尿病的辅助治疗
制剂与规格	欧车前亲水胶散：6g
用法用量	口服：成人一次 6g，一日 1~3 次，以 300ml 水搅匀后，于餐后半小时服用
注意事项	1. 对老年人、体弱、肠道狭窄、胃肠动力不足者应认真监护 2. 妊娠及哺乳期妇女、婴幼儿
药典与处方集	Eur. P.、Pol. P.、USP；CNF
目录类别	
备注	
■ 药品名称	硫酸镁 Magnesium Sulfate
适应证	本品用于导泻、肠道清洗；十二指肠引流及治疗胆绞痛
制剂与规格	1. 硫酸镁溶液：100ml：33g 2. 硫酸镁注射液（可用于口服）：①10ml：1g；②10ml：2.5g
用法用量	口服：用于导泻，一次 5~20g，一日 1 次，用水 100~400ml 溶解后顿服。用于利胆，服用 33% 的溶液剂，一次 10ml，一日 3 次
注意事项	1. 肾功能不全者慎用 2. 儿童及老年人慎用 3. 妊娠及经期妇女
药典与处方集	Chin. P.、Eur. P.、Jpn. P.、Pol. P.、USP、BP；CNF
目录类别	【基、保（甲）】
备注	
■ 药品名称	比沙可啶 Bisacodyl
适应证	本品用于便秘的治疗，腹部 X 线检查或内镜检查前以及手术前后清洁肠道
制剂与规格	1. 比沙可啶片：①5mg；② 10mg 2. 比沙可啶栓：①5mg；②10mg
用法用量	1. 口服：成人一次 5~10mg，一日 1 次 2. 直肠给药：一次 10mg，一日 1 次。造影检查和手术前服用，手术前一日晚上口服或直肠用栓 10~20mg，早上再服 10mg（片剂起效时间 10~12 小时，栓剂起效时间 20~60 分钟）

续　表

注意事项	1. 妊娠期妇女慎用，哺乳期妇女在用药期间应停止哺乳 2. 6 岁以下儿童不建议用此药；新生儿禁忌直肠给药
药典与处方集	Chin. P.、Eur. P.、Jpn. P.、Pol. P.、USP、BP；CNF
目录类别	
备注	

■ 药品名称	酚酞　Phenolphthalein
适应证	本品用于治疗便秘，也可在结肠镜检查或 X 线检查时用作肠道清洁剂
制剂与规格	酚酞片：① 50mg；②100mg
用法用量	口服：成人一日 50~200mg，根据患者情况而增减；1~2.5 岁儿童，一日 15~20mg，2.6 岁以上儿童，一日 30~60mg。一般应睡前顿服，服药后约 8 小时排便
注意事项	1. 幼儿及妊娠期妇女慎用 2. 婴儿和哺乳期妇女
药典与处方集	Chin. P.、Eur. P.；CNF
目录类别	【基、保（甲）】
备注	

■ 药品名称	蓖麻油　Oleum Rinii
适应证	本品用于外科手术前或诊断检查前清洁肠道之用；用于器械润滑
制剂与规格	
用法用量	口服：成人一次 10~20ml，总量不超过 60ml；儿童一次 5~15ml，小于 2 岁的婴幼儿，一次 1~5ml
注意事项	妊娠及经期妇女
药典与处方集	Eur. P.、Jpn. P.、USP；CNF
目录类别	【保（乙）】
备注	

■ 药品名称	乳果糖　Lactulose
适应证	本品用于慢性或习惯性便秘，并预防和治疗各种肝病引起的高血氨症以及高血氨所致的肝性脑病
制剂与规格	1. 乳果糖粉：①5g；②100g 2. 乳果糖溶液：①10ml：6.7g；②100ml：66.7g；③300ml：200g 3. 乳果糖口服溶液：①10ml：5g；②15ml：10g；③100ml：50g
用法用量	1. 口服：用于便秘，成人一次 5~10g，一日 1~2 次；6~12 岁儿童一次 5g，1~5 岁儿童一次 3g，婴儿一次 1.5g，均一日 1~2 次 2. 用于肝性脑病者，①成人常规用药：口服，起初 1~2 日，一次 10~20g，一日 2~3 次，后改为一次 3~5g，一日 2~3 次，以一日排软便 2~3 次为宜。灌肠：200g 加适量水，保留或流动灌肠 30~60 分钟，每 4~6 小时一次。②儿童和婴儿的初始量为 1.7~6.7g，分次给予；年龄较大的儿童和青少年一日 27~60g，后调整剂量到每天 2~3 次软便
注意事项	以下情况慎用：妊娠初始 3 个月妇女、乳果糖不耐受者、糖尿病患者
药典与处方集	Eur. P.、Jpn. P.、Chin. P.、USP；CNF

续　表

目录类别	【保（乙）】
备注	
■ 药品名称	聚乙二醇4000　Macrogol 4000
适应证	本品用于成人及8岁以上儿童（包括8岁）便秘的症状治疗
制剂与规格	聚乙二醇：10g
用法用量	口服：成人和8岁以上儿童一次10g，一日1～2次，或一日20g，一次顿服，将每袋本品溶解在一杯水中服用
注意事项	妊娠及哺乳期妇女慎用
药典与处方集	Eur. P.、USP；CNF
目录类别	【保（乙）】
备注	
■ 药品名称	液状石蜡　Liquid Paraffin
适应证	本品用于肠梗阻、肠粪块嵌塞、便秘，也用于器械润滑
制剂与规格	
用法用量	口服：成人一次15～45ml，一日2次；6岁以上儿童，一次10～15ml，睡前服用
注意事项	婴幼儿禁用
药典与处方集	Chin. P.、Eur. P.、Jpn. P.、Pol. P.、USP；CNF
目录类别	【保（乙）】
备注	

第九节　利　尿　剂

■ 药品名称	氢氯噻嗪　Hydrochlorothiazide
适应证	本品用于水肿性疾病，高血压，中枢性或肾性尿崩症，肾石症（预防含钙盐成分形成的结石）
制剂与规格	氢氯噻嗪片：①6.25mg；②10mg；③25mg；⑤50mg
用法用量	1. 成人：水肿性疾病，一次25～50mg，一日1～2次，或隔日治疗，或一周连服3～5日；高血压，一日25～100mg，分1～2次服用，并按降压效果调整剂量 2. 儿童：按体重一日1～2mg/kg或按体表面积一日30～60mg/m^2，分1～2次服，并按疗效调整剂量；小于6个月的婴儿剂量可达一日3mg/kg

续　表

注意事项	1. 严重肝功能损害者，水、电解质紊乱可诱发肝昏迷 2. 本品能通过胎盘屏障，对妊娠高血压综合征无预防作用，妊娠期妇女慎用 3. 以下情况慎用：糖尿病，高尿酸血症或痛风，高钙血症，低钠血症，红斑狼疮，胰腺炎，交感神经切除者，婴儿黄疸，哺乳期妇女 4. 老年人应用本类药物较易发生低血压、电解质紊乱和肾功能损害
药典与处方集	Chin. P.、Eur. P.、Int. P.、Jpn. P.、Pol. P.、USP、Viet. P.；CNF
目录类别	【基、保（甲）】
备注	

■ 药品名称	呋塞米　　Furosemide
适应证	1. 充血性心力衰竭，肝硬化，肾脏疾病及各种原因脑水肿等 2. 预防急性肾衰竭，用于各种原因导致的肾脏血流灌注不足，如失水、休克、中毒、麻醉意外以及循环功能不全等。在纠正血容量不足的同时及时应用，可减少急性肾小管坏死的机会 3. 高血压危象 4. 高钾血症、高钙血症、稀释性低钠血症（尤其是当血钠浓度低于120mmol/L时） 5. 抗利尿激素分泌过多症 6. 急性药物及毒物中毒
制剂与规格	1. 呋塞米片：20mg 2. 呋塞米注射液：2ml：20mg 3. 复方呋塞米片：每片含呋塞米20mg，盐酸阿米洛利2.5mg，口服，一日1次，一次1片。早晨服用，必要时可增至一日2片，或遵医嘱
用法用量	1. 口服：①成人：水肿性疾病，起始20~40mg，一日1次，必要时6~8小时后追加20~40mg，直至出现满意利尿效果。最大剂量虽可达一日600mg，但一般应控制在100mg以内，分2~3次服，以防过度利尿和不良反应发生。部分患者剂量可减少至20~40mg，隔日1次，或一周中连续服药2~4日，一日20~40mg。高血压，起始一日40~80mg，分两次服用，并酌情调整剂量。高钙血症，一日80~120mg，分1~3次服；②儿童：治疗水肿性疾病，起始按体重2mg/kg，必要时4~6小时追加1~2mg/kg。一日最高不超过40mg。新生儿应延长用药间隔 2. 静脉注射：成人：①水肿性疾病，紧急情况或不能口服者，可静脉注射，开始20~40mg，必要时每2小时追加剂量，直至出现满意疗效。维持用药阶段可分次给药；②急性左心衰竭，起始40mg静脉注射，必要时每小时追加80mg，直至出现满意疗效；③急性肾衰竭，可200~400mg加入100ml氯化钠注射液内静脉滴注，滴注速度不超过4mg/分钟。有效者可按原剂量重复应用或酌情调整剂量，一日总剂量不超过1g。利尿效果差时不宜再增加剂量，以免出现肾毒性，对急性肾衰功能恢复不利；④慢性肾功能不全，通常一日40~120mg；⑤高血压危象，起始40~80mg，伴急性左心衰竭或急性肾衰竭时，可酌情增加剂量；⑥高钙血症，一次20~80mg
注意事项	1. 老年人应用本药时发生低血压、电解质紊乱，血栓形成和肾功能损害的机会增多 2. 可经乳汁分泌，哺乳期妇女应慎用 3. 本药在新生儿的半衰期明显延长，故新生儿用药间隔应延长 4. 可通过胎盘屏障，妊娠期妇女尤其是妊娠前3个月应尽量避免应用
药典与处方集	Chin. P.、Eur. P.、Int. P.、Jpn. P.、Pol. P.、USP；CNF
目录类别	【基、保（甲）】
备注	

续 表

■ 药品名称	布美他尼 Bumetanide
适应证	本品用于： 1. 水肿性疾病：充血性心力衰竭，肝硬化，肾脏疾病（肾炎、肾病及各种原因所致的急慢性肾衰竭），与其他药物合用治疗急性肺水肿和急性脑水肿等 2. 预防急性肾衰竭：用于各种原因导致的肾脏血流灌注不足，如失水、休克、中毒、麻醉意外以及循环功能不全等，在纠正血容量不足的同时及时应用，可减少急性肾小管坏死的机会 3. 高血压危象 4. 高钾血症、高钙血症、稀释性低钠血症（尤其是当血钠浓度低于 120mmol/L 时） 5. 抗利尿激素分泌过多症 6. 对某些呋塞米无效的病例仍可能有效
制剂与规格	1. 布美他尼片：1mg 2. 布美他尼钠注射液：①2ml：0.5mg；②2ml：1mg 3. 注射用布美他尼钠：①0.5mg；②1mg
用法用量	1. 水肿性疾病： ①口服：成人：初始剂量一次 0.5~2mg，一日 1 次，必要时每隔4~5 小时重复，最大剂量一日 10~20mg。也可间隔用药，即隔 1~2 日用药 1 日；儿童：口服按体重一次 0.01~0.02mg/kg，一日 1 次，必要时 4~6 小时 1 次；②肌内注射或静脉注射：成人：起始一次 0.5~1mg，必要时每隔2~3 小时重复，最大剂量一日 10mg；儿童：按体重一次 0.01~0.02mg/kg，必要时 4~6 小时 1 次 2. 急性肺水肿及左心衰： ①静脉注射：起始一次 1~2mg，必要时隔 20 分钟重复；②静脉滴注：一次 2~5mg，加入 0.9% 氯化钠注射液 500ml 中稀释后，缓慢静脉滴注，滴注时间不短于 30 分钟
注意事项	1. 老年人应用本药时发生低血压、电解质紊乱，血栓形成和肾功能损害的机会增多 2. 可经乳汁分泌，哺乳期妇女应慎用 3. 本药在新生儿的半衰期明显延长，故新生儿用药间隔应延长 4. 可通过胎盘屏障，妊娠期妇女尤其是妊娠前 3 个月应尽量避免应用
药典与处方集	CNF
目录类别	【保（乙）】
备注	
■ 药品名称	托拉塞米 Torasemide
适应证	本品用于充血性心力衰竭引起的水肿，肝硬化腹水，肾脏疾病所致水肿，原发性高血压
制剂与规格	1. 托拉塞米片：①5mg；②10mg；③20mg 2. 托拉塞米胶囊：10mg 3. 托拉塞米注射液：①1ml：10mg；②2ml：20mg；③5ml：50mg 4. 注射用托拉塞米：①10mg；②20mg

续　表

用法用量	1. 口服：①充血性心力衰竭：初始剂量 1 次 10mg，一日 1 次，根据病情需要可增至一次 20mg，一日 1 次；②原发性高血压：起始剂量一次 5mg，一日 1 次，4～6 周内降压作用不理想可增至一次 10mg，一日 1 次，若一日 10mg 仍未取得足够的降压作用，可考虑合用其他降压药 2. 注射：①充血性心力衰竭所致的水肿、肝硬化腹水：一般初始剂量为一次 5mg 或 10mg，一日 1 次，缓慢静脉注射，也可以用 5% 葡萄糖注射液或 0.9% 氯化钠注射液稀释后进行静脉注射；如疗效不满意可增加剂量至一次 20mg，一日 1 次，一日最大剂量为 40mg，疗程不超过 1 周；②肾脏疾病所致的水肿，初始剂量一次 20mg，一日 1 次，以后根据需要可逐渐增加剂量至最大剂量一日 100mg，疗程不超过 1 周
注意事项	1. 未在妊娠期妇女中进行过充分的对照试验，妊娠期妇女服用本品时需权衡利弊 2. 目前尚不知本品是否能在人乳汁分泌，哺乳期妇女应慎用本品 3. 对儿童患者是否安全有效尚不明确 4. 老年人使用本品的疗效和安全性与年轻人无区别，但老年患者使用本品初期尤其需注意监测血压、电解质和有无血容量不足和有无排尿困难
药典与处方集	Eur. P.、USP；CNF
目录类别	【保（乙）】
备注	
■ 药品名称	螺内酯　Spironolactone
适应证	本品用于： 1. 水肿性疾病：与其他利尿药合用，治疗充血性水肿、肝硬化腹水、肾性水肿等水肿性疾病，其目的在于纠正上述疾病时伴发的继发性醛固酮分泌增多，并对抗其他利尿药的排钾作用。也用于特发性水肿的治疗 2. 高血压：作为治疗高血压的辅助药物 3. 原发性醛固酮增多症：本品可用于此病的诊断和治疗 4. 低钾血症的预防：与噻嗪类利尿药合用，增强利尿效应和预防低钾血症
制剂与规格	1. 螺内酯片：20mg 2. 螺内酯胶囊：20mg
用法用量	口服： 1. 成人：①水肿性疾病：一日 40～120mg，分 2～4 次服，至少连服 5 日。以后酌情调整剂量；②高血压：开始一日 40～80mg，分 2～4 次服，至少 2 周，以后酌情调整剂量，不宜与血管紧张素转换酶抑制剂合用，以免增加发生高钾血症的机会；③原发性醛固酮增多症：手术前患者一日 100～400mg，分 2～4 次服用。不宜手术的患者，则选用较小剂量维持；④诊断原发性醛固酮增多症：螺内酯试验，一日 400mg，分 2～4 次服，连续 3～4 周。老年人开始用量宜偏小；⑤慢性心力衰竭：初始剂量一日 10mg，最大剂量一日 20mg 2. 儿童：治疗水肿性疾病，开始按体重一日 1～3mg/kg 或按体表面积一日 30～90mg/m^2，单次或分 2～4 次服，连服 5 日后酌情调整剂量，最大剂量为一日 3～9mg/kg 或 90～270mg/m^2
注意事项	1. 肝功能不全者慎用，因本药引起电解质紊乱，可诱发肝昏迷 2. 肾功能不全者慎用 3. 本药可通过胎盘，但对胎儿的影响尚不清楚。孕妇应在医师指导下用药，且用药时间应尽量短 4. 老年人用药较易发生高钾血症和利尿过度
药典与处方集	Chin. P.、Eur. P.、Int. P.、Jpn. P.、Pol. P.、USP；CNF
目录类别	【基、保（甲）】

续　表

备注	
■ 药品名称	氨苯蝶啶　Triamterene
适应证	本品用于慢性心力衰竭，肝硬化腹水，肾病综合征，肾上腺糖皮质激素治疗过程中发生的水钠潴留，特发性水肿。亦用于对氢氯噻嗪或螺内酯无效者
制剂与规格	1. 氨苯蝶啶片：50mg 2. 氨苯蝶啶-氢氯噻嗪片：每片含氨苯蝶啶 50mg、氢氯噻嗪 25mg
用法用量	口服： 1. 成人：初始剂量一日 25~100mg，分 2 次服用，与其他利尿药合用时，剂量可减少。维持阶段可改为隔日疗法。最大剂量不超过一日 300mg 2. 儿童：初始剂量按体重一日 2~4mg/kg 或按体表面积 120mg/m^2，分 2 次服用，一日或隔日疗法，以后酌情调整剂量，最大剂量不超过一日 6mg/kg 或 300mg/m^2
注意事项	1. 肝功能不全者慎用 2. 肾功能不全者慎用 3. 动物实验显示本药能透过胎盘，但在人类的情况尚不清楚，孕妇慎用 4. 在母牛的实验显示本药可经乳汁分泌，但在人类的情况尚不清楚。哺乳期妇女慎用 5. 老年人应用本药时发生高钾血症和肾损害
药典与处方集	Chin. P.、Eur. P.、Jpn. P.、Pol. P.、USP；CNF
目录类别	【保（甲）】
备注	
■ 药品名称	阿米洛利　Amiloride
适应证	本品主要用于治疗水肿性疾病，亦可用于难治性低钾血症的辅助治疗
制剂与规格	1. 盐酸阿米洛利片：①2.5mg；②5mg 2. 复方盐酸阿米洛利片：每片含盐酸阿米洛利 2.5mg，氢氯噻嗪 25mg。用于一日口服 1~2 次，每次 1~2 片，与食物同服
用法用量	口服：成人，一次 2.5mg，一日 1 次，必要时一次 2.5mg，一日 2 次，与食物同服
注意事项	1. 肾功能损害慎用 2. 此药对孕妇有无不良作用尚不明确，如出现低钾血症应在医师指导下用药 3. 尚无实验证实本药能否经乳汁分泌，哺乳期妇女慎用 4. 儿童用药尚不明 5. 老年人应用本药较易出现高钾血症和肾损害等，用药期间应密切观察 6. 严重肾功能不全及高钾血症者禁用
药典与处方集	CNF
目录类别	【保（乙）】
备注	
■ 药品名称	吲达帕胺　Indapamide
适应证	本品用于原发性高血压

续　表

制剂与规格	1. 吲达帕胺片：2.5mg 2. 吲达帕胺胶囊：2.5mg 3. 吲达帕胺滴丸：2.5mg 4. 吲达帕胺缓释片：1.5mg 5. 吲达帕胺缓释胶囊：1.5mg
用法用量	普通制剂与规格：一次2.5mg，一日1次。缓释制剂与规格：一日1.5mg，最好早晨服用，药片不能掰开或嚼碎，加大剂量并不能提高吲达帕胺的抗高血压疗效，只能增加利尿作用
注意事项	1. 妊娠妇女应避免使用 2. 因为药物可能进入乳汁，哺乳期妇女应避免服用 3. 老年人慎用 4. 严重肝、肾功能不全者禁忌
药典与处方集	Chin. P.、Eur. P.、USP；CNF
目录类别	【基、保（甲）】
备注	

第十节　调节水电解质紊乱和酸碱平衡药

■ 药品名称	葡萄糖　Glucose
适应证	补充能量和体液；低血糖症；高钾血症；高渗溶液用作组织脱水剂；配制腹膜透析液
制剂与规格	葡萄糖注射液：①10ml：0.5g；②20ml：1g；③500ml：25g；④500ml：50g；⑤500ml：125g；⑥20ml：10g；⑦100ml：50g；⑧250ml：125g
用法用量	一般可给予10%~25%葡萄糖注射液静脉滴注，并同时补充体液。静脉营养治疗时，在非蛋白质热能中，葡萄糖供能>脂肪供能，必要时每5~10g葡萄糖加入胰岛素1IU。低血糖症，重者可予以50%葡萄糖注射液静脉注射
注意事项	1. 糖尿病酮症酸中毒未控制者、高血糖非酮症性高渗状态禁用 2. 应用高渗葡萄糖溶液时选用大静脉滴注 3. 分娩时注射过多葡萄糖，可刺激胎儿胰岛素分泌，发生产后婴儿低血糖 4. 儿童及老年患者用药：补液过快、过多，可致心悸、心律失常，甚至急性左心衰竭 5. 水肿及严重心肾功能不全、肝硬化腹水者，应控制输注量，心功能不全者尤其应该控制滴速
药典与处方集	USP、BP、Chin. P.；CNF
目录类别	【基、保（甲）】
备注	
■ 药品名称	氯化钠　Sodium Chloride
适应证	各种原因所致的低渗性、等渗性和高渗性失水，高渗性非酮症糖尿病昏迷，低氯性代谢性碱中毒 浓氯化钠主要用于各种原因所致的水中毒及严重的低钠血症

续 表

制剂与规格	1. 氯化钠注射液：① 50ml：0.45g；② 100ml：0.9g；③ 250ml：2.25g；④ 500ml：4.5g；⑤1000ml：9g 2. 浓氯化钠注射液：10ml：1g 3. 复方氯化钠注射液（林格液）：100ml 含氯化钠 0.85g、氯化钾 0.03g、氯化钙 0.003g。①250ml；②500ml；③1000ml 4. 乳酸钠林格注射液：500ml 内含氯化钠 1.5g、氯化钾 0.75g、氯化钙 0.05g、乳酸钠 1.55g
用法用量	1. 高渗性失水：所需补液总量（L）＝［血钠浓度（mmol/L）－142］／血钠浓度（mmol/L）×0.6×体重（kg），第一日补给半量，余量在以后 2~3 日内补给，并根据心肺肾功能酌情调节。在治疗开始的 48 小时内，血 Na^+ 浓度每小时下降不超过 0.5mmol/L。若患者存在休克，应先予氯化钠注射液，并酌情补充胶体，待休克纠正，血钠＞155mmol/L，血浆渗透浓度＞350mOsm/L，可予低渗氯化钠注射液。待血浆渗透浓度＜330mOsm/L，改用 0.9%氯化钠注射液 2. 等渗性失水：原则给予等渗溶液，但应注意防止高氯血症出现 3. 低渗性失水：血钠低于 120mmol/L 或出现中枢神经系统症状时，给予 3%~5%氯化钠注射液缓慢滴注，在 6 小时内将血钠浓度提高至 120mmol/L 以上。待血钠回升至 120mmol/L 以上，可改用等渗溶液或等渗溶液中酌情加入高渗葡萄糖注射液或 10%氯化钠注射液 4. 低氯性碱中毒：给予 0.9%氯化钠注射液或复方氯化钠注射液（林格液）500~1000ml，以后根据碱中毒情况决定用量
注意事项	1. 妊娠高血压者禁用 2. 下列情况慎用：水肿性疾病，如肾病综合征、肝硬化、腹水、充血性心力衰竭、急性左心衰竭、脑水肿及特发性水肿等，急性肾功能衰竭少尿期，高血压，低钾血症 3. 检查血清中钠、钾、氯离子浓度 4. 儿童用药及老人补液量和速度应严格控制 5. 浓氯化钠不可直接静脉注射或滴注
药典与处方集	USP、BP、Chin. P.；CNF
目录类别	【基、保（甲）】
备注	

■ 药品名称	口服补液盐 Oral Rehydration Salts
适应证	防治腹泻、呕吐、经皮肤和呼吸道等液体丢失引起的轻、中度失水，可补充水、钾和钠
制剂与规格	口服补液盐 I：每包 14.75g（大袋氯化钠 1.75g，葡萄糖 11g；小袋氯化钾 0.75g，碳酸氢钠 1.25g）。口服补液盐 II：每包 13.95g（氯化钠 1.75g，葡萄糖 10g，枸橼酸钠 1.45g，氯化钾 0.75g）
用法用量	口服：将每包散剂溶于 1000ml 的凉开水中，搅匀，充分溶解后口服： 1. 成人轻至中度失水：一次 500ml 2. 儿童轻度失水：开始时 50ml/kg，4 小时内服用，直至腹泻停止；或按一日每千克体重口服 50~160ml，分次于 6 小时内服完
注意事项	1. 少尿或无尿；严重失水、有休克征象、由于严重呕吐等原因不能口服者、肠梗阻、肠麻痹和肠穿孔禁用 2. 各种水肿性疾病、忌钠盐性疾病、高钾血症、高血糖症患者慎用 3. 严重脱水时应用静脉输液法 4. 应注意随访检查：血压、体重、血电解质（主要为 Na^+ 和 K^+）、失水体征、粪便量
药典与处方集	USP、BP、Chin. P.；CNF

续　表

目录类别	【基、保（甲）】
备注	
■ 药品名称	转化糖　Invert Sugar
适应证	药物稀释剂。适用于需要非口服途径补充水分或能源的患者补液治疗。尤其是糖尿病患者的能量补充剂。烧伤、创伤、术后及感染等胰岛素抵抗（糖尿病状态）患者的能量补充剂。药物中毒、酒精中毒
制剂与规格	转化糖注射液：①500ml，含葡萄糖25g，果糖25g；②250ml，含果糖12.5g和葡萄糖12.5g；③250ml，含果糖6.25g和葡萄糖6.25g
用法用量	静脉滴注：成人一次250~1000ml，滴注速度应低于每小时0.5g/kg（以果糖计）
注意事项	1. 严重肝病患者、肾功能不全患者、有酸中毒倾向以及高尿酸血症患者慎用；糖尿病患者不宜过多输注 2. 不推荐肠外营养中完全替代葡萄糖 3. 水肿及严重心功能不全者应严格控制输注量 4. 不用于甲醛中毒治疗 5. 妊娠、哺乳期妇女慎用 6. 为诊断的遗传性果糖不耐受患者使用本品可能有致命的危险
药典与处方集	CNF
目录类别	【保（乙）】
备注	
■ 药品名称	果糖注射液　Fructose Injection
适应证	1. 注射剂的稀释剂 2. 用于烧创伤、术后及感染等胰岛素抵抗状态下或不适宜使用葡萄糖时需补充水分或能源的患者的补液治疗
制剂与规格	果糖注射液：①250ml：12.5g；②250ml：25g；③500ml：25g；④500ml：50g
用法用量	缓慢静脉滴注：一般一日5%~10%果糖注射液500~1000ml。剂量根据患者的年龄、体重和临床症状调整
注意事项	1. 警告：使用时应警惕本品过量使用有可能引起危及生命的乳酸性酸中毒，未诊断的遗传性果糖不耐受症患者使用本品时可能有致命的危险 2. 肾功能不全者、有酸中毒倾向患者慎用 3. 本品过量使用可引起严重的酸中毒，故不推荐肠外营养中替代葡萄糖 4. 使用过程中应检测临床和实验室指标以评价体液平衡、电解质浓度和酸碱平衡 5. 慎用于预防水过多和电解质紊乱 6. 过量输注无钾果糖可引起低钾血症。本品不用于纠正高钾血症 7. 本品能加剧甲醇氧化成甲醛，故本品不得用于甲醇中毒治疗 8. 本品注射速度宜缓慢，以不超过每小时0.5g/kg为宜
药典与处方集	USP、BP、Eur. P.、Jpn. P.；CNF
目录类别	【保（乙）】
备注	遗传性果糖不耐受症、痛风和高尿酸血症者禁用

续 表

■ 药品名称	混合糖电解质注射液　Carbohydrate and Electrolyte Injection
适应证	不能口服给药或口服给药不能充分摄取时，补充和维持水分和电解质，并补给能量
制剂与规格	混合糖电解质注射液：500ml
用法用量	缓慢静脉滴注：通常成人每次 500~1000ml。给药速度（按葡萄糖计），通常成人每小时不得超过 0.5g/kg 体重。根据年龄、症状及体重等不同情况可酌量增减
注意事项	1. 禁忌：①有严重肝功能障碍和肾功能障碍的患者；②电解质代谢异常的患者；③高钾血症（尿液过少、肾上腺皮质功能减退、严重灼伤及氮质血症等）；④高钙血症患者；⑤高磷血症患者；⑥高镁血症患者；⑦遗传性果糖不耐受患者 2. 注意事项：以下患者必须谨慎给药：①肾功能不全的患者；②心功能不全的患者；③因闭塞性尿路疾病引起的尿量减少的患者；④有肝功能障碍和肾功能障碍的患者；⑤糖尿病患者 3. 使用的注意事项：①对于只能通过使用胰岛素控制血糖的患者（胰岛素依赖性糖尿病），建议使用葡萄糖制剂；②配制时，磷酸根离子和碳酸根离子会产生沉淀，所以不能混入含有磷酸盐及碳酸盐的制剂；③给药前：尿液量最好在每天 500ml 或每小时 20ml 以上；寒冷季节应注意保持一定体温后再用药；包装启封后立刻使用，残液绝不能使用 4. 老年患者用药：通常高龄者的生理功能降低，易于引起水分、电解质异常及高血糖，所以应减慢给药速度并密切观察
药典与处方集	Jpn. P.；CNF
目录类别	
备注	孕妇及哺乳期妇女用药、儿童用药尚不明确
■ 药品名称	葡萄糖氯化钠　Glucose/Sodium Chloride
适应证	补充热能和体液。用于各种原因引起的进食不足或大量体液丢失
制剂与规格	注射液：（葡萄糖/氯化钠）①100ml：5g/0.9g；②100ml：10g/0.9g；③250ml：12.5g/2.25g；④250ml：25g/2.25g；⑤500ml：25g/4.5g；⑥500ml：50g/4.5g；⑦1000ml：50g/9g
用法用量	同时考虑葡萄糖和氯化钠的用法用量
注意事项	同葡萄糖和氯化钠。5% 葡萄糖与 0.9% 氯化钠混合液或 10% 葡萄糖与 0.9% 氯化钠混合液
药典与处方集	Eur. P.、USP、Chin. P.；CNF
目录类别	【基、保（甲）】
备注	
■ 药品名称	复方氯化钠溶液（林格液）　Ringer's Solution
适应证	各种原因所致的失水，包括低渗性、等渗性和高渗性失水；高渗性非酮症糖尿病昏迷；低氯性代谢性碱中毒
制剂与规格	1. 注射液：100ml 含氯化钠 0.85g、氯化钾 0.03g、氯化钙 0.003g 2. ①250ml；②500ml；③1000ml
用法用量	静滴，剂量视病情需要及体重而定。常用剂量，一次 500~1000ml。低氯性碱中毒，根据碱中毒量情况决定用量
注意事项	根据临床需要检查，血清中钠、钾、钙及氯离子的浓度；血液中酸碱浓度平衡指标、肾功能及血压和心肺功能

续　表

药典与处方集	Eur. P.、USP、Chin. P.；CNF
目录类别	【基、保（甲）】
备注	

■ 药品名称	乳酸钠林格液　Solution Ringer's Lactated
适应证	调节体液、电解质及酸碱平衡药。用于代谢性酸中毒或有代谢性酸中毒的脱水病例
制剂与规格	注射液：500ml（含氯化钠 1.5g、氯化钾 0.75g、氯化钙 0.05g、乳酸钠 1.55g）
用法用量	静滴，成人一次 500~1000ml，按年龄体重及症状不同可适当增减。给药速度：成人每小时 300~500ml
注意事项	1. 酗酒、水杨酸中毒、Ⅰ型糖原沉积病时有发生乳酸性酸中毒倾向，不宜再用乳酸钠纠正酸碱平衡 2. 糖尿病患者服用双胍类药物（尤其是降糖灵），阻碍肝脏对乳酸的利用，易引起乳酸中毒
药典与处方集	Eur. P.、USP、Chin. P.；CNF
目录类别	【基、保（甲）】
备注	

■ 药品名称	氯化钾　Potassium Chloride
适应证	用于预治低钾血症，治疗洋地黄中毒引起的频发性、多源性早搏或快速心律失常
制剂与规格	注射液：①10ml：1g；②10ml：1.5g
用法用量	静滴，①成人，将 10%氯化钾注射液 10~15ml 加入 5%葡萄糖注射液 500ml 中滴注。一般补钾浓度不超过 3.4g/L（45mmol/L），速度不超过 0.75g/h（10mmol/h），一日补钾量为 3~4.5g（40~60mmol）；在体内缺钾引起严重快速室性异位心律失常时，钾盐浓度可升高至 0.5%~1%，滴速可达 1.5g/h（20mmol/h），补钾总量可达一日 10g 或以上；如病情危急，补钾浓度和速度可超过上述规定。但需严密动态观察血钾及心电图等，防止高钾血症发生。②儿童，一日剂量按体重 0.22g/kg（3.0mmol/kg）或按体表面积 3.0g/m^2 计算
注意事项	1. 本品严禁直接静脉注射 2. 用药期间需作以下随访检查：血钾、血镁、血钠、血钙、酸碱平衡指标、心电图、肾功能和尿量 3. 老年人肾脏清除 K$^+$ 功能下降，应用钾盐时较易发生高钾血症
药典与处方集	Eur. P.、USP、Chin. P.；CNF
目录类别	【基、保（甲）】
备注	

■ 药品名称	碳酸氢钠　Sodium Bicarbonate
适应证	用于代谢性酸中毒，碱化尿液以预防尿酸性肾结石，减少磺胺药的肾毒性，及急性溶血时防止血红蛋白沉积在肾小管，治疗胃酸过多引起的症状；静脉滴注对巴比妥类、水杨酸类药物及甲醇等药物中毒有非特异性的治疗作用
制剂与规格	注射液：①10ml：0.5g；②100ml：5g；③250ml：12.5g

续　表

用法用量	1. 口服，代谢性酸中毒：成人一次 0.5~2g，一日 3 次
	2. 静滴，代谢性酸中毒：①成人所需剂量按下式计算，补碱量（mmol）=（-2.3-实际测得的 BE 值）×0.25×体重（kg），或补碱量（mmol）= 正常的 CO_2CP-实际测得的 CO_2CP（mmol）× 0.25×体重（kg）。一般先给计算剂量的 1/3~1/2，4~8 小时内滴注完毕。心肺复苏抢救时，因存在致命的酸中毒，应快速静脉输注，首次 1mmol/kg，以后根据血气分析结果调整用量。（每 1g 碳酸氢钠相当于 12mmol 碳酸氢根）；②儿童，心肺复苏抢救时，首次静脉输注按体重 1mmol/kg，以后根据血气分析结果调整剂量
注意事项	1. 下列情况不作静脉内用药：碱中毒；各种原因导致的大量胃液丢失；低钙血症时
	2. 长期或大量应用可致代谢性碱中毒，并且钠负荷过高引起水肿等，妊娠期妇女应慎用
药典与处方集	Eur. P.、USP、Chin. P.；CNF
目录类别	【基、保（甲）】
备注	

第十一节　其他治疗药物

■ 药品名称	一清颗粒
药物组成	大黄、黄芩、黄连
功能主治	清热泻火解毒，化瘀凉血止血。用于火毒血热所致的身热烦躁、目赤口疮、咽喉及牙龈肿痛、大便秘结、吐血、咯血、衄血、痔血；咽炎、扁桃体炎、牙龈炎见上述证候者
临床应用	1. 暴风客热：火毒血热上攻于目所致的目赤肿痛，口渴咽干，大便秘结，小便黄赤，舌红苔黄，脉数；急性结膜炎见上述证候者
	2. 口疮：心脾火毒熏蒸口舌所致的口舌发红，起小疱或溃烂，疼痛，灼热，口臭，便秘，舌红苔黄，脉数；急性口炎、口疮见上述证候者
	3. 喉痹：肺胃火毒客于咽喉所致的咽喉红肿疼痛，声音嘶哑，口干喜饮，便秘，尿赤，舌红苔黄，脉数；急性咽炎见上述证候者
	4. 乳蛾：肺胃火毒熏灼咽核所致的咽核红肿疼痛，吞咽时疼痛加重，口干喜饮，便秘，尿赤，舌红苔黄，脉数；急性扁桃体炎见上述证候者
	5. 便秘：火毒内热结于胃肠所致的大便干燥，小便黄赤，烦躁，兼有腹胀，腹痛，口干口臭，舌红苔黄燥，脉滑数
	6. 牙宣：胃火炽盛，熏蒸牙龈所致的牙龈红肿疼痛，烦渴多饮，口臭，便秘，尿黄，舌红苔黄，脉数；牙龈（周）炎见上述证候者
	7. 吐血：火毒血热灼伤胃络所致的吐血，血色鲜红，夹有食物残渣，身热烦躁，牙龈肿痛，便秘，尿赤，舌红苔黄，脉数有力；胃及十二指肠溃疡出血见上述证候者
	8. 咯血：火毒血热灼伤肺络所致的咯血，血色鲜红，夹有痰涎，咽痒，咳嗽，舌红苔黄，脉数有力；支气管扩张见上述证候者
	9. 衄血：肺胃热盛，灼伤络脉所致的鼻出血，齿龈或牙缝出血，血色鲜红，身热，烦躁，口鼻干燥，牙龈肿痛，大便秘结，小便黄赤，舌红苔黄，脉数有力；干燥性鼻炎、萎缩性鼻炎、牙周炎见上述证候者
	10. 便血：火热壅遏肠道，灼伤络脉所致的大便带血，血色鲜红，肛门肿胀，舌红苔黄，脉数；胃及十二指肠溃疡出血、痔疮、肛裂出血见上述证候者

续　表

注意事项	1. 阴虚火旺者慎用
	2. 服药期间忌食辛辣、油腻食物，戒烟酒
	3. 本药体弱年迈者慎服；中病即止，不可过量、久用
	4. 出现腹泻时可酌情减量
	5. 出血量多者，应采取综合急救措施
用法用量	开水冲服。一次 7.5g，一日 3~4 次
剂型规格	每袋装 7.5g
目录类别	【保（乙）】
药典	Chin. P.（2010 年版）
推荐来源	《中华人民共和国药典临床用药须知（2010 年版）》
■ 药品名称	平消胶囊（片）
药物组成	郁金、五灵脂、干漆（制）、麸炒枳壳、马钱子粉、白矾、硝石、仙鹤草
功能主治	活血化瘀，散结消肿，解毒止痛。对毒瘀内结所致的肿瘤患者具有缓解症状，缩小瘤体，提高机体免疫力，延长患者生存时间的作用
临床应用	1. 肿瘤：因热毒瘀结所致。症见胸腹疼痛，痛有定处，或有肿块，面色晦黯，舌质紫黯，或有瘀斑、瘀点，脉沉涩；食管癌、胃肠道肿瘤、肝癌、乳腺癌见上述证候者
	2. 此外，本品尚可用于乳腺增生症
注意事项	1. 本品所含马钱子、干漆有毒，不可过量、久用
	2. 用药期间饮食宜清淡，忌食辛辣食物
用法用量	1. 胶囊剂：口服。一次 4~8 粒，一日 3 次
	2. 片剂：口服。一次 4~8 片，一日 3 次
剂型规格	1. 胶囊剂：每粒袋 0.23g
	2. 片剂：①薄膜衣片：每片重 0.24g；②糖衣片（片芯重 0.23g）
目录类别	【保（甲）】
药典	
推荐来源	《中华人民共和国药典临床用药须知（2010 年版）》
■ 药品名称	消炎利胆片（胶囊、颗粒）
药物组成	溪黄草、穿心莲、苦木
功能主治	清热，祛湿，利胆。用于肝胆湿热所致的胁痛、口苦；急性胆囊炎、胆管炎见上述证候者
临床应用	1. 胁痛：因湿热蕴结肝胆，疏泄失职所致，症见胁痛，口苦，厌食油腻，尿黄，舌苔黄腻，脉弦滑数；急、慢性肝炎见上述证候者
	2. 胆胀：因肝胆湿热所致，症见右胁胀痛，口苦，厌食油腻，小便黄，舌红苔黄腻，脉弦滑数；急性胆囊炎、胆管炎见上述证候者

续　表

注意事项	1. 脾胃虚寒者慎用 2. 服药期间饮食宜清淡，忌食辛辣食物，并戒酒 3. 孕妇慎用 4. 用于治疗急性胆囊炎感染时，应密切观察病情变化，若发热、黄疸、上腹痛等症加重时应及时请外科诊治 5. 本品所含苦木有一定毒性，不宜久服
用法用量	1. 片剂：口服。一次6片（小片）或3片（大片），一日3次 2. 胶囊剂：口服。一次4粒，一日3次。或遵医嘱 3. 颗粒剂：温开水送服，一次1袋，一日3次
剂型规格	1. 片剂：①薄膜衣小片（0.26g，相当于饮片2.6g）；②薄膜衣大片（0.52g，相当于饮片5.2g）；③糖衣片（片芯重0.25g，相当于饮片2.6g） 2. 胶囊剂：每粒装0.45g 3. 颗粒剂：每袋装2.5g
目录类别	【保（甲）】
药典	Chin. P.（2010年版）
推荐来源	《中华人民共和国药典临床用药须知（2010年版）》
■ 药品名称	越鞠丸
药物组成	醋香附、川芎、炒栀子、苍术（炒）、六神曲（炒）
功能主治	理气解郁，宽中除满。用于胸脘痞闷，腹中胀满，饮食停滞，嗳气吞酸
临床应用	1. 郁证：因肝气郁结导致精神抑郁，情绪不宁，胸胁胀痛，脘闷嗳气，腹胀纳呆，女子月经不调，脉弦；更年期综合征、月经不调、痛经见上述证候者 2. 胁痛：一侧或两侧胁痛，并因情志不遂而疼痛加重，胸膈痞闷，呕恶嗳气，嘈杂吞酸；肝炎、胆囊炎、胆石症、肋间神经痛见上述证候者 3. 胃脘痛：肝胃失和导致胃脘胀痛，腹胀，纳呆；慢性胃炎，功能性消化不良见上述证候者 4. 乳癖：因肝郁气滞，痰凝血瘀而致乳房胀痛，月经量少色黯，腹胀嗳气，喜叹息；乳腺增生见上述证候者 5. 呕吐：肝气不舒，肝胃失和导致恶心呕吐，厌食嘈杂，呃逆不畅，或嗳气吞酸，舌苔白腻，脉弦滑；胃神经官能症、胃及十二指肠溃疡、慢性胃炎见上述证候者
注意事项	1. 阴虚火旺者慎用 2. 忌忧思恼怒，避免情志刺激
用法用量	口服。一次6~9g，一日2次
剂型规格	
目录类别	【保（乙）】
药典	Chin. P.（2010年版）
推荐来源	《中华人民共和国药典临床用药须知（2010年版）》
■ 药品名称	左金丸（胶囊）
药物组成	黄连、吴茱萸
功能主治	泻火，疏肝，和胃，止痛。用于肝火犯胃，脘胁疼痛，口苦嘈杂，呕吐酸水，不喜热饮

续　表

临床应用	1. 胃痛：肝火犯胃所致胃脘疼痛，胁肋胀满，烦躁易怒，吞酸，胃中嘈杂，呕吐酸水，口苦，不喜热饮，舌质红苔黄，脉弦或数；急慢性胃炎、胃及十二指肠溃疡见上述证候者 2. 胁痛：肝火犯胃，肝络失和，肝失疏泄所致胁肋胀痛，烦躁易怒，口干口苦，呕吐吞酸，脘痞，嗳气，舌红苔黄，脉弦数；急、慢性胃炎，胃及十二指肠溃疡，慢性肝炎见上述证候者
注意事项	1. 脾胃虚寒胃痛及肝阴不足胁痛者慎用 2. 保持心情舒畅
用法用量	1. 丸剂：口服。一次 3~6g，一日 2 次 2. 胶囊剂：口服。一次 2~4 粒，一日 2 次 3. 饭后服用。15 日为一疗程
剂型规格	胶囊剂：每粒装 0.35g
目录类别	【保（乙）】
药典	Chin. P.（2010 年版）
推荐来源	《中华人民共和国药典临床用药须知（2010 年版）》
■ 药品名称	归脾丸（合剂）
药物组成	炙黄芪、龙眼肉、党参、炒白术、当归、茯苓、炒酸枣仁、制远志、木香、炙甘草、大枣（去核）
功能主治	益气健脾，养血安神。用于心脾两虚，气短心悸，失眠多梦，头晕头昏，肢倦乏力，食欲不振，崩漏便血
临床应用	1. 心脾两虚证：因思虑过度，劳伤心脾，气血两虚而致气短懒言，失眠多梦，健忘，头晕头昏，肢倦乏力，精神疲惫，食欲不振，大便溏薄，舌淡苔白，脉细弱；慢性疲劳综合征见上述证候者 2. 心悸：系心脾两虚，心失所养而致心慌不安，失眠健忘，神疲食少，面色萎黄，舌淡苔白，脉细弱；贫血、神经衰弱见上述证候者 3. 失眠：由心脾两虚，心神失养所致的失眠多梦，健忘，纳呆食少，肢倦乏力，精神萎靡，舌淡苔白，脉细弱；神经衰弱见上述证候者 4. 眩晕：因气血虚弱，脑失所养而致头晕头昏，心悸少寐，神疲乏力，食少纳呆，面色萎黄，舌淡苔白，脉细弱；贫血见上述证候者 5. 崩漏：因脾虚气弱不能统血而致妇女经血非时而下，淋沥不断，甚或血流如涌，色淡质清，神疲体倦，面色萎黄，舌淡苔白，脉细弱；功能性子宫出血见上述证候者 6. 便血：因脾虚气弱不能统血，血溢肠内而致便血，血色紫暗，甚至色黑，肢体倦怠，食欲不振，面色萎黄，舌淡苔白，脉细弱；胃、十二指肠溃疡出血见上述证候者 7. 此外，还有本品治疗特发性血小板减少性紫癜、甲状腺功能减退、胺碘酮致心动过缓、顽固性早搏、功能性消化不良伴抑郁症、肝硬化继发脾功能亢进症、小儿急性肾小球肾炎恢复期血尿、心脏神经症，减轻化疗所致骨髓抑制的报道
注意事项	1. 阴虚火旺者慎用 2. 忌食辛辣、生冷、油腻食物
用法用量	1. 浓缩丸：口服一次 8~10 丸，一日 3 次 2. 丸剂：用温开水或生姜汤送服，水蜜丸一次 6g，小蜜丸一次 9g，大蜜丸一次 1 丸，一日 3 次 3. 合剂：口服一次 10~20ml，一日 3 次，用时摇匀
剂型规格	1. 浓缩丸：每 8 丸相当于原药材 3g 2. 大蜜丸：每丸重 9g

续　表

目录类别	【保（甲）】
药典	Chin. P.（2010 年版）
推荐来源	《中华人民共和国药典临床用药须知（2010 年版）》
■ **药品名称**	**如意金黄散**
药物组成	黄柏、大黄、姜黄、白芷、天花粉. 陈皮、厚朴、苍术、生天南星、甘草
功能主治	清热解毒，消肿止痛。用于热毒瘀滞肌肤所致疮疡肿痛、丹毒流注，症见肌肤红、肿、热、痛，亦可用于跌打损伤
临床应用	1. 疮疡：由于热毒瘀滞肌肤所致，症见疮形高肿，皮肤色红，灼热疼痛；急性蜂窝织炎、急性化脓性淋巴结炎、肛周脓肿见上述证候者 2. 丹毒：由于热毒瘀滞皮肤所致，症见突发全身发热，患部色红如染丹，边缘微隆起，边界清楚，疼痛，手压之红色减退，抬手复赤，舌红苔黄，脉滑数 3. 流注：由于热毒瘀滞肌肤所致，症见疮形高突，皮温微热，疼痛，可见一处或多处发生；体表多发性脓肿见上述证候者 4. 此外，有报道用于外伤瘀血肿胀、内痔出血、压疮、药液外渗、输卵管梗阻性不孕、慢性前列腺炎、慢性盆腔炎
注意事项	1. 孕妇慎用 2. 皮肤过敏者慎用 3. 不可内服 4. 忌食辛辣、油腻食物及海鲜等发物
用法用量	外用。红肿，烦热，疼痛，用清茶调敷；漫肿无头，用醋或葱酒调敷；亦可用植物油或蜂蜜调敷。一日数次
剂型规格	
目录类别	【保（甲）】
药典	Chin. P.（2010 年版）
推荐来源	《中华人民共和国药典临床用药须知（2010 年版）》
■ **药品名称**	**小金丸（胶囊）**
药物组成	制草乌、地龙、木鳖子（去壳去油）、酒当归、五灵脂（醋炒）、乳香（制）、没药（制）、枫香脂、香墨、人工麝香
功能主治	散结消肿，化瘀止痛。用于痰气凝滞所致的瘰疬、瘿瘤、乳岩、乳癖，症见肌肤或肌肤下肿块一处或数处、推之能动，或骨及骨关节肿大、皮色不变、肿硬作痛
临床应用	1. 瘰疬：由痰气凝滞所致，症见颈项及耳前耳后结核、一个或数个、皮色不变、推之能动、不热不痛者；淋巴结结核见上述证候者 2. 瘿瘤：由痰气凝滞所致，症见颈部正中皮下肿块、不热不痛、随吞咽上下活动；甲状腺腺瘤、结节性甲状腺肿见上述证候者 3. 乳癖：由肝郁痰凝所致，症见乳部肿块、一个或多个、皮色不变、经前疼痛；乳腺增生病见上述证候者

续　表

注意事项	1. 脾胃虚弱者慎用 2. 不宜长期使用 3. 肝、肾功能不全者慎用 4. 忌食辛辣、油腻及海鲜等发物
用法用量	1. 丸剂：打碎后内服。一次 1.2~3g，一日 2 次；小儿酌减 2. 胶囊剂：口服。一次 4~10 粒，一日 2 次；小儿酌减
剂型规格	丸剂：（1）每 100 丸重 3g　　（2）每 100 丸重 6g　　（3）每 10 丸重 6g
目录类别	【保（乙）】
药典	Chin. P.（2010 年版）
推荐来源	《中华人民共和国药典临床用药须知（2010 年版）》
■ 药品名称	**乳癖消胶囊（颗粒、片）**
药物组成	鹿角、鸡血藤、红花、三七、牡丹皮、赤芍、蒲公英、连翘、天花粉、玄参、夏枯草、漏芦、昆布、海藻、木香
功能主治	软坚散结，活血消痛，清热解毒。用于痰热互结所致的乳癖、乳痈，症见乳房结节、数目不等、大小形态不一、质地柔软，或产后乳房结块、红热疼痛；乳腺增生、乳腺炎早期见上述证候者
临床应用	1. 乳癖：因痰热互结所致，症见单侧或双侧乳房胀痛、肿块明显、皮温微热；乳腺增生病见上述证候者 2. 乳痈：因痰热互结或乳汁淤积所致，症见产后乳房结块无波动、皮肤微红、胀痛；急性乳腺炎见上述证候者 3. 此外，有报道本品用于甲状腺囊肿
注意事项	1. 孕妇慎用 2. 若因服该药引起全身不适者需及时停药
用法用量	1. 胶囊：口服。一次 5~6 粒，一日 3 次 2. 颗粒：口服。一次 8g，一日 3 次 3. 片剂：口服。小片一次 5~6 片，大片一次 3 片，一日 3 次
剂型规格	1. 胶囊：每粒装 0.32g 2. 颗粒剂：每袋装 8g 3. 片剂：①薄膜衣片，每片重 0.34g；②薄膜衣片，每片重 0.67g；③糖衣片（片芯重 0.34g）
目录类别	【保（甲）】
药典	Chin. P.（2010 年版）
推荐来源	《中华人民共和国药典临床用药须知（2010 年版）》
■ 药品名称	**甘草酸单铵半胱氨酸氯化钠注射液**　monoammonium glycyrrhizinate and cysteine and sodium chloride injection
□ 其他名称	**回能**
适应证	本品具有抗肝中毒，降低谷丙转氨酶，恢复肝细胞功能的作用，主要用于慢性迁延性肝炎、慢性活动性肝炎、急性肝炎、肝中毒、初期肝硬化。亦可用于过敏性疾病
制剂与规格	100ml
用法用量	静脉滴注，缓慢滴注，一次 100~250ml，一日 1 次

续　表

注意事项	1. 治疗过程中应定期检测血压、血清钾、钠浓度，如出现高血压、水钠潴留、低血钾等情况应停药或适当减量
	2. 发现溶液混浊、颜色异常或有沉淀异物、瓶身细微破裂、瓶口松动或漏气者，不得使用
药典与处方集	CNF
目录类别	
备注	

第二章　神经外科疾病用药

第一节　脱水药物

■ 药品名称	甘露醇　Mannitol
适应证	用于治疗各种原因引起的脑水肿，降低颅内压，防止脑疝
制剂与规格	甘露醇注射液：①50ml：10g；②100ml：20g；③250ml：50g；④3000ml：150g
用法用量	静脉滴注：成人，常用量为按体重 1~2g/kg，一般用 20% 溶液 250ml~500ml（含 50~100g）。滴注时间控制在 30~60 分钟；小儿常用量：①利尿：按体重 0.25~2g/kg 或按体表面积 60g/m²，以 15%~20% 溶液 2~6 小时内静脉滴注；②治疗脑水肿、颅内高压和青光眼：按体重 1~2g/kg 或按体表面积 30~60g/m²，以 15%~20% 浓度溶液于 30~60 分钟内静脉滴注
注意事项	1. 禁忌证：已确诊为急性肾小管坏死的无尿患者、严重失水者、急性肺水肿或严重肺淤血 2. 不良反应常见水和电解质紊乱、寒战、发热、排尿困难、渗透性肾病（或称甘露醇肾病）等 3. 甘露醇能透过胎盘屏障。孕妇、哺乳妇女、儿童应慎用
药典与处方集	USP、Eur. P.、Chin. P.；CNF
目录类别	【基（基）、保（甲）】
备注	甘露醇外渗可致组织水肿、皮肤坏死
■ 药品名称	甘油果糖　Glycerin and Fructose
适应证	用于脑血管病、脑外伤、脑肿瘤、颅内炎症及其他原因引起的颅内压升高，脑水肿等
制剂与规格	甘油果糖注射液：① 250ml；②500ml （每 1ml 含甘油 100mg、果糖 50mg、氯化钠 2.25mg）
用法用量	静脉滴注：成人，一般一次 250~500ml，一日 1~2 次，每次 500ml 需滴注 2~3 小时，250ml 需滴注 1~1.5 小时。根据年龄、症状可适当增减。滴速每分钟 80~160 滴
注意事项	1. 禁忌证：遗传性果糖不耐症的患者禁用。对本品任一成分过敏者禁用。高钠血症、无尿和严重脱水者禁用 2. 有瘙痒、皮疹、头痛、恶心、口渴和出现溶血现象
药典与处方集	Chin. P.；CNF
目录类别	【保（甲）】
备注	

续　表

■ 药品名称	托拉塞米　Torsemide
适应证	适用于需要迅速利尿或不能口服利尿的充血性心力衰竭、肝硬化腹水、肾脏疾病所致的水肿患者
制剂与规格	托拉塞米注射液：①1ml：10mg；②2ml：20mg 注射用托拉塞米：①10mg；②20mg
用法用量	1. 充血性心力衰竭所致的水肿、肝硬化腹水：一般初始剂量为5mg或10mg，每日1次，缓慢静脉注射，也可以用5%葡萄糖溶液或生理盐水稀释后进行静脉输注；如疗效不满意可增加剂量至20mg，每日1次，每日最大剂量为40mg，疗程不超过一周 2. 肾脏疾病所致的水肿，初始剂量20mg，每日1次，以后根据需要可逐渐增加剂量至最大剂量每日100mg，疗程不超过一周
注意事项	1. 使用本品者应定期检查电解质（特别是血钾）、血糖、尿酸、肌酐、血脂等 2. 本品开始治疗前排尿障碍必须被纠正，特别对老年病人或治疗刚开始时要仔细监察电解质和血容量的不足和血液浓缩的有关症状 3. 肝硬化腹水患者应用本品进行利尿时，应住院进行治疗，这些患者如利尿过快，可造成严重的电解质紊乱和肝昏迷 4. 本品与醛固酮拮抗剂或与保钾药物一起使用可防止低钾血症和代谢性碱中毒 5. 前列腺肥大的患者排尿困难，使用本品尿量增多可导致尿潴留和膀胱扩张 6. 在刚开始用本品治疗或有其他药物转为使用本品治疗或开始一种新的辅助药物治疗时，个别患者警觉状态受到影响（如在驾驶车辆或操作机器时） 7. 本品必须缓慢静脉注射，本品不应与其他药物混合后静脉注射，但可根据需要用生理盐水或5%葡萄糖溶液稀释 8. 如需长期用药建议尽早从静脉给药转为口服给药，静脉给药疗程限于一周
药典与处方集	USP、Eur. P.、BP；CNF
目录类别	【保（乙）】
备注	

第二节　抗癫痫药物

■ 药品名称	卡马西平　Carbamazepine
适应证	用于治疗癫痫（复杂部分性发作、全身强直-阵挛性发作、上述两种混合性发作或其他部分性或全身性发作）；三叉神经痛和舌咽神经痛发作，亦用作三叉神经痛缓解后的长期预防性用药；预防或治疗躁狂-抑郁症
制剂与规格	1. 卡马西平片：①0.1g；②0.2g 2. 卡马西平胶囊：0.2g
用法用量	1. 成人：口服，开始一次0.1g，一日2次；第二日后每隔一日增加0.1~0.2g，直到疼痛缓解，通常为一次0.2g，一日3~4次；最高量每日不超过1.2g 2. 儿童：10~20mg/kg。维持量调整到血药浓度至4~12μg/ml

续　表

注意事项	1. 禁忌证：已知对卡马西平相关结构药物（如：三环类抗抑郁药）过敏者。有房室传导阻滞，血清铁严重异常、骨髓抑制、严重肝功能不全等病史者 2. 饭后服用可减少胃肠反应，漏服时应尽快补服，不可一次服双倍量，可一日内分次补足 3. 妊娠早期需慎用；哺乳期妇女不宜应用
药典与处方集	USP、Eur. P.、Chin. P.；CNF
目录类别	【基（基）、保（甲/乙）】
备注	
■ **药品名称**	**奥卡西平　Oxcarbazepine**
适应证	用于治疗成人和5岁以及5岁以上儿童的原发性全面性强直-阵挛发作和部分性发作，伴有或不伴有继发性全面性发作
制剂与规格	1. 奥卡西平片：①150mg；②300mg；③600mg 2. 奥卡西平口服溶液：250ml（60mg/ml）
用法用量	1. 单独治疗：起始治疗剂量可以为一天600mg（8~10mg/kg），分两次给药。每日维持剂量范围在600~2400mg之间 2. 联合治疗：起始治疗剂量可以为一天600mg（8~10mg/kg），分两次给药。每日维持剂量范围在600~2400mg之间 3. 5岁和5岁以上的儿童：在单药和联合用药过程中，起始的治疗剂量为每天8~10mg/kg，分为两次给药 4. 肝功能损害患者：中度以下患者不需要调整剂量 5. 肾功能损害患者：肾功能损害患者（肌酐清除率<30ml/min）应从初始剂量的一半（300mg/d）开始，并逐渐缓慢加量，达到所需临床疗效
注意事项	1. 对本品或其任一成分过敏的患者禁用；房室传导阻滞者禁用 2. 应逐渐减量至停药，以最大可能地避免癫痫发作频率增加 3. 本品可引起头晕和嗜睡，服用本品后不要驾驶汽车或操作机器 4. 肾损害患者应从常规起始剂量的一半开始服用，并逐渐缓慢加量 5. 对卡马西平过敏的患者只有在可能的益处大于潜在的危险时才可服用本品；如出现过敏反应迹象或临床症状，应立即停药 6. 本品可以空腹或与食物一起服用
药典与处方集	CNF
目录类别	【保（乙）】
备注	1. 本品可引起低钠血症，服药期间应定时检查血钠。若血钠<125mmol/L，通过减量、停药或保守处理（如限制饮水）后血钠水平可恢复正常 2. 肾功能损害的病人在增加剂量时，必须进行仔细的监测 3. 本品可能降低激素避孕药效果，建议服用本品期间改用其他不含激素的避孕方法
■ **药品名称**	**加巴喷丁　Gabapentin**
适应证	用于癫痫：单一用药：适用于患单纯或复杂型部分性发作的成人及12岁以上的儿童（包括新诊断患者）的治疗，可伴有或不伴有继发性全身性发作。联合用药：患有部分性发作伴有或不伴有继发性全身性发作的3岁及3岁以上的儿童及成人
制剂与规格	加巴喷丁片、胶囊：①0.1g；②0.3g

续　表

用法用量	口服：给药从初始低剂量逐渐递增至有效剂量
	1. 12岁以上患者：在给药第一天可采用每日1次，每次300mg；第二天为每日2次，每次300mg；第三天为每日3次，每次300mg，之后维持此剂量服用
	2. 3~12岁的儿科患者：开始剂量应该为每日10~15mg/kg，每日3次，在大约3天达到有效剂量。在5岁以上的患者加巴喷丁的有效剂量为每日25~35mg/kg，每日3次。3~4岁的儿科患者的有效剂量是每日40mg/kg，每日3次。如有必要，剂量可增为每日50mg/kg
	3. 两次服药之间的间隔时间最长不能超过12小时。为减少头晕、嗜睡等不良反应的发生，第一天用药可在睡前服用。在加巴喷丁用药过程中无需监测加巴喷丁的血药浓度
注意事项	1. 已知药中任一成分过敏、急性胰腺炎的患者禁用
	2. 加巴喷丁胶囊对于原发性全身发作，如失神发作的患者无效
	3. 癫痫药物不应该突然停止服用，因为可能增加癫痫发作的频率
药典与处方集	USP；CNF
目录类别	【保（乙）】
备注	1. 糖尿病患者需经常监测血糖，必要时调整降糖药的剂量
	2. 肾功能不全的患者服用本品必须减量
	3. 本品作用于中枢神经系统，可引起：镇静、眩晕或类似症状。因此，即便按照规定剂量服用本品，也可降低反应速度，使驾驶能力、操纵复杂机器的能力和在暴露环境中工作的能力受到损害，特别在治疗初期、药物加量、更换药物时或者同时饮酒时
■ 药品名称	丙戊酸钠　Sodium Valproate
适应证	用于各种类型癫痫，包括单纯或复杂失神发作、肌阵挛发作，大发作的单药或合并用药治疗，有时对复杂部分性发作也有一定疗效
制剂与规格	1. 丙戊酸钠片：①100mg；②200mg
	2. 丙戊酸钠肠溶片：①200mg；②250mg
	3. 丙戊酸钠胶囊：①200mg；②250mg
	4. 丙戊酸钠糖浆剂：300ml（40mg/ml）
	5. 丙戊酸钠注射液：4ml：400mg
	6. 注射用丙戊酸钠：400mg
用法用量	1. 口服：成人，每日按体重15mg/kg或每日600~1200mg分次2~3次服。开始时按5~10 mg/kg，一周后递增，至能控制发作为止。当每日用量超过250mg时应分次服用，以减少胃肠刺激。每日最大量为按体重不超过30 mg/kg或每日1.8~2.4g
	2. 儿童：按体重计与成人相同，也可每日20~30mg/kg，分2~3次服用或每日15 mg/kg，按需每隔一周增加5~10 mg/kg，至有效或不能耐受为止
	3. 静脉滴注：成人，癫痫持续状态时静注400mg，每日2次
注意事项	1. 禁忌证：有药源性黄疸个人史或家族史者、有肝病或明显肝功能损害者禁用
	2. 停药应逐渐减量。用药期间避免饮酒
	3. 本药能通过胎盘，动物试验有致畸的报道，孕妇应权衡利弊，慎用。本品亦可分泌入乳汁，应慎用。可蓄积在发育的骨骼内，儿童应注意
药典与处方集	USP、Eur. P.、Chin. P.；CNF
目录类别	【基（基）、保（甲/乙）】
备注	外科系手术或其他急症治疗时应考虑可能遇到的时间延长，或中枢神经抑制药作用的增强

续 表

■ 药品名称	丙戊酸镁 Magnesium Valproate
适应证	用于治疗各型癫痫，也可用于治疗双相情感障碍的躁狂发作
制剂与规格	丙戊酸镁片：250mg
用法用量	1. 口服：抗癫痫，小剂量开始，一次 200mg，一日 2～3 次，逐渐增加至一次 300～400mg，一日 2～3 次；抗躁狂，小剂量开始，一次 200mg，一日 2～3 次，逐渐增加至一次 300～400mg，一日 2～3 次。最高剂量不超过一日 1.6g 2. 6 岁以上儿童按体重一日 20～30mg/kg，分 3～4 次服用
注意事项	1. 白细胞减少与严重肝脏疾病者禁用 6 岁以下儿童禁用 2. 孕妇禁用；哺乳期妇女用药期间应停止哺乳 3. 肝、肾功能不全者应减量或慎用，血小板减少症患者慎用 4. 本品发生不良反应往往与血药浓度过高（>120μg/ml）有关，建议进行血药浓度监测 5. 出现意识障碍，肝功能异常，胰腺炎等严重不良反应，应停药 6. 用药期间应定期检查肝功能与白细胞、血小板计数
药典与处方集	CNF
目录类别	【保（乙）】
备注	1. 本品能抑制苯妥英钠、苯巴比妥、扑米酮、乙琥胺的代谢，使血药浓度升高 2. 本品与氯硝西泮合用可引起失神性癫痫状态，不宜合用 3. 制酸药可降低本品的血药浓度 4. 阿司匹林能增加本品的药效和毒性作用 5. 与抗凝药（如华法林或肝素等）以及溶血栓药合用，出血的危险性增加
■ 药品名称	苯妥英钠 Phenytoin Sodium
适应证	①抗癫痫：主要用于防治癫痫大发作和精神运动性发作；②治疗三叉神经痛和坐骨神经痛：有一定疗效，可减少发作次数或减轻疼痛，或使疼痛消失
制剂与规格	苯妥英钠片：①50mg；②100mg 注射用苯妥英钠：①100mg；②250mg
用法用量	1. 抗癫痫：成人，每次服用 50～100mg，每日 2～3 次，饭后服。极量为每次 300mg，每日 600mg。宜从小剂量开始，酌情增量，但需注意避免过量 儿童，体重在 30kg 以下的小儿每日 5～10mg/kg 给药，分 2～3 次服用。用于癫痫持续状态时，每次肌注 100～250mg 2. 治疗三叉神经痛：口服，每次 100～200mg，每日 2～3 次
注意事项	1. 久服不可骤停，否则可使癫痫发作加剧，或引起癫痫持续状态 2. 常见眩晕、头痛、恶心、呕吐、厌食、皮疹等反应。有时有牙龈增生，偶有共济失调、白细胞减少等 3. 妊娠期禁用
药典与处方集	USP、Eur. P.、Chin. P.；CNF
目录类别	【基（基）、保（甲）】
备注	
■ 药品名称	氯硝西泮 Nitrazepam
适应证	广谱抗癫痫药，可治疗各型癫痫，但也有人不主张用于癫痫发作或精神运动性发作。主要用于儿童小发作，婴儿痉挛性、肌阵挛性及运动不能性发作

续　表

制剂与规格	1. 氯硝西泮片：①0.5 mg；②2mg 2. 氯硝西泮注射液：1ml：1mg
用法用量	1. 口服：应从小剂量开始，根据病情逐渐增加剂量，直至有效剂量为止。每日常用剂量分3~4次服用。儿童，开始每日每千克体重0.01~0.05 mg，以后每3日增加0.25~0.5 mg，维持剂量为每日每千克体重0.1~0.2 mg。成人，开始每日1 mg，每2~3日增加0.5~1.0 mg，一般剂量为每日4~8 mg，最大剂量为每日20 mg 2. 静注：用以控制癫痫持续状态，成人剂量为1~4 mg，于30秒钟内缓慢注射完。1次给药可控制小时到1天不等，需要时可继续静滴，将4 mg溶于500ml 0.9%氯化钠注射液中，以能控制发作的最小速度滴注
注意事项	1. 使用本品剂量必须逐渐增加，以达最大耐受量 2. 应逐渐停药，突然停药可引起癫痫持续状态 3. 动物实验表明有致畸作用，孕妇用药是否安全尚未肯定 4. 长期（1~6个月）服用可产生耐受性
药典与处方集	USP、Eur. P.、Chin. P.；CNF
目录类别	【保（乙）】
备注	静注时，对心脏、呼吸抑制作用较地西泮为强，需注意
■ 药品名称	托吡酯　Topiramate
适应证	初诊为癫痫患者的单药治疗，或曾经合并用药转为单药治疗的癫痫患者，用于成人及2~16岁儿童部分性癫痫的加用治疗
制剂与规格	1. 托吡酯片：①25mg；②50mg；③100mg 2. 托吡酯胶囊：①100mg；②300mg；③400mg
用法用量	1. 推荐从低剂量开始治疗，逐渐加至有效剂量。剂量调整应从每晚口服25 mg开始，服用1周，随后，每周增加剂量25~50 mg，分2次服用。剂量应根据临床疗效进行调整。有些患者可能每日服用1次即可达到疗效 2. 加用治疗中，通常日剂量为200~400 mg/d，分2次服用，个别患者口服剂量高达1600 mg/d
注意事项	1. 托吡酯在小鼠、大鼠和家兔中具有致畸性可通过胎盘屏障。未在妊娠妇女中进行托吡酯的研究。妊娠期只有在潜在利益超过对胎儿的可能危险性时才可应用 2. 尚不明确托吡酯是否可经人体乳汁排出。由于许多药物可经人体乳汁排泄，应在充分考虑药物对哺乳期患者的重要性后决定是停止哺乳还是停止用药 3. 对本品过敏者禁用
药典与处方集	CNF
目录类别	【保（乙）】
备注	
■ 药品名称	拉莫三嗪　Lamotrigine
适应证	用于癫痫：对12岁以上儿童及成人的单药治疗，简单部分性发作、复杂部分性发作、继发性全身强直-阵挛性发作、原发性全身强直-阵挛性发作
制剂与规格	拉莫三嗪片：①25mg；②100mg；③150mg；④200mg
用法用量	单药治疗的初始剂量是25mg，每日1次，连服两周；随后用50mg，每日1次，连服两周。此后，每隔1~2周增加剂量，最大增量为50~100mg，直至达到最佳疗效

续　表

注意事项	1. 妊娠、哺乳妇女慎用。心功能、严重肝功能不全及肾衰竭者慎用 2. 老年人、体弱者剂量应减半 3. 不宜突然停药，以免引起癫痫反弹发作 4. 丙戊酸钠抑制本药代谢，合用时应减少剂量 5. 服药期间应避免驾车或操纵机器
药典与处方集	CNF
目录类别	【保（乙）】
备注	
■ 药品名称	左乙拉西坦　Levetiracetam
适应证	可单用或联合用于成人及 4 岁以上儿童部分性癫痫发作，也可用于全身性发作。也可用于其他原因（如脑炎，脑缺氧等）引起的肌阵挛性癫痫发作
制剂与规格	左乙拉西坦片：①250mg；②500mg；③750mg
用法用量	口服 成人（>18 岁）和青少年（12~17 岁）体重≥50kg 起始剂量为每次 500mg，每日 2 次。根据临床效果及耐受性，每日剂量可增加至每次 1500mg，每日 2 次。剂量的变化应每 2~4 周增加或减少 500mg/次，每日 2 次 儿童剂量变化应以每 2 周增加或减少 10mg/kg，每日 2 次。应尽量使用最低有效剂量 1. 体重 15 kg：起始剂量每次 150 mg，每日 2 次，最大剂量每次 450 mg，每日 2 次 2. 体重 20 kg：起始剂量每次 200 mg，每日 2 次，最大剂量每次 600 mg，每日 2 次 3. 体重 25 kg：起始剂量每次 250 mg，每日 2 次，最大剂量每次 750 mg，每日 2 次 4. 体重 50 kg 或以上：起始剂量每次 500 mg，每日 2 次，最大剂量每次 1500 mg，每日 2 次 5. 20 kg 以下的儿童，为精确调整剂量，起始治疗应使用口服溶液
注意事项	1. 对本药过敏者禁忌使用。肾功能不全者慎用 2. 停止使用时应逐渐停药 3. 婴儿和小于 4 岁的儿童患者：目前尚无相关的充足的资料 4. 哺乳妇女应暂停哺乳 5. 服药期间应避免驾车或操纵机械
药典与处方集	CNF
目录类别	【保（乙）】
备注	1. 老年人（≥65 岁）：根据肾功能状况调整剂量 2. 4~11 岁儿童和青少年（12~17 岁）体重≤50kg：起始治疗剂量是 10mg/kg，每日 2 次。根据临床效果及耐受性，剂量可以增加至 30mg/kg，每日 2 次

第三节　神经营养药

■ 药品名称	胞磷胆碱　Citicoline
适应证	用于急性颅脑外伤和脑手术后意识障碍。也用于各种原因造成的昏迷和意识障碍，如脑外伤及脑手术后的意识不清、脑血栓、多发性脑栓塞、震颤麻痹、脑卒中后遗症、脑动脉硬化所致的脑供血不足、催眠药和一氧化碳中毒及各种器质性脑病，有促使意识清楚、改善偏瘫、肌强直、智力障碍及情绪不稳等症状的作用

续　表

制剂与规格	1. 胞磷胆碱注射液：①2ml：0.1g；②2ml：0.2g；③2ml：0.25g 2. 注射用胞磷胆碱钠：0.25g
用法用量	1. 静脉滴注：一日 0.25~0.5g，用 5% 或 10% 葡萄糖注射液稀释后缓缓滴注，每 5~10 日为一个疗程 2. 静脉注射：每次 100~200mg 3. 肌内注射：一日 0.1~0.3g，分 1~2 次注射
注意事项	1. 对本药过敏者禁用 2. 在脑内出血急性期和严重脑干损伤及脑手术时，不宜使用大剂量，并应与止血药及降颅压药（如 20% 甘露醇注射液）合用 3. 颅内活动性出血者及小儿、孕妇慎用
药典与处方集	Chin. P.；CNF
目录类别	【保（甲）】
备注	

■ 药品名称	吡硫醇　Pyritinol
适应证	用于脑震荡综合征、脑外伤后遗症、脑炎及脑膜炎后遗症等的头胀痛、头晕、失眠、记忆力减退、注意力不集中、情绪变化等症状的改善。亦用于脑动脉硬化症、阿尔茨海默病、精神病等
制剂与规格	1. 盐酸吡硫醇片：①100mg；②200mg 2. 盐酸吡硫醇糖浆：1ml：10mg 3. 盐酸吡硫醇注射液：2ml：0.2g 4. 注射用盐酸吡硫醇：①100mg；②200mg
用法用量	口服成人每次 100~200mg；糖浆剂 10~20ml，1 日 3 次。小儿每次 50~100mg，1 日 3 次 静脉滴注：200~400mg，每日 1 次
注意事项	1. 动物实验有引起第二代动物唇裂的倾向，故孕妇、哺乳妇女禁用 2. 滴注速度不宜过快。不能静脉快速注射
药典与处方集	Pol. P.、Chin. P.；CNF
目录类别	【保（乙）】
备注	

■ 药品名称	甲氯芬酯　Meclofenoxate
适应证	用于外伤性昏迷、新生儿缺氧症、儿童遗尿症、意识障碍、老年性精神病、酒精中毒及某些中枢和周围神经症状
制剂与规格	1. 盐酸甲氯芬酯胶囊：①0.1g；②0.2g 2. 注射用盐酸甲氯芬酯：①0.1g；②0.25g
用法用量	1. 口服：成人一次 0.1~0.2g，一日 3 次，至少服用 1 周。儿童一次 0.1g，一日 3 次，至少服用 1 周 2. 静脉注射或静脉滴注：成人一次 0.1~0.25g，一日 3 次，临用前用注射用水或 5% 葡萄糖注射液稀释成 5%~10% 溶液使用。儿童一次 60~100mg，一日 2 次，可注入脐静脉 3. 肌内注射：成人昏迷状态一次 0.25g，每 2 小时 1 次。新生儿缺氧症一次 60mg，每 2 小时 1 次
注意事项	1. 禁忌证：精神过度兴奋、锥体外系症状患者及对本品过敏者 2. 高血压患者慎用 3. 不良反应见兴奋、失眠、倦怠、头痛

续　表

药典与处方集	Jpn. P.、Chin. P.；CNF
目录类别	【保（乙）】
备注	药物过量及处理：中毒症状：焦虑不安、活动增多、共济失调、惊厥，可引起心悸、心率加快、血压升高。处理：5%葡萄糖氯化钠注射液静脉滴注及给予相应的对症治疗及支持疗法

■ 药品名称	吡拉西坦　Piracetam
适应证	用于急、慢性脑血管病，脑外伤，各种中毒性脑病等多种原因所致的记忆减退及轻、中度脑功能障碍。也可用于儿童智能发育迟缓
制剂与规格	1. 吡拉西坦片：0.4g 2. 吡拉西坦分散片：0.8g 3. 吡拉西坦注射液：①5ml：1g；②10ml：2g；③20ml：4g 4. 吡拉西坦氯化钠注射液：250ml：8g
用法用量	口服：一次0.8~1.6g，一日3次，4~8周为一个疗程 静脉滴注：成人每日8g，加于葡萄糖液中滴注。儿童剂量酌减
注意事项	1. 孕妇禁用；哺乳期妇女用药指征尚不明确。新生儿禁用 2. 锥体外系疾病，Huntington舞蹈症者禁用本品，以免加重症状 3. 重度肝、肾功能障碍的患者禁用。肝肾功能障碍者慎用并应适当减少剂量
药典与处方集	Eur. P.、Chin. P.；CNF
目录类别	【保（乙）】
备注	

■ 药品名称	茴拉西坦　Aniracetan
适应证	用于：①轻中度学习、记忆和认知功能障碍的血管性痴呆和阿尔茨海默病；②脑卒中后不同程度的轻中度认知和行为障碍；③中老年良性记忆障碍
制剂与规格	1. 茴拉西坦片：0.05g 2. 茴拉西坦胶囊：0.1g 3. 茴拉西坦口服液：①10ml：100mg；②10ml：200mg
用法用量	口服：一次0.2g，一日3次
注意事项	1. 对本品过敏或对其他吡咯烷酮类药物不能耐受者应当避免使用 2. 肝功能异常者应适当调整剂量 3. 儿童、妊娠和哺乳妇女慎用
药典与处方集	CNF
目录类别	【保（乙）】
备注	

■ 药品名称	维生素B$_1$　Vitamin B$_1$
适应证	用于维生素B$_1$缺乏的预防和治疗，如维生素B$_1$缺乏所致的脚气病或Wernicke脑病。亦用于周围神经炎、消化不良等的辅助治疗
制剂与规格	维生素B$_1$片：①5mg；②10mg 维生素B$_1$注射液：①1ml：50mg；②2ml：100mg

续 表

用法用量	口服： 1. 成人，①预防用量：推荐膳食中每日摄入维生素 B_1 量，男性青年及成人 1.2~1.5mg，女性青年及成人 1~1.1mg，孕妇 1.5mg，乳母 1.6mg。正常膳食均可达上述需要量；②治疗用量：一次 5~10mg，一日 3 次。妊娠期由于维生素 B_1 缺乏而致神经炎：一日 5~10mg。嗜酒而致维生素 B_1 缺乏：一日 40mg 2. 儿童，①预防用量：推荐膳食中每日摄入维生素 B_1 量，出生至 3 岁婴儿 0.3~0.7mg，4~6 岁小儿 0.9mg，7~10 岁小儿 1mg。正常膳食均可达上述需要量；②治疗用量：小儿脚气病（轻型）：一日 10mg；维生素 B_1 缺乏症：一日 10~50mg，分次服 肌内或皮下注射：每次 50~100 mg，每日 1 次
注意事项	注射时偶有过敏反应，甚至可发生过敏性休克，故除急需补充的情况外很少采用注射。本品不宜静注
药典与处方集	USP、Eur. P.、Chin. P.；CNF
目录类别	【基（基）、保（甲）】
备注	增加口服剂量时，并不增加吸收量
■ 药品名称	维生素 B_{12}　Vitamin B_{12}
适应证	主要用于巨幼细胞性贫血，也可用于神经炎的辅助治疗
制剂与规格	1. 维生素 B_{12} 片：0.025mg 2. 维生素 B_{12} 注射液：① 1ml：0.05mg；② 1ml：0.1mg；③ 1ml：0.25mg；④ 1ml：0.5mg；⑤1ml：1mg
用法用量	1. 口服：一日 1~50 μg 2. 肌注：成人，1 日 0.025~0.1mg，或隔日 0.05~0.2mg。用于神经炎时，用量可酌增
注意事项	1. 对新生儿、早产儿、婴儿、幼儿要特别小心。儿童用药：肌注 25~100μg/次，每日或隔日 1 次。避免同一部位反复给药 2. 可致过敏反应，甚至过敏性休克
药典与处方集	USP、Eur. P.、Chin. P.；CNF
目录类别	【基（基）、保（甲）】
备注	痛风患者使用本品可能发生高尿酸血症
■ 药品名称	脑苷肌肽注射液　Cattle Encephalon Glycoside and Lgnotin Injection
□ 其他名称	欧迪美　位通
适应证	用于治疗脑卒中、老年性痴呆、新生儿缺氧缺血性脑病、颅脑损伤、脊髓损伤及其他原因引起的中枢神经损伤。用于治疗创伤性周围神经损伤、糖尿病周围神经病变、压迫性神经病变等周围神经损伤
制剂与规格	2ml；5ml；10ml

续　表

用法用量	成人患者： 肌内注射，一次 2~4ml，一日 2 次，或遵医嘱 静脉滴注，一次 5~20ml，加入 0.9%氯化钠注射液或 5%葡萄糖注射液 250ml 中缓慢滴注，一日 1次，两周为一疗程。或遵医嘱 儿童患者： 肌内注射，儿童按体重一次 0.04~0.08ml/kg，一日 2 次，或遵医嘱 静脉滴注，儿童按体重一次 0.1~0.4mg/kg，加入 0.9%氯化钠注射液或 5%葡萄糖注射液 250ml 中缓慢滴注，一日 1 次，两周为一疗程。或遵医嘱
注意事项	1. 肾功能不全者慎用 2. 当药品性状发生改变时禁止使用
药典与处方集	CNF
目录类别	
备注	
■ 药品名称	曲克芦丁脑蛋白水解物注射液　Troxerutin and Cerebropotein Hydrolysate Injection
□ 其他名称	源之久　杏唯
适应证	用于治疗脑血栓、脑出血、脑痉挛等急慢性脑血管病，以及颅脑外伤及脑血管疾病（脑供血不全、脑梗死、脑出血）所引起的脑功能障碍等后遗症；闭塞性周围血管疾病、血栓性静脉炎、毛细血管出血以及血管通透性升高引起的水肿
制剂与规格	2ml；5ml
用法用量	肌内注射，一次 2~4ml，一日 2 次，或遵医嘱。静脉滴注，一次 10ml，一日 1 次，稀释于250~500ml0.9%氯化钠注射液或 5%葡萄糖注射液中使用。20 日为一个疗程，可用 1~3 个疗程，每疗程间隔 3~7 天。或遵医嘱
注意事项	1. 用药前仔细询问患者有无家族过敏史和既往药物过敏史，过敏体质患者应谨慎用药，如确需用药，应在用药过程中加强监护 2. 加强对首次用药患者和老年患者，及肝肾功能障碍患者的监护 3. 用药后一旦出现潮红、皮疹、心悸、胸闷、憋气、血压下降等可能与严重不良反应有关的症状时，应立即停药并及时救治 4. 本品不能与平衡氨基酸注射液在同一瓶中输注，当同时应用氨基酸输液时，应注意可能出现氨基酸不平衡
药典与处方集	CNF
目录类别	
备注	
■ 药品名称	小牛血清去蛋白注射液　Deproteinised Calf Blood Serum Injection
□ 其他名称	奥德金
适应证	1. 改善脑部血液循环和营养障碍性疾病（缺血性损害、颅脑外伤）所引起的神经功能缺损 2. 末梢动脉、静脉循环障碍及其引起的动脉血管病，腿部溃疡 3. 皮肤移植术；皮肤烧伤、烫伤、糜烂；愈合伤口（创伤、压疮）；放射所致的皮肤、黏膜损伤
制剂与规格	5ml：0.2g（总固体）10ml：0.4g（总固体）20ml：0.8g（总固体）

续　表

用法用量	本品可以用于静脉注射、动脉注射、肌内注射，也可加入输液中滴注或加入 200~300ml 5%葡萄糖注射液或 0.9%氯化钠注射液中静脉滴注，滴注速度约 2ml/min 1. 静脉给药：①脑部缺血性损害：一次 20~50ml 静脉滴注，一日 1 次，连续 2~3 周；②动脉血管病：一次 20~50ml 静脉滴注，一日 1 次，或一次 20~50ml 动脉或静脉滴注，每周数次，4 周一个疗程；③腿部或其他慢性溃疡、烧伤：每次 10ml 静注（或每次 5ml 肌注），一日 1 次或每周数次，按愈合情况可加用本品局部治疗；④放射引起的皮肤、黏膜损伤的预防和治疗：在治疗期间，平均一日 5ml 静注 2. 尿道给药：放射性膀胱炎：一日 10ml 联合抗菌药物治疗经尿道给药
注意事项	1. 本品不宜与其他药物混合输注 2. 本品为高渗溶液，肌内注射时要缓慢，注射量不超过 5ml 3. 本品如果发生沉淀或混浊，禁止使用
药典与处方集	CNF
目录类别	
备注	
■ 药品名称	杏芎氯化钠注射液　floium ginkgo extract and tertram ethypyrazine sodium chloride injection
□ 其他名称	迈诺康
适应证	用于治疗缺血性心脑血管疾病如脑供血不足、脑血栓形成、脑栓塞、冠心病、心绞痛、心肌梗死以及脑功能障碍、老年痴呆、高血压、高脂血症等疾病
制剂与规格	100ml
用法用量	静脉缓慢滴注，一次 100~250ml，一日 1 次，10~15 天为一个疗程，或遵医嘱
注意事项	1. 对冠心病患者在静脉滴注时应注意观察心率、血压的变化 2. 发现溶液浑浊、颜色异常或有沉淀异物、瓶身细微破裂、瓶口松动或漏气，不得使用
药典与处方集	CNF
目录类别	
备注	

第四节　止　血　药

■ 药品名称	酚磺乙胺　Etamsylate
适应证	用于防治各种手术前后的出血，也可用于血小板功能不良、血管脆性增加而引起的出血
制剂与规格	注射用酚磺乙胺：①0.5 g；②1.0 g
用法用量	静脉注射：一次 0.25~0.5g，一日 0.5~1.5g。静脉滴注：一次 0.25~0.75g，一日 2~3 次，稀释后滴注。本品溶解于 5%葡萄糖或 0.9%氯化钠注射液中，4 小时内稳定，8 小时内基本稳定 预防手术后出血：术前 15~30 分钟静滴 0.25~0.5g，必要时 2 小时后再注射 0.25g，或遵医嘱
注意事项	1. 本品毒性低，可有恶心、头痛、皮疹、暂时性低血压等，偶有静脉注射后发生过敏性休克的报道 2. 血栓阻塞性疾病（缺血性脑卒中、肺栓塞、深静脉血栓形成）患者或有此病史者慎用。肾功能不全者慎用。对本品过敏者禁用

续　表

药典与处方集	Eur. P.；CNF
目录类别	【保（乙）】
备注	1. 本品不能用于肌内注射 2. 本品可与维生素 K 注射液混合使用，但不可与氨基己酸注射液混合使用

■ 药品名称	氨基己酸　Aminocaproic Acid
适应证	用于预防及治疗血纤维蛋白溶解亢进引起的各种出血。①前列腺、尿道、肺、肝、胰、脑、子宫、肾上腺、甲状腺等富有纤溶酶原激活物脏器的外伤或手术出血，组织纤溶酶原激活物（t-PA）、链激酶或尿激酶过量引起的出血；②弥散性血管内凝血（DIC）晚期，以防继发性纤溶亢进症；③可作为血友病患者拔牙或口腔手术后出血或月经过多的辅助治疗；④可用于上消化道出血、咯血、原发性血小板减少性紫癜和白血病等各种出血的对症治疗
制剂与规格	1. 氨基己酸片：0.5g 2. 氨基己酸注射液：①10ml：2g；②20ml：4g
用法用量	口服，每次 2g，每日 3~4 次，依病情用 7~10 日或更久。小儿口服剂量为 0.1g/kg，每日3~4 次 静脉滴注：本品在体内的有效抑制纤维蛋白溶解的浓度至少为 130μg/ml。对外科手术出血或内科大量出血者，迅速止血，要求迅速达到上述血液浓度。初量可取 4~6g（20%溶液）溶于 100ml 生理盐水或 5%~10% 葡萄糖溶液中，于 15~30 分钟滴完。持续剂量为每小时 1g，可口服也可注射。维持 12~24 小时或更久，依病情而定
注意事项	1. 有血栓形成倾向或过去有血管栓塞者忌用 2. 因本品易形成血栓和心、肝、肾功能损害，孕妇慎用 3. 尿道手术后出血的患者慎用。肾功能不全者慎用 4. 本品排泄快，需持续给药，否则难以维持稳定的有效血浓度 5. 使用避孕药或雌激素的妇女，服用氨基己酸时可增加血栓形成倾向
药典与处方集	USP、Eur. P.；CNF
目录类别	【保（乙）】
备注	1. 本品对一般慢性渗血效果显著；对凝血功能异常引起的出血疗效差；对严重出血、伤口大量出血及癌肿出血等无止血作用 2. 本品静脉注射过快可引起明显血压降低，心动过速和心律失常

■ 药品名称	注射用氨甲环酸　Tranexamic Acid for Injection
适应证	本品主要用于急性或慢性、局限性或全身性原发性纤维蛋白溶解亢进所致的各种出血。弥散性血管内凝血所致的继发性高纤溶状态，在未肝素化前，一般不用本品。本品尚适用于：①前列腺、尿道、肺、脑、子宫、肾上腺、甲状腺等富有纤溶酶原激活物脏器的外伤或手术出血；②用作组织型纤溶酶原激活物（t-PA）、链激酶及尿激酶的拮抗物；③人工终止妊娠、胎盘早期剥落、死胎和羊水栓塞引起的纤溶性出血；④病理性宫腔内局部纤溶性增高的月经过多，眼前房出血及严重鼻出血；⑤中枢动脉瘤破裂所致的轻度出血，如蛛网膜下腔出血和颅内动脉瘤出血，应用本品止血优于其他抗纤溶药，但必须注意并发脑水肿或脑梗死的危险性，至于重症有手术指征患者，本品仅可作辅助用药；⑥治疗遗传性血管神经水肿，可减少其发作次数和严重程度；⑦血友病患者发生活动性出血，可联合应用本药；⑧防止或减轻因子Ⅷ或因子Ⅸ缺乏的血友病患者拔牙或口腔手术后的出血；⑨溶栓过量所致的严重出血
制剂与规格	注射用氨甲环酸：①0.25g；②0.5g

续 表

用法用量	静脉滴注：一般成人一次 0.25~0.5g，必要时可每日 1~2g，分 1~2 次给药。根据年龄和症状可适当增减剂量，或遵医嘱。为防止手术前后出血，可参考上述剂量，为治疗原发性纤维蛋白溶解所致出血，剂量可酌情加量
注意事项	1. 应用本品患者要监护血栓形成并发症的可能性，对于有血栓形成倾向者（如急性心肌梗死），宜慎用 2. 本品可致继发性肾盂肾炎和输尿管凝血块阻塞，故血友病或肾盂实质病变发生大量血尿时要慎用 3. 与其他凝血因子（如因子Ⅸ）等合用，应警惕血栓形成，一般认为在凝血因子使用后 8 小时再用本品较为妥当 4. 本品一般不单独用于弥散性血管内凝血所致的继发性纤溶性出血，以防进一步血栓形成，影响脏器功能，特别是急性肾功能衰竭时，如有必要，应在肝素化的基础上才应用本品 5. 宫内死胎所致的低纤维蛋白原血症出血，肝素治疗较本品安全 6. 慢性肾功能不全时，用量应酌减，因给药后尿液中药物浓度常较高 7. 治疗前列腺手术出血时，本品用量也应减少
药典与处方集	Eur. P.、Chin. P.；CNF
目录类别	【保（甲/乙）】
备注	
■ 药品名称	氨甲苯酸　Aminomethylbenzoic Acid
适应证	用于纤维蛋白溶解过程亢进所致出血，如肺、肝、胰、列腺、甲状腺、肾上腺等手术时的异常出血，妇产科和产后出血以及肺结核咯血或痰中带血、血尿、前列腺肥出血、上消化道出血等尚可用于链激酶或尿激酶过量引起的出血
制剂与规格	1. 氨甲苯酸片：0.25g 2. 氨甲苯酸注射液：①5ml：0.05g；②10ml：0.1g
用法用量	口服：每次 0.25~0.5g，1 日 3 次，每日最大剂量2g。小儿>5 岁：每次 0.1~0.125g，每日 2~3 次 静脉注射：每次 0.1~0.3g，用 5%葡萄糖注射液或 0.9%氯化钠注射液 10~20ml 稀释后缓慢注射，1 日最大用量 0.6g。新生儿每次 0.02~0.03g；小儿>5 岁：每次 0.05~0.1g
注意事项	1. 用量过大可促进血栓形成。对有血栓形成倾向或有血栓栓塞病史者禁用或慎用 2. 肾功能不全者慎用
药典与处方集	CNF
目录类别	【基（基）、保（甲/乙）】
备注	本品对一般慢性渗血效果较显著，但对癌症出血以及创伤出血无止血作用
■ 药品名称	维生素 K_1　Vitamin K_1
适应证	用于维生素 K 缺乏引起的出血，如梗阻性黄疸、胆瘘、慢性腹泻等所致出血，香豆素类、水杨酸钠等所致的低凝血酶原血症，新生儿出血以及长期应用广谱抗生素所致的体内维生素 K 缺乏
制剂与规格	1. 维生素 K_1 片：10mg 2. 维生素 K_1 注射液：1ml：10mg
用法用量	1. 低凝血酶原血症：肌内或深部皮下注射，每次 10mg，每日 1~2 次，24 小时内总量不超过 40mg 2. 预防新生儿出血：可于分娩前 12~24 小时给母亲肌注或缓慢静注 2~5mg。也可在新生儿出生后肌内或皮下注射0.5~1mg，8 小时后可重复

续 表

注意事项	1. 严重梗阻性黄疸、小肠吸收不良所致腹泻等病例，不宜使用。有肝功能损伤的患者，本品的疗效不明显，盲目加量可加重肝损伤 2. 本品对肝素引起的出血倾向无效。外伤出血无必要使用本品
药典与处方集	Int. P.、Eur. P.、USP、Jpn. P.、Viet. P 、Chin. P.；CNF
目录类别	【基（基）、保（甲/乙）】
备注	1. 本品用于静脉注射宜缓慢，给药速度不应超过 1mg/min 2. 本品应避免冻结，如有油滴析出或分层则不宜使用，但可在避光条件下加热至 70~80℃，振摇使其自然冷却，如澄明度正常则仍可继续使用

■ 药品名称	甲萘氢醌 Menadiol
适应证	维生素类药。主要适用于维生素 K 缺乏所致的凝血障碍性疾病
制剂与规格	1. 醋酸甲萘氢醌片：①2mg；②4mg；③5mg 2. 醋酸甲萘氢醌注射液：①1ml：5mg；② 1ml：10mg
用法用量	口服：一次 2~4mg，一日 3 次。阻塞性黄疸术前治疗，每日10~20mg，连用一周
注意事项	1. 严重肝脏疾患或肝功不全者禁用 2. 妊娠晚期禁用 3. 口服后可引起恶心、呕吐等胃肠道反应 4. 下列情况应用时应注意：①葡萄糖-6-磷酸脱氢酶缺陷者，补给维生素 K 时应特别谨慎；②肝功能损害时，维生素 K 的疗效不明显，凝血酶原时间极少恢复正常，如盲目使用大量维生素 K 治疗，反而加重肝脏损害；③肝素引起的出血倾向及凝血酶原时间延长，用维生素 K 治疗无效 5. 肠道吸收不良患者，以采用注射途径给药为宜
药典与处方集	CNF
目录类别	【保（甲）】
备注	1. 口服抗凝剂如双香豆素类可干扰维生素 K 的代谢。两药同用，作用相互抵消。水杨酸类、磺胺类、奎尼丁等也均可影响维生素 K 的效应 2. 用药期间应定期测定凝血酶原时间以调整维生素 K 的用量及给药次数 3. 当患者因维生素 K 依赖因子缺乏而发生严重出血时，维生素 K 往往来不及在短时间即生效，可先静脉输注凝血酶原复合物、血浆或新鲜血

■ 药品名称	卡巴克络 Carbazochrome
适应证	用于因毛细血管损伤及通透性增加所致的出血，如鼻出血、视网膜出血、咯血、胃肠出血、血尿、痔疮及子宫出血等。也用于血小板减少性紫癜，但止血效果不十分理想
制剂与规格	1. 卡巴克络片：①2.5mg；②5mg 2. 卡巴克络水杨酸钠注射液：①1ml：5mg（含卡巴克络 5mg、水杨酸钠 0.125g）；②2ml：10mg（含卡巴克络 10mg、水杨酸钠 0.25g） 3. 卡巴克络磺酸钠注射液（卡洛磺钠）：①1ml：5mg；②2ml：10mg
用法用量	1. 口服：2.5~5.0 毫克/次，3 次/日，儿童小于 5 岁剂量减半，大于 5 岁同成人 2. 肌内注射：一次 5~10mg，一日 2~3 次。严重出血一次用10~20mg，每2~4 小时 1 次
注意事项	1. 本品毒性低，但不宜大量应用，可诱发癫痫及精神紊乱。有癫痫史及精神病史者慎用 2. 注射剂含有水杨酸，反复使用时可能产生水杨酸过敏。对水杨酸盐过敏者禁用本品
药典与处方集	Jpn. P.；CNF

续　表

目录类别	【保（乙）】
备注	
■ 药品名称	注射用血凝酶　Hemocoagnlase Atrox for Injection
适应证	本品可用于需减少流血或止血的各种医疗情况，如：外科、内科、妇产科、眼科、耳鼻喉科、口腔科等临床科室的出血及出血性疾病；也可用来预防出血，如手术前用药，可避免或减少手术部位及手术后出血
制剂与规格	注射用血凝酶：①0.5U；②1U；③2U
用法用量	临用前，用灭菌注射用水使溶解后，静注、肌注或皮下注射，也可局部用药。①一般出血：成人1~2U；儿童0.3~0.5U；②紧急出血：立即静注0.25~0.5U，同时肌注1U；③各类外科手术：术前一天晚肌注1U，术前1小时肌注1U，术前15分钟静注1U，术后3天。每天肌注1U；④咯血：每12小时皮下注射1U，必要时，开始时再加静注1U，最好是加入10ml的0.9%氯化钠注射液中，混合注射；⑤异常出血：剂量加倍，间隔6小时肌注1U，至出血完全停止 肌内注射参见静脉注射项 皮下注射参见静脉注射项 局部外用本药溶液可直接以注射器喷射于血块清除后的创面局部，并酌情以敷料压迫（如拔牙、鼻出血等） 儿童：常规剂量，口服给药0.3~1kU 静脉注射一般出血：0.3~0.5kU 肌内注射同静脉注射项 皮下注射同静脉注射项 局部外用同成人
注意事项	禁忌证：①对本药或同类药物过敏者禁用；②DIC导致的出血时禁用；③本药虽无促进血栓的报道，为安全起见，有血栓或栓塞史者禁用 慎用：①血液病所致的出血不宜使用；②血管病介入治疗、心脏病手术者；③术后需较长期制动的手术（如下肢骨、关节手术），易诱发深静脉血栓；④血栓高危人群（高龄、肥胖、高血脂、心脏病、糖尿病、肿瘤患者）；⑤除非紧急情况，妊娠初期3个月慎用，药物对哺乳的影响尚不明确 使用注意：①用药前后及用药时应当检查或监测用药期间应注意监测患者的出、凝血时间；②血中缺乏血小板或某些凝血因子（如凝血酶原）时，本品没有代偿作用，宜在补充血小板、缺乏的凝血因子或输注新鲜血液的基础上应用本品；③在原发性纤溶系统亢进（如：内分泌腺、癌症手术等）的情况下，宜与血抗纤溶酶的药物联合应用；④应注意防止用药过量，否则其止血作用会降低
药典与处方集	CNF
目录类别	【保（乙）】
备注	
■ 药品名称	注射用尖吻蝮蛇血凝酶　Haemocoagulase Agkistrodom for Injection
适应证	用于需减少流血或止血的各种医疗情况，如：外科、内科、妇产科、眼科、耳鼻喉科、口腔科等临床科室的出血及出血性疾病；也可用来预防出血，如手术前用药，可避免或减少手术部位及手术后出血
制剂与规格	注射用尖吻蝮蛇血凝酶：1U

续　表

用法用量	参照：注射用血凝酶
注意事项	参照：注射用血凝酶
药典与处方集	CNF
目录类别	【保（乙）】
备注	参照：注射用血凝酶
■ 药品名称	注射用白眉蛇毒血凝酶　Hemocoagulase For Injection
□ 其他名称	邦亭
适应证	本品可用于需减少流血或止血的各种医疗情况，如：外科、内科、妇产科、眼科、耳鼻喉科、口腔科等临床科室的出血及出血性疾病；也可用来预防出血，如手术前用药，可避免或减少手术部位及手术后出血
制剂与规格	0.5KU；1KU；2KU
用法用量	静注、肌注、或皮下注射，也可局部用药。一般出血：成人 1~2 单位/次；儿童 0.5 单位。各类外科手术：术前一天晚肌注 1 单位，术前 1 小时肌注 1 单位，术前 15 分钟静注 1 单位，术后 3 天，每天肌注 1 单位；咯血：每 12 小时皮下注射 1 单位，必要时，开始时再加静注 1 单位，最好是加入 10ml 的 0.9%氯化钠液中，混合注射。异常出血：剂量加倍，间隔 6 小时肌注 1 单位，至出血完全停止
注意事项	1. 动脉、大静脉受损的出血，必须及时外科手术处理 2. 弥散性血管内凝血（DIC）及血液病导致的出血不是白眉蛇毒血凝酶的适应证 3. 本品溶解后，如果发生浑浊或沉淀，禁止使用 4. 血中缺乏血小板或某些凝血因子（如：凝血酶原等）时，白眉蛇毒血凝酶没有代偿作用，宜在补充血小板或缺乏的凝血因子，或输注新鲜血液的基础上应用白眉蛇毒血凝酶 5. 在原发性纤溶系统亢进（如：内分泌腺、癌症手术等）的情况下，白眉蛇毒血凝酶宜与抗血纤溶酶的药物联合应用 6. 使用期间还应注意观察患者的出、凝血时间
药典与处方集	CNF
目录类别	
备注	
■ 药品名称	蛇毒血凝酶注射液　Hemocoagulase Injection
适应证	可用于各种出血疾病，缩短病人出血时间，减少出血量。如外科、内科、妇产科、眼科、耳鼻喉科、口腔科等临床科室的出血及出血性疾病；也可用来预防出血，如手术前用药，可避免或减少手术部位及手术后出血
制剂与规格	蛇毒血凝酶注射液：1ml：1U
用法用量	参照：注射用血凝酶
注意事项	参照：注射用血凝酶 在 2~10℃保存
药典与处方集	CNF
目录类别	【保（乙）】
备注	参考：《新编药物大全》；参照：注射用血凝酶

第五节　周围神经病及其用药

■ 药品名称	腺苷钴胺　Cobamamide
适应证	主要用于巨幼红细胞性贫血，营养不良性贫血，妊娠期贫血、多发性神经炎、神经根炎、三叉神经痛、坐骨神经痛、神经麻痹，也可用于营养性神经疾患以及放射线和药物引起的白细胞减少症的辅助治疗
制剂与规格	1. 腺苷钴胺片：250μg 2. 注射用腺苷钴胺：0.5mg 3. 腺苷钴胺注射液：1ml：0.5mg
用法用量	口服，成人一次 0.5~1.5 mg（2~6 片），一日 3 次 肌内注射，每次 0.5~1.5mg，每日 1 次
注意事项	1. 对本品及成分之一过敏者禁用。家族遗传性球后视神经炎（利伯病）及抽烟性弱视症者禁用 2. 肌注偶可引起皮疹、瘙痒、腹泻及过敏性哮喘。极个别有过敏性休克，长期应用可出现缺铁性贫血。治疗后期可能出现缺铁性贫血，应补充铁剂
药典与处方集	Chin. P.；CNF
目录类别	【保（乙）】
备注	本品遇光易分解，溶解后要尽快使用
■ 药品名称	甲钴胺　Mecobalamin
适应证	周围神经病。因缺乏维生素 B_{12} 引起的巨幼红细胞贫血的治疗
制剂与规格	甲钴胺片：500μg 甲钴胺胶囊：500μg 甲钴胺注射液：1ml：500μg
用法用量	口服：周围神经病，成人通常一次 500μg，一日 3 次，可按年龄、症状酌情增减 肌内注射或静脉注射：成人，①周围神经病，通常一次 500μg，一日 1 次，一周 3 次，可按年龄、症状酌情增减；②巨幼红细胞贫血，通常一次 500μg，一周 3 次，给药约 2 个月后，作为维持治疗，每隔 1~3 个月给药一次（500μg）
注意事项	1. 用 1 个月以上仍无效，应停用 2. 避免同一部位反复注射，且对新生儿、早产儿、婴儿、幼儿要特别小心 3. 避开神经分布密集的部位 4. 注射针扎入时，如有剧痛、血液逆流的情况，应立即拔出针头，换部位注射 5. 妊娠及哺乳期妇女用药的安全性尚不明确；老年患者因身体功能减退，应酌情减少剂量 6. 从事汞及其化合物工作者，不宜长期大量服用本药 7. 见光易分解。开封后立即使用的同时，应注意避光。为确保储存质量稳定，宜采用遮光材料包装，从遮光材料中取出后应立即使用
药典与处方集	CNF
目录类别	【保（乙）】
备注	

第三章　骨科疾病用药

第一节　肾上腺皮质激素

■ 药品名称	泼尼松　Prednisone
适应证	用于过敏性与自身免疫性炎症性疾病。如风湿病、类风湿性关节炎、红斑狼疮、严重支气管哮喘、肾病综合征、血小板减少性紫癜、粒细胞减少症、急性淋巴性白血病、各种肾上腺皮质功能不足症、剥脱性皮炎、无疱疮神经性皮炎、类湿疹等。也用于某些严重感染及中毒、恶性淋巴瘤的综合治疗
制剂与规格	醋酸泼尼松片：5 mg
用法用量	常用剂量：一日 0.5~1mg/kg，重者可给予一日 1.5~2 mg/kg，血小板≥100×10^9/L 并稳定后，逐步减量至维持剂量，维持量一般不超过一日 15mg 为宜。足量用药 4 周（最长不超过 6 周）仍无效者应快速减量至停药
注意事项	1. 注意皮质激素的不良反应并对症处理；防治脏器功能损伤，包括抑酸、补钙等 2. 禁忌证：糖皮质激素过敏者、活动性肺结核、严重精神疾病者、活动性消化性溃疡、糖尿病、创伤修复期、未能控制的感染等
药典与处方集	USP、Eur. P.、Chin. P.；CNF
目录类别	【基、保（甲）】
备注	
■ 药品名称	泼尼松龙　Prednisolone
适应证	用于过敏性与自身免疫性炎症性疾病。如风湿病、类风湿性关节炎、红斑狼疮、严重支气管哮喘、肾病综合征、血小板减少性紫癜、粒细胞减少症、急性淋巴性白血病、各种肾上腺皮质功能不足症、剥脱性皮炎、无疱疮神经性皮炎、类湿疹等。也用于某些严重感染及中毒、恶性淋巴瘤的综合治疗
制剂与规格	醋酸泼尼松龙片：①1mg；②5mg 醋酸泼尼松龙注射液：①1ml：25mg；②5ml：125mg 泼尼松龙磷酸钠注射液：1ml：20mg
用法用量	口服：用于治疗过敏性、自身免疫性炎症性疾病，成人开始一日 15~40mg，需要时可用到 60mg 或一日 0.5~1mg/kg，发热患者分 3 次服用，体温正常者每日晨起一次顿服。病情稳定后逐渐减量，维持量 5~10mg，视病情而定。小儿开始用量一日 1mg/kg 肌内注射：一日 10~40mg，必要时可加量 静脉滴注：一次 10~20mg，加入 5% 葡萄糖注射液 500ml 中滴注 静脉注射：用于危重患者，一次 10~20mg，必要时可重复

续　表

注意事项	1. 对本类药物过敏者禁用 2. 以下疾病一般不宜使用：严重精神病（过去或现在）和癫痫，活动性消化性溃疡病，新近胃肠吻合手术，骨折，创伤修复期，角膜溃疡，肾上腺皮质功能亢进症，高血压，糖尿病，孕妇，抗菌药物不能控制的感染如水痘、麻疹、真菌感染、较重的骨质疏松症等 3. 可诱发感染 4. 孕妇及哺乳期妇女在权衡利弊情况下，尽可能避免使用
药典与处方集	USP、Eur. P.、Chin. P.；CNF
目录类别	【保（乙）】
备注	

■ 药品名称	甲泼尼龙　Methylprednisolone
适应证	1. 抗炎治疗：风湿性疾病，结缔组织疾病，过敏状态，季节性或全年性过敏性鼻炎，眼部带状疱疹，虹膜炎，虹膜睫状体炎，免疫抑制治疗：器官移植 2. 治疗血液疾病及肿瘤
制剂与规格	甲泼尼龙片：①2mg；②4mg 甲泼尼龙醋酸酯注射液：①1ml：20mg；②1ml：40mg 注射用甲泼尼龙琥珀酸钠：①40mg；②125mg；③500mg
用法用量	口服：开始时一般为一日16~40mg，分次服用。维持剂量一日4~8mg 静脉注射：推荐剂量：30 mg/kg体重，最少30分钟时间。此剂量可于48h内，每4~6h重复1次静脉输注须最少30min，如治疗后一周内尚无改善迹象，可根据病情重复上述疗程
注意事项	1. 禁忌证：全身性真菌感染；已知对本药成分有过敏者 2. 妊娠期服用大剂量可能引起胎儿畸形。只有当确实需要时，才用于孕妇
药典与处方集	USP；CNF
目录类别	【保（乙）】
备注	长期每天服用分次给予糖皮质激素会抑制儿童的生长。每24小时的总量不应少于0.5mg/kg

■ 药品名称	地塞米松　Dexamethasone
适应证	主要用于过敏性与自身免疫性炎症性疾病。多用于结缔组织病、活动性风湿病、类风湿关节炎、红斑狼疮、严重支气管哮喘、严重皮炎、溃疡性结肠炎、急性白血病等，也于某些严重感染及中毒、恶性淋巴瘤的综合治疗
制剂与规格	醋酸地塞米松片：0.75mg 地塞米松磷酸钠注射液：①1ml：1mg；②1ml：2mg；③1ml：5mg
用法用量	口服：成人开始剂量为一次0.75~3.00mg，一日2~4次。维持量约一日0.75mg 静脉注射：每次2~20mg；静脉滴注时，应以5%葡萄糖注射液稀释，可2~6小时重复给药至病情稳定，但大剂量连续给药一般不超过72小时
注意事项	1. 禁忌证：对本类药物有过敏史者禁用 2. 结核病、急性细菌性或病毒性感染患者应用时，必须给予适当的抗感染治疗 3. 长期服药停药前应逐渐减量 4. 妊娠期应权衡利弊使用。哺乳期用药应停止授乳
药典与处方集	USP、Eur. P.、Chin. P.；CNF

续　表

目录类别	【基、保（甲/乙）】
备注	小儿应使用短效或中效制剂，避免使用长效地塞米松制剂
■ 药品名称	氢化可的松　Hydrocortisone
适应证	主要用于肾上腺皮质功能减退症的替代治疗及先天性肾上腺皮质功能增生症的治疗，也用于类风湿性关节炎、风湿性发热、痛风、支气管哮喘、过敏性疾病，并可用于严重感染和抗休克治疗等
制剂与规格	氢化可的松片：①4mg；②10mg；③20mg 5%氢化可的松注射液：①2ml：10mg；②5ml：25mg；③20ml：100mg 醋酸氢化可的松注射液（混悬剂）：5ml：25mg 注射用氢化可的松琥珀酸钠：①50mg；②100mg
用法用量	口服：治疗成人肾上腺皮质功能减退症，每日剂量20~30mg，清晨服2/3，午餐后服1/3。有应激情况时，应适当加量，可增至每日80mg（8片），分3次服用。小儿的治疗剂量为按体表面积每日20~25mg/m²，分3次，每小时服1次 静脉滴注：一次100mg，必要时可用至300mg，用0.9%氯化钠注射液或5%葡萄糖注射液稀释至0.2mg/ml后滴注。疗程不超过5日
注意事项	1. 对本品及其他甾体激素过敏者禁用 2. 下列疾病患者一般不宜使用，特殊情况应权衡利弊使用，但应注意病情恶化可能：严重的精神病（过去或现在）和癫痫，活动性消化性溃疡病，新近胃肠吻合手术，骨折，创伤修复期，角膜溃疡，肾上腺皮质功能亢进症，高血压，糖尿病，孕妇，抗菌药物不能控制的感染如水痘、麻疹、真菌感染、较重的骨质疏松等。肾上腺皮质功能低减症及先天性肾上腺皮质功能增生症患者在妊娠合并糖尿病等情况时都仍然要用
药典与处方集	USP、Eur. P.、Chin. P.；CNF
目录类别	【基、保（甲）】
备注	

第二节　脱水药物

■ 药品名称	甘露醇　Mannitol
适应证	用于治疗各种原因引起的脑水肿，降低颅内压，防止脑疝
制剂与规格	甘露醇注射液：①50ml：10g；②100ml：20g；③250ml：50g；④3000ml：150g
用法用量	静脉滴注：成人常用量为按体重1~2g/kg，一般用20%溶液250~500ml（含50~100g）。滴注时间控制在30~60分钟 小儿常用量：①利尿：按体重0.25~2g/kg或按体表面积60g/m²，以15%~20%溶液2~6小时内静脉滴注；②治疗脑水肿、颅内高压和青光眼：按体重1~2g/kg或按体表面积30~60g/m²，以15%~20%浓度溶液于30~60分钟内静脉滴注
注意事项	1. 禁忌证：已确诊为急性肾小管坏死的无尿患者、严重失水者、急性肺水肿或严重肺淤血 2. 不良反应常见水和电解质紊乱、寒战、发热、排尿困难、渗透性肾病（或称甘露醇肾病）等 3. 甘露醇能透过胎盘屏障。孕妇、哺乳妇女、儿童应慎用

续　表

药典与处方集	USP、Eur. P.、Chin. P.；CNF
目录类别	【基、保（甲）】
备注	甘露醇外渗可致组织水肿、皮肤坏死
■ 药品名称	甘油果糖　Glycerin and Fructose
适应证	主要用于脑血管病、脑外伤、脑肿瘤、颅内炎症及其他原因引起的颅内压升高，脑水肿等
制剂与规格	甘油果糖注射液：①250ml；②500ml（每1ml含甘油100mg、果糖50mg与氯化钠2.25mg）
用法用量	静滴：成人一般一次250～500ml，一日1～2次，每次500ml需滴注2～3小时，250ml需滴注1～1.5小时。根据年龄、症状可适当增减。滴速每分钟80～160滴
注意事项	1. 遗传性果糖不耐症的患者禁用。对本品任一成分过敏者禁用。高钠血症、无尿和严重脱水者禁用 2. 有瘙痒、皮疹、头痛、恶心、口渴和出现溶血现象
药典与处方集	Chin. P.；CNF
目录类别	【保（甲）】
备注	

第三节　神经营养药

■ 药品名称	胞磷胆碱　Citicoline
适应证	用于急性颅脑外伤和脑手术后意识障碍。也用于各种原因造成的昏迷和意识障碍，如脑外伤及脑手术后的意识不清、脑血栓、多发性脑栓塞、震颤麻痹、脑卒中后遗症、脑动脉硬化所致的脑供血不足、催眠药和一氧化碳中毒及各种器质性脑病，有促使意识清楚、改善偏瘫、肌强直、智力障碍及情绪不稳等症状的作用
制剂与规格	胞磷胆碱注射液：①2ml：0.1g；②2ml：0.2g；③2ml：0.25g 注射用胞磷胆碱钠：0.25g
用法用量	静脉滴注：一日0.25～0.5g，用5%或10%葡萄糖注射液稀释后缓缓滴注，每5～10日为一个疗程；静脉注射：每次100～200mg 肌内注射：一日0.1～0.3g，分1～2次注射
注意事项	1. 对本药过敏者禁用 2. 在脑内出血急性期和严重脑干损伤及脑手术时，不宜使用大剂量，并应与止血药及降颅压药（如20%甘露醇注射液）合用 3. 颅内活动性出血者及小儿、孕妇慎用
药典与处方集	Chin. P.；CNF
目录类别	【保（甲）】
备注	

续　表

■ 药品名称	吡拉西坦　Piracetam
适应证	用于急、慢性脑血管病，脑外伤，各种中毒性脑病等多种原因所致的记忆减退及轻，中度脑功能障碍。也可用于儿童智能发育迟缓
制剂与规格	吡拉西坦片：0.4g 吡拉西坦分散片：0.8g 吡拉西坦注射液：①5ml：1g；②10ml：2g；③20ml：4g 吡拉西坦氯化钠注射液：250ml：8g
用法用量	口服：一次 0.8~1.6g，一日 3 次，4~8 周为一个疗程 静脉滴注：成人每日 8g，加于葡萄糖液中滴注。儿童剂量酌减
注意事项	1. 孕妇禁用；哺乳期妇女用药指征尚不明确。新生儿禁用 2. 锥体外系疾病，Huntington 舞蹈症者禁用本品，以免加重症状 3. 重度肝、肾功能障碍的病人禁用。肝肾功能障碍者慎用并应适当减少剂量
药典与处方集	Eur. P.、Chin. P.；CNF
目录类别	【保（乙）】
备注	

■ 药品名称	维生素 B_{12}　Vitamin B_{12}
适应证	主要用于巨幼细胞性贫血，也可用于神经炎的辅助治疗
制剂与规格	维生素 B_{12} 片：0.025mg 维生素 B_{12} 注射液：① 1ml：0.05mg；② 1ml：0.1mg；③ 1ml：0.25mg；④ 1ml：0.5mg；⑤ 1ml：1mg
用法用量	口服：一日 25~100μg，分次服用 肌注：成人，1 日 0.025~0.1mg，或隔日 0.05~0.2mg。用于神经炎时，用量可酌增
注意事项	1. 对新生儿、早产儿、婴儿、幼儿要特别小心。儿童用药：肌注 25~100 微克/次，每日或隔日 1 次。避免同一部位反复给药 2. 可致过敏反应，甚至过敏性休克
药典与处方集	USP、Eur. P.、Chin. P.；CNF
目录类别	【基、保（甲）】
备注	痛风患者使用本品可能发生高尿酸血症

■ 药品名称	腺苷钴胺　Cobamamide
适应证	主要用于巨幼红细胞性贫血，营养不良性贫血，妊娠期贫血、多发性神经炎、神经根炎、三叉神经痛、坐骨神经痛、神经麻痹，也可用于营养性神经疾患以及放射线和药物引起的白细胞减少症的辅助治疗
制剂与规格	腺苷钴胺片：250μg 注射用腺苷钴胺：0.5mg 腺苷钴胺注射液：1ml：0.5mg

续　表

用法用量	口服：成人一次 0.5~1.5 mg（2~6 片），一日 3 次 肌内注射：每次 0.5~1.5mg，每日 1 次
注意事项	1. 对本品及成分之一过敏者禁用。家族遗传性球后视神经炎（利伯病）及抽烟性弱视症者禁用 2. 肌注偶可引起皮疹、瘙痒、腹泻及过敏性哮喘。极个别有过敏性休克，长期应用可出现缺铁性贫血。治疗后期可能出现缺铁性贫血，应补充铁剂
药典与处方集	Chin. P.；CNF
目录类别	【保（乙）】
备注	本品遇光易分解，溶解后要尽快使用
■ 药品名称	甲钴胺　Mecobalamin
适应证	周围神经病。因缺乏维生素 B_{12} 引起的巨幼红细胞贫血的治疗
制剂与规格	甲钴胺片：500μg 甲钴胺胶囊：500μg 甲钴胺注射液：1ml：500μg
用法用量	口服：周围神经病，成人通常一次 500μg，一日 3 次，可按年龄、症状酌情增减 肌内注射或静脉注射：成人，①周围神经病，通常一次 500μg，一日 1 次，一周 3 次，可按年龄、症状酌情增减；②巨幼红细胞贫血，通常一次 500μg，一周 3 次，给药约 2 个月后，作为维护治疗，每隔 1~3 个月给药一次（500μg）
注意事项	1. 用 1 个月以上仍无效，应停用 2. 避免同一部位反复注射，且对新生儿、早产儿、婴儿、幼儿要特别小心 3. 避开神经分布密集的部位 4. 注射针扎入时，如有剧痛、血液逆流的情况，应立即拔出针头，换部位注射 5. 妊娠及哺乳期妇女用药的安全性尚不明确；老年患者因身体功能减退，应酌情减少剂量 6. 从事汞及其化合物工作者，不宜长期大量服用本药 7. 见光易分解。开封后立即使用的同时，应注意避光。为确保储存质量稳定，采用遮光材料包装，从遮光材料中取出后应立即使用
药典与处方集	CNF
目录类别	【保（乙）】
备注	

第四节　镇　痛　药

■ 药品名称	布洛芬　Ibuprofen
适应证	1. 缓解各种慢性关节炎的关节肿痛症状，治疗各种软组织风湿性疼痛。无病因治疗及控制病程的作用 2. 治疗非关节性的各种软组织风湿性疼痛，如肩痛、腱鞘炎、滑囊炎、肌痛及运动后损伤性疼痛等 3. 急性轻、中度疼痛如手术后、创伤后、劳损后、原发性痛经、牙痛、头痛等 4. 对成人和儿童发热有解热作用

制剂与规格	布洛芬片：①0.1g；②0.2g 布洛芬胶囊：①0.1g；②0.2g 布洛芬缓释胶囊：0.3g 布洛芬口服液：10ml：0.1g 布洛芬混悬液：100ml：2g 布洛芬软膏：20 克/支
用法用量	口服：成人常用量，①抗风湿，一次 0.4~0.6g，一日 3~4 次，类风湿关节炎比骨关节炎用量要大些；②轻或中等疼痛及痛经的止痛，一次 0.2~0.4g，每 4~6 小时 1 次。成人最大限量一般为每天 2.4g 小儿常用量，每次按体重 5~10 mg/kg，一日 3 次。儿童日最大剂量为 2.0g
注意事项	1. 对阿司匹林或其他非甾体类抗炎药过敏者禁用本品 2. 孕妇及哺乳期妇女不宜用 3. 有消化道溃疡病史者，应用本品时易出现胃肠道副作用，包括产生新的溃疡 4. 肾功能不全者用药后肾脏不良反应增多，甚至导致肾功能衰竭。肾功能不全很少见，多发生在有潜在性肾病变者；少数服用者可出现下肢水肿
药典与处方集	USP、Eur. P.、Chin. P.；CNF
目录类别	【基、保（甲/乙）】
备注	对血小板聚集有抑制作用，可使出血时间延长，但停药 24 小时即可消失
■ 药品名称	洛索洛芬　Loxoprofen
适应证	用于慢性风湿性关节炎，变形性关节炎，腰痛病，肩周炎，颈肩腕综合征；手术后、外伤后及拔牙后的镇痛消炎；急性上呼吸道炎症的解热镇痛
制剂与规格	洛索洛芬钠片：60mg
用法用量	口服：成人每次 60mg，一日 3 次。出现症状时可 60~120mg 顿服
注意事项	1. 禁忌证：消化性溃疡、严重血液学异常，严重肝肾功能障碍，严重心功能不全，有因服用非甾体类抗炎镇痛药而引起哮喘发作史者，妊娠后期及哺乳期妇女 2. 不良反应：消化道反应、溶血性贫血、皮肤黏膜–眼综合征等 3. 高龄患者慎用
药典与处方集	Jpn. P.；CNF
目录类别	【保（乙）】
备注	不宜空腹服药
■ 药品名称	萘普生　Neproxen
适应证	用于治疗风湿性和类风湿性关节炎、骨关节炎、强直性脊柱炎、痛风、关节炎、腱鞘炎。亦可用于缓解肌肉骨骼扭伤、挫伤、损伤以及痛经等所致的疼痛
制剂与规格	萘普生片：①0.1g；②0.125g；③0.25g 萘普生胶囊：0.25g 萘普生缓释胶囊：0.5g

续 表

用法用量	口服，成人常用量：①抗风湿，一次 0.25~0.5g，早晚各 1 次，或早晨服 0.25g，晚上服 0.5g；②止痛，首次 0.5g，以后必要时每 6~8 小时 1 次，一次 0.25g；③痛风性关节炎急性发作，首次 0.75g，以后一次 0.25g，每 8 小时一次，直到急性发作停止；④痛经，首次 0.5g，以后必要时 0.25g，每 6~8 小时 1 次 小儿常用量：抗风湿，按体重一次 5mg/kg，一日 2 次
注意事项	1. 禁忌证：对本品或同类药有过敏史，对阿司匹林或其他非甾体抗炎药引起过哮喘、鼻炎及鼻息肉综合征者，胃、十二指肠活动性溃疡患者禁用 2. 慎用：有凝血机制或血小板功能障碍时、哮喘、心功能不全或高血压、肝肾功能不全 3. 孕妇、哺乳期妇女不宜使用。老年患者慎用 4. 可有瘙痒、哮喘、耳鸣、下肢水肿、胃烧灼感、消化不良、胃痛或不适、便秘、头晕、嗜睡、头痛、恶心及呕吐、视物模糊或视觉障碍、听力减退等不良反应。胃肠出血、肾脏损害、出血或粒细胞减少及肝功损害等较少见
药典与处方集	USP、Eur. P.、Chin. P.；CNF
目录类别	【保（乙）】
备注	
■ 药品名称	双氯芬酸　Diclofenac
适应证	用于各种急慢性关节炎和软组织风湿所致疼痛，以及创伤后、手术后疼痛、牙痛、头痛等
制剂与规格	双氯芬酸钠肠溶片：①25mg；②50mg 双氯芬酸钠缓释胶囊：①50mg；②100mg 双氯芬酸钾片：25mg
用法用量	成人常用量：关节炎，一次 1~2 片，一日 3 次，疗效满意后可逐渐减量；急性疼痛：首次 2 片，以后 1~2 片，每 6~8 小时 1 次。对原发性痛经，一次 1~2 片，一日 2~3 次，可依症状持续服用数日，或遵医嘱 小儿常用量：一日 0.5~2.0mg/kg，日最大量为 3.0mg/kg，分 3 次服
注意事项	1. 禁忌证：对本品过敏者、对阿司匹林或其他非甾体抗炎药引起哮喘、荨麻疹或其他变态反应的患者禁用。胃或肠道溃疡者禁用 2. 不用于 12 个月以下儿童 3. 可引起胃肠反应、头痛、眩晕、嗜睡、兴奋、水肿、少尿、电解质紊乱等 4. 肝、肾功能损害或溃疡病史者慎用，尤其是老年人
药典与处方集	USP、Eur. P.、Chin. P.；CNF
目录类别	【基（基）、保（甲）】
备注	
■ 药品名称	吲哚美辛　Indometacin
适应证	用于类风湿性关节炎、风湿性关节炎，强直性脊椎炎、骨关节炎及急性痛风发作期等
制剂与规格	吲哚美辛胶囊：25mg 吲哚美辛控释片：25mg 吲哚美辛控释胶囊：①25mg；②75mg 吲哚美辛栓剂：①25mg；②50mg；③100mg 吲哚美辛乳膏：1%

续 表

用法用量	口服：一次 75mg（3 片），一日 1 次，或一次 25mg（1 片），一日 2 次，或遵医嘱服用。类风湿病人开始时服用50~75mg（2~3 片），一日 1 次，一周后逐渐增加 25~50mg（1~2 片），以达到满意的效果。每日最大剂量不得超过 200mg（8 片）。急性病情，如：痛风性关节炎，开始时服用 100mg（4 片），一日 1 次，以后为75mg（3 片），一日两次，以控制疼痛，然后迅速减量并停止服药
注意事项	1. 不良反应较多，有胃肠道症状者占 12.5%~14%。溃疡、胃出血及胃穿孔为 2%~5%。神经系统：出现头痛、头晕、眩晕、焦虑及失眠等占 10%~25%，严重者可有精神行为障碍或抽搐等。出现血尿、水肿、肾功能不全，在老年人多见。皮疹、造血系统抑制、过敏反应等 2. 肾功能不全者、孕妇、哺乳妇女和 14 岁以下小儿、有活动性胃肠道病灶、血友病和其他出血性疾病或对非甾体抗炎药过敏者禁用 3. 老人，癫痫，帕金森病或情绪、精神障碍者慎用
药典与处方集	USP、Eur. P.、Chin. P.；CNF
目录类别	【基、保（甲）】
备注	
■ 药品名称	美洛昔康　Meloxicam
适应证	用于类风湿关节炎、疼痛性骨关节炎（如关节病、肩周炎、坐骨神经痛、退行性关节炎）、肿胀及软组织炎性、创伤性疼痛、手术后疼痛
制剂与规格	美洛昔康片：7.5mg 美洛昔康胶囊：7.5mg 美洛昔康栓剂：15mg
用法用量	成人，①骨关节炎：7.5~15 mg，一次服用；②类风湿性关节炎：15 mg，一次服用。根据治疗反应，剂量可减至 7.5 mg/d 15 岁以下儿童不推荐使用
注意事项	1. 活动性消化性溃疡者，严重肝功能不全者，非透析严重肾功能不全者，使用乙酰水杨酸或其他非甾体抗炎药后出现哮喘、血管水肿或荨麻疹的患者，小于 15 岁的儿童，妊娠、哺乳期妇女禁用 2. 具有上消化道病史和正在使用抗凝剂的病人慎用。老年患者慎用
药典与处方集	BP、Chin. P.；CNF
目录类别	【保（乙）】
备注	肾血流和血容量减少的患者使用非甾体抗炎药可能加重肾脏失代偿
■ 药品名称	吡罗昔康　Piroxicam
适应证	用于缓解各种关节炎及软组织病变的疼痛和肿胀的对症治疗
制剂与规格	吡罗昔康片：①10mg；②20mg 吡罗昔康胶囊：①10mg；②20mg 吡罗昔康注射液：①1ml：10mg；②2ml：20mg 吡罗昔康凝胶：①10g：50mg；②12g：60mg 吡罗昔康擦剂：50ml：0.5g 吡罗昔康软膏：10g：0.1g

续　表

用法用量	口服：成人常用量：一次 20mg，一日 1 次，或一次 10mg，一日 2 次。饭后服用 肌内注射：一次 10~20mg，一日 1 次 外用：适量涂于患处
注意事项	1. 对本品过敏、消化性溃疡、慢性胃病患者禁用 2. 儿童禁用。孕妇禁用。哺乳期妇女不宜用 3. 服药量大于一日 20mg 时胃溃疡发生率明显增高，有的合并出血，甚至穿孔 4. 交叉过敏。对阿司匹林或其他非甾体抗炎药过敏的患者，对本品也可能过敏 5. 一般在用药开始后 7~12 天，还难以达到稳定的血药浓度，因此，疗效的评定常须用药 2 周后 6. 用药期间如出现过敏反应、血象异常、视物模糊、精神症状、水潴留及严重胃肠反应时，应即停药 7. 下列情况应慎用：①有凝血机制或血小板功能障碍时；②哮喘；③心功能不全或高血压；④肾功能不全；⑤老年人 8. 长期用药者应定期复查肝、肾功能及血象 9. 能抑制血小板聚集，作用比阿司匹林弱，但可持续到停药后 2 周。术前和术后应停用
药典与处方集	Eur. P.、USP、Viet. P.、Chin. P.；CNF
目录类别	【保（乙）】
备注	1. 饮酒或与其他抗炎药同服时，胃肠道不良反应增加 2. 与双香豆素等抗凝药同用时，后者效应增强，出血倾向显著，用量宜调整 3. 与阿司匹林同用时，本品的血药浓度可下降到一般浓度的 80%，同时胃肠道溃疡形成和出血倾向的危险性增加 4. 本品为对症治疗药物，必须同时进行病因治疗
■ 药品名称	萘丁美酮　Nabumetone
适应证	用于类风湿性关节炎、骨关节炎
制剂与规格	萘丁美酮片：0.5g 萘丁美酮胶囊：0.25g
用法用量	口服：成人，常用量一次 1.0g，一日 1 次。一日最大量为 2g，分两次服。体重不足 50kg 的成人可以每日 0.5g 起始。逐渐上调至有效剂量 儿童用量尚未建立
注意事项	1. 活动性消化性溃疡或出血，严重肝功能异常，对本品及其他非甾体抗炎药过敏者禁用 2. 不良反应有胃肠道、神经系统如头痛、头晕、耳鸣、多汗、失眠、嗜睡、紧张和多梦等症状 3. 应在餐后或晚间服药 4. 妊娠后 3 个月及哺乳期不主张使用本品。儿童禁用
药典与处方集	USP、Eur. P.、；CNF
目录类别	【保（乙）】
备注	老年人用本品应该维持最低的有效剂量
■ 药品名称	对乙酰氨基酚　Paracetamol
适应证	用于中、重度发热。缓解轻度至中度疼痛，如头痛、肌肉痛、关节痛等。是轻中度骨关节炎的首选药物

续　表

制剂与规格	对乙酰氨基酚片：①0.1g；②0.3g；③0.5g 对乙酰氨基酚颗粒：0.1g 对乙酰氨基酚口腔崩解片：0.125g 对乙酰氨基酚控释片：①0.325g；②0.65g
用法用量	口服：一次 0.3~0.6g，根据需要一日 3~4 次，一日用量不宜超过 2g。退热治疗一般不超过 3 天，镇痛给药不宜超过 10 天。儿童按体重一次 10~15mg/kg，每 4~6 小时 1 次；12 岁以下儿童每 24 小时不超过 5 次剂量，疗程不超过 5 天
注意事项	1. 严重肝肾功能不全患者及对本品过敏者禁用 2. 常规剂量下不良反应很少，偶尔可引起恶心、呕吐、出汗、腹痛、皮肤苍白等。很少引起胃肠道出血 3. 孕妇及哺乳期妇女不推荐使用。3 岁以下儿童应避免使用。老年患者应慎用或适当减量使用
药典与处方集	USP、Eur. P.、Chin. P.；CNF
目录类别	【基、保（甲/乙）】
备注	美国 FDA 于 2011 年 1 月正式发文，要求对单剂剂量进行严格限制，即每一片剂或胶囊的对乙酰氨基酚含量不应超过 325mg

■ 药品名称	赖氨匹林　Lysine Acetylsalicylat
适应证	用于缓解轻、中度的疼痛及多种原因引起的发热，并用于类风湿关节炎、骨关节炎等的症状缓解
制剂与规格	赖氨匹林散：①1g：225mg；②2g：450mg 注射用赖氨匹林：①0.5g（相当于阿司匹林 0.28g）；②0.9g（相当于阿司匹林 0.5g）
用法用量	口服：本品宜以凉开水（20℃或更低）溶解后立即服用，开水温度越高，或冲后放置时间越长，易致本品分解为水杨酸。①解热镇痛：一次 0.45~0.9g，一日 2~3 次；②抗风湿：一次 0.9~1.8g，一日 4 次，或遵医嘱 肌内注射或静脉注射：以 4ml 注射用水或 0.9%氯化钠注射液溶解后注射。①成人：一次 0.9~1.8g，一日 2 次；②儿童：一日按体重 10~25mg/kg，分 2 次给药
注意事项	1. 下列情况应禁用：活动性消化性溃疡或其他原因引起的消化道出血；血友病或血小板减少症；有阿司匹林或其他非甾体抗炎药过敏史者，尤其是出现哮喘、神经血管性水肿或休克者禁用 2. 孕妇禁用；哺乳期妇女不宜用 3. 儿童：一般 12 岁以下小儿慎用；3 个月以下婴儿禁用。老年患者应减少剂量 4. 年老体弱或体温达 40℃以上者应严格掌握给药剂量，以免出汗过多引起虚脱 5. 严重肝功能损害、低凝血酶原血症、维生素 K 缺乏、血小板减少者等均需避免应用于本品，手术前一周也应停用 6. 下列情况应慎用：有哮喘及其他过敏性反应史；葡萄糖-6-磷酸脱氢酶缺乏者（本品偶见引起溶血性贫血）；痛风（本品可影响其他排尿酸药的作用，小剂量时可能引起尿酸潴留）；肝功能减退时可加重肝脏毒性反应，加重出血倾向，肝功能不全和肝硬化患者易出现肾脏不良反应；心功能不全或高血压患者，大量用药时可能引起心力衰竭或肺水肿；肾功能不全时有加重肾脏毒性的危险
药典与处方集	Fr. P.；CNF
目录类别	【保（乙）】

续　表

备注	1. 与任何可引起低凝血酶原血症、血小板减少、血小板聚集功能降低或消化道溃疡出血的药物同用时，可有加重凝血障碍及引起出血的危险 2. 与抗凝药（双香豆素、肝素等）、溶栓药（链激酶、尿激酶）同用，可增加出血的危险 3. 本品与糖皮质激素长期同用，尤其是大量应用时，有增加消化道溃疡和出血的危险性，不主张将此两类药物同时应用 4. 本品不易与其他非甾体抗炎药合用 5. 对各种创伤性剧痛和内脏平滑肌绞痛无效
■ 药品名称	可待因　Codeine
适应证	用于：①镇咳，用于较剧的频繁干咳，如痰液量较多宜并用祛痰药；②镇痛，用于中度以上的疼痛；③镇静，用于局麻或全麻时
制剂与规格	磷酸可待因片：①15mg；②30mg 磷酸可待因缓释片：①15mg；②30mg 磷酸可待因注射液：①1ml：15mg；②1ml：30mg
用法用量	口服：成人常用量：一次15~30mg，一日30~90mg；极量：口服一次100mg，一日250mg 小儿常用量：①镇痛，口服一次按体重0.5~1mg/kg，一日3次；②镇咳：用量为上述的1/2~1/3 皮下注射：一次15~30mg，仅供手术中使用
注意事项	1. 本品可透过胎盘，使胎儿成瘾，引起新生儿的戒断症状。分娩期应用本品可引起新生儿呼吸抑制。新生儿、婴儿慎用。哺乳期妇女慎用 2. 重复给药可产生耐药性，久用有成瘾性。常用量引起依赖性的倾向较其他吗啡类药为弱
药典与处方集	USP、Eur. P.、Chin. P.；CNF
目录类别	【保（乙）】
备注	
■ 药品名称	曲马多　Tramadol
适应证	用于癌症疼痛，骨折或术后疼痛等各种急、慢性疼痛
制剂与规格	曲马多缓释片：①50mg；②100mg 注射用曲马多：①50mg；②100mg 曲马多注射液：2ml：100mg
用法用量	口服：一次50~100mg，必要时可重复。日剂量不超过400mg。两次服药间隔不得少于8小时 肌内注射：一次100mg，必要时可重复。日剂量一般不超过400mg，必要时可增加
注意事项	1. 酒精、安眠药、镇痛剂或其他精神药物中毒者禁用 2. 肝功能不全者、心脏疾患者酌情减量使用或慎用 3. 孕妇安全性尚不明确，应权衡利弊慎用。哺乳期妇女慎用
药典与处方集	Eur. P.、Chin. P.；CNF
目录类别	【保（乙）】
备注	长期使用不能排除产生耐药性或药物依赖性的可能
■ 药品名称	羟考酮　Oxycodone
适应证	本品为强效镇痛药，用于缓解持续的中度到重度疼痛
制剂与规格	盐酸羟考酮控释片：①5mg；②10mg；③20mg；④40mg

用法用量	初始用药剂量一般为 5mg，每 12 小时服用 1 次。用药剂量取决于患者的疼痛严重程度和既往镇痛药用药史。大多数患者的最高用药剂量为 200mg/12h，少数患者可能需要更高的剂量 必须整片吞服。调整剂量时，只调整每次用药的剂量，而不改变用药次数，即每 12 小时服用 1次。每次剂量调整的幅度是在上一次用药剂量的基础上增减 25%～50% 已接受口服吗啡治疗的患者，改用本品的每日用药剂量换算比例：口服本品 10mg 相当于口服吗啡 20mg
注意事项	1. 禁忌证：孕妇或哺乳期妇女禁用。氧性呼吸抑制、颅脑损伤、麻痹性肠梗阻、急腹症、胃排空延迟、慢性阻塞性呼吸道疾病、肺源性心脏病、慢性支气管哮喘、高碳酸血症、已知对羟考酮过敏、中重度肝功能障碍、重度肾功能障碍、手术前或手术后 24 小时内不宜使用 2. 不推荐用于 18 岁以下的患者
药典与处方集	USP、Eur. P.、；CNF
目录类别	【保（乙）】
备注	长期使用可能会产生耐受性、生理依赖性
■ 药品名称	吗啡　Morphine
适应证	本品为强效镇痛药，用于剧烈疼痛及麻醉前给药。吗啡注射液和普通片剂适用于其他镇痛药无效的急性锐痛，如严重创伤、战伤、烧伤、晚期癌痛等疼痛。不适宜慢性重度癌痛患者的长期使用。吗啡缓释、控释片剂主要适用于慢性重度癌痛患者的镇痛
制剂与规格	硫酸吗啡片：①5mg；②10mg 盐酸吗啡片：①5mg；②10mg；③30mg 盐酸吗啡注射液：①0.5ml：5mg；②1ml：10mg
用法用量	口服：成人常用量：一次 5～15mg。一日 15～60mg。极量：一次 30mg，一日 100mg。对于重度癌痛患者，应按时口服：个体化给药，逐渐增量，以充分缓解癌痛。首次剂量范围可较大，每日3～6 次，临睡前一次剂量可加倍 皮下注射：成人常用量：一次 5～15mg，一日 15～40mg；极量：一次 20mg，一日 60mg 静脉注射：成人镇痛时常用量 5～10mg；用作静脉全麻按体重不得超过 1mg/kg，不够时加用作用时效短的本类镇痛药，以免苏醒迟延，术后发生血压下降和长时间呼吸抑制。手术后镇痛注入硬膜外间隙，成人自腰脊部位注入，一次极限 5mg，胸脊部位应减为 2～3mg，按一定间隔可重复给药多次。注入蛛网膜下腔，一次 0.1～0.3mg。原则上不再重复给药。对于重度癌痛患者，首次剂量范围较大，每日 3～6 次
注意事项	1. 哺乳期妇女、临产妇、婴儿禁用 2. 颅高压、颅脑损伤、原因不明的疼痛、慢性阻塞性肺病、支气管哮喘、肺源性心脏病患者禁用 3. 本品急性中毒可致昏睡、呼吸深度抑制、瞳孔针尖样缩小、血压下降等，可采用吸氧、人工呼吸、注射拮抗药纳洛酮等
药典与处方集	USP、Eur. P.、Chin. P.；CNF
目录类别	【保（甲/乙）】
备注	
■ 药品名称	芬太尼　Fentanyl
适应证	本品为强效镇痛药，适用于麻醉前、中、后的镇静与镇痛。是目前复合全麻中常用的药物

续　表

制剂与规格	枸橼酸芬太尼注射液：①1ml：0.05mg；②2ml：0.1mg（均以芬太尼计） 芬太尼透皮贴剂：①75μg/h，12.6mg/贴；②25μg/h，4.2mg/贴；③50μg/h，8.4毫克/贴
用法用量	肌内或静脉注射：麻醉前用药或手术后镇痛：成人，按体重0.0007~0.0015mg/kg；小儿，镇痛：2岁以下无规定，2~12岁按体重0.002~0.003mg/kg 硬膜外给药：手术后镇痛，成人，初量0.1mg，加0.9%氯化钠注射液稀释到8ml，每2~4小时可重复，维持量每次为初量的一半
注意事项	1. 严重副反应为呼吸抑制、窒息、肌肉僵直及心动过缓 2. 禁忌证：支气管哮喘、呼吸抑制、对本品特别敏感的病人以及重症肌无力患者禁用。禁止与单胺氧化酶抑制剂（如苯乙肼、帕吉林等）合用 3. 孕期用药的安全性未确定，慎用
药典与处方集	USP、Eur. P.、Chin. P.；CNF
目录类别	【基（基）、保（甲/乙）】
备注	

第五节　抗凝药物

■ 药品名称	肝素钠　Heparin Sodium
适应证	用于防治血栓形成或栓塞性疾病（如心肌梗死、血栓性静脉炎、肺栓塞等）；各种原因引起的弥散性血管内凝血（DIC）；也用于血液透析、体外循环、导管术、微血管手术等操作中及某些血液标本或器械的抗凝处理
制剂与规格	肝素钠注射液：①2ml：1000单位；②2ml：5000单位；③2ml：12500单位
用法用量	深部皮下注射：首次5000~10000U，以后每8小时8000~10000U或每12小时15000~20000U；每24小时总量30000~40000U，一般均能达到满意的效果 静脉注射：首次5000~10000U，之后，或按体重每4小时100U/kg，用0.9%氯化钠注射液稀释后应用 静脉滴注：每日20000~40000U，加至0.9%氯化钠注射液1000ml中持续滴注。滴注前可先静脉注射5000U作为初始剂量 预防性治疗：高危血栓形成患者，大多是用于腹部手术之后，以防止深部静脉血栓。在外科手术前2小时先给5000U肝素皮下注射，但麻醉方式应避免硬膜外麻醉，然后每隔8~12小时5000U，共约7日 儿童：静脉注射：按体重一次注入50U/kg，以后每4小时给予50~100U；静脉滴注：按体重注入50U/kg，以后按体表面积24小时给予每日20000U/m²，加入0.9%氯化钠注射液中缓慢滴注
注意事项	1. 对肝素过敏、有自发出血倾向者、血液凝固迟缓者（如血友病、紫癜、血小板减少）、溃疡病、创伤、产后出血者及严重肝功能不全者禁用 2. 妊娠后期和产后用药，有增加母体出血危险，须慎用 3. 用药过多可致自发性出血，故每次注射前应测定凝血时间
药典与处方集	Chin. P.；CNF

目录类别	【基、保（甲）】
备注	如注射后引起严重出血，可静注硫酸鱼精蛋白进行急救（1mg硫酸鱼精蛋白可中和150U肝素）
■ 药品名称	肝素钙　Heparin Calcium
适应证	抗凝血药，可阻抑血液的凝固过程。用于防止血栓的形成
制剂与规格	肝素钙注射液：①0.2ml：5000U；②0.5ml：12500U；③0.8ml：20000U
用法用量	皮下注射：成人首次5000~10000U，以后每8小时5000~10000U或每12小时10000~20000U，或根据凝血试验监测结果调整 静脉注射：首次5000~10000U，以后按体重每4小时50~100U/kg，或根据凝血试验监测结果确定。用前先以氯化钠注射液50~100ml稀释 静脉滴注：每日20000~40000U，加至0.9%氯化钠注射液1000ml中24小时持续点滴，之前常先以5000单位静脉注射作为初始剂量 预防性应用：术前2小时深部皮下注射5000U，之后每8~12小时重复上述剂量，持续7天 儿童：静脉注射，首次剂量按体重50U/kg，之后每4小时50~100U/kg，或根据凝血试验监测结果调整。静脉滴注，首次50U/kg，之后50~100U/kg，每4小时1次，或按体表面积10000~20000U/m^2，24小时持续点滴，亦可根据部分凝血活酶时间（APTT或KPTT）试验结果确定
注意事项	1. 对本品过敏者禁用 2. 肝肾功能不全、出血性器质性病变、视网膜血管疾患、孕妇、服用抗凝血药者及老年人慎用 3. 长期用药可引起出血，血小板减少及骨质疏松等
药典与处方集	USP、Eur. P.、；CNF
目录类别	【基、保（甲）】
备注	
■ 药品名称	依诺肝素钠　Enoxaparin
适应证	预防静脉血栓栓塞性疾病；治疗伴或不伴有肺栓塞的深静脉血栓；治疗不稳定性心绞痛及非Q波心梗；用于血液透析体外循环中，防止血栓形成；治疗急性ST段抬高型心肌梗死
制剂与规格	依诺肝素钠注射液：①0.4ml：4000U；②0.6ml：6000U
用法用量	骨科患者预防静脉血栓栓塞性疾病：术前12小时开始给药，每日一次皮下注射4000AXaU，应持续7~10天，可连续用至3周；治疗伴或不伴有肺栓塞的深静脉栓塞：每天一次皮下注射150AXaU/kg，或每天两次100AXaU/kg，治疗一般为10天
注意事项	1. 同肝素，不能用于肌内注射。用药期间进行血小板计数监测 2. 在治疗不稳定性心绞痛使用动脉导管时，应保留鞘管至给药后6~8小时。下一次治疗时间应在拔鞘管后6~8小时开始 3. 针头必须垂直进入皮下组织，在注射全过程中应保持皮肤皱褶 4. 不同的低分子肝素产品存在差异，不能互换，使用时应遵守各自产品的使用方法、剂量等要求 5. 禁用于急性胃十二指肠溃疡和脑出血等有出血倾向者 6. 严重肾功能不全患者需调整药剂量 7. 哺乳期妇女使用时应停止哺乳 8. 活性以抗凝血因子Ⅹa的活性标示：国际抗Ⅹa单位（AXaU）。本表单简化为U
药典与处方集	USP、Eur. P.、Chin. P.；CNF
目录类别	【保（乙）】

续　表

备注	1 mg 鱼精蛋白可中和 1 mg 本品产生的抗凝作用。但不同于肝素，不能完全中和，最大达 60%；注意：妊娠期慎用，哺乳妇女用药时应停止哺乳，本品不推荐应用于儿童
■ 药品名称	那屈肝素　Nadroparin
适应证	同伊诺肝素
制剂与规格	那屈肝素钙注射液：①0.3ml：3075U；②0.4ml：4100U；③0.6ml：6150U
用法用量	预防与手术有关的血栓形成：皮下注射，①中度血栓风险：一次 2850U（0.3ml），一日 1 次，约在术前 2 小时进行第 1 次注射；②高度血栓风险：术前（如术前 12 小时）、术后（如术后 12 小时）以及持续至术后第 3 天，剂量一日 1 次 38U/kg，术后第 4 天起剂量调整为一次 57U/kg，一日 1 次
注意事项	
药典与处方集	USP、Eur. P.、Chin. P.；CNF
目录类别	
备注	0.6ml 鱼精蛋白注射液可用来中和相当于 0.1ml 本品产生的抗凝作用；要求在 24 小时内分 2~4 次注射所计算的鱼精蛋白的总量
■ 药品名称	达肝素　Dalteparin
适应证	用于急性深静脉血栓，血液透析和血液滤过期间防止凝血，不稳定型冠脉疾病（如：不稳定型心绞痛，非 ST 段抬高心肌梗死），预防手术相关血栓形成
制剂与规格	达肝素钠注射液：①0.2ml：2500U；②0.2ml：5000U；③0.3ml：7500U
用法用量	预防与手术有关的血栓形成：皮下注射，①中度血栓风险，术前1~2 小时皮下注射 2500U，术后，一日 2500U，早晨给药，直至可以活动，一般需 5~7 天或更长；②高度血栓风险：术前晚间给 5000U，术后每晚给 5000U，持续至可以活动为止，一般需 5~7 天或更长。也可术前 1~2 小时给 2500U，术后 8~12 小时给 2500U，然后一日 5000U，早晨给药
注意事项	
药典与处方集	USP、Eur. P.、Chin. P.；CNF
目录类别	
备注	紧急应用，1 mg 鱼精蛋白可以抑制 100 U 达肝素钠的作用 （注：鱼精蛋白只能中和达肝素钠 25~50% 抗凝血因子 Xa 的活性）
■ 药品名称	华法林　Warfarin
适应证	1. 防治血栓栓塞性疾病，可防止血栓形成与发展，如治疗血栓栓塞性静脉炎，降低肺栓塞的发病率和死亡率，减少外科大手术、风湿性心脏病、髋关节固定术、人工置换心脏瓣膜手术等的静脉血栓发生率 2. 心肌梗死的辅助用药
制剂与规格	华法林片：①1mg；②2.5mg；③3mg；④5mg
用法用量	口服　成人开始时每日 10~15mg，3 日后根据凝血酶原时间或凝血酶原活性来确定维持量，其范围为每日 2~10mg。用药期间凝血酶原时间应保持在 25~30 秒，凝血酶原活性至少应为正常值的 25%。不能用凝血时间或出血时间代替上述 2 项指标作为监测方法

续　表

注意事项	1. 有出血倾向者，如血友病、血小板减少性紫癜者禁用；重度肝肾疾患、活动性消化道溃疡者及中枢神经系统或眼科手术者禁用 2. 妊娠期妇女禁用 3. 老年体弱者及糖尿病患者用量减半 4. 恶病质、衰弱、发热、慢性酒精中毒、活动性肺结核、充血性心力衰竭、重度高血压、亚急性细菌性心内膜炎、月经过多、先兆流产等需慎用
药典与处方集	USP、Eur. P.、Chin. P.；CNF
目录类别	【保（甲）】
备注	
■ 药品名称	利伐沙班　Rivaroxaban
适应证	用于择期髋关节或膝关节置换手术成年患者，以预防静脉血栓形成（VTE）
制剂与规格	利伐沙班片：10mg
用法用量	口服：推荐剂量为10mg，每日1次。如伤口已止血，首次用药时间应于手术后6～10小时之间进行。治疗疗程长短依据每个患者发生静脉血栓栓塞事件的风险而定，即由患者所接受的骨科手术类型而定。对于接受髋关节大手术的患者，推荐一个疗程为服药5周。对于接受膝关节大手术的患者，推荐一个疗程为服药2周。如果发生漏服1次用药，患者应立即服用利伐沙班，并于次日继续每天服药1次
注意事项	1. 对利伐沙班或片剂中任何辅料过敏的患者；有临床明显活动性出血的患者；具有凝血异常和临床相关出血风险的肝病患者；孕妇及哺乳期妇女禁用 2. 育龄妇女在接受利伐沙班治疗期间应避孕 3. 不推荐用于18岁以下青少年或儿童
药典与处方集	CNF
目录类别	【保（乙）】
备注	利伐沙班片内含有乳糖。有罕见的遗传性半乳糖不耐受、Lapp乳糖酶缺乏或葡萄糖-半乳糖吸收不良问题的患者不能服用该药物
■ 药品名称	阿司匹林　Aspirin
适应证	抑制下述情况时的血小板黏附和聚集：不稳定性心绞痛（冠状动脉血流障碍所致的心脏疼痛）；急性心肌梗死；预防心肌梗死复发；动脉血管的手术后（动脉外科手术或介入手术后，如主动脉冠状动脉搭桥术，PTCA）；预防大脑一过性的血流减少（TIA：短暂性脑缺血发作）和已出现早期症状（如面部或手臂肌肉一次性瘫痪或一次性失明）后预防脑梗死
制剂与规格	阿司匹林肠溶片：①25mg；②50mg；③100mg 阿司匹林肠溶胶囊：①75mg；②100mg；③150mg
用法用量	口服：宜饭后服，不可空腹服用。每日剂量75～300mg。急性心肌梗死时，每天阿司匹林的剂量为100～160mg，建议每日剂量为100mg。预防心肌梗死复发，建议每天剂量为300mg。动脉血管手术后（动脉外科手术或介入手术后，如主动脉冠状动脉搭桥术，PTCA），每天剂量为100～300mg，建议每天用量为100mg。预防大脑一次性的血流减少（TIA：短暂性脑缺血发作）和已出现早期症状后预防脑梗死，每天阿司匹林的剂量为30～300mg，建议每天用量为100mg。应长期使用

续　表

注意事项	1. 妊娠后 3 个月的妇女禁用。哺乳期妇女应慎用。服用大剂量时（每天>150mg）应终止哺乳 2. 儿童及青少年服用可能会发生少见的但危及生命的 Reye 综合征 3. 对阿司匹林和含水杨酸的物质过敏、胃十二指肠溃疡、出血倾向（出血体质）禁用
药典与处方集	USP、Eur. P.、Chin. P.；CNF
目录类别	【基、保（甲）】
备注	漏服后下次服药时不要服用双倍量，而应继续按规定和医生的处方服用
■ 药品名称	氯吡格雷　Clopidegrel
适应证	用于有过近期发作的脑卒中、心肌梗死和确诊外周动脉疾病的患者，该药可减少动脉粥样硬化事件的发生（如心肌梗死，脑卒中和血管性死亡）。与阿司匹林联合，用于非 ST 段抬高性急性冠脉综合征（不稳定性心绞痛或非 Q 波心肌梗死）患者
制剂与规格	硫酸氯吡格雷片：①25mg；②75mg
用法用量	口服：推荐剂量每天 75mg。老年患者不需调整剂量。非 ST 段抬高性急性冠状综合征（不稳定性心绞痛或非 Q 波心肌梗死）患者，应以单次负荷量氯吡格雷 300mg 开始，然后以 75mg 每日 1 次连续服药（合用阿司匹林 75～325mg/d）
注意事项	1. 禁忌证：对活性物质或本品任一成分过敏、严重肝脏损伤、活动性病理性出血（如消化性溃疡或颅内出血）禁用 2. 有出血和血液学不良反应的危险性。不推荐氯吡格雷与华法林合用 3. 妊娠期避免使用。不清楚本药是否从人的乳汁中排泄
药典与处方集	CNF
目录类别	【保（乙）】
备注	需要进行择期手术患者，如抗血小板治疗并非必需，则应在术前停用氯吡格雷 7 天以上
■ 药品名称	西洛他唑　Cilostazol
适应证	1. 适用于治疗由动脉粥样硬化、大动脉炎、血栓闭塞性脉管炎、糖尿病所致的慢性动脉闭塞症 2. 本品能改善肢体缺血所引起的慢性溃疡、疼痛、发冷及间歇跛行，并可作上述疾病外科治疗（如血管成形术、血管移植术、交感神经切除术）后的补充治疗以缓解症状
制剂与规格	西洛他唑片：①50mg；②100mg
用法用量	口服：成人，一次 50～100mg，一日 2 次，年轻患者可根据症状必要时适当增加剂量
注意事项	1. 出血性疾病患者（如血友病、毛细血管脆性增加性疾病、活动性消化性溃疡、血尿、咯血、子宫功能性出血等或有其他出血倾向者）禁用 2. 妊娠及哺乳期妇女或计划/可能妊娠的妇女禁用。婴幼儿服药的安全性尚未确立 3. 以下人群慎用：①口服抗凝药或已服用抗血小板药物（如阿司匹林、噻氯匹定）者；②严重肝肾功能不全者；③有严重合并症，如恶性肿瘤患者；④白细胞减少者；⑤过敏体质，对多种药物过敏或近期有过敏性疾病者
药典与处方集	CNF
目录类别	【保（乙）】
备注	1. 前列腺素 E_1 能与本品起协同作用，因增加细胞内环磷酸腺苷而增强疗效 2. 本品有升高血压的作用，服药期间应加强原有抗高血压的治疗

第六节　胃黏膜保护药

■ 药品名称	吉法酯　Gefarnate
适应证	用于治疗胃、十二指肠溃疡，有明显的疗效
制剂与规格	吉法酯片：50mg
用法用量	口服：每次 50~100mg，每日 3~4 次，饭后服。疗程 1 个月，病情严重者疗程 2~3 个月
注意事项	可有口干、口渴等，急性中毒时可出现运动失调、四肢无力及呼吸困难等
药典与处方集	CNF
目录类别	【保（乙）】
备注	
■ 药品名称	硫糖铝　Sucralte
适应证	用于胃十二指肠溃疡及胃炎
制剂与规格	硫糖铝片：①0.25g；②0.5g 硫糖铝胶囊：0.25g 硫糖铝混悬剂：①5ml：1g；②10ml：1g；③100ml：10g；④200ml：20g
用法用量	成人：口服：一次 1g，一日 4 次，饭前 1 小时及睡前空腹嚼碎服用。小儿遵医嘱
注意事项	1. 本品毒性小，常见便秘。少见或偶见腰痛、腹泻、口干、消化不良、恶心、胃痉挛、眩晕、昏睡、皮疹及瘙痒等。若出现便秘可加服镁乳 2. 肝肾功能不全者及孕妇、哺乳期妇女慎用
药典与处方集	USP、Jpn. P.、Chin. P.；CNF
目录类别	【保（乙）】
备注	1. 硫糖铝在餐前 1 小时或睡前服效果好 2. 长期及大剂量使用本药可引起低磷血症，可能出现骨软化
■ 药品名称	枸橼酸铋钾　Bismuth Potassium Citrate
适应证	用于慢性胃炎及缓解胃酸过多引起的胃痛、胃灼热感和反酸
制剂与规格	枸橼酸铋钾片：0.3g（相当于含铋 110mg）。枸橼酸铋钾颗粒：110mg×28 包
用法用量	口服：用 30~50ml 温水冲服。成人一次 1 包（粒），一日 4 次，前 3 次于三餐前半小时，第 4 次于晚餐后 2 小时服用；或一日 2 次，早晚各服 2 包（粒）
注意事项	1. 严重肾病患者及孕妇禁用 2. 连续使用不得超过 7 天，症状未缓解或消失请咨询医师或药师 3. 不宜大剂量长期服用
药典与处方集	CNF
目录类别	【基、保（甲/乙）】

续　表

备注	1. 服药期间口内可能带有氨味，并可使舌苔及大便呈灰黑色，停药后即自行消失
	2. 偶见恶心、便秘

■ 药品名称	胶体果胶铋　Colloidal Bismuth Pectin
适应证	用于缓解胃酸过多引起的胃痛、胃灼热、反酸，也可用于慢性胃炎
制剂与规格	胶体果胶铋胶囊：①40mg；②50mg（以铋计算）
用法用量	口服：成人一次 120~150mg，一日 4 次，餐前半小时及睡前服用。疗程 4 周
注意事项	1. 对本品过敏者禁用。孕妇禁用
	2. 本品连续使用不得超过 7 天
	3. 不得与牛奶同服。不能与强力制酸药同服，否则可降低疗效
药典与处方集	CNF
目录类别	【保（乙）】
备注	服药后粪便可呈无光泽的黑褐色，停药后1~2天粪便色泽转为正常

第七节　抗骨质疏松药物

■ 药品名称	阿仑膦酸钠　Alendronate Sodium
适应证	用于治疗骨质疏松症
制剂与规格	阿仑膦酸钠片：①10mg；②70mg
用法用量	口服：阿仑膦酸钠有口服 70mg 片/周和（或）10mg 片/天。每日至少早餐前 30 分钟空腹用 200ml 温开水送服，一次 10mg，一日 1 次
注意事项	1. 禁忌证：食管动力障碍，如食管迟缓不能，食管狭窄者禁用，严重肾损害者、骨软化症患者禁用
	2. 在服用本品前后 30 分钟内不宜饮用牛奶、奶制品和含较高钙的饮料
	3. 婴幼儿、青少年慎用
药典与处方集	USP、Eur. P.、Chin. P.；CNF
目录类别	【保（乙）】
备注	服药后即卧床有可能引起食管刺激或溃疡性食管炎
■ 药品名称	利塞膦酸钠　Risedronate Sodium
适应证	用于治疗和预防绝经后妇女的骨质疏松症
制剂与规格	利塞膦酸钠片：5mg
	利塞膦酸钠胶囊：5mg
用法用量	口服用药：需至少餐前 30 分钟直立位服用，一杯（200ml 左右）清水送服，服药后 30 分钟内不宜卧床。用量为一日 1 次，一次 5mg（一片）

续　表

注意事项	1. 以下患者禁用：本品过敏者；低钙血症；30 分钟内难以坚持站立或端坐位者 2. 除非疾病本身对母子的危害性更大并无其他更安全药物替代时，才在妊娠期使用本品。哺乳期妇女应停药或停止哺乳
药典与处方集	CNF
目录类别	【保（乙）】
备注	服药后 2 小时内，避免食用高钙食品（例如牛奶或奶制品）以及服用补钙剂或含铝、镁等的抗酸药物。勿嚼碎或吸吮本品

■ 药品名称	唑来膦酸　Zoledronic Acid
适应证	用于恶性肿瘤溶骨性骨转移引起的骨痛
制剂与规格	注射用唑来膦酸：4mg 唑来膦酸注射液：①1ml：1mg；②5ml：4mg
用法用量	静脉滴注：成人每次 4mg，用 100ml 0.9%氯化钠注射液或 5%葡萄糖注射液稀释后静脉滴注，滴注时间应不少于 15 分钟，每 3~4 周给药 1 次或遵医嘱
注意事项	1. 对本品或其他双膦酸类药物过敏的患者禁用；严重肾功能不全者不推荐使用；孕妇及哺乳期妇女禁用 2. 首次使用本品时应密切监测血清中钙、磷、镁以及血清肌酸酐的水平 3. 伴有恶性高钙血症患者给予本品前应充分补水，利尿剂与本品合用时只能在充分补水后使用
药典与处方集	CNF
目录类别	【保（乙）】
备注	

■ 药品名称	鲑鱼降钙素　Salcatonin
适应证	用于：①禁用或不能使用常规雌激素与钙制剂联合治疗的早期和晚期绝经后骨质疏松症以及老年性骨质疏松症；②继发于乳腺癌、肺癌或肾癌、骨髓瘤和其他恶性肿瘤骨转移所致的高钙血症
制剂与规格	鲑鱼降钙素注射液：①1ml：50IU；②1ml：100IU；③1ml：200IU 鲑鱼降钙素鼻喷剂：①50IU；②100IU
用法用量	皮下或肌内注射：骨质疏松症：每日 1 次，根据疾病的严重程度，每次 50~100IU 或隔日 100IU，为防止骨质进行性丢失，应根据个体需要，适量摄入钙和维生素 D 高钙血症：每日每千克体重 5~10IU，一次或分两次皮下或肌内注射，治疗应根据病人的临床和生物化学反应进行调整，如果注射的剂量超过 2ml，应采取多个部位注射 变形性骨炎：每日或隔日 100IU
注意事项	1. 禁忌证：对降钙素过敏者禁用。孕妇及哺乳期妇女禁用 2. 长期卧床治疗的患者，每日需检查血液生化指标和肾功能 3. 治疗过程中如出现耳鸣、眩晕、哮喘应停用 4. 变形性骨炎及有骨折史的慢性疾病患者，应根据血清碱性磷酸酶及尿羟脯氨酸排出量决定停药或继续治疗
药典与处方集	Eur. P.、Chin. P.；CNF
目录类别	

续　表

备注	本品临床使用前必须进行皮肤试验。皮肤试验方法如下：（50单位/支）用T. B针筒取0.2ml，用生理盐水稀释至1ml，皮下注射0.1ml
■ 药品名称	骨化三醇　Calcitriol
适应证	用于绝经后和老年性骨质疏松；慢性肾功能衰竭病人的肾性骨营养不良，特别是需要长期血液透析的病人；手术后甲状旁腺功能低下；维生素D依赖性佝偻病；自发性甲状旁腺功能低下；低血磷性维生素D抵抗型佝偻病；假性甲状旁腺功能低下
制剂与规格	骨化三醇胶囊：①0.25μg；②0.5μg
用法用量	口服：低钙血症，一日0.25~0.5μg，分2次服用 绝经后和老年性骨质疏松症：治疗时所推荐的剂量为0.25μg，一日2次，分别于服药后第4周，第3个月，第6个月监测血钙，血肌酐，以后根据实际情况，每6个月监测1次
注意事项	1. 凡与高血钙有关的疾病禁用本品 2. 由于本品能影响肠、胃与骨内磷酸盐结合的药物，其剂量必须根据血清磷酸盐的浓度加以调节
药典与处方集	Eur. P.；CNF
目录类别	【保（乙）】
备注	治疗开始必须是最低剂量，在没有严密监测血清钙水平时不能随意增加剂量
■ 药品名称	阿法骨化醇　Alfacalcidol
适应证	用于骨质疏松症，慢性肾功能衰竭、副甲状腺功能低下和维生素D抵抗性佝偻病等的低血钙、抽搐、骨痛和骨病变各种症状的治疗
制剂与规格	阿法骨化醇片：①0.25μg；②0.5μg 阿法骨化醇胶丸：①0.25μg；②1μg
用法用量	口服：成人，一日0.25~1μg
注意事项	1. 大部分不良反应均是由于超大剂量服药引起的高血钙症所致 2. 一旦发生胃肠道方面（厌食、恶心、呕吐、腹胀、腹泻、便秘、胃痛等）、神经精神方面（头痛、眩晕、失眠、兴奋、记忆减退等）、肾脏方面（尿素氮、肌酐、尿钙升高）、肝脏方面（AST、ALT、LDH、α-GTP升高）以及其他（瘙痒、皮疹、结膜充血等）症状，应严密监测血钙水平
药典与处方集	Eur. P.、Chin. P.；CNF
目录类别	【保（乙）】
备注	1. 服用本品时，根据医嘱，酌情补充钙剂 2. 服药期间，应在医生指导下，对血钙及血浆碱性磷酸酶作常规监测
■ 药品名称	氯化钙　Calcium Chloride
适应证	用于：①治疗钙缺乏，急性血钙过低、碱中毒及甲状旁腺功能低下所致的手足搐搦症，维生素D缺乏症等；②过敏性疾患；③镁中毒时的解救；④氟中毒的解救；⑤心脏复苏时应用，如高血钾、低血钙，或钙通道阻滞引起的心功能异常的解救
制剂与规格	氯化钙注射液：①10ml：0.3g；②10ml：0.5g；③20ml：0.6g；④20ml：1g

续　表

用法用量	静脉给药： 1. 用于低钙或电解质补充，一次 0.5~1g（136~273mg 元素钙）稀释后缓慢静脉注射（每分钟不超过 0.5ml，即 13.6mg 钙），根据患者情况、血钙浓度，1~3 天重复给药 2. 甲状旁腺功能亢进术后的"骨饥饿综合征"患者的低钙，可用本品稀释于生理盐水或右旋糖酐内，每分钟滴注 0.5~1mg（最高每分钟滴 2mg） 3. 用作强心剂时，用量 0.5~1g，稀释后静脉滴注，每分钟不超过 1ml；心室内注射，0.2~0.8g（54.4~217.6mg 钙），单剂使用 4. 治疗高血钾时，根据心电图决定剂量 5. 抗高血镁治疗，首次 0.5g（含钙量为 136mg），缓慢静脉注射（每分钟不超过 5ml）。根据患者反应决定是否重复使用 小儿用量：低钙时治疗量为 25mg/kg（6.8mg 钙），静脉缓慢滴注
注意事项	1. 静脉注射可出现全身发热、皮肤红热、注射部分疼痛，如静脉注射过快，可产生血压略降、心律失常甚至心跳停止 2. 由于细胞内钙的增加将会导致动脉血管收缩性的增加，故使用本药会提高外周动脉血管阻力，导致血压升高 3. 血钙过多会导致钙沉积在眼结膜和角膜上，影响视觉 4. 如流向时药液由血管外漏，可引起组织剧痛及坏死 5. 静脉内给药可能会导致静脉血栓症
药典与处方集	USP、Eur. P.、Jpn. P.、Chin. P.；CNF
目录类别	【保（乙）】
备注	1. 注射宜缓慢 2. 应用强心苷期间禁用本品
■ 药品名称	葡萄糖酸钙　Calcium Gluconate
适应证	1. 治疗钙缺乏，急性血钙过低、碱中毒及甲状旁腺功能低下所致的手足搐搦症 2. 过敏性疾患 3. 镁中毒时的解救 4. 氟中毒的解救 5. 心脏复苏时应用（如高血钾或低血钙，或钙通道阻滞引起的心功能异常的解救）
制剂与规格	葡萄糖酸钙片：①0.1g；②0.5g 葡萄糖酸钙注射液：10ml：1g
用法用量	口服：含化或咀嚼后服用，成人一次 0.5~1g，一日 3 次。儿童每千克体重 0.5~0.7g，分次服用。 静脉注射：用 10%葡萄糖注射液稀释后缓慢注射，每分钟不超过 5ml。成人用于低血钙症，一次 1g，需要时可重复；用于高镁血症，一次 1~2g；用于氟中毒解救，静脉注射本品 1g，1 小时后重复，如有搐搦可静注本品 3g；如有皮肤组织氟化物损伤，每平方厘米受损面积应用 10%葡萄糖酸钙 50mg。小儿用于低钙血症，按体重 25mg/kg（6.8mg 钙）缓慢静注。但因刺激性较大，本品一般情况下不用于小儿
注意事项	1. 静脉注射可有全身发热，静注过快可产生心律失常甚至心跳停止、呕吐、恶心 2. 可致高钙血症，早期可表现便秘、倦睡、持续头痛、食欲不振、口中有金属味、异常口干等，晚期征象表现为精神错乱、高血压、眼和皮肤对光敏感，恶心、呕吐，心律失常等 3. 不宜用于肾功能不全患者与呼吸性酸中毒患者 4. 应用强心苷期间禁止静注本品
药典与处方集	USP、Eur. P.、Jpn. P.、Chin. P.；CNF

续 表

目录类别	【基、保（甲）】
备注	静脉注射时如漏出血管外，可致注射部位皮肤发红、皮疹和疼痛，并可随后出现脱皮和组织坏死。若发现药液漏出血管外，应立即停止注射并处置

■ 药品名称	乳酸钙 Calcium Lactate
适应证	用于预防和治疗缺钙引起的各种疾病。亦可作为老年人、儿童及妊娠期、哺乳期、绝经期妇女的补钙剂及过敏性疾病，结核病的辅助治疗
制剂与规格	乳酸钙片：①0.3g；②0.5g
用法用量	嚼服：成人一次 0.5~1g，一日 2~3 次。儿童一次 0.3~0.6g，一日 2~3 次 需同时服用维生素 D
注意事项	1. 高钙血症患者禁用 2. 大剂量服用可见高钙血症：表现为厌食、恶心、呕吐，便秘，腹痛，肌无力，心律失常以及骨石灰沉着等 3. 肠道吸收钙的作用随年龄增长而减少，排出增加，对老年人用量需酌情增加
药典与处方集	USP、Eur. P.、Jpn. P.、Chin. P.；CNF
目录类别	
备注	儿童宜服用本品补钙，但应在成人监护下服用，避免随意过量服用

■ 药品名称	醋酸钙 Calcium Acetate
适应证	用于预防和治疗钙缺乏症，如骨质疏松、手足抽搐症、骨发育不全、佝偻病以及儿童、妊娠和哺乳期妇女、绝经期妇女、老年人钙的补充
制剂与规格	醋酸钙片：0.667g
用法用量	口服：一日最高限 800mg（以元素钙计）
注意事项	1. 高钙血症、高钙尿症、含钙肾结石或有肾结石病史患者禁用 2. 心肾功能不全者慎用
药典与处方集	USP、Eur. P.、；CNF
目录类别	【保（乙）】
备注	

■ 药品名称	碳酸钙 Calcium Carbonate
适应证	1. 钙缺乏 2. 维生素 D 缺乏
制剂与规格	碳酸钙片：0.5g
用法用量	口服：一日 200~1200mg（以钙元素计），分次服用。也可根据人体需要及膳食钙的供给情况酌情进行补充，或遵医嘱
注意事项	1. 高钙血症者禁用。可见嗳气，便秘，腹部不适，大剂量服用可见高钙血症 2. 本品宜在空腹（饭前一小时）时服用 3. 应尽量通过正常膳食保证钙的摄入
药典与处方集	USP、Eur. P.；CNF

目录类别	【保（乙）】
备注	使用时间超过 2 周时，应进行血钙血磷的监测
■ 药品名称	雷洛昔芬 Raloxifene
适应证	主要用于预防绝经后妇女的骨质疏松症
制剂与规格	盐酸雷洛昔芬片：60mg
用法用量	口服：每日 1 片（以盐酸雷洛昔芬计 60mg）。不受进餐的限制。通常建议饮食钙摄入量不足的妇女服用钙剂和维生素 D
注意事项	1. 可能妊娠的妇女绝对禁用。正在或既往患有静脉血栓栓塞性疾病者（VTE），包括深静脉血栓，肺栓塞和视网膜静脉血栓者禁用 2. 雷洛昔芬治疗期间最常见的子宫出血的原因是内膜萎缩和良性内膜息肉。到进一步的评价以前，不推荐此药用于这类患者 3. 雷洛昔芬不适用于男性患者
药典与处方集	CNF
目录类别	【保（乙）】
备注	1. 由于疾病的自然过程，雷洛昔芬需要长期使用 2. 雷洛昔芬可增加静脉血栓栓塞事件的危险性，这点与目前使用的激素替代治疗伴有的危险性相似
■ 药品名称	雷奈酸锶 Strontium Ranelate
适应证	治疗绝经后骨质疏松症以降低椎体和髋部骨折的危险性
制剂与规格	雷奈酸锶干混悬剂：2g
用法用量	口服：每日 1 次，1 次 2g（1 袋）。因为所治疗疾病的性质，雷奈酸锶应当长期使用。食物、牛奶和牛奶制品能够降低雷奈酸锶的吸收，应当在两餐之间服用
注意事项	1. 仅用于绝经后妇女。没有关于雷奈酸锶用于妊娠妇女的临床资料。哺乳期妇女不当使用 2. 据报道有严重的超敏反应综合征，特别是伴有嗜酸性粒细胞增多和全身症状的药物疹（DRESS），偶有致命性
药典与处方集	CNF
目录类别	【保（乙）】
备注	建议慢性肾功能损害的患者定期监测肾功能

第四章　胸外科疾病用药

第一节　促排痰药

■ 药品名称	氯化铵　Ammonium Chloride
适应证	用于干燥及痰不易咳出者
制剂与规格	氯化铵片：0.3g
用法用量	口服。成人常用量：祛痰，一日 3 次；0.3~0.4g。酸化尿液，一日 3 次；0.6~2g。小儿常用量：按体重一日 40~60mg/kg，或按体表面积 $1.5g/m^2$，分 4 次服
注意事项	1. 肝肾功能异常者、老年人、过敏体质者慎用 2. 消化性溃疡患者、孕妇及哺乳期妇女在医生指导下使用
药典与处方集	Chin. P.、Eur. P.、Pol. P.、USP、Viet. P.；CNF
目录类别	
备注	
■ 药品名称	复方甘草片/复方甘草合剂　Compound Liquorice
适应证	用于镇咳祛痰
制剂与规格	1. 复方甘草片：每片含甘草流浸膏粉 112.5mg、阿片粉 4mg、樟脑 2mg、八角茴香油 2mg、苯甲酸钠 2mg 2. 复方甘草合剂：每 100ml 含甘草流浸膏 12ml、甘油 12ml、酒石酸锑钾 0.024g、浓氨溶液适量、复方樟脑酊 12ml、乙醇 3ml 3. 复方甘草氯化铵合剂：含 3% 氯化铵的复方甘草合剂
用法用量	口服或含化：片剂：一次 3~4 片，一日 3 次。合剂：一次 5~10ml，一日 3 次
注意事项	①妊娠、哺乳期妇女慎用；②胃炎及胃溃疡慎用
药典与处方集	CNF
目录类别	【保（甲）】
备注	
■ 药品名称	溴己新　Bromhexine
适应证	用于急、慢性支气管炎，支气管扩张等有多量黏痰而不易咳出的患者

续　表

制剂与规格	1. 盐酸溴己新片：8mg 2. 盐酸溴己新注射液：2ml；4ml 3. 注射用盐酸溴己新：4mg
用法用量	1. 口服：成人，一次 8～16mg，一日 3 次 2. 肌内或静脉注射：一次 4mg，一日 8～12mg。静脉注射时，用葡萄糖注射液稀释后使用
注意事项	肝功能不全者在医师指导下使用
药典与处方集	Chin. P.、Eur. P.、Jpn. P.、Pol. P.；CNF
目录类别	【基、保（甲/乙）】
备注	
■ 药品名称	**氨溴索　Ambroxol**
适应证	适用于痰液黏稠不易咳出者
制剂与规格	1. 盐酸氨溴索片：30mg 2. 盐酸氨溴索溶液：①5ml：15mg；②5ml：30mg；③60ml：180mg 3. 盐酸氨溴索注射液：2ml：15mg 4. 注射用盐酸氨溴索：15mg 5. 盐酸氨溴索气雾剂：2ml：15mg
用法用量	1. 餐后口服：①成人及 12 岁以上儿童，一日 3 次；30mg，餐后口服。长期服用一日 2 次；30mg。缓释胶囊一日 1 次；75mg；②5～12 岁儿童，一日 3 次；15mg；③2～5 岁儿童，一日 3 次；7.5mg；④2 岁以下儿童，一日 2 次；7.5mg。长期服用者，一日 2 次即可。缓释胶囊按体重一日 1.2～1.6mg/kg 计算 2. 雾化吸入：一日 3 次；15～30mg 3. 肌内注射：将本品用 5% 葡萄糖注射液或氯化钠注射液 10～20ml 稀释后缓慢注射 4. 皮下注射：一日 2 次；15mg 5. 静脉注射：①成人及 12 岁以上儿童，一日 2～3 次；15mg，严重病例可以增至一次 30mg。每 15mg 用 5ml 无菌注射用水溶解，注射应缓慢；②6～12 岁儿童，一日 2～3 次；15mg；③2～6 岁儿童，一日 3 次；7.5mg；④2 岁以下，一日 2 次；7.5mg；⑤婴儿呼吸窘迫综合征（IRDS）一日 4 次；7.5mg/kg，应使用注射泵给药，至少 5min 6. 静脉滴注：一日 2 次；15～30mg，用氯化钠注射液或 5% 葡萄糖注射液 100ml 稀释后 30min 内缓慢滴注
注意事项	孕妇及哺乳期妇女慎用
药典与处方集	Eur. P.、Chin. P.；CNF
目录类别	【基、保（甲/乙）】
备注	

第二节 镇 咳 药

■ 药品名称	可待因 Codeine
适应证	镇咳，用于较剧的频繁干咳
制剂与规格	1. 磷酸可待因片：①15mg；②30mg 2. 磷酸可待因缓释片：①15mg；②30mg 3. 磷酸可待因糖浆：①10ml；②100ml
用法用量	口服：①成人，一次 15~30mg，一日2~3 次。极量一次 100mg，一日 250mg；②儿童按体重一日 1~1.5mg/kg，分 3 次服
注意事项	1. 本品可透过胎盘使婴儿成瘾，引起新生儿的戒断症状如：过度啼哭、打喷嚏、打呵欠、腹泻、呕吐等。分娩期应用本品可以起新生儿呼吸抑制，妊娠妇女慎用 2. 本品自乳汁排除，哺乳期妇女慎用 3. 下列情况应慎用：支气管哮喘、急腹症；在诊断未明确时，可能因掩盖真相造成误诊；胆结石，可引起胆管痉挛；原因不明的腹泻，可使肠道蠕动减弱、减轻腹泻症状而误诊；颅脑外伤或颅内病变，本品可引起瞳孔变小，模糊临床体征；前列腺肥大病因本品易引起尿潴留而加重病情 4. 重复给药可产生耐药性，久用有成瘾性
药典与处方集	Eur. P.、USP、Chin. P.；CNF
目录类别	【基、保（乙）】
备注	

■ 药品名称	福尔可定 Pholcodine
适应证	用于剧烈干咳和中等度疼痛
制剂与规格	福尔可定片：①5mg；②10mg；③15mg
用法用量	口服：①成人一次 5~15mg，一日 3 次。极量一日 60mg；②儿童：1~5 岁，一次 2~2.5mg，一日 3 次；5 岁以上，一次 2.5~5mg，一日 3 次
注意事项	1. 可致依赖性 2. 新生儿和儿童易于耐受此药，不致引起便秘和消化紊乱
药典与处方集	Eur. P.、Chin. P.；CNF
目录类别	
备注	

■ 药品名称	喷托维林 Pentoxyverine
适应证	镇咳。适用于急性支气管炎、慢性支气管炎等上呼吸道引起的无痰干咳
制剂与规格	枸橼酸喷托维林片：25mg
用法用量	口服：①成人，一次 25mg，一日 3~4 次；②儿童，5 岁以上，一次 6.25~12.5mg，一日 2~3 次

注意事项	本药无祛痰作用，痰多的患者慎用
药典与处方集	Eur. P.、Chin. P.、Jpn. P.；CNF
目录类别	【基、保（甲）】
备注	

■ 药品名称	苯丙哌林　Benproperine
适应证	刺激性干咳，如急、慢性支气管炎及各种原因引起的咳嗽
制剂与规格	1. 磷酸苯丙哌林片：20mg 2. 磷酸苯丙哌林胶囊：20mg
用法用量	口服：一次 20~40mg，一日 3 次
注意事项	1. 孕妇慎用本品 2. 高龄者因肝、肾功能多低下，药物剂量应以 10mg/d 开始 3. 服用时需整粒吞服，切勿嚼碎，以免引起口腔麻木 4. 本药无祛痰作用，如咳痰症状明显，不宜使用
药典与处方集	Chin. P.；CNF
目录类别	
备注	

■ 药品名称	二氧丙嗪　Dioxopromethazine
适应证	用于急、慢性气管炎和各种疾病引起的咳嗽
制剂与规格	盐酸二氧丙嗪片：5mg
用法用量	口服：成人常用量：一次 5mg，一日 3 次；极量：一次 10mg，一日 30mg
注意事项	1. 肝功能不全者慎用 2. 癫痫病患者慎用 3. 治疗量与中毒量接近，不得超过极量
药典与处方集	CNF
目录类别	【保（乙）】
备注	

■ 药品名称	右美沙芬　Dextromethorphan
适应证	用于干咳，适用于感冒、咽喉炎以及其他上呼吸道感染时的咳嗽
制剂与规格	1. 氢溴酸右美沙芬片：①10mg；②15mg 2. 氢溴酸右美沙芬胶囊：15mg 3. 氢溴酸右美沙芬咀嚼片：①mg；②15mg 4. 右美沙芬缓释混悬液：100ml：0.6g（以氢溴酸右美沙芬计）
用法用量	口服：成人一次 10~15mg，一日 3~4 次；儿童：2 岁以下不宜用。2~6 岁，一次 2.5~5mg，一日 3~4 次。6~12 岁，一次 5~10mg，一日 3~4 次

续　表

注意事项	1. 过敏体质者慎用 2. 肝、肾功能不全者慎用 3. 孕妇慎用 4. 哮喘、痰多者慎用
药典与处方集	USP；CNF
目录类别	【保（乙）】
备注	

第三节　镇　吐　药

■ 药品名称	昂丹司琼　Ondansetron
适应证	用于治疗和预防癌症患者接受细胞毒性药物化疗和放疗引起的恶心、呕吐，用于预防手术后的恶心呕吐
制剂与规格	1. 昂丹司琼片：①4mg；②8mg 2. 盐酸昂丹司琼注射液：①2ml：4mg；②4ml：8mg
用法用量	1. 用于顺铂等高度催吐化疗药物的止吐；第 1 日于化疗前，15min 内缓慢静脉注射或静脉滴注 8mg，接着 24h 内，静脉滴注 1mg/h。第 2~6 日，餐前 1h 口服本品，每 8h 服 8mg 2. 用于催吐程度不太强烈的化疗药物的止吐，如环磷酰胺、多柔比星、卡铂的止吐，化疗前，15min 内静脉滴注本品 8mg，或是化疗前 1~2h，口服本品 8mg，接着每 8h 口服 8mg，连服 5 日 3. 用于放射治疗的止吐：放疗前 1~2h 口服 8mg，以后每 8h 服 8mg，疗程视放疗的疗程而定 4. 4 岁以上儿童，化疗前 15min 内静脉输注 5mg/m^2，接着每 8h 服 4mg，连用 5 日 5. 用于预防手术后的恶心呕吐：在麻醉时同时静脉输注 4mg
注意事项	1. 本品注射剂不能与其他药物混于同一注射器中使用或同时输入 2. 妊娠及哺乳期妇女慎用 3. 对本品过敏者、胃肠道梗阻者禁用
药典与处方集	Chin. P.、Eur. P.、USP；CNF
目录类别	【基、保（乙）】
备注	
■ 药品名称	格拉司琼　Granisetron
适应证	用于防治化疗和放疗引起的恶心与呕吐
制剂与规格	盐酸格拉司琼注射液：①1ml：1mg；②3ml：3mg
用法用量	静脉注射：推荐剂量一次 3mg，在化疗前 5min 注入，如症状出现，24h 内可增补 3mg。本品 3mg 通常用 20~50ml 等渗氯化钠注射液或 5%葡萄糖注射液稀释，在 5~30min 内注完。每疗程可连续用 5 日

续　表

注意事项	1. 妊娠及哺乳期妇女慎用，哺乳期间妇女应用本品应停止哺乳 2. 儿童用药的效果与安全性未确定 3. 本品可减慢结肠蠕动，若有亚急性肠梗阻时应慎用 4. 本品不应与其他药物混合使用 5. 小儿、对本品过敏者、胃肠道梗阻者禁用
药典与处方集	Chin. P.、Eur. P.；CNF
目录类别	【保（乙）】
备注	
■ 药品名称	托烷司琼　Tropisetron
适应证	用于防治化疗和放疗引起的恶心与呕吐，及外科手术后恶心呕吐
制剂与规格	1. 盐酸托烷司琼胶囊：5mg 2. 盐酸托烷司琼注射液：5ml：5mg
用法用量	1. 静脉注射或静脉滴注：一日 5mg，疗程 6 日。于化疗前将本品 5mg 溶于 100ml 氯化钠、复方氯化钠液或 5% 葡萄糖注射液中静滴或缓慢静推。口服可于静脉给药的第 2 日至第 6 日，一次 5mg，一日 1 次，于早餐前至少 1h 服用 2. 用于手术后恶心呕吐：2mg 静脉输注或缓慢静脉注射
注意事项	1. 哺乳期妇女不宜使用 2. 心脏病患者、未控制的高血压患者、开车或操纵机器时慎用 3. 对本品过敏者及孕妇禁用
药典与处方集	CNF
目录类别	【保（乙）】
备注	

第四节　抑制胃酸药物

一、H$_2$ 受体阻断药

■ 药品名称	西咪替丁　Cimetidine
适应证	用于反流性食管炎
制剂与规格	1. 西咪替丁片：①200mg；②400mg；③800mg 2. 西咪替丁胶囊：200mg
用法用量	1. 成人常规剂量：口服，反流性食管炎一日 800mg，睡前服用，疗程 4~8 周，必要时可延长 4 周。反流性食管炎的对症治疗最大剂量一日 3 次；200mg，疗程不得超过 2 周 2. 肾功能不全者应减量：肌酐清除率为 30~50ml/min 时，每 6h 1 次，200mg；肌酐清除率为 15~30ml/min 时，每 8h 1 次，200mg；肌酐清除率小于 15ml/min 时，每 12h 1 次，200mg 3. 肝功能不全者：最大剂量为一日 600mg 4. 老年人：剂量酌减

续　表

注意事项	对本品过敏者，严重心脏及呼吸系统疾病、慢性炎症、器质性脑病、幼儿、老年人、有使用本品引起血小板减少史的患者、高三酰甘油血症者慎用
药典与处方集	Eur. P., USP, Chin. P.；CNF
目录类别	【保（甲）】
备注	

■ 药品名称	雷尼替丁　Ranitididine
适应证	用于反流性食管炎
制剂与规格	1. 雷尼替丁片：①150mg；②300mg 2. 雷尼替丁胶囊：150mg
用法用量	1. 成人常规剂量：口服：预防用药一日 2 次；150mg，或 300mg 夜间顿服；用于反流性食管炎一日 2 次；150mg，或 300mg 睡前顿服，疗程 8~12 周，中度至重度食管炎剂量可增加至一日 4 次；150mg，疗程 12 周，维持治疗一日 2 次；150mg 2. 肾功能不全者：严重肾功能损坏患者（肌酐清除率<50ml/min），一日 2 次；75mg。长期非卧床腹透或长期血透的患者，于透析后应立即口服 150mg 3. 肝功能不全者：剂量应减少 4. 老年人的肝肾功能降低，为保证用药安全，剂量应进行调整
注意事项	肝肾功能不全慎用
药典与处方集	Eur. P., USP, Jpn. P., Chin. P.；CNF
目录类别	【基、保（甲）】
备注	

■ 药品名称	法莫替丁　Famotidine
适应证	用于反流性食管炎
制剂与规格	法莫替丁片：①10mg；②20mg；③40mg 法莫替丁胶囊：20mg
用法用量	1. 成人常规剂量：口服，反流性食管炎Ⅰ、Ⅱ度一日 20mg，Ⅲ、Ⅳ度一日 40mg，分 2 次于早晚餐后服用，疗程4~8 周 2. 肾功能不全者：应酌情减量或延长用药间隔时间。肌酐清除率≤30ml/min 时，可予一日 20mg，睡前顿服 3. 老年人：剂量酌减
注意事项	1. 肝肾功能不全者、老年人、心脏病患者慎用 2. 小儿用药的安全性尚未确定
药典与处方集	Chin. P.；CNF
目录类别	【基、保（甲）】
备注	

二、质子泵抑制药

■ 药品名称	奥美拉唑　Omeprazole
适应证	用于反流性食管炎

续　表

制剂与规格	1. 奥美拉唑片：①10mg；②20mg 2. 奥美拉唑缓释胶囊：①10mg；②20mg 3. 奥美拉唑镁肠溶片：①10mg；②20mg 4. 奥美拉唑肠溶胶囊：20mg
用法用量	1. 成人常规剂量：口服：本品不能咀嚼或压碎服用，应整片吞服。用于反流性食管炎一日 20~60mg，晨起顿服或早晚各 1 次，疗程 4~8 周 2. 对严重肝功能不全者慎用，必要时剂量减半
注意事项	1. 老年人使用本品不需要调整剂量 2. 肝肾功能不全慎用 3. 妊娠及哺乳期妇女尽可能不用
药典与处方集	CNF
目录类别	【基、保（甲/乙）】
备注	
■ 药品名称	埃索美拉唑　Esomeprazole
适应证	用于反流性食管炎
制剂与规格	埃索美拉唑镁肠溶片：①20mg；②40mg
用法用量	1. 成人常规剂量。口服：本品不能咀嚼或压碎服用，应整片吞服。糜烂性食管炎一日 1 次；40mg，疗程 4 周，如食管炎未治愈或症状持续的患者建议再治疗 4 周；食管炎维持治疗一日 1 次；20mg 2. 肾功能不全者无需调整剂量 3. 轻、中度肝功能损害的患者无需调整剂量，严重肝功能损害的患者，本品一日剂量不应超过 20mg 4. 老年人无需调整剂量
注意事项	见奥美拉唑
药典与处方集	USP；CNF
目录类别	【保（乙）】
备注	
■ 药品名称	兰索拉唑　Lansoprazole
适应证	用于反流性食管炎
制剂与规格	1. 兰索拉唑肠溶片：15mg 2. 30mg 兰索拉唑肠溶胶囊：①15mg；②30mg
用法用量	1. 成人常规剂量：口服。本品不能咀嚼或压碎服用，应整片吞服。一日 1 次，15~30mg，于清晨口服，反流性食管炎为 8~10 周 2. 肝肾功能不全者：口服，一日 1 次；15mg
注意事项	1. 肝肾功能不全慎用 2. 妊娠期妇女慎用 3. 小儿不宜使用 4. 老年人慎用

续 表

药典与处方集	USP，Chin. P.；CNF
目录类别	【保（乙）】
备注	

■ 药品名称	泮托拉唑 Pantoprazole
适应证	用于反流性食管炎
制剂与规格	1. 泮托拉唑钠肠溶片：40mg 2. 泮托拉唑钠肠溶胶囊：40mg
用法用量	1. 成人常规剂量：口服。本品不能咀嚼或压碎服用，应整片吞服。成人常规剂量，一日 1 次；40mg，早餐前服用，反流性食管炎疗程 4~8 周 2. 肾功能不全者：剂量不宜超过一日 40mg 3. 肝功能不全者：严重肝功能衰竭患者，剂量应减少至隔日 40mg 4. 老年人：剂量不宜超过一日 40mg
注意事项	1. 肝肾功能不全者慎用 2. 儿童不宜应用
药典与处方集	USP，Chin. P.；CNF
目录类别	【保（乙）】
备注	

■ 药品名称	雷贝拉唑 Rabeprazole
适应证	用于反流性食管炎
制剂与规格	1. 雷贝拉唑钠胶囊：20mg 2. 雷贝拉唑钠肠溶片：①10mg；②20mg
用法用量	1. 成人常规剂量：口服。本品不能咀嚼或压碎服用，应整片吞服。胃食管反流病，一日 1 次；20mg，早晨服用，疗程 4~8 周 2. 重症肝炎患者应慎用本品，必须使用时应从小剂量开始并监测肝功能 3. 肝功能正常的老年人无需调整剂量
注意事项	孕妇和哺乳期妇女禁用。儿童不推荐使用
药典与处方集	USP；CNF
目录类别	【保（乙）】
备注	

■ 药品名称	注射用盐酸罗沙替丁醋酸酯 Roxatidine Acrtate Hydrochloride for Injection
□ 其他名称	杰澳
适应证	上消化道出血（由消化性溃疡、急性应激性溃疡，出血性胃炎等引起）的低危患者
制剂与规格	75mg
用法用量	成人 1 日 2 次（间隔 12 小时），每次 75mg，用 20ml 的生理盐水或葡萄糖注射液溶解，缓慢静脉推注或用输液混合后静脉滴注，一般可在 1 周内显示疗效，能够口服后应改用口服药物治疗。 由于肾功能障碍患者的药物血药浓度可能持续，因此应减少计量或延长给药间隔

续　表

注意事项	1. 下列患者应慎重给药：①有药物过敏既往史的患者；②有肝功能障碍的患者；③有肾功能障碍的患者：由于此类患者药物血药浓度可能持续，因此应减少给药剂量或延长给药间隔；④老年患者：老年患者用药应减少给药剂量或延长给药间隔 2. 重要的基本注意事项：在治疗期间应密切观察，使用的剂量应为治疗所需的最低剂量，并在本品治疗无效时改用其他药物。另外还应注意患者的肝功能、肾功能及血象的变化 3. 静脉给药会导致注射部位一过性疼痛，因此应十分注意注射部位、注射方法等。另外应注意注射时不要漏到血管外 4. 给予本品时，每支药物用20ml稀释液稀释后应缓慢给予患者，注入时间应在2分钟以上 5. 应用本品可能掩盖胃癌的症状，因此给药前应首先排除恶性肿瘤的可能性
药典与处方集	CNF
目录类别	
备注	

第五节　胃肠动力药

■ 药品名称	多潘立酮　Domperidone
适应证	因胃排空延缓、胃食管反流、食管炎引起的消化不良
制剂与规格	1. 多潘立酮片：10mg 2. 多潘立酮混悬液：1ml：1mg
用法用量	口服：成人一次10mg或10ml，一日3~4次；儿童按体重一次0.3mg/kg；均为餐前15~30min服用
注意事项	1. 肝功能损害者慎用 2. 严重肾功能不全者应调整剂量 3. 妊娠期妇女慎用 4. 心脏病患者（心律失常）、低钾血症以及接受化疗的肿瘤患者使用本品时，有可能加重心律失常
药典与处方集	Eur. P., Chin. P.；CNF
目录类别	【基、保（甲）】
备注	
■ 药品名称	甲氧氯普胺　Metoclopramide
适应证	1. 功能性消化不良 2. 迷走神经切除后胃潴留 3. 各种原因引起的恶心、呕吐
制剂与规格	1. 甲氧氯普胺片：①5mg；②10mg；③20mg 2. 甲氧氯普胺注射液：①1ml：10mg；②1ml：20mg

续　表

用法用量	1. 口服：一般性治疗，一次 5~10mg，一日 10~30mg，餐前 30min 服用； 2. 静脉滴注：一次 10~20mg，用于不能口服者或治疗急性呕吐。严重肾功能不全患者剂量至少需减少 60%
注意事项	1. 肝肾衰竭慎用 2. 妊娠期妇女不宜使用 3. 哺乳期妇女在用药期间应停止哺乳 4. 小儿不宜长期应用 5. 老年人大量长期应用容易出现锥体外系症状
药典与处方集	Eur. P.，Chin. P.，Jpn. P.；CNF
目录类别	【基、保（甲）】
备注	

■ 药品名称	莫沙必利　Mosapride
适应证	用于功能性消化不良、胃大部切除术患者的胃功能障碍
制剂与规格	枸橼酸莫沙必利片：5mg
用法用量	口服：一次 5mg，一日 3 次，餐前服用
注意事项	1. 妊娠和哺乳期妇女应避免使用本品 2. 老年人慎用 3. 服用 2 周消化道症状无变化时，应即停药
药典与处方集	CNF
目录类别	【保（乙）】
备注	

■ 药品名称	伊托必利　Itopride
适应证	用于功能性消化不良引起的各种症状，如上腹不适、餐后饱胀、早饱、食欲减退、恶心、呕吐等
制剂与规格	伊托必利片：50mg
用法用量	口服：一日 3 次；每次 50mg，餐前服用，根据年龄、症状适当增减或遵医嘱
注意事项	1. 严重肝肾功能不全者慎用 2. 妊娠期和哺乳期妇女慎用 3. 儿童应避免服用 4. 老年人注意观察，必要时应减量或停药
药典与处方集	CNF
目录类别	【保（乙）】
备注	

第六节　术前抗胆碱能药物

■ 药品名称	阿托品　Atropine
适应证	全身麻醉前给药，严重盗汗和流涎症
制剂与规格	阿托品注射液：①1ml：0.5mg；②1ml：1mg；③1ml：5mg；④5ml：25mg
用法用量	1. 成人：①皮下注射、肌内注射、静脉注射：一般用药，一次 0.3～0.5mg，一日 0.5～3mg，极量一次 2mg；②麻醉前用药：术前 0.5～1h，肌内注射 0.5mg。 2. 儿童：静脉注射：儿童耐受性差，0.2～10mg 可中毒致死
注意事项	1. 哺乳期妇女：可分泌入乳汁，并有抑制泌乳的作用 2. 妊娠：静脉注射本品可使胎儿心动过速 3. 儿童用药：婴幼儿对本品的毒性反应极其敏感 4. 老年人用药：老年人容易发生抗 M 胆碱样不良反应，如排尿困难、便秘、口干（特别是男性），也易诱发未经诊断的青光眼，一经发现，应即停药 5. 脑损害者（尤其是儿童）、心脏病（特别使心律失常、充血性心功能衰竭、冠心病、二尖瓣狭窄等）、反流性食管炎、溃疡性结肠炎慎用
药典与处方集	Eur. P.、USP；CNF
目录类别	【基、保（甲）】
备注	
■ 药品名称	东莨菪碱　Scopolamine
适应证	内镜检查的术前准备、内镜逆行胰胆管造影、气钡双重造影、腹部 CT 扫描的术前准备
制剂与规格	1. 丁溴东莨菪碱片：10mg 2. 丁溴东莨菪碱胶囊：10mg 3. 丁溴东莨菪碱注射液：①1ml：10mg；②1ml：20mg；③2ml：20mg 4. 丁溴东莨菪碱口服溶液：5ml：5mg
用法用量	1. 肌内注射：一次 20～40mg，或一次 20mg，间隔 20～30min 后再用 20mg 2. 静脉注射：一次 20～40mg，或一次用 20mg 间隔 20～30min 后再用 20mg 3. 静脉滴注：一次 20～40mg，或一次用 20mg 间隔 20～30min 后再用 20mg；将本品溶于 5% 葡萄糖注射液或 0.9% 氯化钠注射液中静脉滴注
注意事项	1. 妊娠及哺乳期妇女慎用 2. 老年患者慎用 3. 婴幼儿与低血压患者慎用 4. 不宜用于因胃张力低下和胃运动障碍及胃食管反流所引起的上腹痛、胃灼热等症状 5. 忌与碱性药液配伍使用
药典与处方集	Eur. P.；CNF
目录类别	【保（乙）】
备注	

第七节 抗肿瘤药

■ 药品名称	环磷酰胺 Cyclophosphamide
适应证	用于肺癌
制剂与规格	注射用环磷酰胺：①100mg；②200mg；③500mg
用法用量	1. 成人：单药静脉给药按体表面积一次 500~1000mg/m²，加 0.9% 氯化钠注射液 20~30ml，静脉给药，每周 1 次，连用 2 次，休息 1~2 周重复。联合用药 500~600mg/m² 2. 儿童：静脉给药，一次 10~15mg/kg，加 0.9% 氯化钠注射液 20ml 稀释后缓慢注射，每周 1 次，连用 2 次，休息 1~2 周重复。也可肌内注射
注意事项	1. 当肝肾功能损害、骨髓转移或既往曾接受多程化放疗时，环磷酰胺的剂量应减少至治疗量的½~⅓ 2. 由于本品需在肝内活化，因此腔内给药无直接作用
药典与处方集	Eur. P.、Int. P.、Chin. P.、Jpn. P.、Pol. P.、USP；CNF
目录类别	【基、保（甲）】
备注	

■ 药品名称	异环磷酰胺 Ifosfamide
适应证	用于肺癌
制剂与规格	注射用异环磷酰胺：①0.5g；②1.0g
用法用量	1. 单药治疗：一日 1.2~2.4g/m²，静脉滴注 30~120min，连续 5 天为 1 个疗程 2. 联合用药：一日 1.2~2.0g/m²，静脉滴注，连续 5 天为 1 个疗程。每疗程间隔 3~4 周。给异磷酰胺的同时及其后第 4，8，12 小时各静脉注射美司钠 1 次。一次剂量为本品的 20%，并需补充液体
注意事项	1. 低白蛋白血症、肝肾功能不全、骨髓抑制及育龄期妇女慎用 2. 糖尿病患者测血糖并调整糖尿病药物剂量 3. 发热或白细胞减少的患者给予抗生素或抗真菌药治疗，加强口腔卫生
药典与处方集	Eur. P.、USP；CNF
目录类别	【保（乙）】
备注	

■ 药品名称	六甲蜜胺 Altretamine
适应证	用于小细胞肺癌的联合化疗
制剂与规格	1. 六甲蜜胺片：①50mg；②100mg 2. 六甲蜜胺胶囊：①50mg；②100mg
用法用量	口服：按体重一日 10~16mg/kg，分 4 次服，21 天为一个疗程或一日 6~8mg/kg，90 天为一个疗程。联合方案中，推荐总量为 150~200mg/m²，连用 14 天，耐受好。餐后 1~1.5h 或睡前服用能减少胃肠道反应

续　表

注意事项	大于 65 岁老年患者应减量
药典与处方集	Chin. P.、USP；CNF
目录类别	【保（乙）】
备注	

■ 药品名称	顺铂　Cisplatin
适应证	用于小细胞与非小细胞肺癌
制剂与规格	1. 注射用顺铂：①10mg；②20mg；③50mg 2. 顺铂注射液：6ml：30mg
用法用量	可静脉、动脉或腔内给药。一般采用静脉滴注给药。给药前 2~16h 和给药后至少 6h 之内，必须进行充分的水化治疗，0.9%氯化钠注射液或 5%葡萄糖溶液稀释后静脉滴注。以下剂量供参考（适用于成年人及小孩）：单次化疗（每四周 1 次）；50~120mg/m² ；化疗每周 1 次；50mg/m² ，共 2 次，化疗一日 1 次；15~20mg/m² ，连用 5 天。疗效依临床疗效而定，每3~4 周重复疗程
注意事项	本品单一使用和联合使用都可。联合用药时，用量需随疗程作适当调整
药典与处方集	Eur. P.、Int. P.、Chin. P.、USP；CNF
目录类别	【基、保（甲）】
备注	

■ 药品名称	卡铂　Carboplatin
适应证	用于小细胞肺癌、非小细胞肺癌
制剂与规格	1. 卡铂注射液：①10ml：100mg；②15ml：150mg 2. 注射用卡铂：①50mg；②100mg
用法用量	用 5%葡萄糖注射液溶解本品，浓度为 10mg/ml，再加入 5%葡萄糖注射液 250~500ml 中静脉滴注。成人：按每 3~4 周给药 1 次；200~400mg/m² ，2~4 次为一个疗程。一日 1 次；50mg/m² ，连用 5 日，间隔 4 周重复
注意事项	水痘、带状疱疹、感染、肾功能减退及老年患者慎用
药典与处方集	Eur. P.、Chin. P.、USP；CNF
目录类别	【基、保（甲）】
备注	

■ 药品名称	丝裂霉素　Mitomycin
适应证	用于肺癌
制剂与规格	注射用丝裂霉素：①2mg；②10mg；③20mg
用法用量	1. 间歇给药方法：每周静脉注射 1~2 次；4~6mg（效价） 2. 连日给药法：1 日 2mg（效价），连日静脉注射 3. 大量间歇给药法：间隔 1~3 周以上静脉注射；1 日 10~30mg（效价） 4. 联合用药：合用每周 1~2 次；1 日 2~4mg（效价） 5. 必要时 1 日 2~10mg（效价），注入动脉内、髓腔内或胸腔及腹腔内

续 表

注意事项	1. 肝损害或肾损害，骨髓功能抑制，合并感染症，水痘患者慎用
	2. 应随年龄及症状适宜增减。小儿用药应慎重，考虑对性腺的影响
	3. 注射液的配制方法：每2mg（效价）丝裂霉素以5ml注射用水溶解
药典与处方集	Eur. P.、Chin. P.、Jpn. P.、USP；CNF
目录类别	【基、保（甲）】
备注	

■ 药品名称	尼莫司汀　Nimustine
适应证	肺癌
制剂与规格	注射用盐酸尼莫司汀：25mg
用法用量	每5mg溶于1ml注射用蒸馏水中供静脉或动脉给药。①以盐酸尼莫司汀计，一次给药2~3mg/kg体重，其后根据血象停药4~6周；②以盐酸尼莫司汀计，一次给药2mg/kg体重，隔1周给药1次，给药2~3周后，根据血象停药4~6周
注意事项	1. 肝损坏患者、肾损坏患者、合并感染症患者、水痘患者慎用
	2. 低体重新生儿、新生儿、乳儿、幼儿及儿童慎重给药，应考虑对性腺的影响
	3. 严重过敏史者，骨髓功能抑制者，妊娠及哺乳期妇女禁用
药典与处方集	CNF
目录类别	【保（乙）】
备注	

■ 药品名称	洛莫司汀　Lomustine
适应证	与甲氨蝶呤、环磷酰胺合用治疗支气管肺癌
制剂与规格	洛莫司汀胶囊：①40mg；②50mg；③100mg
用法用量	口服：成人和儿童均按体表面积一次80~100mg/m²，间隔6~8周
注意事项	1. 骨髓抑制、感染、肾功能不全、经过放射治疗或化疗的患者、或有白细胞低下、有溃疡病或食管静脉曲张者慎用
	2. 本品有延迟骨髓抑制作用，两次给药间歇不宜短于6周
	3. 肝功能损害者，严重骨髓抑制者，妊娠及哺乳期妇女禁用
药典与处方集	Chin. P.、Eur. P.；CNF
目录类别	【保（乙）】
备注	

■ 药品名称	硝卡芥　Nitrocaphane
适应证	肺癌
制剂与规格	注射用硝卡芥：①20mg；②40mg
用法用量	1. 静脉给药：一日或隔日1次；20~40mg，用氯化钠注射液溶解后缓慢注射，总量为200~400mg
	2. 动脉给药：剂量与静脉给药同
	3. 腔内注射：每周1~2次；40~60mg
	4. 瘤内注射：一次20~40mg，溶于氯化钠注射液中，于肿瘤四周分点缓慢注入

续　表

注意事项	1. 骨髓抑制、严重感染、肿瘤细胞浸润骨髓、以前曾接受过化疗或放疗，肝、肾功能损伤者慎用 2. 妊娠及哺乳期妇女禁用
药典与处方集	CNF
目录类别	【保（乙）】
备注	

■ 药品名称	多柔比星　Doxorubicin
适应证	肺癌（小细胞和非小细胞肺癌）
制剂与规格	注射用多柔比星：①10mg；②50mg
用法用量	静脉冲入、静脉滴注或动脉注射。临用前加灭菌注射用水溶解，浓度为2mg/ml。成人：静脉冲入①单药每3~4周1次；50~60mg/m² 或连用3日，一日20mg/m²，停用2~3周后重复；②联合用药为每3周1次；40mg/m² 或每周1次；25mg/m²，连续2周，3周重复。总剂量不宜超过400mg/m²
注意事项	1. 2岁以下幼儿，老年患者慎用 2. 过去曾用过足量柔红霉素、表柔比星及本品者不能再用 3. 已引起骨髓抑制的患者；心肺功能失代偿患者、严重心脏病患者；妊娠及哺乳期妇女；周围血白细胞<3.5×10⁹/L或血小板<50×10⁹/L患者；明显感染或发热、恶病质、失水、电解质或酸碱平衡失调患者；胃肠道梗阻、明显黄疸或肝功能损害患者；水痘或带状疱疹患者禁用
药典与处方集	Eur. P.、USP、Chin. P.、Jpn. P.；CNF
目录类别	【基、保（甲）】
备注	

■ 药品名称	表柔比星　Epirubicin
适应证	肺癌
制剂与规格	注射用盐酸表柔比星：①10mg；②50mg
用法用量	1. 常规剂量：表柔比星单独用药时，成人剂量为按体表面积一次60~120mg/m²，当表柔比星用来辅助治疗腋下淋巴阳性的乳腺癌患者联合化疗时，推荐的起始剂量为100~120mg/m² 静脉注射，每个疗程的总起始剂量可以一次单独给药或者连续2~3天分次给药。根据患者血象可间隔21天重复使用 2. 优化剂量：高剂量可用于治疗肺癌和乳腺癌。单独用药时，成人推荐起始剂量为按体表面积一次最高可达135mg/m²，在每个疗程的第1天一次给药或在每个疗程的第1、2、3天分次给药，3~4周1次。联合化疗时，推荐起始剂量按体表面积最高可达120mg/m²，在每个疗程的第1天给药，3~4周1次。静脉注射给药。根据患者血象可间隔21天重复使用
注意事项	1. 肝功能不全者应减量；中度肾功能受损患者无需减少剂量 2. 应检查血尿酸水平 3. 在用药1~2天内可出现尿液红染 4. 静脉给药，用灭菌注射用水稀释，使其终浓度不超过2mg/ml；建议先注入0.9%氯化钠注射液检查输液管通畅性，确保给药后静脉用盐水冲洗；建议以中心静脉输注较好 5. 明显骨髓抑制的患者；已用过大剂量蒽环类药物（如多柔比星或柔红霉素）的患者；有心脏受损病史的患者；妊娠及哺乳期妇女禁用

续　表

药典与处方集	Eur. P.、Jpn. P.；CNF
目录类别	【保（乙）】
备注	

■ 药品名称	米托蒽醌　Mitoxantrone
适应证	肺癌
制剂与规格	盐酸米托蒽醌注射液：2ml：2mg
用法用量	将本品溶于 50ml 以上的 0.9%氯化钠注射液或 5%葡萄糖注射液中滴注，时间不少于 30min。静脉滴注：①单用，每 3~4 周 1 次；12~14mg/m^2，或一日 1 次；4~8mg/m^2，连用 3~5 天，间隔 2~3 周；②联合用药，一次 5~10mg/m^2
注意事项	1. 一般情况差，有并发病及心、肺功能不全者慎用 2. 对本品过敏者；对肝功能不全或骨髓抑制者；妊娠及哺乳期妇女禁用
药典与处方集	Eur. P.，Chin. P.，USP；CNF
目录类别	【保（乙）】
备注	

■ 药品名称	博来霉素　Bleomycin
适应证	肺癌（尤其是原发和转移性鳞癌）
制剂与规格	注射用盐酸博来霉素：15mg（效价）
用法用量	1. 肌内、皮下注射：博来霉素 15~30mg（效价），溶于 5ml0.9%氯化钠注射液后使用 2. 动脉注射：博来霉素 5~15mg（效价）溶于 0.9%氯化钠注射液或葡萄糖液中，直接弹丸式动脉注射或连续灌注 3. 静脉注射：博来霉素 15~30mg（效价）溶于 5~20ml 注射用水或 0.9%氯化钠注射液中，缓慢静脉注入。注射频率：通常 2 次/周，根据病情可增加为每天 1 次或减少为 1 次/周。总剂量：以肿瘤消失为治疗终止目标。总剂量 300mg（效价）以下
注意事项	1. 应从小剂量开始使用。总用量应在 300mg（效价）以下。肺功能基础较差者，间质性肺炎及肺纤维化出现频率较高，总剂量应在 150mg 以下 2. 儿童及生育年龄患者，应考虑对性腺的影响 3. 对本类药物有过敏史；严重肺部疾患，严重弥漫性肺纤维化；严重肾功能障碍；严重心脏疾病；胸部及其周围接受放射治疗者；妊娠及哺乳期妇女禁用
药典与处方集	Eur. P.、USP、Chin. P.、Jpn. P.；CNF
目录类别	【保（乙）】
备注	

■ 药品名称	甲氨蝶呤　Methotrexate
适应证	用于支气管肺癌
制剂与规格	注射用甲氨蝶呤：①5mg；②0.1g；③1g 甲氨蝶呤注射液：①2ml：50mg；②20ml：0.5g；③10ml：1g
用法用量	实体瘤　静脉给药，一次 20mg/m^2；亦可介入治疗

续　表

注意事项	1. 全身极度衰竭、恶病质或并发感染及心、肺、肝、肾功能不全时禁用本品 2. 有肾病史或发现肾功能异常时，未准备好解救药亚叶酸钙，未充分进行液体补充或碱化尿液时，禁用大剂量疗法
药典与处方集	Eur. P.、Int. P.、Chin. P.、Jpn. P.、USP；CNF
目录类别	【保（甲）】
备注	

■ 药品名称	氟尿嘧啶　Fluorouracil
适应证	肺癌
制剂与规格	氟尿嘧啶注射液：10ml：0.25g
用法用量	1. 静脉注射：一日 10~20mg/kg，连续5~10 日，每疗程 5~7g（甚至 10g） 2. 静脉滴注：一日 300~500mg/m^2，滴注时间不少于 6h，可用输液泵连续给药维持 24h，连续 3~5 日
注意事项	1. 用药期间停止哺乳 2. 肝功能明显异常，白细胞计数低于 3.5×10^9/L、血小板低于 50×10^9/L 者，感染，出血（包括皮下和胃肠道）或发热超过 38℃者，明显胃肠道梗阻者，脱水或（和）酸碱、电解质平衡失调者慎用 3. 对本品过敏者，伴水痘或带状疱疹者，衰弱患者，妊娠初期 3 个月内妇女禁用
药典与处方集	Eur. P.，Chin. P.，Jpn. P.，USP；CNF
目录类别	【基、保（甲/乙）】
备注	

■ 药品名称	注射用重组人粒细胞巨噬细胞集落刺激因子　Recombinant Human Granulocyte/Macrophage Colony-stimulating Factor for Injection（rhGM-CSF）
适应证	1. 预防和治疗肿瘤放疗或化疗后引起的白细胞减少症 2. 治疗骨髓造血功能障碍及骨髓增生异常综合征 3. 预防白细胞减少可能潜在的感染并发症 4. 加快感染引起的中性粒细胞减少的恢复
制剂与规格	注射剂：①75μg（83 万 IU）/支：每支用 1.1ml 的灭菌注射用水复溶；②150μg（165 万 IU）/支：每支用 1.1ml 的灭菌注射用水复溶；③300μg（330 万 IU）/支：每支用 1.1ml 的灭菌注射用水复溶；④50μg（55 万 IU）/支：每支用 0.77ml 的灭菌注射用水复溶；⑤100μg（110 万 IU）/支：每支用 0.77ml 的灭菌注射用水复溶；⑥400μg（440 万 IU）/支：每支用 1.43ml 的灭菌注射用水复溶
用法用量	本品的渗透压范围为 250~370 mmol/L。①肿瘤放、化疗后：放、化疗停止 24~48 小时后方可使用本品，用规定量的注射用水溶解本品（切勿剧烈振荡），在腹部、大腿外侧或上臂三角肌处进行皮下注射（注射后局部皮肤应隆起约 1cm^2，以便药物缓慢吸收），3~10μg/（kg·d），持续 5~7 天，根据白细胞回升速度和水平，确定维持量。本品停药后至少间隔 48 小时方可进行下一个疗程的放、化疗；②骨髓移植：5~10μg/kg，静脉滴注 4~6 小时每日 1 次，持续应用至连续3 天中性粒细胞绝对数≥1000/μl；③骨髓增生异常综合征/再生障碍性贫血：3μg/（kg·d），皮下注射，需 2~4 天才观察到白细胞增高的最初效应，以后调节剂量使白细胞计数维持在所期望水平，通常 <10×10^9/L

续 表

注意事项	1. 本品应在专科医生指导下使用。患者对 rhGM-CSF 的治疗反应和耐受性个体差异较大，为此应在治疗前及开始治疗后定期观察外周白细胞或中性粒细胞、血小板的变化，血象恢复正常后立即停药或采用维持剂量 2. 本品属于蛋白质类药物，用前应检查是否发生浑浊，如有异常，不得使用 3. 本品不应与抗肿瘤放、化疗药同时使用，如要进行下一个疗程的抗肿瘤放、化疗，应停药至少48 小时后，方可继续治疗 4. 孕妇、高血压患者及有癫痫病史者慎用 5. 使用前仔细检查，如发现瓶子有破损，溶解不完全者均不得使用，溶解后的药剂应一次用完
药典与处方集	Chin. P.；CNF
目录类别	【保（乙）】
备注	
■ 药品名称	吉西他滨　Gemcitabine
适应证	用于局部晚期或已转移的非小细胞肺癌
制剂与规格	注射用盐酸吉西他滨：①0.2g；②1g
用法用量	1. 成人：①非小细胞肺癌：单药，一次 $1g/m^2$，滴注 30min，一周 1 次，连续 3 周休 1 周，每 4 周重复；联合用药（联合顺铂）三周疗法，一次 $1.25g/m^2$，滴注 30min，第 1、8 日给药，休 1 周；四周疗法，一次 $1g/m^2$，滴注 30min，第 1、8、15 日给药，休 1 周；②晚期胰腺癌：一次 $1g/m^2$，滴注 30min，一周 1 次，连续 7 周休 1 周，以后一周 1 次，连续 3 周休 1 周 2. 严格静脉途径给药
注意事项	1. 骨髓功能受损的患者慎用 2. 肝功能不全的患者慎用
药典与处方集	USP；CNF
目录类别	【保（乙）】
备注	
■ 药品名称	依托泊苷　Etoposide
适应证	用于小细胞肺癌，非小细胞肺癌
制剂与规格	1. 依托泊苷胶囊：①25mg；②50mg；③100mg 2. 依托泊苷注射液：5ml：0.1g
用法用量	1. 静脉滴注：用氯化钠注射液稀释，浓度不超过 0.25mg/ml。①成人：一日 $60\sim100mg/m^2$，连续 3~5 日，3~4 周为一个疗程；②儿童：一日 $100\sim150mg/m^2$，连续 3~4 日 2. 口服：一日 $70\sim100mg/m^2$，连续 5 日，或 $30mg/m^2$，连续 10~14 日，3~4 周为一个疗程
注意事项	哺乳期妇女慎用
药典与处方集	Eur. P.、Chin. P.、Int. P.、USP；CNF
目录类别	【基、保（甲/乙）】
备注	
■ 药品名称	长春新碱　Vincristine
适应证	用于小细胞肺癌

制剂与规格	注射用硫酸长春新碱：1mg
用法用量	1. 静脉注射或冲入：成人，一次 1~2mg（或 1.4mg/m²），一次量不超过 2mg，65 岁以上者，一次最大量 1mg 2. 儿童，　次 2mg/m² 或按体重一次 75μg/kg，一周 1 次。联合化疗，连续？周为一个周期
注意事项	1. 应用本品应终止哺乳 2. 2岁以下儿童、有痛风病史、肝功能损害、感染、白细胞减少、神经肌肉疾病、尿酸盐性肾结石病史、近期接受过放疗或化疗者慎用
药典与处方集	Eur. P.、Chin. P.、Int. P.、Jpn. P.、Pol. P.、USP、Viet. P.；CNF
目录类别	【基、保（甲）】
备注	

■ 药品名称	长春地辛　Vindensine
适应证	用于非小细胞肺癌，小细胞肺癌。
制剂与规格	注射用硫酸长春地辛：①1mg；②4mg
用法用量	静脉滴注：单药一次 3mg/m²，一周 1 次，联合化疗时剂量酌减。连续用药 4~6 次完成疗程。氯化钠注射液溶解后缓慢静脉注射，亦可溶于 5% 葡萄糖注射液 500~1000ml 中缓慢静脉滴注(6~12小时)
注意事项	肝肾功能不全的患者慎用
药典与处方集	Eur. P.、Chin. P.；CNF
目录类别	【保（乙）】
备注	

■ 药品名称	长春瑞滨　Vinorelbine
适应证	用于非小细胞肺癌
制剂与规格	重酒石酸长春瑞滨注射液：①1ml：10mg；②5ml：50mg
用法用量	仅供静脉使用。单药，一周 25~30mg/m²。联合化疗，依据所用方案选择剂量与给药时间。本品须溶于氯化钠注射液，于 15~20min 输入，然后输入大量氯化钠注射液冲洗静脉
注意事项	1. 肝功能不全时应减量 2. 缺血性心脏病患者须慎用
药典与处方集	Eur. P.、Chin. P.、USP；CNF
目录类别	【保（乙）】
备注	

■ 药品名称	紫杉醇　Paclitaxel
适应证	用于非小细胞肺癌
制剂与规格	紫杉醇注射液：①5ml：30mg；②25ml：0.15g；③16.7ml：0.1g

续　表

用法用量	1. 预防用药：在治疗前 12h 及 6h 口服地塞米松 20mg，治疗前 30~60min 肌内注射苯海拉明 50mg，以及治疗前 30~60min 静脉注射西咪替丁 300mg 或雷尼替丁 50mg 2. 静脉给药：滴注时间大于 3h。①单药，一次 135 ~ 200mg/m² ，在 G-CSF 支持下剂量可达 250mg/m² ；②联合用药，一次135~175mg/m² ，3~4 周 1 次
注意事项	1. 肝功能不全的患者慎用 2. 哺乳期妇女用药应停止哺乳
药典与处方集	USP；CNF
目录类别	【基、保（乙）】
备注	

■ 药品名称	多西他赛　Docetaxel
适应证	用于局部晚期或转移性非小细胞肺癌
制剂与规格	注射用多西他赛：①20mg；②80mg
用法用量	仅用于静脉滴注。一次 75mg/m² ，滴注 1h，3 周 1 次
注意事项	肝功能损伤的患者，血清胆红素超过正常值上限和（或）ALT 及 AST 超过正常上限 3.5 倍并伴有碱性磷酸酶超过正常值上限 6 倍的患者，除非有严格的使用指征，否则不应使用
药典与处方集	CNF
目录类别	【保（乙）】
备注	

第八节　胸外科疾病治疗用中成药

■ 药品名称	参莲胶囊
药物组成	苦参、山豆根、半枝莲、三棱、莪术、丹参、补骨脂、乌梅、白扁豆、苦杏仁、防己
功能主治	清热解毒，活血化瘀，软坚散结。用于中晚期肺癌、胃癌气血瘀滞、热毒内阻证的辅助治疗
临床应用	本方主要治疗肿瘤，作为辅助用药，配合其他治疗，用于肿瘤正气尚未大伤，体质尚可，见舌质暗红而老，苔黄厚腻，脉象尚有力之气血瘀滞、热毒内阻证 1. 合并化疗用药，提高化疗疗效，减轻化疗的毒副反应，提高机体免疫功能，适用于肺癌、胃癌、肝癌见上述证候者 2. 合并化疗用药，治疗癌性发热 3. 配合介入疗法治疗原发及继发性肝癌，属于气血瘀滞、热毒内阻证者
剂型规格	每粒装 0.5g
用法用量	口服，每次 6 粒，一日 3 次
注意事项	非气血瘀滞、热毒内阻证者慎用

续　表

药典	
目录类别	【保（乙）】
推荐来源	《中华人民共和国药典临床用药须知（2010年版）》
■ 药品名称	抗癌平丸
药物组成	珍珠菜、半枝莲、白花蛇舌草、蛇莓、藤梨根、蟾酥、香茶菜、肿节风、兰香草、石上柏
功能主治	清热解毒，散瘀止痛。用于热毒瘀血壅滞所致的胃癌、食道癌、贲门癌、直肠癌等消化道肿瘤
临床应用	1. 胃癌：因邪毒伤胃，瘀血壅滞所致。症见胃脘灼痛或刺痛，恶心呕吐，或伴呃逆，食欲不振，苔黄腻或黄燥，脉弦数或细数 2. 食管癌：因热毒瘀血壅滞，梗塞不利而致。症见吞咽困难，胸骨后灼痛，进行性消瘦，口干口苦，烦躁不安，大便干燥，小便短赤，或伴发热。舌红或紫暗，苔黄腻或黄燥，脉弦数或细数 3. 直肠癌：因热毒瘀血壅滞，大肠传导失司所致。症见便频便细，或便鲜血，或伴里急后重，肛门坠胀，口干口苦，烦躁不安，舌红或红绛，苔黄腻，脉弦数
剂型规格	每瓶装1g
用法用量	口服。一次0.5~1g，一日3次。饭后半小时服，或遵医嘱
注意事项	1. 脾胃虚寒者慎用 2. 服药期间忌食辛辣、油腻、生冷食物 3. 本品含蟾酥，有毒，不可过量、久用
药典	
目录类别	
推荐来源	《中华人民共和国药典临床用药须知（2010年版）》
■ 药品名称	金蒲胶囊
药物组成	蟾酥、人工牛黄、金银花、蒲公英、半枝莲、白花蛇舌草、苦参、龙葵、炮穿山甲、莪术、大黄、醋延胡索、蜈蚣、山慈菇、珍珠、黄药子、姜半夏、红花、乳香（制）、没药（制）、黄芪、党参、刺五加、砂仁
功能主治	清热解毒，消肿止痛，益气化痰。用于晚期胃癌、食管癌等患者痰湿瘀阻及气滞血瘀证
临床应用	1. 胃癌：因痰湿瘀阻、气滞血瘀所致的胃脘疼痛、饱胀，食欲缺乏，消瘦乏力，或恶心呕吐，舌淡或淡暗，舌苔薄黄或黄腻，脉弦细或细涩 2. 食管癌：因痰湿瘀阻、气滞血瘀所致吞咽困难，胸痛，或伴呃逆，呕吐，形体消瘦，舌质紫暗，舌苔黄厚腻，脉弦细或弦数
剂型规格	每瓶装0.3g
用法用量	饭后用温开水送服，口服，每次3粒，一日3次，或遵医嘱。42天为一个疗程
注意事项	1. 脾胃虚弱者慎用 2. 服药期间饮食宜清淡，忌辛辣食物 3. 本品所含蜈蚣、黄药子、蟾酥有毒，应在医生指导下使用，不可过量、久用
药典	Chin. P.（2015年版）
目录类别	
推荐来源	《中华人民共和国药典临床用药须知（2010年版）》

续　表

■ 药品名称	复方斑蝥胶囊
药物组成	斑蝥、人参、黄芪、刺五加、三棱、半枝莲、莪术、山茱萸、女贞子、熊胆粉、甘草
功能主治	破血消瘀，攻毒蚀疮。用于瘀毒内结所致的原发性肝癌、肺癌、直肠癌、恶性淋巴瘤、妇科肿瘤
临床应用	原发性肝癌、肺癌、直肠癌、恶性淋巴瘤、妇科肿瘤：因瘀毒内阻，兼气阴两虚所致。症见腹部或颈部出现肿块，按之如石，痛有定处，面色晦暗，肌肤甲错，或大便色黑，腹痛拒按，或崩漏，兼有腹胀纳差，倦怠乏力，腰膝酸软，舌质紫暗，或有瘀斑瘀点，脉细涩
剂型规格	每粒装 0.25g
用法用量	口服，一次 3 粒，一日 2 次
注意事项	1. 有出血倾向者慎用 2. 不可过量、久用 3. 服药期间饮食宜清淡，忌辛辣食物 4. 肝肾功能不良者慎用
药典	
目录类别	【保（乙）】
推荐来源	《中华人民共和国药典临床用药须知（2010 年版）》
■ 药品名称	鸦胆子油乳注射液
药物组成	精制鸦胆子油、精制豆磷脂、甘油
功能主治	清热解毒，消癥散结。用于热毒瘀阻所致的消化道肿瘤、肺癌、脑转移癌
临床应用	1. 消化道肿瘤：因热毒瘀阻所致，症见脘腹胀痛，肿块拒按，口苦口干，黑便或便鲜血，小便黄赤，舌红苔黄或黄腻，脉弦数或滑数 2. 肺癌：因热毒瘀结，症见咳嗽，肺气受损所致，症见咳嗽，咯血，咯痰黄稠，胸闷胸痛，口苦咽干，便秘，尿黄，舌红或紫暗，苔黄腻，脉弦数或滑数
剂型规格	每支 10ml
用法用量	静脉滴注。一次 10~30ml，一日 1 次（本品需加灭菌生理盐水 250ml，稀释后立即使用）
注意事项	1. 本品有毒，易损害肝肾功能，应在医生指导下使用，不可过量服用 2. 过敏体质者慎用。服药期间出现过敏者应及时停药，并给予相应的治疗措施 3. 脾胃虚寒者慎用 4. 本品不宜与其他药物同时滴注 5. 若发现浑浊、沉淀、变色、漏气或瓶身细微破裂，均不得使用
药典	
目录类别	【保（乙）】
推荐来源	《中华人民共和国药典临床用药须知（2010 年版）》
■ 药品名称	平消胶囊（片）
药物组成	郁金、马钱子粉、仙鹤草、五灵脂、白矾、硝石、干漆（制）、枳壳（麸炒）
功能主治	活血化瘀，散结消肿，解毒止痛。对毒瘀内结所致的肿瘤患者具有缓解症状、缩小瘤体、提高机体免疫力、延长患者生存时间的作用

续　表

临床应用	肿瘤，因热毒郁结所致胸腹疼痛，痛有定处，或有肿块，面色晦暗，舌质紫暗，或有瘀斑瘀点，脉沉涩；食管癌、胃肠道肿瘤、肝癌、乳腺癌见上述证候者。此外，本品尚可用于乳腺增生症
剂型规格	胶囊剂：每粒装 0.23g。片剂：薄膜衣片，每片重 0.24g；糖衣片，片芯重 0.23g
用法用量	胶囊剂：口服。一次 4~8 粒，一日 3 次。片剂：口服。一次 4~8 片，一日 3 次
注意事项	1. 本品所含马钱子、干漆有毒，不可过量、久用 2. 用药期间饮食宜清淡，忌食辛辣食物
药典	Chin. P.（2015 年版）
目录类别	【保（甲）】
推荐来源	《中华人民共和国药典临床用药须知（2010 年版）》
■ 药品名称	百合固金丸（口服液）
药物组成	白芍、百合、川贝母、当归、地黄、甘草、桔梗、麦冬、熟地黄、玄参
功能主治	养阴润肺，化痰止咳。用于肺肾阴虚，燥咳少痰，痰中带血，咽干喉痛
临床应用	咳嗽。肺肾阴虚所致的燥咳，症见干咳少痰，痰中带血，咳声嘶哑，午后潮热，口燥咽干，舌红少苔，脉细数；慢性支气管炎见上述证候者。此外，本药有用于治疗肺结核、支气管扩张、肺手术后咳嗽的临床报道
剂型规格	丸剂：大蜜丸每丸重 9g；浓缩丸每 8 丸相当于原生药 3g；口服液：①每瓶装 10ml；②每瓶装 20ml；③每瓶装 100ml
用法用量	丸剂：口服，水蜜丸一次 6g，大蜜丸一次 1 丸，一日 2 次。浓缩丸一次 8 丸，一日 3 次；口服液：一次 10~20ml，一日 3 次
注意事项	1. 本品为阴虚燥咳所设，外感咳嗽，寒湿痰喘者慎用 2. 本品滋腻碍胃，脾虚便溏、食欲不振者慎用 3. 用药期间忌食辛辣燥热、生冷油腻食物
药典	Chin. P.（2015 年版）
目录类别	【保（乙）】
推荐来源	《中华人民共和国药典临床用药须知（2010 年版）》

第五章　泌尿外科疾病用药

第一节　抑制膀胱痉挛药

■ 药品名称	托特罗定　Tolterodine
适应证	用于因膀胱过度兴奋引起的尿频、尿急或紧迫性尿失禁症状的治疗
制剂与规格	酒石酸托特罗定片：①1mg；②2mg 酒石酸托特罗定胶囊：2mg 酒石酸托特罗定缓释胶囊：①2mg；②4mg
用法用量	口服： 1. 成人初始的推荐剂量为一次 2mg，一日 2 次。根据患者的反应和耐受程度，剂量可下调到一次 1mg，一日 2 次 2. 对于肝功能明显低下和正在服用 CYP3A4 抑制剂者，推荐剂量为一次 1mg，一日 2 次
注意事项	1. 肾功能低下者慎用 2. 肝功能明显低下的患者，每次剂量不得超过 1mg 3. 孕妇慎用 4. 哺乳期妇女不宜服用本品 5. 无儿童用药经验，不推荐儿童使用 6. 可能引起视物模糊，司机和危险作业者应注意
药典与处方集	CNF
目录类别	【保（乙）】
备注	
■ 药品名称	黄酮哌酯　Flavoxate
适应证	用于下列疾病引起的尿频、尿急、尿痛、排尿困难以及尿失禁等症状：下尿路感染性疾病（膀胱炎、前列腺炎、尿道炎等）、下尿路梗阻性疾病（早、中期前列腺增生症，痉挛性、功能性尿道狭窄）、下尿路器械检查后或手术后（前列腺摘除术、尿道扩张、膀胱内镜手术）、尿道综合征、急迫性尿失禁
制剂与规格	盐酸黄酮哌酯糖衣片：0.2g
用法用量	口服：一次 0.2g，一日 3~4 次，病情严重时可适当增加用量
注意事项	1. 心肝肾功能严重受损者、司机及高空作业人员禁用 2. 孕妇使用的安全性尚未确定，故应慎用 3. 12 岁以下儿童不宜使用

续　表

药典与处方集	BNF、Jpn. P.；CNF
目录类别	【保（甲）】
备注	
■ 药品名称	奥昔布宁　Oxybutynin
适应证	用于缓解膀胱炎、尿道炎、尿路感染及各种原因所致的尿频、尿急、夜尿和尿失禁等症状
制剂与规格	盐酸奥昔布宁片：5mg
用法用量	口服： 1. 成人：一次 2.5~5mg，一日2~3 次。最大剂量为一次 5mg，一日 4 次。或遵医嘱 2. 5 岁以上儿童：常用量一次 5mg，一日 2 次。最大剂量，一次 5mg，一日 3 次。或遵医嘱
注意事项	1. 肝肾疾病患者、5 岁以下儿童、老年人、妊娠期妇女慎用 2. 司机、机器操作、高空作业人员及从事危险工作的人员在使用本品时，应告知可能产生视物模糊或嗜睡等症状
药典与处方集	Eur. P.、USP；CNF
目录类别	【保（乙）】
备注	
■ 药品名称	非那吡啶　Phenazopyridine
适应证	用于缓解由膀胱炎、前列腺炎、尿道炎、淋病性尿道炎及内镜检查、尿道插管等引起的尿道及膀胱疼痛、灼热感和尿频、尿急等不适
制剂与规格	盐酸非那吡啶片：0.1g
用法用量	口服： 1. 成人：一次 0.1~0.2g，一日 3 次，餐后服用 2. 9~12 岁儿童：一次 0.1g，一日 3 次
注意事项	
药典与处方集	CNF
目录类别	【保（乙）】
备注	

第二节　膀胱灌注化疗药物

■ 药品名称	丝裂霉素　Mitomycin
适应证	膀胱肿瘤
制剂与规格	注射用丝裂霉素：①2mg；②4mg；③8mg；④10mg；⑤20mg

续　表

用法用量	1. 间歇给药方法：成人通常 1 日 4～6mg（效价），每周静脉注射 1～2 次
	2. 连日给药法：成人通常 1 日 2mg（效价），连日静脉注射
	3. 大量间歇给药法：成人通常 1 日 10～30mg（效价），间隔 1～3 周或以上静脉注射
	4. 与其他抗恶性肿瘤药物合用：成人通常 1 日 2～4mg（效价），每周与其他抗恶性肿瘤药物合用 1～2 次。另外，必要时成人通常 1 日 2～10mg（效价），注入动脉内、髓腔内或胸腔及腹腔内。应随年龄及症状适宜增减
	5. 注射液的配制方法：每 2mg（效价）丝裂霉素以 5ml 注射用水溶解
	6. 膀胱肿瘤：预防复发时，1 日 1 次或隔日 4～10mg（效价）丝裂霉素。治疗时，1 日 1 次膀胱内注射 10～40mg（效价）丝裂霉素。应随年龄及症状适宜增减
注意事项	1. 妊娠及哺乳期妇女禁用
	2. 小儿用药应慎重，尤应注意不良反应的出现，并考虑对性腺的影响
药典与处方集	Eur. P.、Chin. P.、Jpn. P.、USP；CNF
目录类别	【基、保（甲）】
备注	
■ 药品名称	吡柔比星　Pirarubicin
适应证	对泌尿道肿瘤等有效。与多种化疗药物如 Ara-C、CTX、6-MP、MTX、5-FU、DDP 等联合应用抗癌作用增加
制剂与规格	注射用盐酸吡柔比星：①10mg；②20mg
用法用量	1. 将本品加入 5% 葡萄糖注射液或注射用水 10ml 溶解。可静脉、动脉、膀胱内注射
	2. 静脉注射：一般按体表面积一次 25～40mg/m²
	3. 膀胱内给药：按体表面积一次 15～30mg/m²，稀释为 500～1000μg/ml 浓度，注入膀胱腔内保留 1～2 小时，每周 3 次为一个疗程，可用 2～3 个疗程
注意事项	1. 妊娠期、哺乳及育龄期妇女禁用
	2. 儿童及生长期的患者用药时注意对性腺影响
	3. 高龄者酌情减量
药典与处方集	Jpn. P.；CNF
目录类别	【保（乙）】
备注	
■ 药品名称	表柔比星　Epirubicin
适应证	膀胱内给药有助于浅表性膀胱癌、原位癌的治疗和预防其经尿道切除术后的复发
制剂与规格	注射用盐酸表柔比星：①10mg；②50mg
用法用量	1. 常规剂量：表柔比星单独用药时，成人剂量为按体表面积一次 60～120mg/m²，根据患者血象可间隔 21 天重复使用
	2. 膀胱内给药：表柔比星应用导管灌注并应在膀胱内保持 1 小时左右。浅表性膀胱癌，表柔比星 50mg 溶于 0.9% 氯化钠注射液 25～50ml 中，每周 1 次，灌注 8 次。对于有局部毒性（化学性膀胱炎）的病例，可将一次剂量减少至 30mg，患者也可接受 50mg，每周 1 次，共 4 次，然后每月 1 次，共 11 次的同剂量药物膀胱灌注。可根据患者病情调整给药次数

续　表

注意事项	1. 妊娠及哺乳期妇女禁用
	2. 肝肾功能影响：肝功能不全者应减量，以免蓄积中毒；中度肾功能受损患者无需减少剂量，因为仅少量的药物经肾排出
	3. 膀胱内给药：在灌注期间，患者应时常变换体位。为了避免药物被尿液不适当的稀释，应告知患者灌注前 12 小时不要饮用任何液体。患者在治疗结束时排空尿液
药典与处方集	Eur. P.、Jpn. P.；CNF
目录类别	【保（乙）】
备注	

第三节　解　痉　药

■ 药品名称	阿托品　Atropine
适应证	抑制膀胱痉挛
制剂与规格	阿托品注射液：①1ml：0.5mg；②1ml：1mg；③1ml：5mg；④5ml：25mg
用法用量	肌内注射、静脉注射：
	1. 成人：一般用药，一次 0.3~0.5mg，一日 0.5~3mg，极量一次 2mg
	2. 儿童静脉注射：儿童耐受性差，0.2~10mg 可中毒致死
注意事项	1. 前列腺增生者禁用
	2. 哺乳期妇女：可分泌入乳汁，并有抑制泌乳的作用
	3. 妊娠：静脉注射本品可使胎儿心动过速
	4. 儿童用药：婴幼儿对本品的毒性反应极其敏感，特别是痉挛性麻痹与脑损伤的儿童，反应更强，环境温度较高时，因闭汗有体温急骤升高的危险，应用时要严密观察
	5. 老年人用药：老年人容易发生抗 M 胆碱样不良反应，如排尿困难、便秘、口干（特别是男性），也易诱发未经诊断的青光眼
药典与处方集	Eur. P.、USP；CNF
目录类别	【基、保（甲）】
备注	
■ 药品名称	颠茄　Belladonna
适应证	输尿管结石腹痛
制剂与规格	1. 颠茄酊：0.03%（以生物碱计）
	2. 颠茄浸膏：1%（以生物碱计）
	3. 颠茄片：10mg
	4. 复方颠茄片：含颠茄浸膏 0.01g、苯巴比妥 0.015g
用法用量	口服：颠茄酊酊剂，一次 0.3~1.0ml，极量一次 1.5ml，一日 3 次。颠茄浸膏，一次 8~16mg。极量一次 50mg。颠茄片，成人，一次 10mg，必要时 4 小时可重复 1 次。复方颠茄片，一次 1 片
注意事项	前列腺增生患者禁用

续　表

药典与处方集	Eur. P.、USP、Chin. P.、Jpn. P.；CNF
目录类别	【基、保（甲）】
备注	
■ 药品名称	山莨菪碱　Anisodamine
适应证	缓解肾绞痛；输尿管痉挛引起的绞痛
制剂与规格	氢溴酸山莨菪碱片：①5mg；②10mg 氢溴酸山莨菪碱注射液：①1ml：5mg；②1ml：10mg；③1ml：20mg
用法用量	1. 口服：一次 5~10mg，一日 3 次 2. 肌内注射：一般慢性疾病。①成人：一次 5~10mg；②小儿：0.1~0.2mg/kg 3. 静脉注射：用于抗休克及有机磷中毒，成人一次 10~40mg，必要时每隔 10~30 分钟重复给药，也可增加剂量，病情好转时逐渐延长给药间隔，直至停药
注意事项	1. 前列腺增生患者禁用 2. 婴幼儿、老年体虚者慎用
药典与处方集	CNF
目录类别	【基、保（甲）】
备注	适应证参考：郭应禄，祝学光. 外科学. 北京：北京大学医学出版社
■ 药品名称	东莨菪碱　Scopolamine
适应证	缓解肾绞痛
制剂与规格	1. 丁溴东莨菪碱片：10mg 2. 丁溴东莨菪碱胶囊：10mg 3. 丁溴东莨菪碱注射液：①1ml：10mg；②1ml：20mg；③2ml：20mg 4. 丁溴东莨菪碱口服溶液：5ml：5mg
用法用量	1. 口服：①一次 10~20mg，一日 3~5 次，应整片或整粒吞服（片剂、胶囊剂）；②一次 10mg，一日 3~5 次（溶液剂） 2. 肌内注射：一次 20~40mg，或一次 20mg，间隔 20~30 分钟后再用 20mg；急性绞痛发作一次 20mg，一日数次 3. 静脉注射：一次 20~40mg，或一次用 20mg 间隔 20~30 分钟后再用 20mg；急性绞痛发作一次 20mg，一日数次，速度不宜过快 4. 静脉滴注：将本品溶于 5% 葡萄糖注射液或 0.9% 氯化钠注射液中静脉滴注，一次 20~40mg，或一次用 20mg 间隔 20~30 分钟后再用 20mg；急性绞痛发作一次 20mg，一日数次
注意事项	1. 前列腺增生患者禁用 2. 妊娠及哺乳期妇女、老年患者、婴幼儿与低血压患者慎用
药典与处方集	Eur. P.；CNF
目录类别	【保（乙）】
备注	

第四节　促排石药

■ 药品名称	硝苯地平　Nifedipine
适应证	没有并发症的下输尿管结石患者
制剂与规格	1. 硝苯地平片：①5mg；②10mg 2. 硝苯地平缓释片：①10mg；②20mg 3. 硝苯地平控释片：①30mg；②60mg 4. 硝苯地平胶囊：①5mg；②10mg 5. 硝苯地平缓释胶囊：20mg 6. 硝苯地平胶丸：①5mg；②10mg 7. 硝苯地平注射液：5ml：2.5mg
用法用量	口服： 1. 片剂、胶囊剂、胶丸：初始剂量一次10mg，一日3次，维持剂量一次10~20mg，一日3次；冠脉痉挛者可一次20~30mg，一日3~4次，单次最大剂量30mg，一日最大剂量120mg 2. 缓释片剂、缓释胶囊剂：一次10~20mg，一日2次，单次最大剂量40mg，一日最大剂量120mg 3. 控释片剂：一次30mg，一日1次。缓控释制剂规格不可掰开或嚼服 静脉滴注：遮光，一次2.5~5mg，加入5%葡萄糖注射液250ml稀释后在4~8小时缓慢滴入，最大剂量一日15~30mg，可重复使用3天，以后改为口服制剂
注意事项	1. 儿童、孕妇和哺乳期妇女禁用 2. 老年人用药应从小剂量开始 3. 影响驾车和操作机械的能力
药典与处方集	Eur. P.、Chin. P.、Jpn. P.、USP；CNF
目录类别	【基、保（甲/乙）】
备注	适应证参考《马丁代尔大药典》
■ 药品名称	坦洛新　Tamsulosin
适应证	没有并发症的下输尿管结石患者
制剂与规格	盐酸坦洛新缓释胶囊：0.2mg
用法用量	口服：成人常用量一次0.2mg，一日1次，餐后服用。可根据年龄、症状适当增减。注意不要嚼碎胶囊内的颗粒
注意事项	1. 儿童禁用 2. 肾功能不全患者慎用 3. 排除前列腺癌诊断之后可使用本品
药典与处方集	CNF
目录类别	【基、保（乙）】
备注	适应证参考《马丁代尔大药典》

第五节 预防结石药

■ 药品名称	枸橼酸钾 Potassium Citrate
适应证	预防泌尿系结石
制剂与规格	1. 枸橼酸钾颗粒剂：2g（含1.45g枸橼酸钾） 2. 枸橼酸钾口服液：①100ml：10g；②200ml：20g
用法用量	口服：口服液一次10~20ml，一日3次或遵医嘱；颗粒剂（剂量以枸橼酸钾为准）温开水冲服，一次1~2袋，一日3次或遵医嘱
注意事项	伴有少尿或氮质血症的严重肾功能损害患者禁用
药典与处方集	Eur. P.、Chin. P.、USP；CNF
目录类别	【保（乙）】
备注	
■ 药品名称	维生素 B_6 Vitamin B_6
适应证	可能对原发性草酸盐过多症有效，预防钙结石
制剂与规格	1. 维生素 B_6 片：10mg 2. 维生素 B_6 注射剂：①1ml：25mg；②1ml：50mg；③2ml：100mg
用法用量	1. 口服：用于维生素 B_6 缺乏症。①成人：一日10~20mg，连续3周，以后每日2~3mg，持续数周；②儿童：一日2.5~10mg，连续3周，以后每日2~5mg，持续数周 2. 皮下注射或肌内注射：一次50~100mg，一日1次 3. 异烟肼中毒解毒：每异烟肼1g同时应用维生素 B_6 1g静脉注射
注意事项	老人、孕妇及哺乳期妇女应在医师指导下使用本品
药典与处方集	Eur. P.、Jpn. P.、Chin. P.、USP、Viet. P.；CNF
目录类别	【基、保（甲/乙）】
备注	适应证参考《马丁代尔大药典》
■ 药品名称	别嘌醇 Allopurinol
适应证	预防尿酸结石，对预防钙结石可能有效
制剂与规格	别嘌醇片：100mg
用法用量	口服：成人初始剂量一日100mg顿服，之后根据血、尿尿酸水平调整剂量，国内常用最大剂量为一日300mg，分2~3次口服，宜餐后服用，国外一日最大剂量600mg，分3次服用，维持剂量通常一日100~200mg
注意事项	1. 妊娠及哺乳期妇女禁用 2. 肝肾功能不全者、老年人应慎用，并减少一日用量
药典与处方集	Eur. P.、Jpn. P.、Chin. P.、USP；CNF
目录类别	【基、保（甲/乙）】

备注	适应证参考《马丁代尔大药典》
■ 药品名称	乙酰唑胺　Acetazolamide
适应证	预防尿酸结石
制剂与规格	1. 乙酰唑胺片：250mg 2. 乙酰唑胺胶囊：250mg
用法用量	口服：急性病例，成人首次药量500mg，以后用维持量，一次125~250mg，一日2~3次
注意事项	1. 肾上腺衰竭及肾上腺皮质功能减退者禁用 2. 老年人、孕妇慎用
药典与处方集	Eur. P.、Jpn. P.、Chin. P.、USP；CNF
目录类别	【基、保（甲）】
备注	适应证参考《马丁代尔大药典》
■ 药品名称	青霉胺　Penicillamine
适应证	预防胱氨酸结石
制剂与规格	青霉胺片：①0.125g；②0.25g
用法用量	口服： 1. 成人用量：胱氨酸尿症用量参考尿中胱氨酸的排出量而定，长期服用。一次0.25~0.5g，一日4次，最大量一日2g。有结石的患者，一日要求尿中排出胱氨酸100mg以下，无结石患者一日尿中排出胱氨酸100~200mg 2. 小儿常用量：按体重一次10mg/kg，一日3次，或一次15mg/kg，一日2次，最大一次250mg，用法同成人
注意事项	1. 对本品及青霉素类药物过敏者、孕妇、肾功能不全者禁用 2. 65岁老人服用容易有造血系统毒性反应
药典与处方集	Eur. P.、Chin. P.、USP；CNF
目录类别	【保（甲）】
备注	适应证参考《马丁代尔大药典》
■ 药品名称	维生素C　Vitamin C
适应证	预防胱氨酸结石
制剂与规格	1. 维生素C片：①25mg；②50mg；③100mg 2. 维生素C注射液：①2ml：0.1g；②2ml：0.25g；③5ml：0.5g；④20ml：2.5g
用法用量	1. 口服：一般治疗维生素C缺乏症。①成人：一次0.1~0.2g，一日2~3次；②儿童：一日100~300mg，分2~3次服 2. 静脉注射或肌内注射：一日0.25~0.5g，至少2周。儿童一日100~300mg，至少2周
注意事项	下列情况慎用：半胱氨酸尿症，高草酸盐尿症，尿酸盐性肾结石
药典与处方集	Eur. P.、Chin. P.、Jpn. P.、USP、Viet. P.；CNF
目录类别	【基、保（甲/乙）】
备注	适应证参考《马丁代尔大药典》

续　表

■ 药品名称	硫普罗宁　Tiopronin
适应证	预防胱氨酸结石
制剂与规格	硫普罗宁片：0.1g
用法用量	口服：一次 100~200mg，一日 3 次，疗程 2~3 个月或遵医嘱
注意事项	对本品过敏者禁用
药典与处方集	CNF
目录类别	【保（乙）】
备注	适应证参考《马丁代尔大药典》
■ 药品名称	卡托普利　Captopril
适应证	预防胱氨酸结石
制剂与规格	1. 卡托普利片：①12.5mg；②25mg 2. 卡托普利胶囊：25mg 3. 卡托普利滴丸：6.25mg 4. 卡托普利注射液：①1ml：25mg；②2ml：50mg 5. 注射用卡托普利：①12.5mg；②25mg；③50mg
用法用量	一日 75~150mg，分 2~3 次给药
注意事项	1. 肾功能不全时谨慎使用并监测 2. 可分泌入乳，哺乳期妇女需权衡利弊 3. 儿童：仅限于其他降压治疗无效时 4. 老年人对降压作用较敏感，应用本品须酌减剂量 5. 双侧肾动脉狭窄、妊娠期妇女慎用
药典与处方集	Eur. P.、Chin. P.、Jpn. P.、USP；CNF
目录类别	【基、保（甲）】
备注	适应证参考《马丁代尔大药典》
■ 药品名称	氢氯噻嗪　Hydrochlorothiazide
适应证	肾石症（预防含钙盐成分形成的结石）
制剂与规格	氢氯噻嗪片：①6.25mg；②10mg；③25mg；④50mg
用法用量	口服：一次 25mg，一日 2 次
注意事项	1. 严重肝功能损害者，水、电解质紊乱可诱发肝昏迷 2. 本品能通过胎盘屏障，对妊娠高血压综合征无预防作用，妊娠期妇女慎用 3. 以下情况慎用：糖尿病，高尿酸血症或痛风，高钙血症，低钠血症，红斑狼疮，胰腺炎，交感神经切除者，婴儿黄疸，哺乳期妇女 4. 老年人应用本类药物较易发生低血压、电解质紊乱和肾功能损害
药典与处方集	Eur. P.、Jpn. P.、Chin. P.、USP、Viet. P.；CNF
目录类别	【基、保（甲）】
备注	

第六节　促尿酸排泄药

■ 药品名称	丙磺舒　Probenecid
适应证	高尿酸血症
制剂与规格	丙磺舒片：①0.25g；②0.5g
用法用量	口服：一次 0.25g，一日 2 次，一周后可增至一次 0.5g，一日 2 次
注意事项	1. 肾功能不全者、孕妇及哺乳期妇女、2 岁以下儿童禁用 2. 老年患者、肝肾功能不全者、活动性消化性溃疡或病史者、肾结石者不宜服用 3. 服用本品时应保持摄入足量水分（一日 2500ml 左右），必要时服用碱化尿液药物 4. 用药期间不宜服水杨酸类制剂
药典与处方集	Eur. P.、Chin. P.、Jpn. P.、USP；CNF
目录类别	【保（乙）】
备注	

■ 药品名称	苯溴马隆　Benzbromarone
适应证	高尿酸血症
制剂与规格	苯溴马隆胶囊：①25mg；②50mg；③100mg
用法用量	口服： 1. 由小剂量开始，一日 25mg，可逐渐增至一日 100mg，早餐后服用 2. 一次 50mg，一日 1 次，早餐后服用，一周后检查血尿酸浓度 3. 治疗初期一日 100mg，早餐后服用，待血尿酸降至正常范围时改为一日 50mg
注意事项	1. 孕妇及哺乳期妇女禁用 2. 服用者需有正常的肾功能，在用药过程定期检测肾功能以及血和尿，注意尿酸和血象的变化。有中、重度肾功能损害或肾结石者禁用 3. 确保摄入充足的水分（一日 2~3L），碱化尿液，维持尿液是中性或微碱性，防止发生肾结石 4. 用药期间出现持续性腹泻，应立即停药
药典与处方集	Eur. P.、Chin. P.、Jpn. P.；CNF
目录类别	【保（乙）】
备注	

■ 药品名称	非那雄胺　Finasteride
适应证	1. 用于治疗和控制良性前列腺增生以及预防泌尿系统事件，可降低发生急性尿潴留的危险性及需经尿道切除前列腺和前列腺切除术的危险性 2. 本品可使肥大的前列腺缩小，改善尿流及改善前列腺增生有关的症状，前列腺肥大患者适用
制剂与规格	非那雄胺胶囊：5mg
用法用量	口服：①成人一日 5mg；②70 岁以上老年患者对本品清除率有所降低，但不需调整剂量；③肾功能不全者剂量不需要调整

续　表

注意事项	1. 孕妇不能触摸本品的碎片和裂片，否则，对男性胎儿有影响
	2. 对于大量残留尿和严重尿流减少的患者，应密切监测其阻塞性尿道病
	3. 使用本品应定期行直肠指诊做前列腺检查，本品可使前列腺特异抗原水平降低，因此服用本品后前列腺特异抗原降低并不排除同时存在前列腺癌
	4. 当患者的性伴侣妊娠或可能妊娠时，应避免其伴侣接触其精液或停止服用本品
药典与处方集	CNF
目录类别	【保（乙）】
备注	

第七节　泌尿外科疾病中成药治疗用药

■ 药品名称	龙胆泻肝丸（水丸、颗粒、大蜜丸、口服液）
药物组成	龙胆、黄芩、栀子（炒）、盐车前子、泽泻、木通、酒当归、地黄、柴胡、炙甘草
功能主治	清肝胆，利湿热。用于肝胆湿热，头晕目赤，耳鸣耳聋，耳肿疼痛，胁痛口苦，尿赤涩痛，湿热带下
临床应用	1. 眩晕头痛：因肝胆实火上炎而致，症见头痛，眩晕，面红，目赤，烦躁易怒，口苦而干，耳鸣耳聋，舌红苔黄，脉弦数；原发性高血压病、神经性头痛、偏头痛见上述证候者
	2. 暴风客热：因外感风热，客入肝经，上攻头目而致，症见目赤肿痛，头痛，口苦，烦躁易怒，小便黄赤，大便秘结，舌红苔黄，脉弦数；急性结膜炎见上述证候者
	3. 耳鸣耳聋：因情志所伤，肝郁化火，上扰耳窍而致，症见耳鸣如风雷声，耳聋时轻时重，每于郁怒之后加重，头痛，眩晕，心烦易怒，舌红苔黄，脉弦数；神经性耳聋见上述证候者
	4. 脓耳：因肝胆湿热，蕴结耳窍所致，症见耳内流脓，色黄而稠，耳内疼痛，听力减退，舌红苔黄，脉弦数；化脓性中耳炎见上述证候者
	5. 耳疖：多因肝胆湿热，上结耳道，郁结肌肤经络，气滞血瘀而致，症见耳肿疼痛，口苦咽干，小便黄赤，大便秘结，舌红苔黄，脉弦数；外耳道疖肿见上述证候者
	6. 胁痛：因肝胆湿热，肝失疏泄，经络不通而致，症见胁痛，口苦，胸闷纳呆，恶心呕吐，目赤或目黄身黄，小便黄赤，舌红苔黄，脉弦滑数；急性黄疸性肝炎、急性胆囊炎、带状疱疹见上述证候者
	7. 淋证：因肝胆湿热下注，膀胱气化失司而致，症见小便赤涩热痛，淋沥不畅，小腹急满，口苦而干，舌红苔黄腻，脉弦滑数；急性肾盂肾炎、急性膀胱炎、尿道炎、急性前列腺炎见上述证候者
	8. 带下阴痒：因肝胆湿热下注而致，症见带下色黄，稠黏臭秽，外阴瘙痒难忍，阴汗腥臭，口苦口干，舌红苔黄腻，脉弦数；外阴炎、阴道炎、急性盆腔炎见上述证候者

续　表

注意事项	1. 脾胃虚寒者慎用 2. 孕妇慎用 3. 服药期间忌食辛辣、油腻食物 4. 体弱年老者慎用；对于体质壮实者，亦应中病即止，不可久用 5. 高血压剧烈头痛，服药后头痛不见减轻，伴有呕吐、神志不清，或口眼歪斜、瞳仁不等症状的高血压危象者，应立即停药并采取相应急救措施 6. 用本品治疗急性结膜炎时，可配合外滴眼药；治疗化脓性中耳炎时，服药期间宜配合清洗耳道；治疗阴道炎时，亦可使用清洗剂冲洗阴道
用法用量	1. 丸剂：口服。水丸一次 3~6g，一日 2 次。大蜜丸一次 1~2 丸，一日 2 次 2. 颗粒剂：温开水送服。一次 4~8g，一日 2 次 3. 口服液：口服。一次 10ml，一日 3 次
剂型规格	1. 丸剂：大蜜丸每丸重 6g 2. 颗粒剂：每袋装 6g 3. 口服液：每支装 10ml
目录类别	【保（甲）】
药　典	Chin. P.
推荐来源	《中华人民共和国药典临床用药须知（2010 年版）》
■ 药品名称	分清五淋丸
药物组成	木通、瞿麦、盐车前子、萹蓄、栀子、黄芩、黄柏、大黄、滑石、茯苓、泽泻、猪苓、知母、甘草
功能主治	清热泻火，利尿通淋。用于湿热下注所致的淋证，症见小便黄赤，尿频尿急，尿道灼热涩痛
临床应用	1. 热淋：因湿热下注膀胱所致，症见小便短数，尿色黄赤，灼热涩痛，大便干结，苔黄腻，脉滑数；下尿路感染见上述证候者 2. 石淋：因湿热下注，煎熬尿液而为砂石所致，症见小便黄赤，小便艰涩，尿时疼痛，尿时中断或尿中有时夹有砂石，甚或尿中带血，腰腹疼痛，舌红，脉弦数；尿路结石见上述证候者
注意事项	1. 淋证属于肝郁气滞或脾肾两虚者慎用 2. 双肾结石或结石直径≥1.5cm 或结石嵌顿时间长的病例不宜使用 3. 服药期间忌烟酒及辛辣食物 4. 不宜过量、久用 5. 服药期间注意多饮水，避免劳累
用法用量	口服：一次 6g，一日 2~3 次
剂型规格	
目录类别	
药　典	Chin. P.
推荐来源	《中华人民共和国药典临床用药须知（2010 年版）》
■ 药品名称	金钱草片
药物组成	金钱草

续 表

功能主治	清热利湿，利尿通淋。用于湿热下注所致的热淋、石淋，症见肾区绞痛、尿频、尿急、尿赤涩痛；尿路结石见上述证候者
临床应用	1. 热淋：因湿热下注膀胱所致，症见小便短数，尿色黄赤，淋沥涩痛，口咽干燥，舌苔黄腻，脉滑数；下尿路感染见上述证候者 2. 石淋：因下焦湿热，煎熬尿液，结为砂石所致，症见小便短数，尿色黄赤，小便艰涩，尿时疼痛，甚至尿中带血或小便突然中断，腰腹疼痛，舌红，脉弦；尿路结石见上述证候者
注意事项	1. 肝郁气滞、脾肾两虚所致淋证者慎用 2. 脾胃虚寒者慎用 3. 双肾结石或结石直径≥1.5cm 或结石嵌顿时间长的病例不宜使用 4. 服药期间忌饮酒，忌食辛辣、油腻食物 5. 服药期间注意多饮水，避免劳累
用法用量	口服：一次 4~8 片，一日 3 次
剂型规格	每片重 0.3g
目录类别	【保（乙）】
药 典	
推荐来源	《中华人民共和国药典临床用药须知（2010 年版）》
■ 药品名称	清淋颗粒
药物组成	瞿麦、木通、萹蓄、盐车前子、滑石、大黄、栀子、炙甘草
功能主治	清热泻火，利水通淋。用于膀胱湿热所致的淋证、癃闭，症见尿频涩痛、淋沥不畅、小腹胀满、口干咽燥
临床应用	1. 热淋：因湿热下注膀胱，气化不利所致，症见大便干结，苔黄腻，脉滑数；下尿路感染见上述证候者 2. 癃闭：由湿热内蕴，下注膀胱，或膀胱湿热阻滞，气化不利所致，症见小便短赤灼热，尿线变细，甚至点滴而出，小腹胀满，口渴不欲饮，舌红、苔黄腻，脉数；前列腺增生症见上述证候者
注意事项	1. 淋证属于肝郁气滞或脾肾两虚者慎用 2. 肝郁气滞、脾虚气陷、肾阳衰惫、肾阴亏耗所致癃闭者慎用 3. 体质虚弱者及老年人慎用 4. 服药期间忌烟酒及辛辣、油腻食物
用法用量	开水冲服。一次 1 袋，一日 2 次，小儿酌减
剂型规格	每袋装 10g
目录类别	
药 典	Chin. P.
推荐来源	《中华人民共和国药典临床用药须知（2010 年版）》
■ 药品名称	肾石通颗粒
药物组成	金钱草、王不留行（炒）、萹蓄、瞿麦、海金沙、鸡内金（烫）、丹参、牛膝、延胡索（醋制）、木香

功能主治	清热通淋，化瘀排石。用于湿热下注、瘀血内阻所致的石淋，症见腰腹疼痛、尿血、尿频、尿急、尿痛；泌尿系结石见上述证候者
临床应用	石淋：因湿热下注、热瘀搏结、炼尿成石所致，症见小便短数，灼热刺痛，艰涩不畅，尿中带血，尿流突然中断或尿夹砂石，少腹拘急，甚至腰腹疼痛难忍，舌红，苔黄，脉弦数；尿结石见上述证候者
注意事项	1. 肝郁气滞、脾肾亏虚所致的淋证慎用 2. 双肾结石，结石直径≥1.5cm 或结石嵌顿时间长的病例不宜使用 3. 有出血倾向者慎用 4. 服药期间不宜进食辛辣、油腻和煎炸类食物
用法用量	温开水冲服。一次 1 袋，一日 2 次
剂型规格	每袋重 15g
目录类别	【保（乙）】
药 典	
推荐来源	《中华人民共和国药典临床用药须知（2010 年版）》
■ 药品名称	**肾康宁片**
药物组成	黄芪、淡附片、山药、锁阳、丹参、益母草、泽泻、茯苓
功能主治	补脾温肾，渗湿活血。用于脾肾阳虚、血瘀湿阻所致的水肿，症见水肿、乏力、腰膝冷痛；慢性肾炎见上述证候者
临床应用	水肿：由脾肾阳虚、水湿瘀血阻滞所致。症见下肢浮肿，乏力，腰膝冷痛，夜尿多，舌淡胖略紫，苔薄白而润，脉细弱或沉细；慢性肾炎见上述证候者。此外，有报道用于治疗慢性肾功能衰竭见上述证候者
注意事项	1. 肝肾阴虚及湿热下注所致水肿者慎用 2. 服药期间宜低盐饮食，忌烟酒及生冷油腻食物 3. 孕妇慎用
用法用量	口服：一次 5 片，一日 3 次
剂型规格	1. 薄膜衣片：每粒重 0.31g 2. 薄膜衣片：每片重 0.33g 3. 糖衣片：片芯重 0.3g
目录类别	【保（乙）】
药 典	Chin. P.
推荐来源	《中华人民共和国药典临床用药须知（2010 年版）》
■ 药品名称	**尿塞通片**
药物组成	王不留行、川楝子、败酱、盐小茴香、陈皮、白芷、丹参、桃仁、红花、泽兰、赤芍、盐关黄柏、泽泻
功能主治	理气活血，通淋散结。用于气滞血瘀、下焦湿热所致的轻、中度癃闭，症见排尿不畅、尿流变细、尿频、尿急；前列腺增生见上述证候者
临床应用	癃闭：因气滞血瘀，湿热内蕴，尿路阻塞所致，症见小便不利，或尿如细线，甚则点滴而下，尿频数短赤，小腹胀满疼痛，舌紫黯或有瘀点，脉细涩；前列腺增生症见上述证候者

续 表

注意事项	1. 肺热气壅、肝郁脾虚、肾虚所致癃闭者慎用
	2. 对小便闭塞，点滴全无，已成尿闭者，或前列腺增生症导致尿路梗阻严重者，非本品所宜，当选择其他疗法
	3. 忌食辛辣食物及忌饮酒
用法用量	口服：一次 4~6 片，一日 3 次
剂型规格	1. 薄膜衣每片重 0.36g
	2. 糖衣片：片芯重 0.35g
目录类别	【保（乙）】
药　　典	Chin. P.（2010 年版）
推荐来源	《中华人民共和国药典临床用药须知（2010 年版）》
■ 药品名称	参苓白术散
药物组成	人参、白术（炒）、茯苓、山药、莲子、白扁豆（炒）、薏苡仁（炒）、砂仁、桔梗、甘草
功能主治	补脾胃，益肺气。用于脾胃虚弱，食少便溏，气短咳嗽，肢倦乏力
临床应用	1. 泄泻：脾胃气虚，运化失常所致，症见大便溏泻，饮食不消，或大便次数增多，或大便稀薄，脘腹胀闷不舒，纳食减少，或咳嗽无力，痰白清稀，面色萎黄，肢倦乏力，舌淡苔白腻，脉濡而弱；肠易激综合征、胃肠功能紊乱、慢性结肠炎、消化不良、放射性直肠炎见上述证候者
	2. 厌食：脾胃气虚，升降失司所致，症见厌食或拒食，纳呆腹胀，面色萎黄，乏力，自汗，精神欠佳，肌肉不实，或形体羸瘦，大便溏薄，舌淡苔腻，脉无力；小儿厌食症、消化不良、小儿缺锌症、神经性厌食见上述证候者
	3. 咳嗽：脾肺气虚，夹湿生痰所致，症见咳嗽，气短，痰白量多，咳声重浊，因痰而嗽，痰出咳平，进甘甜腻食物加重，胸脘痞闷，呕恶食少，体倦乏力，大便时溏，舌苔白腻，脉濡滑；支气管哮喘、肺气肿、慢性肺心病、老年慢性呼吸道感染见上述证候者
	此外，本品有治疗老年人急性腹泻、艾滋病相关性腹泻、周期性麻痹、口腔黏膜病、中心性浆液性脉络膜视网膜病变的报道
注意事项	1. 湿热内蕴所致泄泻、厌食、水肿及痰火咳嗽者不宜使用
	2. 宜饭前服用
	3. 服药期间忌食荤腥油腻，不易消化食物
	4. 孕妇慎用
	5. 忌恼怒、忧郁、劳累过度，保持心情舒畅
用法用量	口服：一次 6~9g，一日 2~3 次
剂型规格	
目录类别	【保（甲）】
药　　典	Chin. P.（2010 年版）
推荐来源	《中华人民共和国药典临床用药须知（2010 年版）》
■ 药品名称	济生肾气丸
药物组成	肉桂、附子（制）、牛膝、熟地黄、山茱萸（制）、山药、茯苓、泽泻、车前子、牡丹皮
功能主治	温肾化气，利水消肿。用于肾阳不足、水湿内停所致的肾虚水肿、腰膝酸重、小便不利、痰饮咳喘

临床应用	1. 水肿：由肾阳衰弱，气化不利所致，症见面浮身肿，腰以下尤甚，按之凹陷不起，心悸，气促，畏寒，神疲，腰部痠胀，小便不利，舌淡，脉沉细；慢性肾炎见上述证候者 2. 腰痛：由肾阳亏虚，腰府失养所致，症见腰膝痠软，畏寒，四肢欠温，少气乏力，夜尿频多，舌淡，脉沉细；腰肌劳损见上述证候者 3. 喘嗽：由肾阳不足，摄纳无权所致，症见喘促日久，气息短促，呼多吸少，动则喘甚，气不得续，咳嗽时轻时重，常因咳甚而尿出，或尿后余沥，面青肢冷，脉微细或沉弱；慢性气管炎见上述证候者
注意事项	1. 湿热壅盛、风水泛溢水肿者慎用 2. 孕妇慎用 3. 本品含附子有毒，不可过量、久用 4. 服药期间饮食宜清淡，宜低盐饮食 5. 本品含钾量高，与保钾利尿药螺内酯、氨苯蝶啶合用时，应防止高血钾症；避免与磺胺类药物同时使用
用法用量	口服：水蜜丸一次 6g，小蜜丸一次 9g，大蜜丸一次 1 丸，一日 2~3 次
剂型规格	大蜜丸每丸重 9g
目录类别	【保（甲）】
药　　典	Chin. P.（2010 年版）
推荐来源	《中华人民共和国药典临床用药须知（2010 年版）》

第六章 手术预防用抗菌药物

第一节 抗菌药物预防性应用的基本原则

根据《抗菌药物临床应用指导原则》（卫医发〔2004〕285号）、《卫生部办公厅关于抗菌药物临床应用管理有关问题的通知》（卫办医政发〔2009〕38号）和《2012年全国抗菌药物临床应用专项整治活动方案》（卫办医政发〔2012〕32号），对临床使用抗菌药物进行如下简介，供手术预防用抗菌药物使用参考：

（一）内科及儿科预防用药

1. 用于预防一种或两种特定病原菌入侵体内引起的感染，可能有效；如目的在于防止任何细菌入侵，则往往无效。

2. 预防在一段时间内发生的感染可能有效；长期预防用药，常不能达到目的。

3. 患者原发疾病可以治愈或缓解者，预防用药可能有效。原发疾病不能治愈或缓解者（如免疫缺陷者），预防用药应尽量不用或少用。对免疫缺陷患者，宜严密观察其病情，一旦出现感染征兆时，在送检有关标本作培养同时，首先给予经验治疗。

4. 通常不宜常规预防性应用抗菌药物的情况：普通感冒、麻疹、水痘等病毒性疾病，昏迷、休克、中毒、心力衰竭、肿瘤、应用肾上腺皮质激素等患者。

（二）外科手术预防用药

1. 外科手术预防用药目的　预防手术后切口感染，以及清洁-污染或污染手术后手术部位感染及术后可能发生的全身性感染。

2. 外科手术预防用药基本原则　根据手术野有否污染或污染可能，决定是否预防用抗菌药物。

（1）清洁手术：手术野为人体无菌部位，局部无炎症、无损伤，也不涉及呼吸道、消化道、泌尿生殖道等人体与外界相通的器官。手术野无污染，通常不需预防用抗菌药物，仅在下列情况时可考虑预防用药：

1）手术范围大、时间长、污染机会增加。

2）手术涉及重要脏器，一旦发生感染将造成严重后果者，如头颅手术、心脏手术、眼内手术等。

3）异物植入手术，如人工心瓣膜植入、永久性心脏起搏器放置、人工关节置换等。

4）高龄或免疫缺陷者等高危人群。

（2）清洁-污染手术：上、下呼吸道，上、下消化道，泌尿生殖道手术，或经以上器官的手术，如经口咽部大手术、经阴道子宫切除术、经直肠前列腺手术，以及开放性骨折或创伤手术。由于手术部位存在大量人体寄殖菌群，手术时可能污染手术野引致感染，故此类手术需预防用抗菌药物。

（3）污染手术：由于胃肠道、尿路、胆道体液大量溢出或开放性创伤未经扩创等已造成手术野严重污染的手术。此类手术需预防用抗菌药物。

术前已存在细菌性感染的手术，如腹腔脏器穿孔腹膜炎、脓肿切除术、气性坏疽截肢术等，属抗菌药物治疗性应用，不属预防应用范畴。

（4）外科预防用抗菌药物的选择及给药方法：抗菌药物的选择视预防目的而定。为预防术后切口感染，应针对金黄色葡萄球菌选用药物。预防手术部位感染或全身性感染，则需依据手术野污染或可能的污染菌种类选用，如结肠或直肠手术前应选用对大肠埃希菌和脆弱拟杆菌有效的抗菌药物。选用的抗菌药物必须是疗效肯定、安全、使用方便及价格相对较低的品种。

给药方法：接受清洁手术者，在术前0.5~2小时内给药（万古霉素、克林霉素、喹诺酮类滴注时间另有规定），或麻醉开始时给药，使手术切口暴露时局部组织中已达到足以杀灭手术过程中入侵切口细菌的药物浓度。如果手术时间超过3小时，或失血量大（>1500ml），可手术中给予第2剂。抗菌药物的有效覆盖时间应包括整个手术过程和手术结束后4小时，总的预防用药时间不超过24小时，个别情况可延长至48小时。手术时间较短（<2小时）的清洁手术，术前用药一次即可。接受清洁-污染手术者的手术时预防用药时间亦为24小时，必要时延长至48小时。污染手术可依据患者情况酌量延长。对手术前已形成感染者，抗菌药物使用时间应按治疗性应用而定。

常见手术预防用抗菌药物表

手术名称	抗菌药物选择
颅脑手术	第一、二代头孢菌素；头孢曲松
颈部外科（含甲状腺）手术	第一代头孢菌素
经口咽部黏膜切口的大手术	第一代头孢菌素，可加用甲硝唑
乳腺手术	第一代头孢菌素
周围血管外科手术	第一、二代头孢菌素
腹外疝手术	第一代头孢菌素
胃十二指肠手术	第一、二代头孢菌素
阑尾手术	第二代头孢菌素或头孢噻肟；可加用甲硝唑
结、直肠手术	第二代头孢菌素或头孢曲松或头孢噻肟；可加用甲硝唑
肝胆系统手术	第二代头孢菌素，有反复感染史者可选头孢曲松或头孢哌酮或头孢哌酮/舒巴坦
胸外科手术（食管、肺）	第一、二代头孢菌素，头孢曲松
心脏大血管手术	第一、二代头孢菌素
泌尿外科手术	第一、二代头孢菌素，环丙沙星
一般骨科手术	第一代头孢菌素
应用人工植入物的骨科手术（骨折内固定术、脊柱融合术、关节置换术）	第一、二代头孢菌素，头孢曲松
妇科手术	第一、二代头孢菌素或头孢曲松或头孢噻肟；涉及阴道时可加用甲硝唑
剖宫产	第一代头孢菌素（结扎脐带后给药）

注：1. Ⅰ类切口手术常用预防抗菌药物为第一代头孢菌素：头孢唑林、五水头孢唑林钠、头孢拉定和头孢替唑等。

2. Ⅰ类切口手术常用预防抗菌药物单次使用剂量：头孢唑林1~2g；五水头孢唑林钠1~2g；头孢拉定1~2g；头孢呋辛1.5g；头孢曲松1~2g；甲硝唑0.5g。头孢菌素应在30分钟内滴完。

3. 对β-内酰胺类抗菌药物过敏者，可选用克林霉素预防葡萄球菌、链球菌感染，可选用氨曲南预防革兰阴性杆菌感染。必要时可联合使用。

4. 耐甲氧西林葡萄球菌检出率高的医疗机构，如进行人工材料植入手术（如人工心脏瓣膜置换、永久性心脏起搏器置入、人工关节置换等），也可选用万古霉素或去甲万古霉素预防感染。

5. 下消化道手术也可以使用第一代头孢菌素，对预防切口感染有利，但预防危害程度更大的深部器官-腔隙感染力度不够。基本用药应是第二代头孢菌素，复杂大手术可用第三代头孢菌素。

第二节　第一代头孢菌素类

■ 药品名称	头孢唑林　Cefazolin
抗菌谱与适应证	本品为第一代头孢菌素。除肠球菌、MRSA 外，对其他革兰阳性球菌均有良好抗菌活性；对部分大肠埃希菌、奇异变形杆菌、肺炎克雷伯杆菌有抗菌活性。也用于外科手术预防用药
制剂与规格	1. 注射用头孢唑林钠：①0.5g；②1g；③1.5g；④2g 2. 注射用五水头孢唑林钠：①0.5g；②1g；③1.5g；④2g
用量用法	静脉给药，常规单次剂量：1~2g
特殊人群用药	青霉素过敏者、肝肾功能不全者、胃肠道疾病史者慎用。肾功能减退者首剂量 0.5g，并应按肌酐清除率调节用量和给药间隔。偶有肝肾功能损害、药物热、药疹等不良反应。不推荐用于新生儿；孕期、哺乳期用药需权衡利弊；老年患者宜适当减量或延长给药间隔
药典与处方集	USP、Eur. P.、Chin. P.；CNF
目录类别	【基、保（甲）】
备注	

■ 药品名称	头孢拉定　Cephradine
抗菌谱与适应证	第一代头孢菌素，适用于外科手术预防用药
制剂与规格	注射用头孢拉定：①0.5g；②1.0g
用量用法	静脉给药，常规单次剂量：1~2g
特殊人群用药	1. 肾功能减退的老年患者应适当减少剂量或延长给药间期 2. 妊娠安全性分级为 B 级。哺乳妇女应用时须权衡利弊 3. 对头孢菌素过敏者及有青霉素过敏性休克史者禁用
药典与处方集	USP、Eur. P.、Chin. P.；CNF
目录类别	【基、保（甲）】
备注	

■ 药品名称	头孢硫脒　Cefathiamidine
抗菌谱与适应证	第一代头孢菌素，适用于外科手术预防用药
制剂与规格	注射用头孢硫脒：①0.5g；②1.0g；③2.0g
用量用法	静脉滴注一次 2g，一日 2~4 次
特殊人群用药	1. 肾功能减退者须适当减量 2. 妊娠早期妇女慎用。哺乳妇女用药须权衡利弊 3. 对头孢菌素过敏者及有青霉素过敏性休克史者禁用
药典与处方集	Chin. P.；CNF
目录类别	【保（乙）】
备注	

■ 药品名称	头孢替唑钠　Ceftezole Sodium
抗菌谱与适应证	第一代头孢菌素，适用于外科手术预防用药。本品对革兰阳性菌，尤其是球菌，包括产青霉素酶和不产青霉素酶的金黄色葡萄球菌、化脓性链球菌、肺炎球菌、B 组溶血性链球菌、草绿色链球菌、表皮葡萄球菌，以及白喉杆菌、炭疽杆菌皆比较敏感
制剂与规格	注射用头孢替唑钠：①0.5g；②0.75g；③1.0g；④1.5g；④2.0g
用量用法	静脉给药，成人一次 0.5~4g，一日 2 次。儿童日用量为 20~80mg/kg 体重，分 1~2 次静脉给药
特殊人群用药	1. 肾功能不全者慎用 2. 青霉素过敏者慎用 3. 对本品或其他头孢菌素类抗生素过敏者禁用 4. 孕妇、哺乳期妇女用药要权衡利弊
药典与处方集	Chin. P.；日本抗生物质医药品基准（日抗基）
目录类别	
备注	

第三节　第二代头孢菌素类

■ 药品名称	头孢呋辛钠　Cefuroxime Sodium
抗菌谱与适应证	第二代头孢菌素，适用于颅脑手术，周围血管外科手术，胃十二指肠手术，阑尾手术，结、直肠手术，肝胆系统手术，胸外科手术，心脏大血管手术，泌尿外科手术，应用人工植入物的骨科手术，妇科手术的预防用药
制剂与规格	注射用头孢呋辛钠：①0.25g；②0.5g；③0.75g；④1.0g；⑤1.5g；⑥2.0g；⑦2.25g；⑧2.5g；⑨3.0g
用量用法	静脉给药，常规单次剂量：1.5g
特殊人群用药	1. 严重肝、肾功能不全者慎用。5 岁以下小儿禁用。老年患者口服本药，不必根据年龄调整剂量 2. 妊娠安全性分级为 B 级。哺乳妇女用药应权衡利弊，如需使用，应暂停哺乳 3. 对头孢菌素过敏者及有青霉素过敏性休克史者禁用
药典与处方集	USP、Eur. P.、Chin. P.；CNF
目录类别	【基、保（甲）】
备注	
■ 药品名称	头孢替安　Cefotiam
抗菌谱与适应证	第二代头孢菌素，适用于颅脑手术，周围血管外科手术，胃十二指肠手术，阑尾手术，结、直肠手术，肝胆系统手术，胸外科手术，心脏大血管手术，泌尿外科手术，应用人工植入物的骨科手术，妇科手术的预防用药
制剂与规格	注射用盐酸头孢替安：①0.5g；②1g
用量用法	静脉给药，常规单次剂量：1~2g

续　表

特殊人群用药	1. 老年患者用药剂量应按其肾功能减退情况酌情减量 2. 早产儿和新生儿使用本药的安全性尚未确定 3. 孕妇或可能已妊娠的妇女、哺乳妇女，应权衡利弊后用药 4. 对头孢菌素过敏者及有青霉素过敏性休克史者禁用
药典与处方集	USP、Eur. P.、Chin. P.；CNF
目录类别	【保（乙）】
备注	

■ 药品名称	头孢西丁　Cefoxitin
抗菌谱与适应证	第二代头孢菌素，适用于颅脑手术，周围血管外科手术，胃十二指肠手术，阑尾手术，结、直肠手术，肝胆系统手术，胸外科手术，心脏大血管手术，泌尿外科手术，应用人工植入物的骨科手术，妇科手术的预防用药
制剂与规格	注射用头孢西丁钠：①1g；②2g
用量用法	静脉给药，常规单次剂量：1~2g
特殊人群用药	1. 3个月以内婴儿不宜使用本药 2. 妊娠安全性分级为B级。哺乳妇女应权衡利弊后用药 3. 对头孢菌素过敏者及有青霉素过敏性休克史者禁用
药典与处方集	USP、Eur. P.、Chin. P.；CNF
目录类别	【保（乙）】
备注	

■ 药品名称	头孢美唑　Cefmetazole
抗菌谱与适应证	第二代头孢菌素，适用于颅脑手术，周围血管外科手术，胃十二指肠手术，阑尾手术，结、直肠手术，肝胆系统手术，胸外科手术，心脏大血管手术，泌尿外科手术，应用人工植入物的骨科手术，妇科手术的预防用药
制剂与规格	注射用头孢美唑钠：①1g；②2g
用量用法	静脉给药，常规单次剂量：1~2g
特殊人群用药	1. 孕妇、哺乳期妇女、早产儿、新生儿慎用 2. 严重肝、肾功能障碍者慎用 3. 高度过敏性体质、年老、体弱患者慎用
药典与处方集	USP、Eur. P.、Chin. P.；CNF
目录类别	【保（乙）】
备注	

第四节　第三代头孢菌素类

■ 药品名称	头孢曲松　Ceftriaxone
抗菌谱与适应证	三代头孢菌素，适用于颅脑手术，结、直肠手术，有反复感染史患者的肝胆系统手术，胸外科手术，应用人工植入物的骨科手术，妇科手术的预防用药
制剂与规格	注射用头孢曲松钠：①0.25g；②0.5g；③0.75g；④1.0g；⑤1.5g；⑥2.0g；⑦3.0g；⑧4.0g
用量用法	静脉给药，成人：每 24 小时 1~2g 或每 12 小时 0.5~1g，最高剂量一日 4g。小儿常用量，按体重一日 20~80mg/kg
特殊人群用药	1. 出生体重低于 2kg 的新生儿使用本药的安全性尚未确定。本药可将胆红素从血清白蛋白上置换下来，患有高胆红素血症的新生儿（尤其是早产儿），应避免使用本药 2. 妊娠安全性分级为 B 级。哺乳妇女权衡利弊后应用 3. 对头孢菌素过敏者及有青霉素过敏性休克史者禁用
药典与处方集	USP、Eur. P.、Chin. P.；CNF
目录类别	【基、保（甲）】
备注	

■ 药品名称	头孢噻肟　Cefotaxime
抗菌谱与适应证	三代头孢菌素，适用于颅脑手术，结、直肠手术，有反复感染史患者的肝胆系统手术，胸外科手术，应用人工植入物的骨科手术，妇科手术的预防用药
制剂与规格	注射用头孢噻肟钠：①0.5g；②1g；③2g
用量用法	1. 成人静脉给药一日 2~6g，分 2~3 次给药 2. 儿童：静脉给药，新生儿一次 50mg/kg；7 日内新生儿每 12 小时 1 次；7~28 日新生儿每 8 小时 1 次
特殊人群用药	1. 严重肾功能减退患者应用本药时须根据肌酐清除率调整减量 2. 老年患者应根据肾功能适当减量 3. 妊娠安全性分级为 B 级。哺乳期妇女用药时宜暂停哺乳 4. 对头孢菌素过敏者及有青霉素过敏性休克史者禁用
药典与处方集	USP、Eur. P.、Chin. P.；CNF
目录类别	【保（甲）】
备注	

■ 药品名称	头孢哌酮　Cefoperazone
抗菌谱与适应证	三代头孢菌素，适用于有反复感染史患者的肝胆系统手术的预防用药
制剂与规格	注射用头孢哌酮钠：①0.5g；②1.0g；③1.5g；④2.0g
用量用法	1. 成人：一次 1~2g，每 12 小时 1 次 2. 儿童：一日 50~200mg/kg，分 2~3 次给药

续　表

特殊人群用药	1. 新生儿和早产儿用药须权衡利弊 2. 妊娠安全性分级为 B 级。哺乳期妇女用药期间宜暂停哺乳 3. 对头孢菌素过敏者及有青霉素过敏性休克史者禁用
药典与处方集	USP、Eur. P.、Chin. P.；CNF
目录类别	
备注	
■ 药品名称	头孢哌酮舒巴坦　Cefoperazone and Sulbactam
抗菌谱与适应证	三代头孢菌与含 β-内酰胺酶抑制剂适用于有反复感染史患者的肝胆系统手术的预防用药
制剂与规格	注射用头孢哌酮钠舒巴坦钠（1：1）：①1.0g；②2.0g
用量用法	成人：一次 2~4g，每 12 小时 1 次
特殊人群用药	1. 新生儿和早产儿用药须权衡利弊 2. 老年人呈生理性的肝、肾功能减退，因此应慎用本药并需调整剂量 3. 妊娠安全性分级为 B 级。哺乳期妇女应慎用
药典与处方集	USP、Eur. P.、Chin. P.；CNF
目录类别	【保（乙）】
备注	

第五节　其他类别抗菌药

■ 药品名称	环丙沙星　Ciprofloxacin
抗菌谱与适应证	适用于泌尿外科手术预防用药
制剂与规格	1. 环丙沙星注射液：100ml：0.2g 2. 环丙沙星葡萄糖注射液：100ml：0.2g 3. 乳酸环丙沙星注射液：①100ml：0.1g；②100ml：0.2g；③250ml：0.25g 4. 乳酸环丙沙星 0.9% 氯化钠注射液：①100ml：0.2g；②200ml：0.4g 5. 注射用乳酸环丙沙星：①0.2g；②0.4g
用量用法	一次 0.1~0.2g，每 12 小时 1 次
特殊人群用药	1. 对本药或氟喹诺酮类药物过敏者、孕妇、18 岁以下患者禁用 2. 患中枢神经系统疾病（如癫痫、脑动脉硬化）、肝肾功能不全者慎用 3. 老年患者应减量给药 4. 妊娠安全性分级为 C 级。哺乳期妇女全身用药时，应暂停哺乳
药典与处方集	USP、Eur. P.、Chin. P.；CNF
目录类别	【基、保（甲）】
备注	喹诺酮类

续　表

■ 药品名称	甲硝唑　Metronidazole
抗菌谱与适应证	适用于经口咽部黏膜切口的大手术，阑尾手术，结、直肠手术，涉及阴道的妇科手术
制剂与规格	1. 甲硝唑注射液：① 20ml；100mg；② 100ml：0.2g；③ 100ml：0.5g；④ 250ml：0.5g；⑤250ml：1.25g 2. 甲硝唑葡萄糖注射液：250ml，内含甲硝唑0.5g、葡萄糖12.5g 3. 注射用甲硝唑磷酸二钠：0.915g
用量用法	静脉给药，常规单次剂量：0.5g
特殊人群用药	1. 对本药或其他硝基咪唑类药物过敏或有过敏史者、活动性中枢神经疾病患者、血液病患者、哺乳期妇女禁用 2. 肝功能不全者慎用 3. 老年患者应注意监测血药浓度并调整剂量 4. FDA妊娠安全性分级为B级
药典与处方集	USP、Eur. P.、Chin. P.；CNF
目录类别	【基、保（甲）】
备注	硝基咪唑类
■ 药品名称	克林霉素　Clindamycin
抗菌谱与适应证	适用于对β-内酰胺类抗菌药物过敏者，预防葡萄球菌、链球菌感染的外科手术
制剂与规格	1. 盐酸克林霉素注射液：①2ml：0.3g；②4ml：0.3g；③8ml：0.6g 2. 注射用盐酸克林霉素：0.5g 3. 克林霉素磷酸酯注射液：①2ml：0.3g；②4ml：0.6g 4. 注射用克林霉素磷酸酯：①0.3g；②0.6g；③1.2g
用量用法	静脉给药，常规单次剂量：0.6~0.9g
特殊人群用药	1. 有胃肠疾病或病史者，特别是溃疡性结肠炎、克罗恩病或假膜性肠炎患者、肝功能不全者、严重肾功能障碍者、有哮喘或其他过敏史者慎用 2. 新生儿禁用，4岁以内儿童慎用，16岁以内儿童应用时应注意重要器官功能监测 3. 老年患者用药时需密切观察 4. 孕妇应用须充分权衡利弊。FDA妊娠安全性分级为B级 5. 哺乳妇女慎用，用药时宜暂停哺乳
药典与处方集	USP、Eur. P.、Chin. P.；CNF
目录类别	【基、保（甲）】
备注	林可酰胺类
■ 药品名称	氨曲南　Aztreonam
抗菌谱与适应证	适用于对β-内酰胺类抗菌药物过敏者，预防革兰阴性杆菌感染的外科手术
制剂与规格	注射用氨曲南：①0.5g；②1.0g；③2.0g
用量用法	静脉给药，常规单次剂量：1~2g
特殊人群用药	老年人用药剂量应按其肾功能减退情况酌情减量。妊娠安全性分级为B级。哺乳妇女使用时应暂停哺乳

续　表

药典与处方集	USP、Eur. P.、Chin. P.；CNF
目录类别	【保（乙）】
备注	单酰胺环类
■ 药品名称	万古霉素　Vancomycin
抗菌谱与适应证	适用于耐甲氧西林葡萄球菌检出率高的医疗机构进行人工材料植入手术（如人工心脏瓣膜置换、永久性心脏起搏器置入、人工关节置换等）预防感染
制剂与规格	注射用盐酸万古霉素：①0.5g（50万U）；②1.0g（100万U）
用量用法	静脉给药，一次1g，每12小时给药1次
特殊人群用药	1. 对本药或其他万古霉素类抗生素过敏者禁用 2. 严重肾功能不全者、听力减退或有耳聋病史者慎用 3. 儿童（尤其是低出生体重儿、新生儿）应监测血药浓度，慎重给药 4. 老年患者确有指征使用时必须调整剂量或调整用药间隔 5. 孕妇应充分权衡利弊。FDA妊娠安全性分级为C级 6. 哺乳期妇女用药应充分权衡利弊
药典与处方集	USP、Eur. P.、Chin. P.；CNF
目录类别	【保（乙）】
备注	糖肽类
■ 药品名称	去甲万古霉素　Norvancomycin
抗菌谱与适应证	适用于耐甲氧西林葡萄球菌检出率高的医疗机构进行人工材料植入手术（如人工心脏瓣膜置换、永久性心脏起搏器置入、人工关节置换等）预防感染
制剂与规格	注射用盐酸去甲万古霉素：①0.4g（40万U）；②0.8g（80万U）
用量用法	静脉给药，一次400~800mg，每12小时给药1次
特殊人群用药	1. 对本药或万古霉素类抗生素过敏者禁用 2. 肾功能不全者、听力减退或有耳聋病史者慎用 3. 新生儿、婴幼儿用药必须充分权衡利弊 4. 老年患者确有指征使用时必须调整剂量 5. 孕妇应充分权衡利弊后用药 6. 哺乳期妇女用药应充分权衡利弊
药典与处方集	Chin. P.；CNF
目录类别	【保（乙）】
备注	糖肽类

注：1. Ⅰ类切口手术常用预防抗菌药物为一代头孢：头孢唑林或头孢拉定等。

2. Ⅰ类切口手术常用预防抗菌药物单次使用剂量：头孢唑林1~2g；头孢拉定1~2g；头孢呋辛1.5g；头孢曲松1~2g；甲硝唑0.5g，其他详见具体药品表单。头孢菌素应在30分钟内滴完。

3. 对β-内酰胺类抗菌药物过敏者，可选用克林霉素预防葡萄球菌、链球菌感染，可选用氨曲南预防革兰阴性杆菌感染。必要时可联合使用。

4. 耐甲氧西林葡萄球菌检出率高的医疗机构，如进行人工材料植入手术（如人工心脏瓣膜置换、永久性心脏起搏器置入、人工关节置换等），也可选用万古霉素或去甲万古霉素预防感染。

第七章 治疗用抗菌药物

第一节 青霉素类

■ 药品名称	青霉素 Benzylpenicillin
抗菌谱与适应证	适用于溶血性链球菌、肺炎链球菌、不产青霉素酶葡萄球菌的感染；炭疽、破伤风、气性坏疽等梭状芽胞杆菌感染及梅毒、钩端螺旋体病、回归热、白喉。与氨基苷类药物联合用于治疗草绿色链球菌心内膜炎。亦可用于流行性脑脊髓膜炎、放线菌病、淋病、奋森咽峡炎、莱姆病、鼠咬热、李斯特菌感染、除脆弱拟杆菌以外的厌氧菌感染。风湿性心脏病或先天性心脏病患者手术前预防用药
制剂与规格	1. 注射用青霉素钠：①0.12g（2万U）；②0.24g（40万U）；③0.48g（80万U）；④0.6g（100万U）；⑤0.96g（160万U）；⑥2.4g（400万U） 2. 注射用青霉素钾：①0.125g（20万U）；②0.25g（40万U）；③0.5g（80万U）；④0.625g（100万U）
用量用法	1. 肌内注射：成人：一日（80~200）万U，分3~4次给药；小儿：按体重2.5万U/kg，每12小时给药1次 2. 静脉滴注：成人一日（200~2000）万U，分2~4次给药；小儿每日按体重（5~20）万U/kg，分2~4次给药
特殊人群用药	1. 肾功能减退者：轻、中度肾功能损害者使用常规剂量不需减量，严重肾功能损害者应延长给药间隔或调整剂量 2. 妊娠妇女给药属美国FDA妊娠风险B级。哺乳期妇女用药时宜暂停哺乳
药典与处方集	USP、Eur. P.、Chin. P.；CNF
目录类别	【基、保（甲）】
备注	
■ 药品名称	青霉素V Phenoxymethylpenicillin
抗菌谱与适应证	1. 青霉素敏感菌株所致的轻、中度感染，包括链球菌所致的扁桃体炎、咽喉炎、猩红热、丹毒等 2. 肺炎球菌所致的支气管炎、肺炎、中耳炎、鼻窦炎及敏感葡萄球菌所致的皮肤软组织感染等 3. 螺旋体感染和作为风湿热复发和感染性心内膜炎的预防用药
制剂与规格	青霉素V钾片：①100万U；②60万U；③0.25g（40万U）；④0.5g（80万U）
用量用法	口服： 1. 成人：链球菌感染：一次125~250mg，每6~8小时1次，疗程10日。肺炎球菌感染：一次250~500mg，每6小时1次，疗程至退热后至少2日。葡萄球菌感染、螺旋体感染：一次250~500mg，每6~8小时1次。预防风湿热复发：一次250mg，一日2次。预防心内膜炎：在拔牙或上呼吸道手术前1小时口服2g，6小时后再加服1g（27kg以下小儿剂量减半） 2. 小儿：按体重，一次2.5~9.3mg/kg，每4小时1次；或一次3.75~14mg/kg，每6小时1次；或一次5~18.7mg/kg，每8小时1次

续　表

特殊人群用药	1. 青霉素皮试阳性反应者、对青霉素类药物过敏者及传染性单核细胞增多症患者禁用 2. 对头孢菌素类药物过敏者及有哮喘、湿疹、花粉症、荨麻疹等过敏性疾病史者慎用 3. 肾功能减退者应根据血浆肌酐清除率调整剂量或给药间期 4. 妊娠妇女给药属美国 FDA 妊娠风险 B 级。哺乳期妇女慎用或用药期间暂停哺乳
药典与处方集	USP、Eur. P.；CNF
目录类别	【保（甲）】
备注	
■ 药品名称	普鲁卡因青霉素　Procaine Benzylpenicillin
抗菌谱与适应证	1. 与青霉素相仿，但由于血药浓度较低，故仅限于青霉素高度敏感病原体所致的轻、中度感染，如 A 组链球菌所致的扁桃体炎、猩红热、肺炎链球菌肺炎、青霉素敏感金葡菌所致皮肤软组织感染、奋森咽峡炎等 2. 可用于治疗钩端螺旋体病、回归热和早期梅毒等
制剂与规格	注射用普鲁卡因青霉素：①40 万 U［普鲁卡因青霉素 30 万 U，青霉素钠（钾）10 万 U］；②80 万 U［普鲁卡因青霉素 60 万 U，青霉素钠（钾）20 万 U］
用量用法	肌内注射，每次（40~80）万 U，每日 1~2 次
特殊人群用药	1. 青霉素类药物或普鲁卡因过敏史者禁用 2. 哮喘、湿疹、花粉症、荨麻疹等过敏性疾病患者应慎用本品 3. 妊娠妇女给药属美国 FDA 妊娠风险 B 级。哺乳期妇女用药时宜暂停哺乳
药典与处方集	USP、Eur. P.、Chin. P.；CNF
目录类别	【保（乙）】
备注	
■ 药品名称	苄星青霉素　Benzathine Benzylpenicillin
抗菌谱与适应证	用于预防风湿热、治疗各期梅毒，也可用于控制链球菌感染的流行
制剂与规格	注射用苄星青霉素：①30 万 U；②60 万 U；③120 万 U
用量用法	肌内注射：成人，一次（60~120）万 U，2~4 周 1 次；小儿一次（30~60）万 U，2~4 周 1 次
特殊人群用药	1. 哮喘、湿疹、花粉症、荨麻疹等过敏性疾病患者应慎用本品 2. 美国 FDA 妊娠风险 B 级。哺乳期妇女用药时宜暂停哺乳
药典与处方集	USP、Eur. P.、Chin. P.；CNF
目录类别	【基、保（乙）】
备注	
■ 药品名称	阿莫西林　Amoxicillin
抗菌谱与适应证	适用于治疗敏感菌所致的下列感染：①中耳炎、鼻窦炎、咽炎、扁桃体炎等上呼吸道感染；②急性支气管炎、肺炎等下呼吸道感染；③泌尿、生殖道感染；④皮肤、软组织感染；⑤适用于治疗急性单纯性淋病；⑥尚可用于治疗伤寒、伤寒带菌者及钩端螺旋体病；⑦亦可与克拉霉素、兰索拉唑联合治疗幽门螺杆菌感染

制剂与规格	1. 片：①0.125g；②0.25g 2. 胶囊：①0.125g；②0.25g 3. 干混悬剂：袋装，①0.125g；②0.25g；瓶装，①1.25g；②2.5g 4. 颗粒剂：125mg 5. 注射用阿莫西林钠：①0.5g；②2g
用量用法	1. 口服：成人一次 0.5g，每 6~8 小时 1 次，日剂量不超过 4g；小儿每日按体重 20~40mg/kg，每 8 小时 1 次；3 个月以下婴儿：一日 30mg/kg，每 12 小时 1 次 2. 肌内注射或稀释后静脉滴注：成人一次 0.5~1g，每 6~8 小时 1 次；小儿一日 50~100mg/kg，分 3~4 次给药 3. 肾功能不全时剂量：肌酐清除率为10~30ml/min 者，一次 0.25~0.5g，每 12 小时 1 次；肌酐清除率小于 10ml/min 者，一次 0.25~0.5g，每 24 小时 1 次 4. 透析时剂量：每次血液透析后应补充给予 1g 剂量
特殊人群用药	1. 青霉素类药物过敏者禁用 2. 巨细胞病毒感染、淋巴细胞白血病、淋巴瘤等患者不宜使用 3. 传染性单核细胞增多症患者应避免使用 4. 哮喘、湿疹、花粉症、荨麻疹等过敏性疾病史者，肾功能严重损害者慎用
药典与处方集	Eur. P.、Chin. P.；CNF
目录类别	【基、保（甲）】
备注	

■ 药品名称	磺苄西林　Sulbenicillin
抗菌谱与适应证	适用于敏感的铜绿假单胞菌、某些变形杆菌属以及其他敏感革兰阴性菌所致肺炎、尿路感染、复杂性皮肤软组织感染和败血症等。对本品敏感菌所致腹腔感染、盆腔感染宜与抗厌氧菌药物联合应用
制剂与规格	注射用磺苄西林钠：1.0g；100 万 U
用量用法	静脉滴注或静脉注射；中度感染成人一日剂量 8g，重症感染或铜绿假单胞菌感染时剂量需增至一日 20g，分 4 次静脉给药；儿童根据病情每日剂量按体重 80~300mg/kg，分 4 次给药
特殊人群用药	有青霉素类药物过敏史或青霉素皮肤试验阳性患者禁用。孕妇应仅在确有必要时使用本品
药典与处方集	Chin. P.；CNF
目录类别	【保（乙）】
备注	

■ 药品名称	注射用哌拉西林　Piperacillin for Injection
抗菌谱与适应证	1. 治疗铜绿假单胞菌和敏感革兰阴性杆菌所致的各种感染，如败血症、尿路感染、呼吸道感染、胆道感染、腹腔感染、盆腔感染以及皮肤、软组织感染等 2. 与氨基糖苷类药联用治疗粒细胞减少症免疫缺陷患者的感染
制剂与规格	注射用哌拉西林钠（按哌拉西林计）：①0.5g；②1g；③2g

续　表

用量用法	1. 成人：中度感染一日 8g，分 2 次给药；严重感染一次 3~4g，每 6 小时 1 次。一日最大剂量不可超过 24g 2. 儿童：①婴幼儿和 12 岁以下儿童，一日 100~200mg/kg；②新生儿：体重低于 2kg 者，出生后第 1 周内，一次 50mg/kg，每 12 小时 1 次；1 周以上，一次 50mg/kg，每 8 小时 1 次；体重 2kg以上者：出生后第 1 周内，一次 50mg/kg，每 8 小时 1 次；1 周以上，一次 50mg/kg，每 6 小时1 次
特殊人群用药	1. 有出血史者，溃疡性结肠炎、克罗恩病或假膜性肠炎者，肝、肾功能不全者，年老、体弱者慎用 2. 12 岁以下儿童的用药安全性剂量尚未正式确定，应慎用 3. 孕妇应仅在确有必要时才能使用本药。妊娠安全性分级为 B 级 4. 哺乳妇女用药应权衡利弊或暂停哺乳 5. 对青霉素、头孢菌素或其他 β-内酰胺类抗生素过敏或有过敏史者禁用
药典与处方集	USP、Eur. P.、Chin. P.；CNF
目录类别	【基、保（甲）】
备注	

■ 药品名称	注射用美洛西林钠　Mezlocillin Sodium for Injection
抗菌谱与适应证	用于大肠埃希菌、肠杆菌属、变形杆菌等革兰阴性杆菌中敏感菌株所致的呼吸系统、泌尿系统、消化系统、妇科和生殖器官等感染，如败血症、化脓性脑膜炎、腹膜炎、骨髓炎、皮肤和软组织感染以及眼、耳、鼻、喉科感染
制剂与规格	注射用美洛西林钠：①0.5g；②1.0g；③1.5g；④2.0g；⑤2.5g；⑥3.0g；⑦4.0g
用量用法	肌内注射、静脉注射或静脉滴注。肌内注射临用前加灭菌注射用水溶解，静脉注射通常加入 5%葡萄糖氯化钠注射液或 5%~10%葡萄糖注射液溶解后使用。成人一日 2~6g，严重感染者可增至8~12g，最大可增至 15g。儿童，按体重一日 0.1~0.2g/kg，严重感染者可增至 0.3g/kg；肌内注射一日 2~4 次，静脉滴注按需要每 6~8 小时一次，其剂量根据病情而定，严重者可每 4~6 小时静脉注射 1 次
特殊人群用药	老年患者肾功能减退，须调整剂量。妊娠安全性分级为 B 级。哺乳妇女须权衡利弊后用药。对青霉素类抗生素过敏或有过敏史者禁用
药典与处方集	Chin. P.；CNF
目录类别	【保（乙）】
备注	

■ 药品名称	注射用阿洛西林　Azlocillin for Injection
抗菌谱与适应证	敏感的革兰阳性及革兰阴性菌（包括铜绿假单胞菌）所致的呼吸道、泌尿道、生殖器官、胆道、胃肠道、败血症、脑膜炎、心内膜炎等严重感染以及手术、烧伤后感染，骨、皮肤及软组织感染
制剂与规格	注射用阿洛西林钠：①0.5g；②1g；③2g；④3g
用量用法	1. 成人：一日 6~10g，严重病例可增至 10~16g，分 2~4 次滴注 2. 儿童：一次 75mg/kg，一日 2~4 次。婴儿及新生儿：一次 100mg/kg，一日 2~4 次
特殊人群用药	妊娠安全性分级为 B 级。哺乳妇女用药须权衡利弊。对青霉素类抗生素过敏或有过敏史者禁用
药典与处方集	Pol. P.；CNF

续　表

目录类别	【保（乙）】
备注	

第二节　头孢菌素类

一、第一代头孢菌素类

■ 药品名称	头孢唑林　Cefazolin
抗菌谱与适应证	第一代头孢菌素。除肠球菌、MRSA 外，对其他革兰阳性球菌均有良好抗菌活性；对部分大肠埃希菌、奇异变形杆菌、肺炎克雷伯杆菌有抗菌活性。临床用于敏感菌所致的呼吸道、尿路感染、皮肤软组织、骨和关节、肝胆系统感染，心内膜炎、败血症、以及眼、耳、鼻、咽喉部感染；也用于外科手术预防用药
制剂与规格	1. 注射用头孢唑林钠：①0.5g；②1g；③1.5g；④2g 2. 注射用五水头孢唑林钠：①0.5g；②1g；③1.5g；④2g
用法用量	1. 肌内、静注、静滴：1 次 0.5g~1g，1 日 2~4 次。严重感染可增至 1 日 6g，分 2~4 次静脉给予，或遵医嘱。儿童 1 日量为 50~100mg/kg，分 2~3 次给予 2. 外科手术预防用药：术前 0.5~1h 给药 1g，手术超过 6h 者术中加用 0.5~1g，术后每 6~8h 给药 0.5~1g 至术后 24h
特殊人群用药	青霉素过敏者，肝、肾功能不全者，胃肠道疾病史者慎用。肾功能减退者首剂量 0.5g，并应按肌酐清除率调节用量和给药间隔。偶有肝肾功能损害、药物热、药疹等不良反应。不推荐用于新生儿；孕期、哺乳期用药需权衡利弊；老年患者宜适当减量或延长给药间隔
药典与处方集	USP、Eur. P、Chin. P；CNF
目录类别	【基、保（甲）】
备注	头孢唑啉用量是 1~2g，体重超过 90kg 者宜用 2g
■ 药品名称	注射用头孢拉定　Cefradine for Injection
抗菌谱与适应证	第一代头孢菌素。适用于治疗敏感菌所致的轻、中度感染，如：急性咽炎、扁桃体炎、中耳炎、支气管炎急性发作、肺炎等呼吸道感染以及泌尿生殖道感染、皮肤软组织感染等
制剂与规格	1. 头孢拉定胶囊：①0.25g；②0.5g 2. 头孢拉定片：①0.25g；②0.5g 3. 头孢拉定颗粒：①0.125g；②0.25g 4. 头孢拉定干混悬剂：①0.125g；②0.25g；③1.5g；④3g 5. 注射用头孢拉定：①0.5g；②1g
用量用法	1. 成人：口服给药，一次 0.25~0.5g，每 6 小时 1 次；严重感染时可增至一次 1g，一日最高剂量为 4g。肌内注射及静脉给药，一次 0.5~1g，每 6 小时 1 次。一日最高剂量为 8g 2. 儿童：口服给药，一次 6.25~12.5mg/kg，每 6 小时 1 次。肌内注射及静脉给药，1 周岁以上小儿，一次 12.5~25mg/kg，每 6 小时 1 次 3. 肌酐清除率大于 20ml/min 时，其推荐剂量为每 6 小时 0.5g；肌酐清除率为 5~20ml/min 时，其剂量为每 6 小时 0.25g；肌酐清除率小于 5ml/min 时，其剂量为每 12 小时 0.25g

续　表

特殊人群用药	1. 肾功能减退的老年患者应适当减少剂量或延长给药间期 2. 妊娠安全性分级为 B 级。哺乳妇女应用时须权衡利弊 3. 对头孢菌素过敏者及有青霉素过敏性休克史者禁用
药典与处方集	USP、Eur. P.、Chin. P.；CNF
目录类别	【保（甲/乙）】
备注	
■ 药品名称	**注射用头孢硫脒　Cefathiamidine for Injection**
抗菌谱与适应证	第一代头孢菌素。用于敏感菌所引起的呼吸系统、肝胆系统、五官、尿路感染及心内膜炎、败血症
制剂与规格	注射用头孢硫脒：①0.5g；②1g；③2g
用量用法	1. 成人：肌内注射，一次 1.5~1g，一日 4 次；静脉滴注一次 2g，一日 2~4 次 2. 儿童：肌内注射，一日 50~150mg/kg，分 3~4 次给药；静脉滴注一日 50~100mg/kg，分 2~4 次给药
特殊人群用药	1. 肾功能减退者须适当减量 2. 妊娠早期妇女慎用。哺乳妇女用药须权衡利弊 3. 对头孢菌素过敏者及有青霉素过敏性休克史者禁用
药典与处方集	CNF
目录类别	【保（乙）】
备注	
■ 药品名称	**头孢氨苄　Cefalexin**
抗菌谱与适应证	第一代口服头孢菌素。用于金黄色葡萄球菌、大肠埃希菌、肺炎杆菌、流感杆菌等敏感菌所致的下列感染：①扁桃体炎、扁桃体周炎、咽喉炎、支气管炎、肺炎、支气管扩张感染以及手术后胸腔感染；②急性及慢性肾盂肾炎、膀胱炎、前列腺炎及泌尿生殖系感染；③中耳炎、外耳炎、鼻窦炎；④上颌骨周炎、上颌骨骨膜炎、上颌骨骨髓炎、急性腭炎、牙槽脓肿、根尖性牙周炎、智齿周围炎、拔牙后感染；⑤睑腺炎、睑炎、急性泪囊炎；⑥毛囊炎、疖、丹毒、蜂窝织炎、脓疱、痈、痤疮感染、皮下脓肿、创伤感染、乳腺炎、淋巴管炎等
制剂与规格	1. 头孢氨苄胶囊：①125mg；②250mg 2. 头孢氨苄片：①125mg；②250mg 3. 头孢氨苄颗粒：①50mg；②125mg 4. 头孢氨苄干混悬剂：1.5g 5. 头孢氨苄泡腾片：125mg
用量用法	1. 成人：口服，一般剂量：一次250~500mg，每 6 小时 1 次。一日最高剂量为4g。单纯性膀胱炎、单纯皮肤软组织感染以及链球菌咽峡炎：一次 500mg，每 12 小时 1 次 2. 儿童：口服，一日 25~50mg/kg，1 日 4 次。皮肤软组织感染及链球菌咽峡炎：一次 12.5~50mg/kg，每 12 小时 1 次
特殊人群用药	1. 肝、肾功能不全者，6 岁以下小儿慎用 2. 老年患者应根据肾功能情况调整用药剂量或用药间期 3. 妊娠安全性分级为 B 级。哺乳期妇女须权衡利弊后应用 4. 对头孢菌素过敏者及有青霉素过敏性休克史者禁用
药典与处方集	USP、Eur. P.、Chin. P.；CNF

续　表

目录类别	【基、保（甲）】
备注	
■ 药品名称	头孢羟氨苄　Cefadroxil
抗菌谱与适应证	第一代口服头孢菌素。主要用于敏感菌所致的尿路感染、呼吸道感染、皮肤软组织感染、骨关节感染
制剂与规格	1. 头孢羟氨苄胶囊：①0.125g；②0.25g；③0.5g 2. 头孢羟氨苄片：①0.125g；②0.25g 3. 头孢羟氨苄颗粒：①0.125g；②0.25g
用量用法	1. 成人：口服，一次 0.5~1g，一日 2 次。肾功能不全者首次给予 1g 负荷剂量，然后根据肌酐清除率（Ccr）调整剂量。Ccr 为 25~50ml/min 者，一次 0.5g，每 12 小时 1 次；Ccr 为 10~25ml/min 者，一次 0.5g，每 24 小时 1 次；Ccr 为 0~10ml/min 者，一次 0.5g，每 36 小时 1 次 2. 儿童：口服，一次 15~20mg/kg，一日 2 次。A 组溶血性链球菌咽炎或扁桃体炎：一次 15mg/kg，每 12 小时 1 次，共 10 日
特殊人群用药	1. 肝、肾功能不全者慎用。老年患者肾功能减退，用药时须调整剂量 2. 妊娠安全性分级为 B 级。哺乳期妇女须权衡利弊后应用 3. 对头孢菌素过敏者及有青霉素过敏性休克史者禁用
药典与处方集	USP；CNF
目录类别	【保（乙）】
备注	

二、第二代头孢菌素类

■ 药品名称	头孢呋辛　Cefuroxim
抗菌谱与适应证	第二代注射用头孢菌素。对革兰阳性球菌的活性与第一代头孢菌素相似或略差，但对葡萄球菌和革兰阴性杆菌产生的 β 内酰胺酶显得相当稳定。适用于治疗敏感菌或敏感病原体所致的下列感染：①呼吸系统感染；②泌尿生殖系统感染；③骨和关节感染；④皮肤软组织感染；⑤预防手术感染；⑥其他，如败血症、脑膜炎等严重感染
制剂与规格	1. 头孢呋辛酯片：①0.25g；②0.125g 2. 头孢呋辛酯干混悬剂：0.125g 3. 头孢呋辛酯胶囊：0.125g 4. 注射用头孢呋辛钠：①0.25g；②0.5g；③0.75g；④1.0g；⑤1.5g；⑥2.0g；⑦2.25g；⑧2.5g；⑨3.0g
用量用法	1. 成人：口服，①一日 0.5g；下呼吸道感染：一日 1g；泌尿道感染：一日 0.25g；无并发症的淋病：单剂口服 1g 2. 儿童：口服，急性咽炎或扁桃体炎等一般感染：一次 10mg/kg，一日 2 次，一日最大剂量为 0.5g；急性中耳炎、脓疱病等严重感染：一次 15mg/kg，一日 2 次，一日最大剂量为 1g
特殊人群用药	1. 严重肝、肾功能不全者慎用。5 岁以下小儿禁用。老年患者口服本药，不必根据年龄调整剂量 2. 妊娠安全性分级为 B 级。哺乳妇女用药应权衡利弊，如需使用，应暂停哺乳 3. 对头孢菌素过敏者及有青霉素过敏性休克史者禁用
药典与处方集	USP、Eur. P.、Chin. P.；CNF

续 表

目录类别	【基、保（甲）】
备注	
■ 药品名称	注射用头孢替安　Cefotiam for Injection
抗菌谱与适应证	第二代注射用头孢菌素。用于敏感菌所致的肺炎、支气管炎、胆道感染、腹膜炎、尿路感染以及手术和外伤所致的感染和败血症
制剂与规格	注射用盐酸头孢替安：①0.5g；②1g
用量用法	肌内注射或静脉给药。成人：一日1~2g，分2~4次给予；败血症时可增至一日4g。儿童：一日40~80mg/kg，分3~4次给予，重症感染时可增至一日160mg/kg。肌酐清除率≥16.6ml/min者，不需调整剂量；肌酐清除率<16.6ml/min者，每6~8小时用量应减为常用剂量的75%
特殊人群用药	1. 老年患者用药剂量应按其肾功能减退情况酌情减量 2. 早产儿和新生儿使用本药的安全性尚未确定 3. 孕妇或可能已妊娠的妇女、哺乳妇女，应权衡利弊后用药 4. 对头孢菌素过敏者及有青霉素过敏性休克史者禁用
药典与处方集	USP、Jpn. P. ；CNF
目录类别	【保（乙）】
备注	
■ 药品名称	头孢丙烯　Cefprozil
抗菌谱与适应证	第二代口服头孢菌素。用于敏感菌所致的下列轻、中度感染：①呼吸道感染，如化脓性链球菌性咽炎或扁桃体炎；肺炎链球菌、流感嗜血杆菌和卡他莫拉菌引起的中耳炎或急性鼻窦炎、急性支气管炎继发细菌感染和慢性支气管炎急性发作；②金黄色葡萄球菌（包括产青霉素酶菌株）和化脓性链球菌等引起的非复杂性皮肤和皮肤软组织感染
制剂与规格	1. 头孢丙烯片：①0.25；②0.5g 2. 头孢丙烯分散片：0.25g 3. 头孢丙烯咀嚼片：0.25g 4. 头孢丙烯胶囊：①0.125g；②0.25g 5. 头孢丙烯颗粒：0.125g 6. 头孢丙烯干混悬剂：①0.125g；②0.75g；③1.5g；④3.0g
用量用法	口服： 1. 成人：呼吸道感染，一次0.5g，一日1~2次；皮肤或皮肤软组织感染，一日0.5g，分1~2次给药；严重病例，一次0.5g，一日2次。儿童：①0.5~12岁患儿，中耳炎，一次15mg/kg，一日2次；急性鼻窦炎，一次7.5mg/kg，一日2次；严重感染，一次15mg/kg，一日2次 2. 对2~12岁患儿：急性扁桃体炎、咽炎，一次7.5mg/kg，一日2次；皮肤或皮肤软组织感染，一次20mg/kg，一日1次。肾功能不全时，根据肌酐清除率进行剂量调整。肝功能不全患者无需调整剂量
特殊人群用药	1. 65岁以上老人使用本药，与健康成人志愿者对比，药物浓度-时间曲线下面积增高35%~60%，肌酐清除率下降40% 2. 妊娠安全性分级为B级。哺乳妇女应慎用或暂停哺乳 3. 对头孢菌素过敏者及有青霉素过敏性休克史者禁用
药典与处方集	USP；CNF

续 表

目录类别	【保（乙）】
备注	
■ 药品名称	头孢尼西 Cefonicid
抗菌谱与适应证	适用于敏感菌引起的下列感染：下呼吸道感染、尿路感染、败血症、皮肤软组织感染、骨和关节感染，也可用于手术预防感染。在外科手术前单剂量注射1g头孢尼西可以减少由于手术过程中污染或潜在污染而导致的术后感染发生率。在剖宫产手术中使用头孢尼西（剪断脐带后）可以减少某些术后感染发生率
制剂与规格	注射用头孢尼西钠：①0.5g；②1.0g
用量用法	1. 肾功能正常患者：①一般轻度至中度感染：成人每日剂量为1g，每24小时1次；在严重感染或危及生命的感染中，可每日2g，每24小时给药1次；②无并发症的尿路感染：每日0.5g，每24小时1次；③手术预防感染：手术前1小时单剂量给药1g，术中和术后没有必要再用。必要时如关节成形手术或开胸手术可重复给药2天；剖宫产手术中，应脐带结扎后才给予本品。疗程依不同病情而定 2. 肾功能不全患者：对于肾功能损害患者使用本品必须严格依据患者的肾功能损害程度调整剂量。初始剂量为7.5mg/kg，维持剂量应按下表根据肌酐清除率进行调整，患者在进行透析之后，无须再追加剂量
特殊人群用药	1. 对头孢菌素类抗生素过敏者禁用 2. 对青霉素过敏患者也可能对本品过敏，因此有青霉素过敏史或其他药物过敏病史者应慎用。对麻醉药过敏患者禁止使用利多卡因作为溶剂 3. 本品治疗开始和治疗中可引起肠道紊乱，严重的导致假膜性肠炎，出现腹泻时应引起警惕。一旦出现，轻度停药即可，中、重度患者应给予补充电解质、蛋白质以及适当的抗生素（如万古霉素）治疗 4. 重症患者在大剂量给药或合用氨基苷类抗生素治疗时，必须经常注意肾功能情况。肾脏或肝脏损害患者在使用该药物时，应加倍小心 5. 长期使用任何广谱抗生素都可能导致其他非敏感菌过度生长，应注意观察二重感染的发生
药典与处方集	USP、Eur. P.、Chin. P.
目录类别	【保（乙）】
备注	
■ 药品名称	头孢克洛 Cefaclor
抗菌谱与适应证	第二代口服头孢菌素。适用于敏感菌所致下列部位的轻、中度感染：①呼吸系统感染；②泌尿生殖系统感染；③皮肤软组织感染；④口腔科感染；⑤眼科感染
制剂与规格	1. 胶囊：①125mg；②250mg 2. 缓释胶囊：187.5mg 3. 片剂：250mg 4. 缓释片：375mg 5. 分散片：①125mg；②375mg 6. 颗粒：①100mg；②125mg；③250mg 7. 混悬液：①30ml：0.75g；②60ml：1.5g

续　表

用量用法	1. 成人：口服，一次 250mg，每 8 小时 1 次；较重的感染或敏感性较差的细菌引起的感染，剂量可加倍，但一日总量不超过 4g 2. 儿童：口服，一日 20mg/kg，分 3 次（每 8 小时 1 次）给药，宜空腹服用；重症感染可增至一日 40mg/kg，但一日总量不超过 1g
特殊人群用药	1. 肾功能轻度不全者可不减量；肾功能中度和重度减退者的剂量应分别减为正常剂量的 1/2 和 1/4 2. 新生儿用药的安全性尚未确定 3. 老年患者除虚弱、营养不良或严重肾功能损害外，一般不需调整剂量 4. 妊娠安全性分级为 B 级。哺乳妇女应慎用或用药时暂停哺乳 5. 对头孢菌素过敏者及有青霉素过敏性休克史者禁用
药典与处方集	USP、Eur. P.、Chin. P.；CNF
目录类别	【保（乙）】
备注	
■ 药品名称	头孢呋辛酯　Cefuroxime Axetil
抗菌谱与适应证	第二代口服头孢菌素。适用于溶血性链球菌、金黄色葡萄球菌（耐甲氧西林株除外）及流感嗜血杆菌、大肠埃希菌、肺炎克雷伯菌、奇异变形杆菌等肠杆菌科细菌敏感菌株所致成人急性咽炎或扁桃体炎、急性中耳炎、上颌窦炎、慢性支气管炎急性发作、急性支气管炎、单纯性尿路感染、皮肤软组织感染及无并发症淋病奈瑟菌性尿道炎和宫颈炎。儿童咽炎或扁桃体炎、急性中耳炎及脓疱病等
制剂与规格	片：①0.125g；②0.25g
用量用法	口服： 1. 成人：一般一日 0.5g；下呼吸道感染患者：一日 1g；单纯性下尿路感染患者：一日 0.25g。均分 2 次服用。单纯性淋球菌尿道炎单剂疗法剂量为 1g 2. 5~12 岁小儿：急性咽炎或急性扁桃体炎：按体重一日 20mg/kg，分 2 次服用，一日不超过 0.5g；急性中耳炎、脓疱病：按体重一日 30mg/kg，分 2 次服用，一日不超过 1g
特殊人群用药	1. 对本品及其他头孢菌素类过敏者、有青霉素过敏性休克或即刻反应史者及胃肠道吸收障碍者禁用 2. 5 岁以下小儿禁用
药典与处方集	USP、Eur. P.、Chin. P.、Jpn. P.；CNF
目录类别	【保（甲）】
备注	

三、第三代头孢菌素类

■ 药品名称	注射用头孢唑肟　Ceftizoxime for Injection
抗菌谱与适应证	第三代注射用头孢菌素。用于治疗由敏感菌引起的下呼吸道感染、胆道感染、腹腔感染、盆腔感染、尿路感染、脑膜炎、皮肤软组织感染、骨和关节感染、败血症、感染性心内膜炎及创伤、烧伤、烫伤后的严重感染
制剂与规格	注射用头孢唑肟钠：①0.5g；②1g；③2g

用量用法	静脉滴注。 1. 成人：一次 1~2g，每8~12 小时 1 次；严重感染：剂量可增至一次 3~4g，每 8 小时 1 次。治疗非复杂性尿路感染：一次 0.5g，每 12 小时 1 次 2. 儿童：6 个月及 6 个月以上的婴儿和儿童常用量按体重一次 50mg/kg，每 6~8 小时 1 次。肾功能损害的患者在给予 0.5~1g 的首次负荷剂量后，需根据其损害程度调整剂量
特殊人群用药	1. 6 个月以下小儿使用本药的安全性和有效性尚未确定。老年患者常伴有肾功能减退，应适当减少剂量或延长给药间期 2. 妊娠安全性分级为 B 级。哺乳妇女应用本药时应暂停哺乳 3. 对头孢菌素过敏者及有青霉素过敏性休克史者禁用
药典与处方集	USP；CNF
目录类别	【保（乙）】
备注	
■ 药品名称	注射用头孢噻肟　Cefotaxime for Injection
抗菌谱与适应证	第三代注射用头孢菌素。用于敏感细菌所致的肺炎及其他下呼吸道感染、尿路感染、脑膜炎、败血症、腹腔感染、盆腔感染、皮肤软组织感染、生殖道感染、骨和关节感染等。头孢噻肟可以作为小儿脑膜炎的选用药物
制剂与规格	注射用头孢噻肟钠：①0.5g；②1g；③2g
用量用法	肌内注射或静脉给药。 1. 成人：肌内注射 0.5~2g，每 8~12 小时一次。静脉给药一日 2~6g，分 2~3 次给药；严重感染者，每6~8 小时2~3g，一日最高剂量为12g。无并发症的肺炎链球菌肺炎或急性尿路感染：每12 小时 1g 2. 儿童：静脉给药。新生儿：一次 50mg/kg，7 日内新生儿每 12 小时 1 次，7~28 日新生儿每 8 小时 1 次
特殊人群用药	1. 严重肾功能减退患者应用本药时须根据肌酐清除率调整减量 2. 老年患者应根据肾功能适当减量 3. 妊娠安全性分级为 B 级。哺乳期妇女用药时宜暂停哺乳 4. 对头孢菌素过敏者及有青霉素过敏性休克史者禁用
药典与处方集	USP、Eur. P.、Chin. P.；CNF
目录类别	【保（甲）】
备注	
■ 药品名称	注射用头孢曲松　Ceftriaxone for Injection
抗菌谱与适应证	第三代注射用头孢菌素。用于敏感致病菌所致的下呼吸道感染、尿路、胆道感染，以及腹腔感染、盆腔感染、皮肤软组织感染、骨和关节感染、败血症、脑膜炎等及手术期感染预防。本品单剂可治疗单纯性淋病
制剂与规格	注射用头孢曲松钠：①0.25g；②0.5g；③0.75g；④1g；⑤1.5g；⑥2g；⑦3g；⑧4g
用量用法	肌内注射或静脉给药。 1. 成人：每 24 小时 1~2g 或每 12 小时 0.5~1g。最高剂量一日 4g 2. 小儿常用量静脉给药，按体重一日 20~80mg/kg

续 表

特殊人群用药	1. 出生体重低于2kg的新生儿使用本药的安全性尚未确定。本药可将胆红素从血清白蛋白上置换下来，患有高胆红素血症的新生儿（尤其是早产儿），应避免使用本药 2. 妊娠安全性分级为B级。哺乳妇女权衡利弊后应用 3. 对头孢菌素过敏者及有青霉素过敏性休克史者禁用
药典与处方集	USP、Eur. P.、Chin. P.；CNF
目录类别	【保（甲）】
备注	

■ 药品名称	注射用头孢哌酮 Cefoperazone for Injection
抗菌谱与适应证	第三代注射用头孢菌素。用于治疗敏感菌所致的呼吸道感染、泌尿道感染、胆道感染、皮肤软组织感染、败血症、脑膜炎、创伤及手术后感染。与抗厌氧菌药联用，用于治疗敏感菌所致的腹膜炎、盆腔感染
制剂与规格	注射用头孢哌酮钠：①0.5g；②1g；③1.5g；④2g
用量用法	肌内注射或静脉给药。 1. 成人：一般感染：一次1~2g，每12小时1次；严重感染：一次2~3g，每8小时1次。一日剂量不宜超过9g，但免疫缺陷患者伴严重感染时剂量可增至一日12g 2. 儿童：一日50~200mg/kg，分2~3次给药
特殊人群用药	1. 新生儿和早产儿用药须权衡利弊 2. 妊娠安全性分级为B级。哺乳期妇女用药期间宜暂停哺乳 3. 对头孢菌素过敏者及有青霉素过敏性休克史者禁用
药典与处方集	USP、Eur. P.、Chin. P.；CNF
目录类别	
备注	

■ 药品名称	注射用头孢他啶 Ceftazidime for Injection
抗菌谱与适应证	第三代注射用头孢菌素。用于敏感革兰阴性杆菌所致的败血症、下呼吸道感染、腹腔和胆道感染、复杂性尿路感染和严重皮肤软组织感染等。对于由多种耐药革兰阴性杆菌引起的免疫缺陷者感染、医院内感染以及革兰阴性杆菌或铜绿假单胞菌所致中枢神经系统感染尤为适用
制剂与规格	注射用头孢他啶：①0.25g；②0.5g；③1g；④2g
用量用法	静脉注射或静脉滴注。 1. 败血症、下呼吸道感染、胆道感染等，一日4~6g，分2~3次静脉滴注或静脉注射 2. 泌尿系统感染和重度皮肤软组织感染等，一日2~4g，分2次静脉滴注或静脉注射 3. 对于某些危及生命的感染、严重铜绿假单胞菌感染和中枢神经系统感染，可酌情增量至一日0.15~0.2g/kg，分3次静脉滴注或静脉注射 4. 婴幼儿常用剂量为一日30~100mg/kg，分2~3次静脉滴注
特殊人群用药	1. 早产儿及2个月以内新生儿慎用 2. 妊娠安全性分级为B级。哺乳妇女须权衡利弊后用药 3. 对头孢菌素过敏者及有青霉素过敏性休克史者禁用
药典与处方集	USP、Eur. P.、Chin. P.；CNF
目录类别	【基、保（乙）】

续　表

备注	
■ **药品名称**	头孢地尼　Cefdinir
抗菌谱与适应证	第三代口服头孢菌素。用于对本品敏感的葡萄球菌、大肠埃希菌、克雷伯杆菌、奇异变形杆菌等引起的下列感染：①咽喉炎、扁桃体炎、支气管炎急性发作、肺炎；②中耳炎、鼻窦炎；③肾盂肾炎、膀胱炎、淋菌性尿道炎；④附件炎、宫内感染、前庭大腺炎；⑤乳腺炎、肛门周围脓肿、外伤或手术伤口的继发感染；⑥皮肤软组织感染；⑦眼睑炎、睑板腺炎、猩红热
制剂与规格	1. 头孢地尼胶囊：①50mg；②100mg 2. 头孢地尼分散片：①50mg；②100mg
用量用法	口服： 1. 成人一次 100mg，一日 3 次 2. 儿童 9～18mg/kg，分 3 次服用 3. 严重肾功能障碍者应酌减剂量及延长给药间隔时间 4. 血液透析患者，建议剂量为一次 100mg，一日 1 次
特殊人群用药	1. 新生儿和小于 6 个月婴儿的安全性和疗效尚未确定。可用于儿童急性上颌鼻窦炎 2. 老年患者可能会有出血倾向 3. 妊娠安全性分级为 B 级。哺乳期妇女仅在利大于弊时，才能使用 4. 对头孢菌素过敏者及有青霉素过敏性休克史者禁用
药典与处方集	Chin. P.；CNF
目录类别	【保（乙）】
备注	
■ **药品名称**	头孢克肟　Cefixime
抗菌谱与适应证	第三代口服头孢菌素。用于敏感菌所致的咽炎、扁桃体炎、急性支气管炎和慢性支气管炎急性发作、中耳炎、尿路感染、单纯性淋病等
制剂与规格	1. 片剂：①0.05g；②0.1g 2. 分散片：0.1g 3. 咀嚼片：①0.05g；②0.1g 4. 胶囊：①0.05g；②0.1g 5. 颗粒：0.05g
用量用法	口服。 1. 成人：一次 50～100mg，一日 2 次；严重感染时，可增加至一次 200mg，一日 2 次 2. 儿童：体重 30kg 以下一次 1.5～3mg/kg，一日 2 次；严重感染时，一次 6mg/kg，一日 2 次
特殊人群用药	1. 6 个月以下儿童使用本药的安全性和有效性尚未确定 2. 老年人使用本药的血药浓度峰值和 AUC 可较年轻人分别高 26% 和 20% 3. 妊娠安全性分级为 B 级。哺乳期妇女使用时应暂停哺乳 4. 对头孢菌素过敏者及有青霉素过敏性休克史者禁用
药典与处方集	USP、Eur. P.；CNF
目录类别	【保（乙）】
备注	

四、第四代头孢菌素类

■ 药品名称	注射用头孢吡肟　Cefepime for Injection
抗菌谱与适应证	第四代头孢菌素。用于治疗敏感菌所致的下列中、重度感染：①下呼吸道感染，如肺炎、支气管炎等；②泌尿系统感染；③非复杂性皮肤或皮肤软组织感染；④复杂性腹腔内感染；⑤妇产科感染；⑥其他，如败血症、儿童脑脊髓膜炎及中性粒细胞减少性发热患者的经验治疗
制剂与规格	注射用盐酸头孢吡肟：①0.5g；②1g
用量用法	肌内注射或静脉滴注 1. 成人：一次 1~2g，每 12 小时 1 次；轻、中度感染：一次 0.5~1g，每 12 小时 1 次；重度泌尿道感染：一次 2g，每 12 小时 1 次；严重感染、中性粒细胞减少性发热的经验治疗：一次 2g，每 8 小时 1 次 2. 儿童：对 2 月龄至 12 岁儿童或体重低于 40kg 的患儿，最大剂量不可超过成人剂量，按体重一次 40mg/kg，每 12 小时 1 次，疗程 7~14 日
特殊人群用药	1. 对 13 岁以下儿童的疗效尚不明确，须慎用 2. 老年患者使用本药的半衰期延长，且 65 岁及以上老年患者的药物总清除率下降 3. 妊娠安全性分级为 B 级。哺乳妇女应慎用或用药时暂停哺乳 4. 对头孢菌素过敏者及有青霉素过敏性休克史者禁用
药典与处方集	USP、Jpn. P.；CNF
目录类别	【保（乙）】
备注	

■ 药品名称	注射用头孢匹罗　Cefpirome for Injection
抗菌谱与适应证	第四代头孢菌素。适用于治疗敏感菌引起的下列严重感染：①严重的下呼吸道感染（如大叶性肺炎、肺脓肿、支气管扩张合并感染等）；②严重的泌尿道感染（如复杂性尿路感染）；③严重的皮肤及软组织感染；④中性粒细胞减少患者所患严重感染；⑤败血症、化脓性脑膜炎、腹腔内感染、肝胆系统感染、盆腔内感染
制剂与规格	注射用头孢匹罗：①0.25g；②0.5g；③1g；④2.0g
用量用法	静脉给药。成人：上、下泌尿道合并感染，严重皮肤及软组织感染：一次 1g，每 12 小时 1 次；严重下呼吸道感染：一次 1~2g，每 12 小时 1 次；败血症：一次 2g，每 12 小时 1 次；中性粒细胞减少患者所患严重感染：一次 2g，每 12 小时 1 次。肾功能不全时剂量：先给予 1~2g 负荷剂量，再根据肌酐清除率进行剂量调整。血液透析患者（肌酐清除率小于 5ml/min），一次 0.5~1g，一日 1 次，透析后再给予 0.25~0.5g 的补充剂量
特殊人群用药	1. 小于 12 岁儿童用药的有效性及安全性尚未确定。不推荐在该年龄组使用本药 2. 妊娠期间用药应权衡利弊。哺乳妇女用药应权衡利弊 3. 对头孢菌素过敏者及有青霉素过敏性休克史者禁用
药典与处方集	Jpn. P.；CNF
目录类别	【保（乙）】
备注	

第三节　其他 β-内酰胺类

■ 药品名称	注射用头孢美唑　Cefmetazole for Injection
抗菌谱与适应证	第二代注射用头霉素类，抗菌活性与第二代头孢菌素相近。适用于葡萄球菌、大肠埃希菌、克雷伯杆菌、变形杆菌、脆弱拟杆菌、消化球菌等所致的下列感染：①呼吸道感染；②尿路感染；③胆管炎、胆囊炎；④腹膜炎；⑤女性生殖系统感染；⑥败血症；⑦颌骨周围蜂窝织炎、颌炎
制剂与规格	注射用头孢美唑钠：①1g；②2g
用量用法	静脉给药 1. 成人：一日 1~2g，分 2 次给药；重度感染：剂量可至一日 4g，分 2~4 次静脉滴注 2. 儿童：一日 25~100mg/kg，分 2~4 次给药；重度感染一日 150mg/kg，分 2~4 次静脉滴注。肾功能不全者本药血药浓度升高，半衰期延长，应调整用量
特殊人群用药	早产儿、新生儿慎用本药。妊娠安全性分级为 B 级。哺乳期妇女慎用本药。对头孢菌素过敏者及有青霉素过敏性休克史者禁用
药典与处方集	USP；CNF
目录类别	【保（乙）】
备注	

■ 药品名称	注射用头孢西丁　Cefoxitin for Injection
抗菌谱与适应证	第二代注射用头霉素类。适用于治疗敏感菌所致的下呼吸道，泌尿生殖系统，骨、关节、皮肤软组织，心内膜感染以及败血症。尤适用于需氧菌和厌氧菌混合感染导致的吸入性肺炎、糖尿病患者下肢感染及腹腔或盆腔感染
制剂与规格	注射用头孢西丁钠：①1g；②2g
用量用法	肌内注射或静脉给药。成人：一次 1~2g，每 6~8 小时 1 次。①单纯感染：每 6~8 小时 1g，一日总量3~4g；②中、重度感染：每 4 小时 1g 或每 6~8 小时 2g，一日总量6~8g；③严重感染：每 4 小时 2g 或每 6 小时 3g，一日总量 12g；④肾功能不全者首次剂量为 1~2g，此后按其肌酐清除率制订给药方案
特殊人群用药	1. 3 个月以内婴儿不宜使用本药 2. 妊娠安全性分级为 B 级。哺乳妇女应权衡利弊后用药 3. 对头孢菌素过敏者及有青霉素过敏性休克史者禁用
药典与处方集	USP、Eur. P.；CNF
目录类别	【保（乙）】
备注	

■ 药品名称	注射用头孢米诺　Cefminox for Injection
抗菌谱与适应证	第三代头霉素类，抗菌活性与第三代头孢菌素相近。用于治疗敏感菌所致的下列感染：①呼吸系统感染；②腹腔感染；③泌尿生殖系统感染：肾盂肾炎、膀胱炎、盆腔腹膜炎、子宫附件炎、子宫内感染、盆腔炎、子宫旁组织炎；④其他：败血症等

续 表

制剂与规格	注射用头孢米诺钠：①0.5g；②1g；③1.5g；④2g
用量用法	静脉给药。 1. 成人：一次 1g，一日 2 次。败血症和重症感染：一日 6g，分 3~4 次给药 2. 儿童：一次 20mg/kg，一日 3~4 次
特殊人群用药	1. 新生儿、早产儿的用药安全性尚未确定 2. 孕妇、哺乳期妇女用药应权衡利弊 3. 对头孢菌素过敏者及有青霉素过敏性休克史者禁用
药典与处方集	Jpn. P.；CNF
目录类别	【保（乙）】
备注	

■ 药品名称	注射用拉氧头孢 Latamoxef for Injection
抗菌谱与适应证	第三代注射用头霉素类，抗菌性能与第三代头孢菌素相近。适用于治疗敏感菌所致的下列感染：①呼吸系统感染，如肺炎、支气管炎、支气管扩张症继发感染、肺脓肿、脓胸等；②消化系统感染，如胆囊炎、胆管炎等；③腹腔内感染，如肝脓肿、腹膜炎等；④泌尿生殖系统感染；⑤骨、关节、皮肤和软组织感染等；⑥其他严重感染，如败血症、脑膜炎等
制剂与规格	注射用拉氧头孢钠：①1g；②2g
用量用法	静脉给药。 1. 成人，一次 0.5~1g，一日 2 次。重度感染，一日剂量可增加至 4g 2. 儿童：一日 60~80mg/kg，分 3~4 次给药。危重病例剂量可递增至一日 150mg/kg
特殊人群用药	1. 严重肾功能不全者、胆道阻塞患者慎用 2. 早产儿、新生儿慎用 3. 妊娠安全性分级为 C 级。哺乳期妇女慎用
药典与处方集	Jpn. P.；CNF
目录类别	【保（乙）】
备注	

■ 药品名称	注射用舒巴坦 Sulbactam for Injection
抗菌谱与适应证	β-内酰胺酶抑制剂，与青霉素类或头孢菌素类药合用，治疗敏感菌所致的尿路感染、肺部感染、支气管感染、胆道感染、腹腔和盆腔感染、耳鼻喉科感染、皮肤软组织感染、骨和关节感染、周围感染、败血症等
制剂与规格	注射用舒巴坦：①0.25g；②0.5g；③1.0g
用量用法	舒巴坦与氨苄西林以 1：2 剂量比应用。一般感染，成人剂量为舒巴坦每日 1~2g，氨苄西林每日 2~4g，一日量分 2~3 次静脉滴注或肌注；轻度感染可舒巴坦每日 0.5g，氨苄西林 1g，分 2 次静脉滴注或肌注；重度感染可增大剂量至每日舒巴坦 3~4g，氨苄西林6~8g，一日量分 3~4 次，静脉滴注
特殊人群用药	孕妇使用应权衡利弊。哺乳期妇女使用应权衡利弊
药典与处方集	USP、Eur. P.、Chin. P.、Jpn. P.；CNF
目录类别	【保（乙）】

备注	
■ 药品名称	注射用氨曲南　Aztreonam for Injection
抗菌谱与适应证	单环 β-内酰胺类，适用于治疗敏感需氧革兰阴性菌所致的多种感染：如败血症、下呼吸道感染、尿路感染、腹腔内感染、子宫内膜炎、盆腔炎、术后伤口及烧伤、溃疡等皮肤软组织感染等
制剂与规格	注射用氨曲南：①0.5g；②1.0g；③2.0g
用量用法	肌内注射或静脉给药。成人：泌尿道感染，一次 0.5~1g，每 8~12 小时 1 次；中度感染，一次 1~2g，每 8~12 小时 1 次；危重患者或由铜绿假单胞菌所致的严重感染，一次 2g，每 6~8 小时 1 次，一日最大剂量不宜超过 8g。肾功能不全时剂量：应根据肌酐清除率调整剂量；每次血液透析后，除维持量外，应另给予起始量的 1/8
特殊人群用药	老年人用药剂量应按其肾功能减退情况酌情减量。妊娠安全性分级为 B 级。哺乳妇女使用时应暂停哺乳
药典与处方集	USP、Jpn. P.；CNF
目录类别	【保（乙）】
备注	

第四节　碳青霉烯类

■ 药品名称	注射用亚胺培南西司他丁　Imipenem and Cilastatin for Injection
抗菌谱与适应证	对大多数革兰阳性、革兰阴性的需氧菌和厌氧菌有抗菌作用。适用于治疗敏感革兰阳性菌及革兰阴性杆菌所致的严重感染（如败血症、感染性心内膜炎、下呼吸道感染、腹腔感染、盆腔感染、皮肤软组织感染、骨和关节感染、尿路感染）以及多种细菌引起的混合感染
制剂与规格	注射用亚胺培南西司他丁钠（1∶1）：①0.5g；②1g；③2g
用量用法	静脉滴注： 1. 成人：轻度感染，每 6 小时 0.25g；中度感染，一次 1g，一日 2 次；严重感染，每 8 小时 1g。日最高剂量不超过 4g 2. 儿童：体重小于 40kg，一次 15mg/kg，每 6 小时 1 次。一日总剂量不超过 2g 3. 肾功能不全时剂量：肌酐清除率为30~70ml/min 者，每6~8 小时用 0.5g；肌酐清除率为20~30ml/min 者，每 8~12 小时用 0.25~0.5g；肌酐清除率低于 20ml/min 者，每 12 小时用 0.25g。透析时建议血液透析后补充 1 次用量
特殊人群用药	1. 婴儿及肾功能不全的儿童使用本药须权衡利弊。严重肾功能不全的患者应根据肌酐清除率调节用量 2. 有癫痫史或中枢神经系统功能障碍者发生痉挛、意识障碍等不良反应增加 3. 妊娠安全性分级为 C 级。哺乳妇女使用本药时，应暂停哺乳
药典与处方集	USP、Eur. P.、Jpn. P.；CNF
目录类别	【保（乙）】
备注	

续　表

■ 药品名称	注射用美罗培南　Meropenem for Injection
抗菌谱与适应证	1. 对大多数革兰阳性、革兰阴性需氧菌和厌氧菌有抗菌活性。比同类产品增加了脑膜炎的适应证。适用于由单一或多种敏感细菌引起的成人及儿童的严重感染、混合感染和耐药菌感染，包括：肺炎及院内获得性肺炎，败血症，腹腔内感染，尿路感染，妇科感染，皮肤及软组织感染和脑膜炎 2. 对于被推断患有感染的中性粒细胞减低的发热病人，可用美罗培南作为单方经验治疗
制剂与规格	注射用美罗培南：①0.25g；②0.5g
用量用法	1. 静脉给药：成人，每8小时1次，一次0.5~1g；脑膜炎：每8小时1次，一次2g；中性粒细胞减少伴发热的癌症患者，腹膜炎：每8小时1次，一次1g；皮肤和软组织感染、尿路感染：每8小时1次，一次0.5g。儿童：3个月~12岁的患儿，一次10~20mg/kg，每8小时1次；体重超过50kg的患儿，按成人剂量给药；脑膜炎：一次40mg/kg，每8小时1次 2. 治疗的剂量和疗程需根据感染的类型和严重程度及病人的情况决定，最大可用到每日6g
特殊人群用药	1. 3个月以下婴幼儿使用本药的有效性和安全性尚未确定 2. 严重肾功能不全的患者应根据肌酐清除率调节用量 3. 妊娠安全性分级为B级。哺乳期妇女用药应权衡利弊 4. 使用丙戊酸钠的患者禁用本品
药典与处方集	USP、Eur. P.、Chin. P.；CNF
目录类别	【保（乙）】
备注	

■ 药品名称	注射用比阿培南　Biapenem for Injection
抗菌谱与适应证	用于治疗由敏感细菌所引起的败血症、肺炎、肺部脓肿、慢性呼吸道疾病引起的二次感染、难治性膀胱炎、肾盂肾炎、腹膜炎、妇科附件炎等
制剂与规格	注射用比阿培南：0.3g
用量用法	静脉滴注：成人一次0.3g，滴注30~60分钟，一日2次。一日的最大给药量不得超过1.2g。缩短给药间隔时间到每8小时一次或延长静脉滴注时间至1~3小时可以增加疗效。由于老年患者生理功能下降，需注意调整用药剂量及用药间隔时间
特殊人群用药	严重肾功能不全的患者应根据肌酐清除率调节用量；有癫痫史或中枢神经系统功能障碍者慎用。儿童、孕妇、哺乳期妇女用药的安全性尚不明确
药典与处方集	USP、Eur. P.、Jpn. P.；CNF
目录类别	【保（乙）】
备注	

■ 药品名称	注射用帕尼培南倍他米隆　Panipenem Betamipron for Injection
抗菌谱与适应证	用于敏感的金黄色葡萄球菌、表皮葡萄球菌、大肠埃希菌、肺炎杆菌、流感杆菌、阴沟杆菌、变形杆菌、枸橼酸杆菌、类杆菌属、对铜绿假单胞菌等所致的下列感染：①呼吸系统感染；②腹腔感染；③泌尿、生殖系统感染；④眼科感染，皮肤、软组织感染；⑤耳、鼻、喉感染；⑥骨、关节感染；⑦其他严重感染，如败血症、感染性心内膜炎等
制剂与规格	注射用帕尼培南倍他米隆（1：1）：①250mg（以帕尼培南计）；②500mg（以帕尼培南计）

续 表

用量用法	静脉滴注： 1. 成人，一日 1g，分 2 次给药；重症或顽固性感染疾病：剂量可增至一日 2g，分 2 次静滴 2. 儿童，一日 30~60mg/kg，分 3 次静滴；重症或顽固性感染疾病：剂量可增至一日 100mg/kg，分 3~4 次静滴。一日总量不超过 2g
特殊人群用药	儿童用药的安全性尚未确定，建议早产儿、新生儿不宜使用。老年患者应慎用。孕妇用药的安全性尚未确定，用药应权衡利弊。对哺乳的影响尚不明确
药典与处方集	Jpn. P. ； CNF
目录类别	【保（乙）】
备注	

■ 药品名称	注射用厄他培南 Ertapenem for Injection
抗菌谱与适应证	用于敏感菌引起的下列感染：①社区获得性肺炎；②复杂性皮肤和（或）皮下组织感染；③复杂性腹部感染；④复杂性泌尿道感染；⑤急性盆腔感染
制剂与规格	注射用厄他培南：1g
用量用法	13 岁及以上患者中的常用剂量为 1g，每日 1 次。3 个月至 12 岁患者中的剂量是 15mg/kg，每日 2 次（每天不超过 1g）。静脉输注给药，最长可使用 14 天；肌内注射给药，最长可使用 7 天
特殊人群用药	1. 已知或怀疑中枢神经系统障碍（包括癫痫病史）者慎用 2. 不推荐用于儿童脑膜炎患者 3. 妊娠安全性分级为 B 级。哺乳妇女使用时应权衡利弊
药典与处方集	USP、Eur. P.、Jpn. P. ； CNF
目录类别	
备注	

■ 药品名称	法罗培南 Faropenem
抗菌谱与适应证	用于由葡萄球菌、链球菌、肺炎球菌、肠球菌、枸橼酸杆菌、肠杆菌、消化链球菌、拟杆菌等所致的下列感染：①泌尿系统感染；②呼吸系统感染；③子宫附件炎、子宫内感染、前庭大腺炎；④浅表性皮肤感染症、深层皮肤感染症、痤疮；⑤淋巴管炎、淋巴结炎、乳腺炎、肛周脓肿、外伤、烫伤和手术创伤等继发性感染
制剂与规格	1. 法罗培南钠片：①0.15g；②0.2g 2. 法罗培南钠胶囊：0.1g
用量用法	口服。 1. 成人：①浅表性皮肤感染症、深层皮肤感染症等轻度感染：一次 150~200mg，一日 3 次；②肺炎、肺脓肿、肾盂肾炎、膀胱炎、前列腺炎、睾丸炎、中耳炎、鼻窦炎：一次 200~300mg，一日 3 次 2. 老年人剂量：老年患者应从一次 150mg 开始用药
特殊人群用药	儿童的安全性尚未确立。老年患者用药可能因维生素 K 缺乏而发生出血倾向，应慎用。孕妇用药应权衡利弊。哺乳期使用期间应避免哺乳
药典与处方集	Jpn. P. ； CNF
目录类别	【保（乙）】
备注	

第五节　β-内酰胺类复方制剂

■ 药品名称	阿莫西林克拉维酸钾　Amoxicillin and Clavulanate Potassium
抗菌谱与适应证	1. 上呼吸道感染：鼻窦炎、扁桃体炎、咽炎等 2. 下呼吸道感染：急性支气管炎、慢性支气管炎急性发作、肺炎、肺脓肿和支气管合并感染等 3. 泌尿系统感染：膀胱炎、尿道炎、肾盂肾炎、前列腺炎、盆腔炎、淋病奈瑟菌尿路感染等 4. 皮肤和软组织感染：疖、脓肿、蜂窝织炎、伤口感染、腹内脓毒症等 5. 其他感染：中耳炎、骨髓炎、败血症、腹膜炎和手术后感染等
制剂与规格	1. 普通片：①375mg；②1g 2. 分散片：①156.25mg；②228.5mg 3. 咀嚼片：228.5mg 4. 颗粒：①156.25mg；②187.5mg；③228.5mg 5. 干混悬剂：①1g：156.25mg；②1.5g：228.5mg；③2g：156.25mg 6. 混悬液：①5ml：228mg；②5ml：312.5mg 7. 注射用阿莫西林钠克拉维酸钾：0.6g；1.2g
用量用法	1. 口服：成人，轻至中度感染：一次375mg，每8小时1次，疗程7~10日；肺炎及其他中度严重感染：一次625mg，每8小时1次，疗程7~10日。3个月以下婴儿：每12小时15mg/kg。儿童（40kg以下）：一般感染，每12小时25mg/kg，或每8小时20mg/kg；严重感染，每12小时45mg/kg，或每8小时40mg/kg，疗程7~10日。儿童（40kg以上）：可按成人剂量给药 2. 静脉滴注：成人及12岁以上儿童，一次1.2g，一日2~3次，疗程7~14日。严重感染者可增加至一日4次。3个月以下婴儿：一次30mg/kg，每12小时1次，随后加至每8小时1次。3个月至12岁儿童：一次30mg/kg，一日2~3次，疗程7~14d
特殊人群用药	1. 青霉素皮试阳性反应者、对本品及其他青霉素类药物过敏者及传染性单核细胞增多症患者禁用 2. 对头孢菌素类药物过敏者及有哮喘、湿疹、花粉症、荨麻疹等过敏性疾病史和严重肝功能障碍者慎用 3. 肾功能减退者应根据肌酐清除率调整剂量 4. 孕妇禁用，哺乳期妇女慎用或用药期间暂停哺乳 5. 老年患者应根据肾功能情况调整用药剂量
药典与处方集	USP、Eur.P.、Chin.P.、Jpn.P.；CNF
目录类别	【基、保（甲）】
备注	
■ 药品名称	注射用氨苄西林钠舒巴坦钠　Ampicillin Sodium and Sulbactam Sodium for Injection
抗菌谱与适应证	1. 用于治疗敏感菌（包括产β-内酰胺酶菌株）所致的呼吸道感染、肝胆系统感染、泌尿系统感染、皮肤软组织感染 2. 用于治疗需氧菌与厌氧菌混合感染（特别是腹腔感染和盆腔感染）
制剂与规格	注射用氨苄西林钠舒巴坦钠：①0.75g（氨苄西林钠0.5g、舒巴坦钠0.25g）；②1.5g（氨苄西林钠1g、舒巴坦钠0.5g）；③2.25g（氨苄西林1.5g、舒巴坦0.75g）；④3g（氨苄西林2g、舒巴坦1g）

用量用法	深部肌内注射、静脉注射或静脉滴注。成人一次 1.5~3g，每 6 小时 1 次。肌内注射一日剂量不超过 6g，静脉用药一日剂量不超过 12g（舒巴坦一日剂量最高不超过 4g）。儿童按体重一日 100~200mg/kg，分次给药
特殊人群用药	1. 青霉素类抗生素过敏者禁用 2. 传染性单核细胞增多症、巨细胞病毒感染、淋巴细胞白血病、淋巴瘤等病人不宜应用 3. 下列情况应慎用：有哮喘、湿疹、花粉症、荨麻疹等过敏性疾病史者 4. 肾功能减退者，根据血浆肌酐清除率调整用药 5. 孕妇及哺乳期妇女应用仍须权衡利弊 6. 老年患者肾功能减退，须调整剂量
药典与处方集	USP、Eur. P.、Chin. P.、Jpn. P.；CNF
目录类别	【保（乙）】
备注	
■ 药品名称	注射用替卡西林/钠克拉维酸钾　Ticarcillin Disodium and Clavulanate Potassium for Injection
抗菌谱与适应证	适用于治疗敏感菌所致的败血症、腹膜炎、呼吸道感染、胆道感染、泌尿系统感染、骨和关节感染、术后感染、皮肤和软组织感染、耳鼻喉感染等
制剂与规格	注射用替卡西林钠克拉维酸钾：①1.6g（替卡西林钠 1.5g、克拉维酸钾 0.1g）；②3.2g（替卡西林钠 3g、克拉维酸钾 0.2g）
用量用法	1. 成人：静脉滴注，一次 1.6~3.2g，每6~8 小时 1 次；最大剂量，一次 3.2g，每 4 小时 1 次 2. 肾功能不全时剂量：肌酐清除率大于 30ml/min 者，每 8 小时 3.2g；肌酐清除率为10~30ml/min 者，每 8 小时 1.6g；肌酐清除率小于 10ml/min 者，每 16 小时 1.6g 3. 小儿用量：一次 80mg/kg，每 6~8 小时 1 次 4. 早产儿及足月新生儿：一次 80mg/kg，每 12 小时 1 次
特殊人群用药	1. 严重肝、肾功能不全者，凝血功能异常者，高度过敏性体质者慎用 2. 孕妇用药应权衡利弊。可用于哺乳妇女 3. 对青霉素类抗生素过敏者禁用
药典与处方集	USP、Eur. P.、Jpn. P.；CNF
目录类别	【保（乙）】
备注	
■ 药品名称	注射用哌拉西林舒巴坦　Piperacillinand Sulbactam for Injection
抗菌谱与适应证	用于对哌拉西林耐药对本品敏感的产 β-内酰胺酶致病菌引起的感染：①呼吸系统感染（如急性支气管炎、肺炎、慢性支气管炎急性发作、支气管扩张伴感染等）；②泌尿生殖系统感染（如单纯型泌尿系统感染、复杂型泌尿系统感染等）
制剂与规格	注射用哌拉西林钠舒巴坦钠：①1.25g；②2.5g
用量用法	1. 成人：静脉滴注一次 2.5~5g，每 12 小时 1 次；严重或难治性感染时，每 8 小时 1 次。一日最大用量不得超过 20g（舒巴坦最大剂量为一日 4g）。疗程通常为 7~14 日 2. 肾功能不全时应酌情调整剂量 3. 老年患者剂量酌减

续　表

特殊人群用药	1. 青霉素、头孢菌素或其他 β-内酰胺类抗生素过敏或有过敏史者禁用 2. 肾功能不全者慎用 3. 孕妇、哺乳妇女用药须权衡利弊
药典与处方集	USP、Eur. P.、Chin. P.；CNF
目录类别	【保（乙）】
备注	

■ 药品名称	注射用哌拉西林钠/他唑巴坦钠　Piperacillin Sodium and Tazobactam Sodium for Injection
抗菌谱与适应证	用于对哌拉西林耐药，但对哌拉西林他唑巴坦敏感的产 β-内酰胺酶的细菌引起的中、重度感染：①大肠埃希菌和拟杆菌属所致的阑尾炎、腹膜炎；②金黄色葡萄球菌所致的中、重度医院获得性肺炎、非复杂性和复杂性皮肤软组织感染；③大肠埃希菌所致的产后子宫内膜炎或盆腔炎性疾病；④流感嗜血杆菌所致的社区获得性肺炎
制剂与规格	注射用哌拉西林钠他唑巴坦钠：①1.125g（哌拉西林钠 1g、他唑巴坦钠 0.125g）；②2.25g（哌拉西林钠 2g、他唑巴坦钠 0.25g）；③3.375g（哌拉西林钠 3g、他唑巴坦钠 0.375g）；④4.5g（哌拉西林钠 4g、他唑巴坦钠 0.5g）
用量用法	1. 成人：静脉滴注，一般感染：一次 3.375g（含哌拉西林 3.0g、他唑巴坦 0.375g；下同），每 6 小时 1 次，或 4.5g，每 8 小时一次，疗程 7~10 日。医院获得性肺炎：起始量 3.375g，每 4 小时 1 次，疗程 7~14 日，也可根据病情及细菌学检查结果进行调整 2. 肾功能不全者应根据肌酐清除率调整剂量 3. 血液透析者一次最大剂量为 2.25g，每 8 小时 1 次，并在每次血液透析后可追加 0.75g
特殊人群用药	1. 青霉素类、头孢类抗生素或 β-内酰胺酶抑制药过敏者禁用 2. 严重肝、肾功能障碍者，有出血史者，溃疡性结肠炎、克罗恩病或假膜性肠炎者慎用 3. 妊娠安全性分级为 B 级 4. 哺乳期妇女慎用
药典与处方集	USP、Eur. P.、Chin. P.；CNF
目录类别	【保（乙）】
备注	

■ 药品名称	注射用头孢哌酮舒巴坦　Cefoperazone and Sulbactam for Injection
抗菌谱与适应证	用于治疗敏感细菌所致的下列感染：①呼吸系统感染；②腹内感染，如腹膜炎、胆囊炎、胆管炎；③泌尿、生殖系统感染，如尿路感染、盆腔炎、子宫内膜炎、淋病等；④皮肤、软组织感染；⑤骨、关节感染；⑥其他严重感染，如败血症、脑膜炎等
制剂与规格	1. 注射用头孢哌酮钠舒巴坦钠（1:1）：①1g（头孢哌酮钠 0.5g、舒巴坦钠 0.5g）；②2g（头孢哌酮钠 1g、舒巴坦钠 1g） 2. 注射用头孢哌酮钠舒巴坦钠（2:1）：①1.5g（头孢哌酮钠 1g、舒巴坦钠 0.5g）；②3g（头孢哌酮钠 2g、舒巴坦钠 1g）
用量用法	静脉滴注。 1. 成人：一日 2~4g，严重或难治性感染可增至一日 8g。分等量每 12 小时静脉滴注 1 次。舒巴坦每日最高剂量不超过 4g 2. 儿童：常用量一日 40~80mg/kg，等分 2~4 次滴注。严重或难治性感染可增至一日 160mg/kg。等分 2~4 次滴注。新生儿出生第一周内，应每隔 12 小时给药 1 次。舒巴坦每日最高剂量不超过 80mg/kg

续　表

特殊人群用药	1. 新生儿和早产儿用药须权衡利弊 2. 老年人呈生理性的肝、肾功能减退，因此应慎用本药并需调整剂量 3. 妊娠安全性分级为 B 级。哺乳期妇女应慎用 4. 对头孢菌素过敏者及有青霉素过敏性休克史者禁用
药典与处方集	USP、Eur. P.、Chin. P.；CNF
目录类别	【保（乙）】
备注	

第六节　氨基苷类

■ 药品名称	注射用链霉素　Streptomycin for Injection
抗菌谱与适应证	1. 与其他抗结核药联合用于治疗结核分枝杆菌所致的各种结核病或其他分枝杆菌感染 2. 用于治疗土拉菌病，或与其他抗菌药联合用于治疗鼠疫、腹股沟肉芽肿、布鲁菌病、鼠咬热 3. 与青霉素联合用于预防或治疗草绿色链球菌或肠球菌所致的心内膜炎
制剂与规格	注射用硫酸链霉素：①0.75g（75 万 U）；②1g（100 万 U）；③2g（200 万 U）；④5g（500 万 U）
用量用法	肌内注射。成人：①结核病：一次 0.5g，每 12 小时 1 次；或一次 0.75g，一日 1 次；②草绿色链球菌心内膜炎：一次 1g，每 12 小时 1 次，连续用药 1 周；然后一次 0.5g，每 12 小时 1 次，连续用药 1 周；③肠球菌心内膜炎：一次 1g，每 12 小时 1 次，连续用药 2 周；然后一次 0.5g，每 12 小时 1 次，连续用药 4 周；④土拉菌病、鼠疫：一次 0.5~1g，每 12 小时 1 次；⑤布鲁菌病：一日 1~2g，分 2 次给药
特殊人群用药	1. 脱水患者、第Ⅷ对脑神经损害患者、重症肌无力或帕金森病患者、儿童、肾功能不全患者、接受肌肉松弛药治疗患者，老年患者应采用较小治疗量且尽可能在疗程中监测血药浓度 2. 妊娠安全性分级为 D 级。哺乳妇女在用药期间暂停哺乳
药典与处方集	USP、Eur. P.、Chin. P.、Jpn. P.；CNF
目录类别	【基、保（甲）】
备注	
■ 药品名称	庆大霉素　Gentamicin
抗菌谱与适应证	1. 适用于治疗敏感革兰阴性杆菌，如大肠埃希菌、克雷伯菌属、肠杆菌属、铜绿假单胞菌以及甲氧西林敏感的葡萄球菌所致的严重感染，如败血症、下呼吸道感染、肠道感染、盆腔感染、腹腔感染、皮肤软组织感染、复杂性尿路感染等。治疗腹腔感染及盆腔感染应与抗厌氧菌药物合用。与青霉素（或氨苄西林）合用治疗肠球菌属感染 2. 用于敏感细菌所致中枢神经系统感染，可鞘内注射作为辅助治疗
制剂与规格	1. 硫酸庆大霉素片（每 10mg 相当于 1 万 U）：①20mg；②40mg 2. 硫酸庆大霉素注射液：①1ml：20mg；②1ml：40mg；③2ml：80mg 3. 硫酸庆大霉素颗粒：10mg

续　表

用量用法	肌内注射、静脉滴注、鞘内及脑室内给药。 1. 成人，一次 80mg，或按体重一次 1~1.7mg/kg，每 8 小时 1 次；体重小于 60kg 者，一日 1 次给药 3mg/kg；体重大于 60kg 者，总量不超过 160mg，每 24 小时 1 次。疗程为 7~10 日 2. 小儿，一次 2.5mg/kg，每 12 小时 1 次；或一次 1.7mg/kg，每 8 小时 1 次。疗程为 7~10 日 3. 鞘内及脑室内给药：成人一次 4~8mg，小儿（3 个月以上）一次1~2mg，每 2~3 日 1 次 4. 肾功能减退患者根据肌酐清除率调整剂量
特殊人群用药	1. 脱水患者、第Ⅷ对脑神经损害患者、重症肌无力或帕金森病患者、儿童、肾功能不全患者、接受肌肉松弛药治疗患者、老年患者应采用较小治疗量且尽可能在疗程中监测血药浓度 2. 妊娠安全性分级为 D 级。哺乳妇女在用药期间暂停哺乳
药典与处方集	USP、Eur. P.；CNF
目录类别	【基、保（甲/乙）】
备注	
■ 药品名称	妥布霉素　Tobramycin
抗菌谱与适应证	1. 适用于铜绿假单胞菌、大肠埃希菌、克雷伯菌属、沙雷菌属、所致的新生儿脓毒血症、败血症、中枢神经系统感染、泌尿生殖系统感染、肺部感染、胆道感染、腹腔感染及腹膜炎、骨骼感染、烧伤感染、皮肤软组织感染、急性及慢性中耳炎、鼻窦炎等 2. 与其他抗菌药物联合用于治疗葡萄球菌所致感染（耐甲氧西林菌株感染除外）
制剂与规格	硫酸妥布霉素注射液（每 10mg 相当于 1 万）：2ml：80mg
用量用法	肌内注射或静脉滴注。 1. 成人：一次 1~1.7mg/kg，每 8 小时 1 次，疗程 7~14 日 2. 儿童：早产儿或 0~7 日小儿，一次 2mg/kg，每12~24 小时 1 次；大于 7 日小儿，一次 2mg/kg，每 8 小时 1 次
特殊人群用药	1. 脱水患者、第Ⅷ对脑神经损害患者、重症肌无力或帕金森病患者、儿童、肝肾功能患者、接受肌肉松弛药治疗患者、老年患者应采用较小治疗量且尽可能在疗程中监测血药浓度 2. 妊娠安全性分级为 D 级。哺乳妇女在用药期间暂停哺乳
药典与处方集	USP；CNF
目录类别	【保（乙）】
备注	
■ 药品名称	阿米卡星　Amikacin
抗菌谱与适应证	1. 对大肠埃希菌、铜绿假单胞菌及其他假单胞菌、变形杆菌、克雷伯杆菌、不动杆菌、沙雷杆菌和肠杆菌等敏感革兰阴性杆菌与葡萄球菌属所致严重感染，如下呼吸道感染，腹腔感染，胆道感染，骨、关节、皮肤及软组织感染，泌尿系统感染，细菌性心内膜炎，菌血症或败血症等 2. 对庆大霉素、妥布霉素和卡那霉素耐药菌株所致的严重感染
制剂与规格	硫酸阿米卡星注射液：①1ml：100mg（10 万 U）；②2ml：200mg（20 万 U） 注射用硫酸阿米卡星：200mg

续　表

用量用法	肌内注射或静脉滴注。 1. 成人：单纯性尿路感染：每 12 小时 200mg；其他全身感染：每 8 小时 5mg/kg，或每 12 小时 7.5mg/kg。一日不超过 1.5g；烧伤合并感染：一次 5~7.5mg/kg，每 6 小时 1 次 2. 肾功能不全者根据肌酐清除率调整剂量 3. 儿童：首剂 10mg/kg，然后每 12 小时 7.5mg/kg
特殊人群用药	1. 儿童、脱水患者、重症肌无力或帕金森病患者、肾功能损害患者慎用；老年患者应用本药后较易产生各种毒性反应 2. 孕妇使用前应充分权衡利弊，妊娠安全性分级为 D 级；哺乳妇女在用药期暂停哺乳
药典与处方集	USP、Eur. P.、Chin. P.；CNF
目录类别	【基、保（甲）】
备注	

■ 药品名称	注射用奈替米星　Netilmicin for Injection
抗菌谱与适应证	1. 主要适用于治疗敏感革兰阴性杆菌所致的严重感染。如大肠埃希菌、肠杆菌属、变形杆菌、铜绿假单胞菌等所致的下呼吸道感染、复杂性尿路感染、腹腔感染、胃肠感染、骨及关节感染、皮肤软组织感染、烧伤或创伤感染、手术感染、败血症等 2. 与其他抗菌药物联合用于治疗葡萄球菌感染（耐甲氧西林葡萄球菌除外） 3. 某些耐庆大霉素菌株所致严重感染
制剂与规格	注射用硫酸奈替米星：①1ml（5 万 U）；②2ml（10 万 U）
用量用法	肌内注射或静脉滴注。成人 1.3~2.2mg/kg/8 小时或 2~3.25mg/kg/12 小时，疗程 7~14 日。一日最高剂量不超过 7.5mg/kg；复杂性尿路感染：一次 1.5~2mg/kg，每 12 小时 1 次，疗程 7~14 日。一日最高剂量不超过 7.5mg/kg；肾功能不全者：按照血药浓度进行调整，或根据肌酐清除率计算调整剂量
特殊人群用药	1. 对本药或其他氨基糖苷类药过敏者对杆菌肽过敏者禁用 2. 脱水患者、重症肌无力或帕金森病、肝肾功能损害者慎用 3. 儿童（尤其是早产儿及新生儿）慎用 4. 老年患者使用时按轻度肾功能减退者减量用药，且尽可能在疗程中监测血药浓度 5. 妊娠安全性分级为 D 级；哺乳妇女在用药期暂停哺乳
药典与处方集	USP、Eur. P.、Chin. P.；CNF
目录类别	【保（乙）】
备注	

■ 药品名称	注射用依替米星　Etimicin for Injection
抗菌谱与适应证	用于敏感菌所致的感染：①呼吸系统感染：如急性支气管炎、慢性支气管炎急性发作、社区肺部感染、支气管扩张并发肺部感染等；②泌尿生殖系统感染：如急性肾盂肾炎、膀胱炎、前列腺炎、慢性肾盂肾炎或慢性膀胱炎急性发作等；③皮肤软组织感染；④创伤和手术后感染
制剂与规格	注射用硫酸依替米星：①50mg（5 万 U）；②100mg（10 万 U）
用量用法	静脉滴注：一次 100~150mg，每 12 小时 1 次，疗程为 5~10 日；肾功能不全者：应调整剂量，并应监测本药血药浓度

续　表

特殊人群用药	1. 对本药或其他氨基苷类药过敏者禁用 2. 肾功能不全者、大面积烧伤患者、脱水患者慎用 3. 儿童、孕妇用药须权衡利弊 4. 老人需调整给药剂量与用药间期 5. 哺乳妇女在用药期间暂时停止哺乳
药典与处方集	CNF
目录类别	【保（乙）】
备注	

■ 药品名称	新霉素　Neomycin
抗菌谱与适应证	1. 敏感菌所致肠道感染 2. 用于肠道感染和结肠手术前准备
制剂与规格	硫酸新霉素片（以新霉素计）：①100mg（10万U）；②250mg（25万U）
用量用法	口服给药。 1. 成人：常用剂量一次250~500mg，一日4次；感染性腹泻：一次8.75mg/kg，每6小时1次，疗程2~3日；结肠手术前准备：每小时700mg，用药4小时；继以每4小时700mg，共24小时；肝性脑病的辅助治疗：一次500~1000mg，每6小时1次，疗程5~6日 2. 儿童：一日25~50mg/kg，分4次服用
特殊人群用药	1. 对本药或其他氨基苷类药过敏者、肠梗阻者禁用 2. 儿童、肾功能损害患者、溃疡性结肠炎、牙病患者慎用 3. 老年患者应采用较小治疗量且尽可能在疗程中监测血药浓度 4. 妊娠安全性分级为D级；哺乳妇女用药期暂停哺乳
药典与处方集	USP、Eur.P.、Chin.P.、Jpn.P.；CNF
目录类别	【保（乙）】
备注	

■ 药品名称	异帕米星　Isepamicin
抗菌谱与适应证	用于治疗敏感菌所致肺炎、支气管炎、肾盂肾炎、膀胱炎、腹膜炎、败血症、外伤或烧伤创口感染
制剂与规格	硫酸异帕米星注射液：①2ml：200mg（20万U）；②2ml：400mg
用量用法	肌内注射或静脉滴注。成人：一日400mg，分1~2次注射。静脉滴注时一日400mg，分1~2次滴注
特殊人群用药	1. 对本药或其他氨基苷类药过敏者禁用 2. 孕妇、儿童、严重肝肾功能不全者、年老体弱者慎用 3. 哺乳期妇女应慎用或暂停哺乳
药典与处方集	Jpn.P.；CNF
目录类别	【保（乙）】
备注	

第七节　四环素类

■ 药品名称	四环素　Tetracycline
抗菌谱与适应证	1. 立克次体病，包括流行性斑疹伤寒、地方性斑疹伤寒、洛矶山热、恙虫病和 Q 热 2. 支原体属感染 3. 回归热 4. 布鲁菌病（与氨基苷类联合应用） 5. 霍乱 6. 鼠疫（与氨基苷类联合应用） 7. 兔热病
制剂与规格	1. 盐酸四环素片：①0.125g；②0.25g 2. 盐酸四环素胶囊：0.25g 3. 注射用盐酸四环素：①0.125g；②0.25g；③0.5g
用量用法	1. 口服给药：成人一次 0.25～0.5g，每 6 小时 1 次；8 岁以上小儿一日 25～50mg/kg，分 4 次服用，疗程一般为 7～14 日 2. 静脉滴注：成人一日 1～1.5g，分 2～3 次给药；8 岁以上小儿一日 10～20mg/kg，分 2 次给药，一日剂量不超过 1g 3. 支原体肺炎、布鲁菌病需 3 周左右
特殊人群用药	1. 对本药或其他四环素类药过敏者、8 岁以下儿童禁用 2. 老年患者、肝肾功能不全者慎用 3. 孕妇应避免使用本药。如确有指征应用时每日静滴剂量以 1g 为宜，不应超过 1.5g，其血药浓度应保持在 15μg/ml 以下。FDA 的妊娠安全性分级为 D 级 4. 哺乳妇女用药须权衡利弊或暂停哺乳
药典与处方集	USP、Eur. P.；CNF
目录类别	【保（甲/乙）】
备注	
■ 药品名称	土霉素　Oxytetracycline
抗菌谱与适应证	1. 立克次体病，包括流行性斑疹伤寒、地方性斑疹伤寒、洛矶山热、恙虫病和 Q 热 2. 支原体属感染 3. 衣原体属感染，包括鹦鹉热、性病淋巴肉芽肿、非特异性尿道炎、输卵管炎、宫颈炎及沙眼 4. 回归热 5. 布鲁菌病（与氨基苷类药联用） 6. 霍乱 7. 鼠疫（与氨基苷类药联用） 8. 兔热病 9. 软下疳
制剂与规格	土霉素片：0.25g

续　表

用量用法	口服给药： 1. 成人：一次 250~500mg，每 6 小时 1 次 2. 儿童：8 岁以上患儿，一次 6.25~12.5mg/kg，每 6 小时 1 次
特殊人群用药	1. 对本药或其他四环素类药过敏者禁用 2. 老年患者、肝肾功能不者慎用 3. 8 岁以下小儿禁用，可致恒牙黄染、牙釉质发育不良和骨生长抑制 4. 孕妇应避免使用，FDA 的妊娠安全性分级为 D 级 5. 哺乳妇女用药须权衡利弊或暂停哺乳
药典与处方集	USP、Eur. P.；CNF
目录类别	【保（甲）】
备注	
■ 药品名称	多西环素　Doxycycline
抗菌谱与适应证	1. 首选药用于：立克次体病、支原体属感染、衣原体属感染、回归热、布鲁菌病（与氨基苷类药联用）、霍乱、鼠疫（与氨基苷类药联用）、兔热病、软下疳 2. 可用于治疗对青霉素类过敏患者的破伤风、气性坏疽、梅毒、淋病和钩端螺旋体病 3. 中、重度痤疮患者的辅助治疗
制剂与规格	1. 盐酸多西环素片：①50mg；②100mg 2. 盐酸多西环素胶囊：①250mg；②100mg
用量用法	口服给药：成人一般感染，首次 200mg，以后一次 100mg，一日 1~2 次，疗程为 3~7 日；抗寄生虫感染：第 1 日，一次 100mg，每 12 小时 1 次；以后一次 100~200mg，一日 1 次（或一次 50~100mg，每 12 小时 1 次）；淋病奈瑟菌性尿道炎和宫颈炎、沙眼衣原体所致的单纯性尿道炎、宫颈炎或直肠感染：一次 100mg，一日 2 次，疗程至少 7 日；梅毒：一次 150mg，每 12 小时 1 次，疗程至少 10 日
特殊人群用药	1. 对本药或其他四环素类药过敏者、8 岁以下儿童禁用 2. 原有肝病患者慎用 3. 孕妇不宜使用本药，FDA 妊娠安全性分级为 D 级 4. 本药可分泌入乳汁，哺乳妇女应用时应暂停哺乳
药典与处方集	USP、Eur. P.；CNF
目录类别	【保（甲）】
备注	
■ 药品名称	米诺环素　Minocycline
抗菌谱与适应证	用于对本品敏感的葡萄球菌、链球菌、肺炎球菌、淋病奈瑟菌、大肠埃希菌、克雷伯菌、变形杆菌、衣原体、梅毒螺旋体等引起的感染：①浅表性化脓性感染；②深部化脓性疾病：乳腺炎、淋巴管（结）炎、骨髓炎、骨炎等；③呼吸道感染；④痢疾、肠炎、感染性食物中毒、胆管炎、胆囊炎等；⑤泌尿生殖道感染等；⑥败血症、菌血症
制剂与规格	1. 盐酸米诺环素片：①50mg（5 万 U）；②100mg（10 万 U） 2. 盐酸米诺环素胶囊：①50mg（5 万 U）；②100mg（10 万 U）
用量用法	口服给药： 1. 成人：每 12 小时 100mg；或每 6 小时 50mg 2. 儿童：8 岁以上儿童，每日 2~4mg/kg，分 1~2 次口服，首剂量 4mg/kg

续　表

特殊人群用药	1. 对本药或其他四环素类药过敏者、8 岁以下儿童禁用
	2. 肝肾功能不全者、口服吸收不良者慎用
	3. 老年患者慎用本药，对有肾功能障碍者，推荐减少给药剂量
	4. FDA 的妊娠安全性分级为 D 级
	5. 哺乳妇女须权衡利弊后用药或暂停哺乳
药典与处方集	USP、Eur. P.、Jpn. P.；CNF
目录类别	【保（乙）】
备注	

第八节　大环内酯类

■ 药品名称	红霉素　Erythromycin
抗菌谱与适应证	1. 作为青霉素过敏患者治疗下列感染的替代用药：溶血性链球菌、肺炎链球菌所致的急性扁桃体炎、急性咽炎、鼻窦炎；溶血性链球菌所致的猩红热、蜂窝织炎；白喉及白喉带菌者；气性坏疽、炭疽、破伤风；放线菌病；梅毒；李斯特菌病等
	2. 肺炎支原体肺炎、肺炎衣原体肺炎
	3. 军团菌病
	4. 百日咳
	5. 泌尿生殖系统感染
	6. 沙眼衣原体结膜炎
	7. 空肠弯曲菌肠炎
	8. 厌氧菌所致口腔感染
制剂与规格	1. 片：①0.125g；②0.25g
	2. 软膏：①1%；②0.5%
	3. 栓：①0.1g；②0.2g
	4. 硬脂酸红霉素片：①0.05g；②0.125g；③0.25g
	5. 硬脂酸红霉素胶囊：①0.1g；②0.125g
	6. 硬脂酸红霉素颗粒：50mg
	7. 注射用乳糖酸红霉素：①0.25g；②0.3g
用量用法	1. 口服给药：①成人一日 0.75~2g，分 3~4 次服用；军团菌病：一日 1~4g，分 3 次服用；风湿热复发的预防：一次 250mg，一日 2 次；感染性心内膜炎的预防：术前 1 小时口服 1g，术后 6 小时再服 500mg。②儿童：一日20~40mg/kg，分 3~4 次服用
	2. 静脉滴注：①成人一次 0.5~1.0g，一日 2~3 次。军团菌病，一日 3~4g，分 4 次滴注。②儿童：一日 20~30mg/kg，分 2~3 次滴注
	栓剂直肠给药：成人一次 0.1g，一日 2 次；儿童一日 20~30mg/kg
特殊人群用药	1. 对本药及其他大环内酯类药过敏者禁用
	2. 肝肾功能不全者、重症肌无力患者慎用
	3. 孕妇用药应权衡利弊，FDA 妊娠安全性分级为 B 级
	4. 哺乳妇女应慎用

续 表

药典与处方集	USP、Eur. P.、Chin. P.、Jpn. P.；CNF
目录类别	【基、保（甲）】
备注	注意药物相互作用
■ 药品名称	阿奇霉素　Azithromycin
抗菌谱与适应证	1. 用于化脓性链球菌引起的急性咽炎、急性扁桃体炎以及敏感细菌引起的鼻窦炎、急性中耳炎、急性支气管炎、慢性支气管炎急性发作 2. 用于肺炎链球菌、流感杆菌以及肺炎支原体所致的肺炎 3. 用于衣原体及非多种耐药淋病奈瑟菌所致的尿道炎、宫颈炎及盆腔炎 4. 用于敏感菌所致的皮肤软组织感染
制剂与规格	1. 阿奇霉素片（每100mg相当于10万U）：①250mg；②500mg 2. 阿奇霉素分散片：①125mg；②250mg 3. 阿奇霉素胶囊：①125mg；②250mg 4. 阿奇霉素颗粒：①100mg；②250mg；③500mg 5. 阿奇霉素干混悬剂：2g：0.1g 6. 阿奇霉素混悬剂：①0.125g；②0.25g 7. 阿奇霉素糖浆：25ml：500mg 8. 注射用乳糖酸阿奇霉素（以阿奇霉素计）：①125mg；②250mg；③500mg 9. 阿奇霉素注射液：①2ml：125mg；②2ml：250mg；③5ml：500mg 10. 阿奇霉素葡萄糖注射液：①100ml（阿奇霉素125mg、葡萄糖5g）；②100ml（阿奇霉素200mg、葡萄糖5g）
用量用法	1. 口服：饭前1小时或餐后2小时服用。成人：沙眼衣原体、杜克嗜血杆菌或敏感淋球菌所致的性传播疾病，仅需单次口服1g；其他感染的治疗：第一日，0.5g顿服，第2～5日，一日0.25g顿服；或一日0.5g顿服，连服3日；儿童：中耳炎、肺炎：第1日10mg/kg顿服，一日最大量不超过500mg；第2～5日，一日5mg/kg顿服，一日最大量不超过250mg；咽炎、扁桃体炎，一日12mg/kg顿服（一日最大量不超过0.5g），连用5日 2. 静脉滴注：成人社区获得性肺炎，静脉滴注至少2日后转为口服给药，一次500mg，一日1次，7～10日为一疗程；盆腔炎：静脉滴注1～2日后转为口服给药，一次250mg，一日1次，7日为一个疗程
特殊人群用药	1. 对本药或其他大环内酯类药过敏者禁用 2. 严重肝功能不全者、严重肾功能不全者慎用 3. 用于6个月以下幼儿中耳炎或社区获得性肺炎及2岁以下小儿咽炎或扁桃体炎的疗效与安全性均尚未确立 4. 孕妇须充分权衡利弊后用药，FDA妊娠安全性分级为B级 5. 哺乳妇女须充分权衡利弊后用药
药典与处方集	USP、Eur. P.、Chin. P.；CNF
目录类别	【基、保（甲/乙）】
备注	
■ 药品名称	地红霉素　Dirithromycin
抗菌谱与适应证	用于12岁以上患者，对本品敏感菌所致的轻、中度感染：慢性阻塞性肺疾病急性加重或慢性支气管炎急性发作、急性支气管炎、社区获得性肺炎、咽炎和扁桃体炎、单纯性皮肤和软组织感染

制剂与规格	地红霉素肠溶胶囊：250mg
用量用法	口服给药。①慢性支气管炎急性发作：一次 500mg，一日 1 次，疗程5~7 日；②急性支气管炎：一次 500mg，一日 1 次，疗程 7 日；③社区获得性肺炎：一次 500mg，一日 1 次，疗程 14 日；④咽炎和扁桃体炎：一次 500mg，一日 1 次，疗程 10 日；⑤单纯性皮肤和软组织感染：一次 500mg，一日 1 次，疗程5~7 日
特殊人群用药	1. 对本药和其他大环内酯类抗生素过敏者、可疑或潜在菌血症患者禁用 2. 肝功能不全者慎用 3. 孕妇慎用，FDA 的妊娠安全性分级为 C 级 4. 哺乳妇女用药应权衡利弊
药典与处方集	USP、Eur. P.；CNF
目录类别	【基、保（乙）】
备注	注意药物相互作用
■ 药品名称	琥乙红霉素　Erythromycin Ethylsuccinate
抗菌谱与适应证	适用于治疗敏感菌或敏感病原体引起的下列感染性疾病：①呼吸系统感染：轻、中度呼吸道感染；肺炎支原体及肺炎衣原体所致的肺炎；白喉（辅助抗毒素作用）；军团菌病；李斯特菌病；百日咳；②泌尿生殖系统感染：淋球菌引起的急性盆腔炎；梅毒；沙眼衣原体、衣原体引起的孕期泌尿生殖器感染及成人无并发症的尿道、宫颈或直肠感染等；③轻、中度皮肤和软组织感染；④其他：肠阿米巴病；空肠弯曲菌肠炎；厌氧菌所致口腔感染；沙眼衣原体结膜炎；放线菌病；猩红热；气性坏疽、炭疽、破伤风。预防风湿热初发或复发；细菌性心内膜炎
制剂与规格	琥乙红霉素片：①200mg；②400mg
用量用法	口服给药： 1. 成人：一般用量每 6 小时 400mg；预防链球菌感染：一次 400mg，一日 2 次；军团菌：一次400~1000mg，一日 4 次；沙眼衣原体和解脲脲原体引起的尿道炎：一次 800mg，一日 3 次，连服 7 日 2. 儿童：一般感染，一日 30~50mg/kg，分 4 次服用，每 6 小时服药 1 次；可每 12 小时服药 1 次，一次服日剂量的一半；也可每 8 小时服药 1 次，一次服日剂量的1/3；对于更严重的感染，剂量可加倍；百日咳：一次 10~12.5mg/kg，一日 4 次，疗程 14 日；肠阿米巴：一日40~50mg/kg，分 4 次服，连服 5~14 日
特殊人群用药	1. 对本药或其他大环内酯类药过敏者、严重肝功能不全者禁用 2. 轻度肝功能不全者慎用 3. 孕妇用药应权衡利弊，FDA 的妊娠安全性分级为 B 级 4. 哺乳妇女慎用或暂停哺乳
药典与处方集	USP、Eur. P.、Chin. P.、Jpn. P.；CNF
目录类别	【保（乙）】
备注	注意药物相互作用
■ 药品名称	罗红霉素　Roxithromycin
抗菌谱与适应证	1. 呼吸道感染：化脓性链球菌引起的咽炎及扁桃体炎；敏感菌所致的鼻窦炎、中耳炎、急性支气管炎、慢性支气管炎急性发作；肺炎支原体或肺炎衣原体所致的肺炎 2. 泌尿生殖系统感染：沙眼衣原体引起的尿道炎和宫颈炎 3. 皮肤软组织感染

续　表

制剂与规格	1. 罗红霉素片：150mg 2. 罗红霉素胶囊：①50mg；②150mg 3. 罗红霉素细粒剂：50mg
用量用法	口服给药： 1. 成人一次 150mg，一日 2 次；或一次 300mg，一日 1 次。疗程一般为 5~12 日 2. 肾功能不全者可发生累计效应，肾功能轻度减退者不需调整剂量，严重肾功能不全者给药时间延长 1 倍（一次 150mg，一日 1 次） 3. 严重肝硬化者的半衰期延长至正常水平 2 倍以上，如确实需要使用，则 150mg 一日 1 次给药 4. 儿童一次 2.5~5mg/kg，一日 2 次
特殊人群用药	1. 对本药或其他大环内酯类药过敏者禁用 2. 孕妇、肝肾功能不全者慎用 3. 建议哺乳妇女慎用
药典与处方集	Eur. P.、Chin. P.、Jpn. P.；CNF
目录类别	【保（乙）】
备注	注意药物相互作用
■ 药品名称	乙酰螺旋霉素　Acetylspiramycin
抗菌谱与适应证	1. 适用于治疗敏感菌所致的呼吸系统感染和皮肤软组织感染，包括：咽炎、扁桃体炎、急性支气管炎、慢性支气管炎急性发作、肺炎、脓皮病、丹毒和猩红热等 2. 适用于治疗敏感菌所致的口腔及耳鼻咽喉科感染，如中耳炎、牙周炎、急性鼻窦炎等 3. 可作为治疗隐孢子虫病以及弓形虫病的选用药物
制剂与规格	乙酰螺旋霉素片：100mg（10 万 U）
用量用法	口服给药： 1. 成人：一日 800~1200mg，分 3~4 次服；重症一日可用至 1600~2000mg 2. 儿童：一日量为 20~30mg/kg，分 2~4 次给药
特殊人群用药	1. 对本药及其他大环内酯类药过敏者禁用 2. 严重肝、肾功能不全者慎用 3. 本药可透过胎盘屏障，故孕妇慎用。FDA 的妊娠安全性分级为 C 级 4. 哺乳妇女应用时应暂停哺乳
药典与处方集	Eur. P.、Jpn. P.；CNF
目录类别	【保（乙）】
备注	注意药物相互作用
■ 药品名称	克拉霉素　Clarithromycin
抗菌谱与适应证	适用于敏感菌所致下列感染：①耳鼻咽喉感染：急性中耳炎、扁桃体炎、咽炎、鼻窦炎；②下呼吸道感染：急性支气管炎、慢性支气管炎急性发作、肺炎；③皮肤软组织感染：脓疱病、丹毒、蜂窝织炎、毛囊炎、疖及伤口感染；④沙眼衣原体感染的尿道炎及宫颈炎；⑤与其他药物联用，可根除幽门螺杆菌，减低十二指肠溃疡复发率

续　表

制剂与规格	1. 片：①125mg；②250mg 2. 分散片：①50mg；②125mg；③250mg 3. 缓释片：500mg 4. 胶囊：①125mg；②250mg 5. 颗粒：①2g：125mg；②2g：100mg 6. 干混悬剂：①1g：125mg；②2g：125mg；③2g：250mg
用量用法	口服给药： 1. 成人：轻症一次 250mg，一日 2 次；重症，一次 500mg，一日 2 次。疗程 5~14 日 2. 儿童：一般感染，6 个月以上的小儿，可一次 7.5mg/kg，一日 2 次。根据感染的严重程度应连续服用 5~10 日
特殊人群用药	1. 对本药及其他大环内酯类药过敏者、心脏病患者、水电解质紊乱者禁用 2. 肝功能不全者、中度至重度肾功能不全者慎用 3. 小于 6 个月小儿中的疗效和安全性尚未确定 4. FDA 的妊娠安全性分级为 C 级 5. 可分泌入乳汁，哺乳妇女使用应暂停哺乳，孕妇禁用
药典与处方集	USP、Eur. P.、Chin. P.、Jpn. P. ；CNF
目录类别	【基、保（乙）】
备注	注意药物相互作用

第九节　其他抗菌药

■ 药品名称	呋喃妥因　Nitrofurantoin
抗菌谱与适应证	1. 用于治疗敏感菌如大肠埃希菌、肠球菌属以及克雷伯菌属、肠杆菌属所致的急性单纯性下尿路感染 2. 也可用于尿路感染的预防
制剂与规格	1. 呋喃妥因片：50mg 2. 呋喃妥因肠溶胶囊：50mg 3. 呋喃妥因栓：①50mg；②100mg
用量用法	口服给药： 1. 成人：尿路感染，一次50~100mg，一日 3~4 次；单纯性下尿路感染用低剂量，疗程不低于 1 周，或用至尿培养阴性后至少 3 日，不宜超过 14 日；预防尿路感染：对尿路感染反复发作者，可一日 50~100mg 作预防应用，临睡前服用 2. 儿童：尿路感染，1 个月以上儿童，一日 5~7mg/kg，分 4 次服。疗程不低于 1 周，或用至尿培养阴性后至少 3 日；预防尿路感染：一日 1mg/kg，临睡前服用
特殊人群用药	1. 对硝基呋喃类药物过敏者、肾功能减退者、新生儿禁用 2. 葡萄糖-6-磷酸脱氢酶缺乏症患者、周围神经病变者、肺部疾病患者慎用 3. 老年患者慎用，必须使用时宜根据肾功能调整给药剂量。老年患者的前列腺感染不宜使用本药 4. 孕妇不宜应用，妊娠晚期妇女禁用，FDA 妊娠安全性分级为 B 级 5. 哺乳妇女本药期间应暂停哺乳

续　表

药典与处方集	Eur. P.、Chin. P.；CNF
目录类别	【基、保（甲）】
备注	
■ **药品名称**	呋喃唑酮　Furazolidone
抗菌谱与适应证	主要用于治疗细菌性痢疾、肠炎、霍乱。也可用于治疗伤寒、副伤寒、梨形鞭毛虫病和阴道滴虫病。还可与制酸剂等药物合用于治疗幽门螺杆菌所致的胃窦炎
制剂与规格	呋喃唑酮片：①10mg；②30mg；③100mg
用量用法	口服给药：肠道感染疗程为 5~7 日，梨形鞭毛虫病疗程为 7~10 日。成人：一次 100mg，一日 3~4 次；儿童一日 5~10mg/kg，分 4 次服用
特殊人群用药	1. 对本药或其他硝基呋喃类药过敏者、新生儿、哺乳妇女禁用 2. 葡萄糖-6-磷酸脱氢酶缺乏者、肾功能不全者、溃疡病患者、支气管哮喘患者慎用 3. FDA 妊娠安全性分级为 C 级
药典与处方集	USP、BP、Fr. P.；CNF
目录类别	【保（甲）】
备注	
■ **药品名称**	甲硝唑　Metronidazole
抗菌谱与适应证	1. 用于治疗阴道滴虫病 2. 可用于治疗肠道及组织内阿米巴病 3. 可用于治疗小袋虫病和皮肤利什曼病、麦地那龙线虫感染、贾第虫病等 4. 适用于治疗各种厌氧菌感染
制剂与规格	1. 甲硝唑注射液：①20ml：100mg；②100ml：200mg；③100ml：500mg；④250ml：500mg；⑤250ml：1250mg 2. 甲硝唑葡萄糖注射液：250ml（甲硝唑 0.5g、葡萄糖 12.5g） 3. 甲硝唑片：0.2g 4. 甲硝唑胶囊：0.2g 5. 甲硝唑阴道泡腾片：0.5g 6. 甲硝唑栓：①0.5g；②1g 7. 甲硝唑口含片：①2.5mg；②3mg
用量用法	1. 成人口服给药：滴虫病，一次 0.2g，一日 4 次，疗程 7 日，可同时使用栓剂。厌氧菌感染：一次 0.5g，一日 3 次，疗程不低于 7 日。一日最大剂量不宜超过 4g 2. 成人静脉滴注厌氧菌感染，首剂剂量为 15mg/kg，继以 7.5mg/kg 维持，一次最大剂量不超过 1g，每 6~8 小时 1 次，疗程不低于 7 日 3. 成人阴道栓剂：用于滴虫病，每晚 0.5g 置入阴道内，连用 7~10 日 4. 儿童口服给药：滴虫病，一日 15~25mg/kg，分 3 次给药，服用 7~10 日。厌氧菌感染：一日 20~50mg/kg 5. 儿童静脉滴注剂量同成人

续　表

特殊人群用药	1. 对本药或其他硝基咪唑类药物过敏或有过敏史者、活动性中枢神经疾病患者、血液病患者、哺乳期妇女禁用 2. 肝功能不全者慎用 3. 老年患者本应注意监测血药浓度并调整剂量 4. FDA 妊娠安全性分级为 B 级
药典与处方集	USP、Eur. P.、Chin. P.；CNF
目录类别	【基、保（甲/乙）】
备注	
■ 药品名称	替硝唑　Tinidazole
抗菌谱与适应证	1. 用于治疗多种厌氧菌感染，如败血症、骨髓炎、腹腔感染、盆腔感染、鼻窦炎、支气管感染、肺炎、皮肤蜂窝织炎、口腔感染及术后伤口感染 2. 用于结肠或直肠手术、妇产科手术及口腔手术的术前预防用药 3. 也可用于肠道及肠道外阿米巴病、阴道滴虫病、贾第鞭毛虫病的治疗 4. 还可作为甲硝唑的替代药，用于治疗幽门螺杆菌所致的胃窦炎及消化性溃疡
制剂与规格	1. 替硝唑片：0.5g 2. 替硝唑注射液：①100ml：0.4g；②200ml：0.8g 3. 替硝唑葡萄糖注射液：①100ml：0.2g；②100ml：0.4g；③200ml：0.4g 4. 替硝唑栓：0.2g
用量用法	成人：口服给药。厌氧菌感染：常用量为一次 1g，一日 1 次，首剂加倍，疗程多为 5~6 日，口腔感染时疗程 3 日；外科预防用药：一次 2g，术前 12 小时单次服用。阴道滴虫病、贾第鞭毛虫病：一次 2g，单次服用。必要时 3~5 日可重复 1 次。滴虫感染时也可一次 1g，一日 1 次，首剂加倍，连服 3 日。静脉滴注：厌氧菌感染：一次 0.8g，一日 1 次。疗程为 5~6 日。外科预防用药：总量为 1.6g，分 1~2 次给药，第一次于术前 2 小时，第二次于术中或术后 12~24 小时内给药。阴道给药：一次 0.2g，一日 2 次
特殊人群用药	1. 对本药或其他咪唑类药物过敏者、活动性中枢神经系统疾患者、血液病患者或有此病史者、妊娠早期、哺乳妇女、12 岁以下儿童禁用 2. 肝功能不全者慎用 3. 老年患者用药时应注意监测血药浓度并调整剂量 4. 妊娠早期禁用本药，妊娠中、晚期应充分权衡利弊后谨慎使用。FDA 妊娠安全性分级为 C 级 5. 哺乳妇女暂停哺乳，治疗结束 3 日后方可重新哺乳
药典与处方集	USP、Eur. P.、Chin. P.；CNF
目录类别	【基、保（乙）】
备注	
■ 药品名称	奥硝唑　Ornidazole
抗菌谱与适应证	1. 用于由厌氧菌感染引起的多种疾病 2. 用于男女泌尿生殖道毛滴虫、贾第鞭毛虫感染引起的疾病（如阴道滴虫病） 3. 用于肠、肝阿米巴病（如阿米巴痢疾、阿米巴肝脓肿） 4. 用于手术前预防感染和手术后厌氧菌感染的治疗 5. 阴道栓用于细菌性阴道病、滴虫性阴道炎

续　表

制剂与规格	1. 奥硝唑注射液：5ml：500mg 2. 注射用奥硝唑：250mg 3. 奥硝唑氯化钠注射液：100ml（奥硝唑 250mg、氯化钠 825mg） 4. 奥硝唑葡萄糖注射液：100ml（奥硝唑 500mg、葡萄糖 5g）
用量用法	1. 成人：静脉滴注。①厌氧菌感染：手术前后预防感染，术前 1~2 小时滴注 1000mg，术后 12 小时滴注 500mg，术后 24 小时滴注 500mg。治疗厌氧菌引起的感染：初始剂量为 500~1000mg，然后每 12 小时滴注 500mg，连用 3~6 日。②治疗严重阿米巴病：初始剂量为 500~1000mg，以后每 12 小时滴注 500mg，连用 3~6 日。阴道给药：一次 500mg，每晚 1 次，连续5~7 日 2. 儿童静脉滴注：一日 20~30mg/kg，每 12 小时滴注 1 次，时间为 30 分钟
特殊人群用药	1. 对本药或硝基咪唑类药物过敏者、各种器官硬化症、造血功能低下、慢性酒精中毒患者、有脑和脊髓病变的患者禁用 2. 儿童、中枢神经系统疾病患者、肝脏疾病患者、多毛性硬化症患者、酗酒者慎用 3. 建议孕妇（特别是妊娠早期）、哺乳妇女慎用本药
药典与处方集	USP、Eur. P.、Chin. P.；CNF
目录类别	【保（乙）】
备注	
■ 药品名称	磷霉素　Fosfomycin
抗菌谱与适应证	1. 口服制剂适用于治疗敏感菌所致的单纯性下尿路感染、肠道感染（包括细菌性痢疾）、呼吸道感染、皮肤软组织感染、眼科感染及妇科感染等 2. 注射制剂适用于治疗敏感菌所致的呼吸道感染、尿路感染、皮肤软组织感染等。也可与其他抗菌药联合用于治疗敏感菌所致的严重感染（如败血症、腹膜炎、骨髓炎等）
制剂与规格	1. 磷霉素钙片：①0.1g；②0.2g；③0.5g 2. 磷霉素钙胶囊：0.1g 3. 磷霉素钙颗粒：0.5g 4. 注射用磷霉素钠：①1.0g；②2.0g；③4.0g
用量用法	1. 成人：口服给药，治疗尿路感染等轻症感染，一日 2~4g，分 3~4 次服用。静脉给药，治疗中度或重度系统感染，一日 4~12g，严重感染可增至 16g，分 2~3 次静脉滴注或缓慢静脉推注。肌内注射，一日2~8g，分 3~4 次肌内注射 2. 儿童：口服给药一日 0.05~0.1g/kg，分3~4 次服用。静脉滴注一日 0.1~0.3g/kg，分 2~3 次静脉滴注。肌内注射，一日 0.05~0.2g/kg，分3~4 次肌内注射
特殊人群用药	1. 对本药过敏者禁用 2. 肝、肾功能不全者慎用 3. 哺乳期妇女应避免使用，必须用药时应暂停哺乳 4. 可透过胎盘屏障，迅速进入胎儿循环。但对胎儿的影响尚无足够和严密的对照观察。妊娠安全性分级为 B 级 5. 5 岁以下儿童禁用
药典与处方集	Eur. P.、Chin. P.、Jpn. P.；CNF
目录类别	【基】
备注	

续　表

■ 药品名称	夫西地酸　Fusidic Acid
抗菌谱与适应证	1. 用于敏感菌所致的骨髓炎或皮肤、软组织感染 2. 用于其他抗生素治疗失败的深部感染，如败血症、肺炎、心内膜炎等
制剂与规格	1. 夫西地酸片：250mg 2. 注射用夫西地酸：①0.125g；②0.5g 3. 夫西地酸混悬液：5ml：250mg 4. 夫西地酸乳膏：15g：0.3g
用量用法	1. 口服给药成人：一次 500mg，一日 3 次；重症加倍。对 1 岁以下患儿：一日 50mg/kg，分 3 次给药。对 1~5 岁患儿：一次 250mg，一日 3 次。对 5~12 岁患儿：用法与用量同成人 2. 局部给药：一日 2~3 次，涂于患处，疗程为 7 日。治疗疖疮时可根据病情需要延长疗程 3. 静脉注射：成人一次 500mg，一日 3 次；儿童及婴儿一日按体重 20mg/kg，分 3 次给药
特殊人群用药	1. 对本药过敏者禁用 2. 黄疸及肝功能不全者（国外资料）慎用 3. 可经皮肤吸收，哺乳妇女禁止局部用于乳房部位的皮肤感染 4. 在动物实验中有致胎仔畸形的报道，但目前尚无临床对照研究
药典与处方集	Eur. P.；CNF
目录类别	
备注	

■ 药品名称	小檗碱　Berberine
抗菌谱与适应证	主要用于治疗敏感病原菌所致的胃肠炎、细菌性痢疾等胃肠道感染
制剂与规格	盐酸小檗碱片：①50mg；②100mg
用量用法	成人：口服，胃肠道感染：一次0.1~0.3g，一日 3 次
特殊人群用药	对本药过敏者禁用。溶血性贫血患者禁用。葡萄糖-6-磷酸脱氢酶缺乏的儿童禁用。孕妇、哺乳妇女慎用
药典与处方集	Chin. P.、Jpn. P.；CNF
目录类别	【基】
备注	

■ 药品名称	利福昔明　Rifaximin
抗菌谱与适应证	治疗由敏感菌所致的肠道感染，包括急慢性肠道感染、腹泻综合征、夏季腹泻、旅行者腹泻和小肠结肠炎等
制剂与规格	利福昔明胶囊：100mg
用量用法	口服给药。 1. 成人：一次 200mg，一日 3~4 次 2. 儿童：6~12 岁，一次 100~200mg，一日 4 次；12 岁以上儿童，剂量同成人。一般连续用药不宜超过 7 日

续　表

特殊人群用药	1. 对本药或其他利福霉素类药过敏者、肠梗阻者、严重的肠道溃疡性病变者禁用
	2. 孕妇用药需权衡利弊
	3. 哺乳期妇女可在有适当医疗监测的情况下服用本药
药典与处方集	USP、Eur. P.、Chin. P.、Jpn. P.；CNF
目录类别	【保（乙）】
备注	

第十节　氟喹诺酮类

■ 药品名称	吡哌酸　PipemidicAcid
抗菌谱与适应证	用于治疗敏感菌所致的尿路感染及肠道感染
制剂与规格	1. 吡哌酸片：①0.25g；②0.5g
	2. 吡哌酸胶囊：0.25g
用量用法	口服给药：成人一次0.5g，一日总量1~2g，疗程不宜超过10日
特殊人群用药	1. 对本药或萘啶酸过敏者禁用
	2. 有中枢神经系统疾患者、严重肝肾功能不全者慎用
	3. 婴幼儿及18岁以下青少年、孕妇、哺乳妇女不宜使用
药典与处方集	Eur. P.、Chin. P.、Jpn. P.；CNF
目录类别	【保（甲）】
备注	
■ 药品名称	诺氟沙星　Norfloxacin
抗菌谱与适应证	主要用于敏感菌所致的下列感染：泌尿生殖道感染，消化系统感染，呼吸道感染，如急性支气管炎、慢性支气管炎急性发作、肺炎，急慢性肾盂肾炎、膀胱炎、伤寒等
制剂与规格	1. 诺氟沙星片：100mg
	2. 诺氟沙星胶囊：100mg
	3. 诺氟沙星注射液：100ml：200mg
	4. 诺氟沙星葡萄糖注射液：100ml（诺氟沙星200mg、葡萄糖5g）
	5. 诺氟沙星栓：200mg
	6. 诺氟沙星药膜：20mg
用量用法	1. 成人口服给药：①一般用法：一次100~200mg，一日3~4次；②下尿路感染：一次400mg，一日2次；③复杂性尿路感染：剂量同上，疗程10~21日；④单纯性淋菌性尿道炎：单次800~1200mg；⑤急、慢性前列腺炎：一次400mg，一日2次，疗程28日；⑥一般肠道感染：一次300~400mg，一日2次，疗程5~7日
	2. 成人静脉滴注：一日200mg，分2次，急性感染7~14日为一疗程，慢性感染14~21日为一个疗程

续　表

特殊人群用药	1. 对喹诺酮类药过敏者、糖尿病患者、孕妇禁用 2. 肝肾功能减退者、有癫痫病史者、有胃溃疡史者、重症肌无力患者慎用 3. 不宜用于 18 岁以下患者。如感染由多重耐药菌引起者，细菌仅对喹诺酮类药呈敏感时，可在充分权衡利弊后应用 4. FDA 妊娠安全性分级为 C 级 5. 哺乳妇女应用时应停止哺乳
药典与处方集	USP、Eur. P.、Chin. P.、Jpn. P.；CNF
目录类别	【基、保（甲/乙）】
备注	
■ 药品名称	氧氟沙星　Ofloxacin
抗菌谱与适应证	用于敏感菌所致的下列感染：①泌尿生殖系统感染，包括单纯性及复杂性尿路感染、细菌性前列腺炎、淋球菌尿道炎、宫颈炎（包括产酶株所致者）等；②呼吸系统感染，包括急性支气管炎、慢性支气管炎急性发作、肺炎及其他肺部感染等；③消化系统感染，包括胃肠道、胆道、腹腔的沙门菌属感染等；④骨、关节、皮肤软组织感染及败血症；⑤结核病，作为抗结核病的二线药物，多与异烟肼、利福平等合用
制剂与规格	1. 氧氟沙星片：0.1g 2. 氧氟沙星颗粒：0.1g 3. 氧氟沙星注射液：100ml；200mg 4. 氧氟沙星氯化钠注射液：100ml（氧氟沙星 200mg、氯化钠 900mg）
用量用法	口服或静脉给药。成人：①下呼吸道感染：一次 300mg，一日 2 次，疗程 7~14 日；②急性单纯性下尿路感染：一次 200mg，一日 2 次，疗程 5~7 日；③复杂性尿路感染：一次 200mg，一日 2 次，疗程 10~14 日。缓释片：一次 400mg，一日 1 次，疗程 10 日；④细菌性前列腺炎：一次 300mg，一日 2 次，疗程 6 周；⑤衣原体宫颈炎或尿道炎：一次 300mg，一日 2 次，疗程 7~14 日；⑥单纯性淋病：单次口服 400mg；⑦铜绿假单胞菌感染或重度感染：一次 400mg，一日 2 次；⑧抗结核：一日 300mg，一日 1 次
特殊人群用药	1. 禁忌证：对氟喹诺酮类药过敏者；孕妇 2. 慎用：患中枢神经系统疾病者（如癫痫、脑动脉硬化者）；严重肾功能不全者；严重肝功能减退者 3. 18 岁以下患者用药的安全性尚未确立，不宜使用 4. 老年患者多有肾功能减退，应减量给药 5. 妊娠安全性分级为 C 级 6. 哺乳期妇女全身用药时，应暂停哺乳
药典与处方集	USP、Eur. P.、Chin. P.、Jpn. P.；CNF
目录类别	【保（甲/乙）】
备注	
■ 药品名称	环丙沙星　Ciprofloxacin
抗菌谱与适应证	可用于敏感菌所致的下列感染：①泌尿生殖系统感染：包括单纯性或复杂性尿路感染、细菌性前列腺炎、淋球菌尿道炎、肾盂肾炎、宫颈炎（包括产酶株所致者）等；②呼吸系统感染：包括扁桃体炎、咽炎、急性支气管炎及肺部感染等；③消化系统感染：包括胃肠道感染、胆囊炎、肛周脓肿等；④其他：还可用于骨关节感染、皮肤软组织感染及败血症等

续　表

制剂与规格	1. 盐酸环丙沙星片：0.25g 2. 盐酸环丙沙星胶囊：0.25g 3. 乳酸环丙沙星注射液：①100ml：0.1g；②100ml：0.2g；③250ml：0.25g 4. 注射用乳酸环丙沙星：0.2g 5. 盐酸环丙沙星栓：0.2g 6. 乳酸环丙沙星阴道泡腾片：0.1g
用量用法	成人：口服，①常用量：一日0.5~1.5g，分2~3次口服；②骨、关节感染：一日1~1.5g，分2~3次服，疗程不低于4~6周；③肺炎、皮肤软组织感染：一日1~1.5g，分2~3次服，疗程7~14日；④肠道感染：一日1g，分2次服，疗程5~7日；⑤伤寒：一日1.5g，分2~3次服，疗程10~14日；⑥急性单纯性下尿路感染：一日0.5g，分2次服，疗程5~7日；复杂性尿路感染：一日1g，分2次服，疗程7~14日。静脉滴注，常用量：一次0.1~0.2g，每12小时1次。严重感染或铜绿假单胞菌感染可加大剂量至一次0.4g，一日2~3次
特殊人群用药	1. 对本药或氟喹诺酮类药物过敏者、孕妇、18岁以下患者禁用 2. 患中枢神经系统疾病者（如癫痫、脑动脉硬化）、肝肾功能不全者患者慎用 3. 老年患者应减量给药 4. 妊娠安全性分级为C级。哺乳期妇女全身用药时，应暂停哺乳
药典与处方集	USP、Eur. P.、Chin. P.；CNF
目录类别	【基、保（甲/乙）】
备注	
■ 药品名称	左氧氟沙星　Levofloxacin
抗菌谱与适应证	用于敏感细菌引起的下列中、重度感染：①呼吸系统感染；②泌尿系统感染；③生殖系统感染：急性前列腺炎、急性附睾炎、宫腔感染、子宫附件炎、盆腔炎（疑有厌氧菌感染时可合用甲硝唑）；④皮肤软组织感染；⑤肠道感染；⑥败血症、粒细胞减少及免疫功能低下患者的各种感染；⑦其他感染：乳腺炎、外伤、烧伤及手术后伤口感染、腹腔感染（必要时合用甲硝唑）、胆囊炎、胆管炎、骨与关节感染以及五官科感染等
制剂与规格	1. 左氧氟沙星片：①0.1g；②0.2g；③0.5g 2. 甲磺酸左氧氟沙星片：100mg 3. 盐酸左氧氟沙星片：100mg 4. 盐酸左氧氟沙星分散片：100mg 5. 盐酸左氧氟沙星胶囊：0.1g 6. 盐酸左氧氟沙星注射液：①2ml：0.1g；2ml：0.2g；②3ml：0.3g；100ml：0.1g；③100ml：0.2g；100ml：0.3g 7. 左氧氟沙星注射液：100ml 8. 乳酸左氧氟沙星注射液：①100ml：100mg；②100ml：200mg 9. 乳酸左氧氟沙星氯化钠注射液：100ml 10. 甲磺酸左氧氟沙星注射液 100ml：200mg 11. 甲磺酸左氧氟沙星氯化钠注射液：250ml：500mg 12. 注射用盐酸左氧氟沙星：①100mg；②200mg

续 表

用量用法	成人：口服，一日 300~400mg，分 2~3 次服用，如感染较重或感染病原敏感性较差者剂量可增至一日 600mg，分 3 次服用。①呼吸道感染：一次 200mg，一日 2 次；或一次 100mg，一日 3 次，疗程为 7~14 日；②急性单纯性下尿路感染：一次 100mg，一日 2 次，疗程 5~7 日；③复杂性尿路感染： 次 200mg，一日 2 次；或一次 100mg，一日 3 次，疗程 10~14 日；④细菌性前列腺炎：一次 200mg，一日 2 次，疗程 6 周。静脉滴注，一次 100~200mg，一日 2 次。重度感染患者或病原菌对本药敏感性较差者，一日剂量可增至 600mg，分 2 次静脉滴注
特殊人群用药	1. 禁忌证：①对喹诺酮类药物过敏者；②有癫痫史者；③孕妇；④哺乳妇女；⑤18 岁以下患者；⑥皮肤有药物过敏史者禁用本药软膏；⑦低钾血症或心肌病患者避免使用 2. 慎用：①肝、肾功能受损者；②有中枢神经系统疾病史者；③妊娠安全性分级为 C 级
药典与处方集	USP、Eur. P.、Chin. P.；CNF
目录类别	【基、保（甲/乙）】
备注	

■ 药品名称	氟罗沙星　Fleroxacin
抗菌谱与适应证	①呼吸系统感染：急性支气管炎，慢性支气管炎急性发作及肺炎等；②泌尿生殖系统感染：膀胱炎、肾盂肾炎、前列腺炎、附睾炎、淋病奈瑟菌性尿道炎等；③消化系统感染：伤寒沙门菌感染、细菌性痢疾等；④其他：皮肤软组织、骨、关节、耳鼻喉、腹腔及盆腔感染
制剂与规格	氟罗沙星片：①100mg；②150mg；③200mg
用量用法	口服。成人，一次 200mg，一日 1~2 次，一般疗程为 7~14 日。重症患者一次 300~400mg，3~5 日后剂量减至常用量
特殊人群用药	1. 禁忌证：①对本药或其他喹诺酮类药物过敏者；②孕妇；③哺乳妇女；④18 岁以下患者 2. 慎用：①肝、肾功能损害者；②有中枢神经系统疾病（包括脑动脉硬化或抽搐及癫痫史）者；③高龄患者 3. 18 岁以下患者禁用 4. 孕妇、哺乳妇女禁用
药典与处方集	Chin. P.；CNF
目录类别	【保（乙）】
备注	

■ 药品名称	吉米沙星　Gemifloxacin
抗菌谱与适应证	1. 慢性支气管炎急性发作 2. 社区获得性肺炎 3. 急性鼻窦炎
制剂与规格	甲磺酸吉米沙星片：320mg
用量用法	口服。成人：一次 320mg，一日 1 次，慢性支气管炎急性发作、社区获得性肺炎和急性鼻窦炎的疗程分别为 5 日、7 日和 5 日。不应超过推荐的剂量和疗程
特殊人群用药	1. 禁忌证：对本药或其他氟喹诺酮类抗生素过敏者 2. 慎用：①QT 间期延长、心动过缓、急性心肌缺血等心脏疾病患者；②葡萄糖-6-磷酸脱氢酶缺乏症患者；③患中枢神经系统疾病者；④未治疗的电解质紊乱（低血钾或低血镁）者 3. 18 岁以下患者用药的安全性及有效性尚未确定 4. 妊娠安全性分级为 C 级。哺乳妇女用药应权衡利弊

续　表

药典与处方集	USP；CNF
目录类别	【保（乙）】
备注	

■ 药品名称	洛美沙星　Lomefloxacin
抗菌谱与适应证	用于敏感菌所致的下列感染：①泌尿生殖系统感染；②呼吸系统感染；③消化系统感染：包括肠炎、胆囊炎、肛周脓肿等；④如结膜炎、角膜炎、角膜溃疡、泪囊炎等；⑤中耳炎、外耳道炎、鼓膜炎；⑥其他：伤寒、骨和关节、皮肤软组织感染以及败血症等全身感染
制剂与规格	1. 盐酸洛美沙星片：①0.1g；②0.2g；③0.3g；④0.4g 2. 盐酸洛美沙星胶囊：①0.1g；②0.2g 3. 盐酸洛美沙星注射液：①2ml∶100mg；②10ml∶100mg；③10ml∶200mg；④100ml∶200mg；⑤250ml∶200mg
用量用法	1. 口服：成人一次400mg，一日1次；或一次300mg，一日2次；急性单纯性尿路感染：一次400mg，一日1次；单纯性淋病：一次300mg，一日2次 2. 静脉滴注：一次200mg，一日2次；尿路感染：一次100mg，每12小时1次
特殊人群用药	1. 禁忌证：①对本药或其他喹诺酮类药过敏者；②孕妇；③哺乳妇女；④18岁以下患者 2. 慎用：①中枢神经系统疾病患者（包括脑动脉硬化或癫痫病史者）；②肾功能减退者；③肝功能不全者 3. 妊娠安全性分级为C级
药典与处方集	USP、Eur. P.、Chin. P.；CNF
目录类别	【保（乙）】
备注	

■ 药品名称	莫西沙星　Moxifloxacin
抗菌谱与适应证	用于敏感菌所致的呼吸道感染，如慢性支气管炎急性发作、社区获得性肺炎（包括青霉素耐药的社区获得性肺炎）、急性鼻窦炎等。也可用于皮肤及软组织感染
制剂与规格	1. 盐酸莫西沙星片：0.4g 2. 盐酸莫西沙星氯化钠注射液：250ml（莫西沙星0.4g，氯化钠2.25g）
用量用法	成人：口服给药，一次0.4g，一日1次。慢性支气管炎急性发作疗程为5日；急性鼻窦炎、皮肤及软组织感染的疗程为7日；社区获得性肺炎的疗程为10日。静脉滴注：推荐剂量为一次0.4g，一日1次，滴注时间为90分钟。慢性支气管炎急性发作疗程为5日；急性鼻窦炎、皮肤及软组织感染的疗程为7日；社区获得性肺炎采用序贯治疗，疗程为7~14日
特殊人群用药	1. 避免用于QT间期延长的患者、患有低钾血症患者及接受Ⅰa类（如奎尼丁、普鲁卡因胺）或Ⅲ类（如胺碘酮、索托洛尔）抗心律失常药物治疗的患者 2. 严重肝功能损害者禁用 3. 转氨酶高于正常值上限5倍以上者禁用 4. 哺乳妇女、儿童禁用 5. 在致心律失常的条件（如严重的心动过缓或急性心肌缺血）存在时应慎用 6. 有或怀疑有可导致癫痫发作或降低癫痫发作阈值的中枢神经系统疾病的患者慎用 7. 妊娠安全性分级为C级
药典与处方集	USP、Eur. P.、Chin. P.；CNF

续　表

目录类别	
备注	
■ 药品名称	帕珠沙星　pazufloxacinctam
抗菌谱与适应证	本品适用于敏感细菌引起的下列感染：①慢性呼吸道疾病继发性感染，如慢性支气管炎、弥漫性细支气管炎、支气管扩张、肺气肿、肺间质纤维化、支气管哮喘、陈旧性肺结核等；肺炎、肺脓肿；②肾盂肾炎、复杂性膀胱炎、前列腺炎；③烧伤创面感染，外科伤口感染；④胆囊炎、胆管炎、肝脓肿；⑤腹腔内脓肿、腹膜炎；⑥生殖器官感染，如子宫附件炎、子宫内膜炎；盆腔炎
制剂与规格	甲磺酸帕珠沙星注射液：①100ml：0.3g；②100ml：0.5g
用量用法	静脉滴注。①（100ml：0.3g）一次 0.3g，一日 2 次，静脉滴注时间为 30~60 分钟，疗程为 7~14天，可根据患者的年龄和病情酌情调整剂量；②（100ml：0.5g）一次 0.5g，一日 2 次，静脉滴注时间为 30~60 分钟，可根据患者的年龄和病情酌情减量，如一次 0.3g，一日 2 次，疗程为7~14 天
特殊人群用药	1. 支气管哮喘、皮疹、荨麻疹等过敏性疾病家族史的患者慎用 2. 肾功能不全患者慎用或调整剂量 3. 心脏或循环系统功能异常者慎用 4. 有抽搐或癫痫等中枢神经系统疾病的患者慎用 5. 葡萄糖-6-磷酸脱氢酶缺乏患者慎用 6. 有休克病史者慎用 7. 孕妇及有可能怀孕的妇女禁用 8. 儿童用药的安全性尚未确立，建议儿童禁用本品 9. 老年患者应用本品时应注意剂量
药典与处方集	USP、Eur. P.、Chin. P.
目录类别	
备注	

第十一节　抗结核药

■ 药品名称	利福平　Rifampicin
抗菌谱与适应证	1. 与其他抗结核药联用于结核病初治与复治，包括结核性脑膜炎的治疗 2. 可与其他药物联合用于麻风、非结核分枝杆菌感染的治疗 3. 与万古霉素可联合用于耐甲氧西林金黄色葡萄球菌（MRSA）所致的感染 4. 可与红霉素合用治疗军团菌感染 5. 可用于无症状脑膜炎球菌带菌者，以消除鼻咽部奈瑟脑膜炎球菌
制剂与规格	1. 利福平片：150mg 2. 利福平胶囊：①150mg；②300mg 3. 利福平注射液：5ml：0.3g 4. 注射用利福平：①0.15g；②0.45g；③0.6g

续　表

用量用法	1. 成人口服给药：抗结核，与其他抗结核药合用，一日 450～600mg，早餐前顿服；脑膜炎球菌带菌者（无症状）：成人 5mg/kg，每 12 小时 1 次，连续 2 日；其他感染：一日 600～1000mg，分 2～3 次，餐前 1 小时服用 2. 肝功能不全：一日不超过 8mg/kg。严重肝功能不全者禁用 3. 老年人一日口服 10mg/kg，顿服 4. 儿童口服给药：抗结核，1 个月以上患儿，一日 10～20mg/kg，顿服；新生儿，一次 5mg/kg，一日 2 次；脑膜炎球菌带菌者（无症状）：1 个月以上患儿一日 10mg/kg，每 12 小时 1 次，连服 4 次
特殊人群用药	1. 对本药及其他利福霉素类药物过敏者、严重肝功能不全者、胆道阻塞者禁用 2. 酒精中毒者、肝功能不全者、婴儿慎用 3. 妊娠早期妇女禁用，妊娠中、晚期妇女应慎用。FDA 妊娠安全性分级为 C 级 4. 哺乳期妇女慎用
药典与处方集	USP、Eur. P.、Chin. P.、Jpn. P.；CNF
目录类别	【基、保（甲/乙）】
备注	
■ 药品名称	**异烟肼　Isoniazid**
抗菌谱与适应证	1. 与其他抗结核药联合用于治疗重症或不能口服给药的多型结核病，包括结核性脑膜炎以及部分非结核分枝杆菌感染 2. 单用或与其他抗结核药联合用于预防结核病
制剂与规格	1. 异烟肼片：①50mg；②100mg；③300mg 2. 异烟肼注射液：①2ml：50mg；②2ml：100mg 3. 异福片（胶囊）：0.25g 4. 异福酰胺片（胶囊）：0.45g 5. 异烟肼/利福平片：用于结核病的治疗。①利福平 150mg，异烟肼 75mg；体重<50kg，一日 3 片；②利福平 300mg，异烟肼 150mg
用量用法	1. 成人：口服治疗，结核病：①预防：一日 300mg，顿服；②治疗：与其他抗结核药合用时，一日 5mg/kg，最高日剂量为 300mg。或一次 15mg/kg，最高 900mg，一周 2～3 次；③急性粟粒型肺结核、结核性脑膜炎：适当增加剂量，一日 400～600mg；④间歇疗法：一日最高剂量为 900mg 或 10～15mg/kg，一周 2～3 次，用前亦可先用正规剂量 1～3 个月。肌内注射，结核病：一日 5mg/kg，最高日剂量为 300mg；或一日 15mg/kg，最高 900mg，一周 2～3 次。静脉滴注：一日 300～400mg，或 5～10mg/kg 2. 儿童：口服给药，一日 10～20mg/kg，最高日剂量为 300mg，顿服。肌内注射和静脉滴注，治疗剂量为一日 10～20mg/kg，最高日剂量为 300mg；某些严重结核病患儿，一日剂量可增加至 30mg/kg，但最高日剂量为 500mg
特殊人群用药	1. 对本药及乙硫异烟胺、吡嗪酰胺、烟酸及其他化学结构相关的药物过敏者，肝功能不良者，精神病患者，癫痫患者，有本药引起肝炎病史者禁用 2. 有精神病史、癫痫病史严重肾功能损害者，嗜酒者慎用 3. 50 岁以上患者使用本药肝炎的发生率较高 4. 在乳汁中浓度可达 12μg/ml，与血药浓度相近，哺乳期妇女用药应权衡利弊，如需使用，应暂停哺乳 5. 可透过胎盘，导致胎儿血药浓度高于母体血药浓度。孕妇应用时须权衡利弊。FDA 妊娠安全性分级为 C 级

续 表

药典与处方集	USP、Eur. P.、Chin. P.、Jpn. P.；CNF
目录类别	【基】
备注	

■ 药品名称	利福霉素 Rifamycin
抗菌谱与适应证	1. 用于治疗结核杆菌感染 2. 用于治疗耐甲氧西林的金黄色葡萄球菌、表皮葡萄球菌的重症感染 3. 用于难治性军团菌感染的联合治疗
制剂与规格	利福霉素钠注射液：5ml：0.25g（25 万 U，以利福霉素计）
用量用法	1. 成人：静脉滴注。轻度感染：一次 500mg，用 5% 葡萄糖注射液 250ml 溶解，一日 2 次；中、重度感染：一次 1000mg，一日 2 次。静脉注射一次 500mg，一日 2~3 次 2. 儿童：静脉滴注。一日 10~30mg/kg，一日 2 次
特殊人群用药	1. 对本药过敏者、肝病或严重肝损害者禁用 2. 肝功能不全者、胆道梗阻者、慢性酒精中毒者慎用 3. 孕妇、哺乳期妇女用药应权衡利弊
药典与处方集	Eur. P.；CNF
目录类别	【保（乙）】
备注	

■ 药品名称	乙胺丁醇 Ethambutol
抗菌谱与适应证	1. 与其他抗结核药联合治疗结核分枝杆菌所致的肺结核和肺外结核，也适用于不能耐受链霉素注射的患者 2. 可用于治疗结核性脑膜炎及非典型结核分枝杆菌感染
制剂与规格	1. 盐酸乙胺丁醇片：0.25g 2. 盐酸乙胺丁醇胶囊：0.25g
用量用法	成人：口服给药 1. 结核初治：①一次 0.015g/kg，一日 1 次，顿服；②一次 0.025~0.03g/kg，最高 2.5g，一周 3 次；③一次 0.05g/kg，最高 2.5g，一周 2 次 2. 结核复治：一次 0.025g/kg，一日 1 次，连续 60 日，继以一次 0.015g/kg，一日 1 次，顿服 3. 非结核分枝杆菌感染：一日 0.015~0.025g/kg，顿服。儿童：口服，13 岁以上用量与成人相同，13 岁以下不宜应用本药
特殊人群用药	1. 对本药过敏者、酒精中毒者禁用 2. 肝、肾功能减退患者，痛风患者，视神经炎患者，糖尿病已发生眼底病变者慎用 3. 不推荐用于 13 岁以下儿童 4. 老年患者因生理性肾功能减退，应按肾功能调整用量 5. 本药的妊娠安全性分级为 B 级 6. 哺乳期妇女用药时须权衡利弊
药典与处方集	USP、Eur. P.、Chin. P.、Jpn. P.；CNF
目录类别	【基、保（甲）】
备注	

续　表

■ 药品名称	吡嗪酰胺　Pyrazinamide
抗菌谱与适应证	本药对人型结核杆菌有较好的抗菌作用，而对其他非结核分枝杆菌不敏感。与其他抗结核药（如链霉素、异烟肼、利福平及乙胺丁醇）联合用于治疗结核病，也可用于结核性脑膜炎
制剂与规格	1. 吡嗪酰胺片：①0.25g；②0.5g 2. 吡嗪酰胺胶囊：0.25g
用量用法	成人：口服，与其他抗结核药联合，一日 15~30mg/kg，顿服，或者一次50~70mg/kg，每周 2~3 次。每日服用者最大剂量为一日 3g，每周服 2 次者最大剂量为一次 4g。亦可采用间歇给药法，一周用药 2 次，一次 50mg/kg
特殊人群用药	1. 对本药及乙硫异烟胺、异烟肼、烟酸或其他与本药化学结构相似的药物过敏者不宜使用，急性痛风患者，高尿酸血症患者禁用 2. 糖尿病患者，痛风患者，血卟啉病患者，慢性肝病及严重肝功能减退者，肾功能不全患者慎用 3. 儿童不宜应用，若必须应用时应充分权衡利弊 4. 妊娠安全性分级为 C 级
药典与处方集	USP、Eur. P.、Chin. P.、Jpn. P.；CNF
目录类别	【基、保（甲）】
备注	
■ 药品名称	利福喷汀　Rifapentine
抗菌谱与适应证	1. 与其他抗结核药联合用于治疗各类型、各系统初治与复治的结核病；对骨关节结核疗效较好，但不宜用于治疗结核性脑膜炎 2. 可用于治疗非结核性分枝杆菌感染 3. 可与其他抗麻风药联合治疗麻风病 4. 也可用于对其他抗金黄色葡萄球菌抗生素耐药的重症金黄色葡萄球菌感染
制剂与规格	利福喷汀胶囊：①100mg；②150mg；③200mg；④300mg
用量用法	成人口服给药，抗结核：一次 600mg，一日 1 次，空腹时用水送服（体重<55kg 者应酌减）；一周服药1~2 次。需与其他抗结核药物联合应用，疗程 6~9 个月
特殊人群用药	1. 对本药或其他利福霉素类抗菌药过敏者，胆道阻塞者，肝病及肝功能异常者（尤其黄疸患者），血细胞显著减少者，孕妇禁用 2. 嗜酒及酒精中毒者慎用 3. 哺乳妇女用药时应权衡利弊，暂停哺乳 4. 妊娠安全性分级为 C 级
药典与处方集	CNF
目录类别	【保（甲）】
备注	
■ 药品名称	利福布汀　Rifabutin
抗菌谱与适应证	1. 用于耐药、复发性结核病治疗 2. 用于鸟复合型分枝杆菌（MAC）感染 3. 用于预防及治疗早期 HIV 感染患者中的 MAC 复合体疾病
制剂与规格	利福布汀胶囊：150mg

续　表

用量用法	成人：口服给药，抗结核：一日150~300mg，一日1次。抗鸟复合型分枝杆菌：一日300mg一日1次
特殊人群用药	1. 对本药或其他利福霉素类药物过敏者禁用 2. 中性粒细胞减少或血小板减少患者，肌炎或眼葡萄膜炎患者，孕妇，哺乳妇女慎用
药典与处方集	USP、Eur. P.；CNF
目录类别	【保（乙）】
备注	
■ 药品名称	对氨基水杨酸钠　Sodium Aminosalicylate
抗菌谱与适应证	适用于结核分枝杆菌所致的肺及肺外结核病。静脉滴注可用于治疗结核性脑膜炎及急性血行播散型结核病
制剂与规格	1. 对氨基水杨酸钠片：0.5g 2. 对氨基水杨酸钠肠溶片：0.5g 3. 注射用对氨基水杨酸钠：①2g；②4g
用量用法	1. 成人：口服给药，结核病：一日8~12g，分4次服。静脉滴注，结核性脑膜炎及急性血行播散型结核病：一日4~12g 2. 儿童：口服给药，一日0.2~0.3g/kg，分3~4次服，一日剂量不超过12g。静脉滴注，一日0.2~0.3g/kg
特殊人群用药	1. 对本药及其他水杨酸类药过敏者禁用 2. 充血性心力衰竭患者，消化性溃疡患者，葡萄糖-6-磷酸脱氢酶（G-6-PD）缺乏者，严重肝、肾功能损害者慎用 3. 哺乳期妇女使用时须权衡利弊 4. 妊娠安全性分级为C级
药典与处方集	USP；CNF
目录类别	【基、保（甲）】
备注	
■ 药品名称	帕司烟肼　Pasiniazid
抗菌谱与适应证	1. 常与其他抗结核药合用于治疗结核病 2. 可作为与结核相关手术的预防用药
制剂与规格	1. 帕司烟肼片：①100mg；②140mg 2. 帕司烟肼胶囊：100mg
用量用法	1. 成人：与其他抗结核药合用，一日10~20mg/kg，顿服 2. 儿童：一日20~40mg/kg，顿服。预防：一日按体重10~15mg/kg，顿服
特殊人群用药	1. 对本药过敏者，曾因使用异烟肼而致肝炎的患者禁用 2. 精神病及癫痫患者，慢性肝病及肾功能不全者，12岁以下儿童，充血性心力衰竭患者，消化性溃疡患者，葡萄糖-6-磷酸脱氢酶缺乏者慎用 3. 孕妇使用应权衡利弊 4. 哺乳妇女应暂停哺乳
药典与处方集	CNF

续　表

目录类别	【保（乙）】
备注	

■ 药品名称	卷曲霉素　Capreomycin
抗菌谱与适应证	主要用于经一线抗结核药（如链霉素、异烟肼、利福平和乙胺丁醇等）治疗失败者，或用于因药物毒性或细菌产生耐药性而不适用上述一线抗结核药者
制剂与规格	注射用硫酸卷曲霉素：①0.5g（50万U）；②0.75g（75万U）
用量用法	成人：肌内注射，一日1g，连用60~120日，然后改为一次1g，每周2~3次。现多推荐一次0.75g，一日1次
特殊人群用药	1. 对本药过敏者，孕妇，哺乳期妇女禁用 2. 脱水患者，听力减退者，重症肌无力患者，帕金森病患者，肾功能不全者慎用 3. 老年人需根据肾功能调整剂量 4. 不推荐在儿童患者中使用
药典与处方集	USP、Chin. P.；CNF
目录类别	【保（乙）】
备注	

■ 药品名称	丙硫异烟胺　Protionamide
抗菌谱与适应证	与其他抗结核药联合用于结核病经一线药物（如链霉素、异烟肼、利福平和乙胺丁醇）治疗无效者。本药仅对分枝杆菌有效
制剂与规格	丙硫异烟胺肠溶片：100mg
用量用法	1. 成人：口服给药，与其他抗结核药合用，一次250mg，每8~12小时1次 2. 儿童：口服给药，与其他抗结核药合用，一次4~5mg/kg，每8小时1次
特殊人群用药	1. 对本药及异烟肼、吡嗪酰胺、烟酸或其他与本化学结构相近的药物过敏者禁用 2. 糖尿病患者，营养不良者，酗酒者，卟啉病患者，严重肝功能减退者慎用 3. 12岁以下儿童不宜服用 4. 本药可致畸胎，孕妇禁用
药典与处方集	Jpn. P.、Chin. P.；CNF
目录类别	【保（乙）】
备注	

第十二节　抗病毒药

■ 药品名称	阿德福韦酯　Adefovir Dipivoxil
抗菌谱与适应证	用于治疗乙型肝炎病毒活动复制并伴有ALT或AST持续升高的肝功能代偿的成年慢性乙型肝炎患者

制剂与规格	阿德福韦酯片：10mg
用量用法	1. 用法：口服，饭前或饭后均可 2. 用量：成人（18~65岁）本品的推荐剂量为每日1粒，每粒10mg
特殊人群用药	1. 肾功能不全者，先天性肉毒碱缺乏者慎用 2. 妊娠安全性分级为C级 3. 哺乳妇女用药期间应暂停哺乳 4. 儿童用药不宜使用本药 5. 65岁以上患者用药的安全及有效性尚未确定
药典与处方集	CNF
目录类别	【保（乙）】
备注	
■ 药品名称	拉米夫定　Lamivudine
抗菌谱与适应证	1. 用于乙型肝炎病毒（HBV）感染：治疗伴有HBV复制的慢性乙型肝炎；用于慢性肝硬化活动期 2. 与其他抗反转录病毒药联用于治疗人类免疫缺陷病毒（HIV）感染
制剂与规格	拉米夫定片：100mg
用量用法	用于治疗HBV：每日口服1次，每次100mg。儿童剂量每日3mg/kg。艾滋病患者合并慢性乙型肝炎时剂量需加大至每日口服2次，每次150mg；并需与其他抗HIV药联合应用。拉米夫定-齐多夫定片：齐多夫定300mg，拉米夫定150mg。用于治疗HIV感染。口服：12岁以上患者，一次1片，一日2次
特殊人群用药	1. 乳酸性酸中毒者，严重肝肿大和肝脏脂肪变性者，未确诊或未经治疗的HIV感染者慎用 2. 哺乳妇女用药期间应暂停哺乳 3. 妊娠安全性分级为C级
药典与处方集	USP、Eur. P.；CNF
目录类别	【保（乙）】
备注	
■ 药品名称	恩曲他滨　Emtricitabine
抗菌谱与适应证	1. 用于成人人类免疫缺陷病毒1型（HIV-1）感染，常与其他抗反转录病毒药联用 2. 用于慢性乙型肝炎
制剂与规格	恩曲他滨胶囊：200mg
用量用法	成人：口服给药，一次200mg，一日1次或2次，空腹或餐后服用
特殊人群用药	1. 对本药过敏者或有本药过敏史者禁用 2. 肾功能不全者，心功能不全者慎用 3. 不推荐用于儿童 4. 老年患者应慎用 5. 妊娠安全性分级为B级 6. 哺乳妇女用药期间应避免哺乳
药典与处方集	CNF

续　表

目录类别	【保（乙）】
备注	
■ 药品名称	恩替卡韦　Entecavir
抗菌谱与适应证	用于治疗病毒复制活跃、血清丙氨酸氨基转移酶（ALT）持续升高或肝脏组织学显示有活动性病变的慢性成人乙型肝炎
制剂与规格	恩替卡韦片：0.5mg
用量用法	口服给药：一次0.5mg，一日1次，餐前或餐后至少2小时空腹服用。拉米夫定治疗时发生病毒血症或出现耐药突变者，一次1mg，一日1次
特殊人群用药	1. 接受肝移植者，脂肪性肝肿大者，肾功能损害者，乳酸性酸中毒者，未接受HAART的HIV合并HBV感染者慎用 2. 16岁以下患儿用药的安全性和有效性尚未建立 3. 妊娠安全性分级为C级 4. 不推荐哺乳妇女使用
药典与处方集	CNF
目录类别	【保（乙）】
备注	
■ 药品名称	替比夫定　Telbivudine
抗菌谱与适应证	本药用于有病毒复制证据以及有血清氨基转移酶（ALT或AST）持续升高或肝组织活动性病变证据的慢性乙型肝炎成人患者
制剂与规格	替比夫定片：600mg
用量用法	口服给药：推荐剂量为一次600mg，一日1次。本品可用于有肾功能受损的慢性乙型肝炎患者。对于肌酐清除率≥50ml/min的患者，无须调整推荐剂量。对于肌酐清除率<50ml/min的患者及正接受血透治疗的终末期肾病（ESRD）患者需要调整给药间隔。对于终末期肾病患者，应在血透后服用本品 替比夫定在肾功能不全者中的给药间隔调整：肌酐清除率≥50ml/min，600mg，每天1次；肌酐清除率30~49ml/min，600mg，每48小时1次；肌酐清除率<30ml/min（无需透析），600mg，每72小时1次；终末期肾疾病患者，600mg，每96小时1次
特殊人群用药	1. 有肌病倾向者慎用 2. 不推荐儿童使用本药 3. 老年患者应慎用本药 4. 妊娠安全性分级为B级 5. 建议用药时停止哺乳
药典与处方集	CNF
目录类别	【保（乙）】
备注	
■ 药品名称	奥司他韦　Oseltamivir
抗菌谱与适应证	1. 用于治疗成人和1岁及以上儿童的甲型和乙型流感 2. 用于预防成人和13岁及以上青少年的甲型和乙型流感
制剂与规格	磷酸奥司他韦胶囊：75mg

续　表

用量用法	1. 成人和青少年（13 岁以上）：口服给药，①预防：推荐用量为一次 75mg，一日 1 次。与感染者密切接触后，预防用药的时间不少于 7 日，流感流行期间则应为 6 周；②治疗：推荐用量为一次 75mg，一日 2 次，连用 5 日 2. 儿童（1 岁以上）治疗用药，体重不超过 15kg，一次 30ml，一日 2 次，共 5 日。体重23～40kg，一次 60ml，一日 2 次，共 5 日。体重>40kg，一次 75mg，一日 2 次，共 5 日
特殊人群用药	1. 对本药过敏者，肌酐清除率（Ccr）<10ml/min 或严重肾衰竭需定期血液透析或持续腹膜透析者不推荐使用 2. 对扎那米韦等以唾液酸为基质的神经氨酸酶抑制药过敏者，慢性心脏和（或）呼吸道疾病患者，肾功能不全者（Ccr 为 10～30ml/min），免疫抑制或健康状况差（或不稳定）必须入院者慎用 3. 儿童慎用 4. 妊娠安全性分级为 C 级 5. 哺乳妇女应权衡利弊后使用
药典与处方集	CNF
目录类别	【保（乙）】
备注	青少年服用注意观察神经系统反应
■ 药品名称	利巴韦林　Ribavirin
抗菌谱与适应证	1. 主要用于呼吸道合胞病毒（RSV）引起的病毒性肺炎与支气管炎 2. 用于流感病毒感染 3. 用于皮肤疱疹病毒感染 4. 局部用于单纯疱疹病毒性角膜炎 5. 与干扰素 α-2b 联用，用于治疗慢性丙型肝炎
制剂与规格	1. 利巴韦林片：①20mg；②50mg；③100mg 2. 利巴韦林含片：①20mg；②100mg 3. 利巴韦林分散片：100mg 4. 利巴韦林胶囊：①100mg；②150mg 5. 利巴韦林颗粒：①50mg；②100mg；③150mg 6. 利巴韦林泡腾颗粒：①50mg；②150mg 7. 利巴韦林口服液：5ml：150mg 8. 利巴韦林滴眼液：0.1%（8ml：8mg）
用量用法	成人：口服。①体重<65kg 者，一次 400mg，一日 2 次；②体重 65～85kg 者，早 400mg，晚 600mg；③体重>85kg 者，一次 600mg，一日 2 次
特殊人群用药	1. 对本药过敏者，有心脏病史或心脏病患者，肌酐清除率低于 50ml/min 的患者，有胰腺炎症状或胰腺炎患者，身免疫性肝炎患者，活动性结核患者，地中海贫血和镰状细胞贫血患者，孕妇和可能妊娠的妇女，妊娠妇女的男性配偶禁用 2. 严重贫血患者，肝、肾功能异常者慎用 3. 不推荐老年患者使用 4. 妊娠安全性分级为 X 级 5. 不推荐哺乳期妇女使用
药典与处方集	USP、Eur. P.、Chin. P.；CNF
目录类别	【基、保（甲/乙）】
备注	

续 表

■ 药品名称	金刚烷胺 Amantadine
抗菌谱与适应证	1. 用于原发性帕金森病，脑炎、一氧化碳中毒、老年人合并脑动脉硬化所致的帕金森综合征及药物诱发的锥体外系反应 2. 也用于预防或治疗亚洲 A-Ⅱ型流感病毒引起的呼吸道感染
制剂与规格	1. 盐酸金刚烷胺片：100mg 2. 盐酸金刚烷胺胶囊：100mg
用量用法	1. 成人：口服给药，抗帕金森病：一次 100mg，一日 1~2 次。一日最大剂量为 400mg；抗病毒，一次 200mg，一日 1 次；或一次 100mg，每 12 小时 1 次 2. 儿童：口服给药。①1~9 岁儿童：抗病毒，每 8 小时用 1.5~3mg/kg，或每 12 小时用 2.2~4.4mg/kg，也有推荐每 12 小时用 1.5mg/kg。一日最大量不宜超过 150mg。疗程 3~5 日，不宜超过 10 日；②9~12 岁儿童，抗病毒，每 12 小时口服 100mg；③12 岁或 12 岁以上儿童，抗病毒，同成人用量
特殊人群用药	1. 对本药过敏者，1 岁以下儿童，哺乳妇女禁用 2. 慎用：有脑血管病或病史者，有反复发作的湿疹样皮疹病史者，周围血管神经性水肿或直立性低血压患者，充血性心力衰竭者，精神病或严重神经症患者，肾功能不全者，癫痫或有癫痫史者，肝脏疾病患者，闭角型青光眼患者慎用 3. 老年应慎用 4. 妊娠安全性分级为 C 级
药典与处方集	USP、Eur. P.、Chin. P.、Jpn. P.；CNF
目录类别	【基、保（甲）】
备注	
■ 药品名称	金刚乙胺 Rimantadine
抗菌谱与适应证	1. 本药适用于预防成人 A 型（包括 H_1N_1、H_2N_2、H_3N_2）流感病毒感染 2. 本药适用于预防儿童 A 型流感病毒感染
制剂与规格	1. 盐酸金刚乙胺片：0.1g 2. 盐酸金刚乙胺口服颗粒：2g：50mg
用量用法	1. 成人及 10 岁以上儿童：口服给药，①预防：一次 100mg，一日 2 次；②治疗：一次 100mg，一日 2 次。从症状开始连续治疗约 7 日 2. 肾功能不全时剂量：对于肾衰竭（Ccr≤10ml/min）患者，推荐剂量为一日 100mg。肝功能不全时剂量：对于严重的肝功能不全患者，推荐剂量为一日 100mg 3. 老年人剂量：对于中老年家庭护理患者，推荐剂量为一日 100mg 4. 儿童（10 岁以下）：口服给药用于预防，5mg/kg，一日 1 次，但总量不超过 150mg
特殊人群用药	1. 对本药及金刚烷类药物过敏者禁用 2. 有癫痫病史者，肝、肾功能不全者慎用 3. 本药用于 1 岁以下儿童的有效性和安全性尚不明确 4. 妊娠安全性分级为 C 级 5. 哺乳妇女用药应权衡利弊
药典与处方集	USP；CNF
目录类别	【保（乙）】

续 表

备注	
■ **药品名称**	**伐昔洛韦 Valaciclovir**
抗菌谱与适应证	1. 主要用于带状疱疹 2. 用于治疗单纯疱疹病毒感染及预防复发，包括生殖器疱疹的初发和复发
制剂与规格	盐酸伐昔洛韦片：①150mg；②300mg
用量用法	口服给药：1次0.3g，一日2次，饭前空腹服用。带状疱疹连续服药10日。单纯性疱疹连续服药7日
特殊人群用药	1. 对本药或阿昔洛韦过敏者、孕妇、2岁以下儿童、免疫缺陷者不推荐使用 2. 肾功能不全者、脱水者慎用 3. 2岁以下儿童禁用，2岁以上儿童慎用 4. 孕妇禁用。妊娠安全性分级为B级 5. 哺乳妇女应慎用
药典与处方集	Chin. P.；CNF
目录类别	【保（乙）】
备注	
■ **药品名称**	**沙奎那韦 Saquinavir**
抗菌谱与适应证	与其他抗反转录病毒药物联用，治疗1型人类免疫缺陷病毒（HIV）感染
制剂与规格	甲磺酸沙奎那韦片：600mg
用量用法	口服给药：一次600mg，一日3次，饭后服用
特殊人群用药	1. 对本药过敏者，严重肝功能受损者禁用 2. 中度肝功能受损者，严重肾功能不全者，糖尿病或高血糖症患者，A型和B型血友病患者慎用 3. 16岁以下患者使用本药的安全性及有效性尚不明确 4. 60岁以上老年患者用药研究尚不充分 5. 妊娠安全性分级为B级 6. 用药妇女应暂停哺乳
药典与处方集	USP；CNF
目录类别	【保（乙）】
备注	
■ **药品名称**	**阿昔洛韦 Aciclovir**
抗菌谱与适应证	1. 单纯疱疹病毒（HSV）感染：①口服用于生殖器疱疹病毒感染初发和复发患者，对反复发作患者可用作预防；②静脉制剂用于免疫缺陷者初发和复发性皮肤黏膜HSV感染的治疗以及反复发作者的预防，也用于单纯疱疹性脑炎的治疗；③外用可用于HSV引起的皮肤和黏膜感染 2. 水痘-带状疱疹病毒（VZV）感染：①口服用于免疫功能正常者带状疱疹和免疫缺陷轻症患者的治疗；②静脉制剂用于免疫缺陷者严重带状疱疹或免疫功能正常者弥散型带状疱疹的治疗；③外用可用于HZV引起的皮肤和黏膜感染 3. 免疫缺陷者水痘的治疗 4. 眼部疾病：①结膜下注射或全身用药（口服或静脉滴注），用于急性视网膜坏死综合征（ARN）、视网膜脉络膜炎、HSV性葡萄膜炎；②局部用药，滴眼液或眼膏，用于HZV性角膜炎、结膜炎、眼睑皮炎及HSV性角膜炎

续　表

制剂与规格	1. 阿昔洛韦片：①100mg；②200mg；③400mg 2. 阿昔洛韦咀嚼片：①400mg；②800mg 3. 阿昔洛韦胶囊：①100mg；②200mg 4. 注射用阿昔洛韦：①250mg；②500mg 5. 阿昔洛韦氯化钠注射液：①100ml（阿昔洛韦 100mg、氯化钠 900mg）；②250ml（阿昔洛韦 250mg、氯化钠 2.25g） 6. 阿昔洛韦眼膏：2g：60mg 7. 阿昔洛韦滴眼液：8ml：8mg
用量用法	1. 口服给药：（1）急性带状疱疹：①片剂、分散片、咀嚼片：一次 200~800mg，每 4 小时 1 次，一日 5 次，连用 7~10 日；②缓释片：一次 1600mg，每 8 小时 1 次，连用 10 日。（2）生殖器疱疹：1）初发：①片剂、分散片、咀嚼片：一次 200mg，每 4 小时 1 次，一日 5 次，连用 10 日；②缓释片、缓释胶囊：一次 400mg，每 8 小时 1 次，连用 10 日。2）慢性复发：①片剂、分散片、咀嚼片：一次 200~400mg，一日 2 次，持续治疗 4~6 个月或 12 个月，然后进行再评价。根据再评价结果，选择一次 200mg，一日 3 次，或一次 200mg，一日 5 次的治疗方案。在症状初期，可及时给予间歇性治疗：一次 200mg，每 4 小时 1 次，一日 5 次，连用 5 日以上；②缓释片、缓释胶囊：一次 200~400mg，一日 3 次，持续治疗 6~12 个月，然后进行再评价。根据再评价结果，选择适宜的治疗方案。（3）水痘：①片剂、分散片、咀嚼片：一次 800mg，一日 4 次，连用 5 日；②缓释片：一次 1600mg，一日 2 次，连用 5 日 2. 静脉滴注：一日最大剂量为 30mg/kg。①重症生殖器疱疹初治：一次 5mg/kg，每 8 小时 1 次，共 5 日；②免疫缺陷者皮肤黏膜单纯疱疹或严重带状疱疹：一次 5~10mg/kg，每 8 小时 1 次，滴注 1 小时以上，共 7~10 日；③单纯疱疹性脑炎：一次 10mg/kg，每 8 小时 1 次，共 10 日；④急性视网膜坏死综合征：一次 5~10mg/kg，每 8 小时 1 次，滴注 1 小时以上，连用 7~10 日，然后改为口服给药，一次 800mg，一日 5 次，连续用药 6~14 周
特殊人群用药	1. 对本药不能耐受者，精神异常或对细胞毒性药出现精神反应史者（因静脉应用本药易产生精神症状），脱水者，肝、肾功能不全者慎用 2. 儿童用药尚未发现特殊不良反应，但仍应慎用 3. 无充分的研究资料表明对 65 岁以上老人用药和年轻人用药有明显不同，但老年人用药仍应谨慎 4. 能透过胎盘。孕妇用药应权衡利弊。妊娠安全性分级为 B 级 5. 哺乳妇女用药应权衡利弊
药典与处方集	USP、Eur. P.、Chin. P.；CNF
目录类别	【基、保（甲/乙）】
备注	
■ 药品名称	泛昔洛韦　Famciclovir
抗菌谱与适应证	用于治疗带状疱疹和原发性生殖器疱疹
制剂与规格	1. 泛昔洛韦片：①125mg；②250mg 2. 泛昔洛韦胶囊：125mg
用量用法	口服给药：一次 250mg，每 8 小时 1 次。治疗带状疱疹的疗程为 7 日，治疗急性原发性生殖器疱疹的疗程为 5 日

续　表

特殊人群用药	1. 对本药或同类药物过敏者禁用 2. 肾功能不全者慎用 3. 儿童不推荐使用 4. 老年需注意调整剂量 5. 本药的妊娠安全性分级为 B 级 6. 哺乳期妇女用药时应暂停哺乳
药典与处方集	Chin. P.；CNF
目录类别	【保（乙）】
备注	
■ 药品名称	喷昔洛韦　Penciclovir
抗菌谱与适应证	用于口唇及面部单纯疱疹、生殖器疱疹等
制剂与规格	1. 喷昔洛韦乳膏：①2g：20mg；②5g：50mg；③10g：100mg 2. 注射用喷昔洛韦：250mg
用量用法	1. 局部给药：外涂患处，一日 4~5 次，应尽早（有先兆或损害出现时）开始治疗 2. 静脉滴注：一次 5mg/kg，每 12 小时 1 次
特殊人群用药	1. 对本药过敏者，对泛昔洛韦过敏者禁用 2. 严重免疫功能缺陷者慎用 3. 12 岁以下儿童用药的安全性和有效性尚未确立 4. 妊娠安全性分级为 B 级
药典与处方集	CNF
目录类别	【保（乙）】
备注	
■ 药品名称	更昔洛韦　Ganciclovir
抗菌谱与适应证	1. 主要用于免疫缺陷患者（包括艾滋病患者）并发巨细胞病毒（CMV）视网膜炎的诱导期和维持期治疗 2. 也用于接受器官移植的患者预防 CMV 感染 3. 用于单纯疱疹病毒性角膜炎
制剂与规格	1. 更昔洛韦胶囊：250mg 2. 更昔洛韦注射液：①10ml：500mg；②5ml：250mg 3. 注射用更昔洛韦：①50mg；②150mg；③250mg；④500mg 4. 更昔洛韦滴眼液：8ml：8mg 5. 更昔洛韦眼膏：2g：20mg 6. 更昔洛韦眼用凝胶 5g：7.5mg

续 表

用量用法	1. 静脉滴注：（1）治疗 CMV 视网膜炎：①初始剂量：5mg/kg，每 12 小时 1 次，连用 14~21 日；②维持剂量：5mg/kg，一日 1 次，一周 5 日；或 6mg/kg，一日 1 次，一周 5 日。（2）预防器官移植受者的 CMV 感染：①初始剂量：5mg/kg，每 12 小时 1 次，连用 7~14 日；②维持剂量：5mg/kg，一日 1 次，一周 7 日；或 6mg/kg，一日 1 次，一周 5 日 2. 口服给药：①CMV 视网膜炎的维持治疗：在诱导治疗后，推荐维持量为一次 1000mg，一日 3 次。也可在非睡眠时一次服 500mg，每 3 小时 1 次，一日 6 次。维持治疗时若 CMV 视网膜炎有发展，则应重新进行诱导治疗；②晚期 HIV 感染患者 CMV 感染的预防：预防剂量为一次 1000mg，一日 3 次；③器官移植受者 CMV 感染的预防：预防剂量为一次 1000mg，一日 3 次。用药疗程根据免疫抑制的时间和程度确定 3. 经眼给药：一次 1 滴，一日 4 次，疗程 3 周
特殊人群用药	1. 对本药或阿昔洛韦过敏者，严重中性粒细胞减少（<0.5×10^9/L）或严重血小板减少（<25×10^9/L）的患者禁用 2. 由于本药有致癌和影响生殖能力的远期毒性，在儿童中静脉或口服使用本药应充分权衡利弊后再决定是否用药 3. 孕妇应充分权衡利弊后再决定是否用药。妊娠安全性分级为 C 级 4. 哺乳妇女在用药期间应停止哺乳
药典与处方集	USP、Chin. P.；CNF
目录类别	【保（乙）】
备注	
■ 药品名称	碘苷 Idoxuridine
抗菌谱与适应证	用于治疗带状疱疹病毒感染、单纯疱疹性角膜炎和牛痘病毒性角膜炎
制剂与规格	碘苷滴眼液：①8ml：8mg；②10ml：10mg
用量用法	经眼给药：滴于患侧结膜囊内，一次 1~2 滴，每 1~2 小时 1 次
特殊人群用药	1. 眼外科手术创伤愈合期，对本药及碘制剂过敏的患者禁用 2. 儿童用药尚缺乏资料，一般不用于婴幼儿 3. 孕妇不宜使用 4. 哺乳期妇女不宜使用
药典与处方集	USP、Eur. P.、Chin. P.、Jpn. P.；CNF
目录类别	
备注	
■ 药品名称	膦甲酸钠 Foscarnet Sodium
抗菌谱与适应证	1. 主要用于免疫缺陷者（如艾滋病患者）的巨细胞病毒（CMV）性视网膜炎 2. 免疫功能损害患者耐阿昔洛韦单纯疱疹病毒性皮肤黏膜感染
制剂与规格	1. 膦甲酸钠注射液：①100ml：2.4g；②250ml：3g；③250ml：6g；④500ml：6g 2. 膦甲酸钠氯化钠注射液：①100ml：2.4g；②250ml：3g 3. 膦甲酸钠乳膏：①5g：150mg；②10g：300mg

用量用法	1. 静脉滴注：（1）艾滋病患者巨细胞病毒性视网膜炎：①诱导期：推荐初始剂量 60mg/kg，每 8 小时 1次，连用 2~3 周，视治疗后的效果而定，也可每 12 小时 90mg/kg；②维持期：维持剂量一日 90~120mg/kg，滴注时间不得少于 2 小时。如患者在维持期视网膜炎症状加重时，应仍恢复诱导期剂量。（2）艾滋病患者巨细胞病毒性肠炎：初始剂量 60mg/kg，每 8 小时 1 次，滴注时间至少 1 小时，连用 2~3 周。根据患者肾功能和耐受程度调整剂量和给药时间。维持量一日 90~120mg/kg，滴注 2 小时。（3）耐阿昔洛韦的皮肤黏膜单纯疱疹病毒感染和带状疱疹病毒感染：推荐剂量一次 40mg/kg，每 8 小时（或 12 小时）1 次，滴注时间不得少于 1 小时，连用 2~3 周或直至治愈 2. 外用：耐阿昔洛韦的皮肤黏膜单纯疱疹病毒感染：乳膏，一日 3~4 次，连用 5 日为一个疗程
特殊人群用药	1. 对本药过敏者，肌酐清除率<0.4ml/min 者（以 kg 计）禁用 2. 肝肾功能不全者慎用 3. 儿童用药应权衡利弊 4. 老年患者的肾小球滤过率下降，故用药前及用药期间应检查肾功能 5. 妊娠安全性分级为 C 级 6. 哺乳妇女用药期间应暂停哺乳
药典与处方集	Eur. P.；CNF
目录类别	【保（乙）】
备注	

第十三节　抗真菌药

■ 药品名称	两性霉素 B　AmphotericinB
抗菌谱与适应证	1. 用于治疗隐球菌病、北美芽生菌病、播散性念珠菌病、球孢子菌病、组织胞浆菌病 2. 用于治疗由毛霉菌、根霉属、犁头霉菌属、内胞霉属和蛙粪霉属等所致的毛霉病 3. 用于治疗由申克孢子丝菌引起的孢子丝菌病 4. 用于治疗由烟曲菌所致的曲菌病 5. 外用制剂适用于着色真菌病、烧伤后皮肤真菌感染、呼吸道念珠菌、曲菌或隐球菌感染、真菌性角膜溃疡
制剂与规格	1. 注射用两性霉素 B：①5mg（5000U）；②25mg（2.5 万 U）；③50mg（5 万 U） 2. 注射用两性霉素 B 脂质体：①2mg（2000U）；②10mg（1 万 U）；③50mg（5 万 U）；④100mg（10 万 U）
用量用法	1. 静脉滴注：①起始剂量为 1~5mg 或按体重一次 0.02~0.1mg/kg，以后根据患者耐受情况每日或隔日增加 5mg，当增加至一次 0.6~0.7mg/kg 时即可暂停增加剂量；②最高单次剂量不超过 1mg/kg，每日或隔 1~2 日给药 1 次，总累积量 1.5~3g，疗程 1~3 月，视患者病情也可延长至 6 个月。治疗鼻脑毛霉病时，累积治疗量至少 3~4g，治疗白色念珠菌感染，疗程总量约为 1g；治疗隐球菌脑膜炎，疗程总量约为 3g；③对敏感真菌所致的感染宜采用较小剂量，即一次 20~30mg，疗程也宜较长。鞘内注射对隐球菌脑膜炎，除静脉滴注外尚需鞘内给药。首次剂量为 0.05~0.1mg，以后逐渐增至一次 0.5mg，最大量一次不超过 1mg，每周 2~3 次，总量 15mg 左右 2. 雾化吸入：5~10mg，一日分 2 次喷雾，疗程 1 个月 3. 两性霉素 B 脂质体：静脉注射，起始剂量一日 0.1mg/kg，如无不良反应，第 2 日开始增加一日 0.25~0.5mg/kg，剂量逐日递增至维持剂量一日 1~3mg/kg。输液速度以≤0.15mg/ml 为宜

续　表

特殊人群用药	1. 对本药过敏者，严重肝病患者禁用 2. 肝病患者，肾功能损害者慎用 3. 妊娠安全性分级为 B 级 4. 哺乳期妇女应避免应用本药或用药时暂停哺乳
药典与处方集	USP、Eur. P.、Chin. P.、Jpn. P.；CNF
目录类别	
备注	
■ 药品名称	氟康唑　Fluconazol
抗菌谱与适应证	1. 念珠菌病，①全身性念珠菌病，如念珠菌败血症、播散性念珠菌病及其他非浅表性念珠菌感染等，包括腹膜、心内膜、肺部、尿路的感染；②黏膜念珠菌病，包括口咽部及食管感染、非侵入性肺及支气管感染、念珠菌尿症等；③阴道念珠菌病 2. 隐球菌病：用于治疗脑膜以外的新型隐球菌病；也用于两性霉素 B 与氟胞嘧啶联用初治后的维持治疗 3. 皮肤真菌病：如体癣、手癣、足癣、头癣、指（趾）甲癣、花斑癣等，还可用于皮肤着色真菌病 4. 用于真菌感染所引起的睑缘炎、结膜炎、角膜炎等 5. 预防真菌感染的发生，常见于恶性肿瘤、免疫抑制、骨髓移植、接受细胞毒类药化疗或放疗等患者 6. 球孢子菌病、芽生菌病、组织胞浆菌病等
制剂与规格	1. 氟康唑片：①50mg；②100mg；③150mg；④200mg 2. 氟康唑胶囊：①50mg；②100mg；③150mg 3. 氟康唑注射液：①50ml：100mg；②100ml：200mg
用量用法	静脉滴注：①念珠菌败血症、播散性念珠菌病及其他非浅表性念珠菌感染：常用剂量为第 1 日 400mg，以后一日 200mg。根据临床症状，可将日剂量增至 400mg；②口咽部念珠菌病：常用剂量为一次 50mg，一日 1 次，连用 7~14 日；③食管感染、非侵入性肺及支气管感染、念珠菌尿症等：剂量为一次 50mg，一日 1 次，连用 14~30 日。对异常难以治愈的黏膜念珠菌感染，剂量可增至一次 100mg，一日 1 次；④阴道念珠菌病：单剂 150mg；⑤隐球菌性脑膜炎及其他部位隐球菌感染：常用剂量为第一日 400mg，以后一日 200~400mg，疗程根据临床症状而定，但对隐球菌性脑膜炎，疗程至少为 6~8 周。为防止艾滋病患者的隐球菌性脑膜炎的复发，在完成基本疗程治疗后，可继续给予维持量，一日 200mg；⑥预防真菌感染（如恶性肿瘤患者等）：患者在接受化疗或放疗时，一次 50mg，一日 1 次
特殊人群用药	1. 对本药或其他咪唑类药物有过敏史者和孕妇禁用 2. 肝、肾功能损害者慎用 3. 本药对小儿的影响缺乏充足的研究资料，用药需谨慎 4. 孕妇用药须权衡利弊。妊娠安全性分级为 C 级 5. 不推荐哺乳妇女使用
药典与处方集	USP、Chin. P.；CNF
目录类别	【基、保（乙）】
备注	

续 表

■ 药品名称	伊曲康唑 Itraconazole
抗菌谱与适应证	1. 注射液：用于全身性真菌感染，如曲霉病、念珠菌病、隐球菌病（包括隐球菌性脑膜炎）、组织胞浆菌病、孢子丝菌病、巴西副球孢子菌病、芽生菌病和其他多种少见的全身性或热带真菌病。用于口腔、咽部、食管、阴道念珠菌感染，以及真菌性结膜炎、真菌性角膜炎 2. 胶囊剂：适用于治疗肺部及肺外芽生菌病；组织胞浆菌病，包括慢性空洞性肺部疾病和非脑膜组织胞浆菌病；以及不能耐受两性霉素 B 或两性霉素 B 治疗无效的肺部或肺外曲霉病。浅部真菌感染，如手足癣、体癣、股癣、花斑癣等。口腔、咽部、食管、阴道念珠菌感染，以及真菌性结膜炎、真菌性角膜炎。用于皮肤癣菌和（或）酵母菌所致甲真菌病 3. 口服液：适用于粒细胞缺乏患者怀疑真菌感染的经验治疗，口咽部和食管念珠菌病的治疗 4. 静脉注射液：适用于粒细胞缺乏患者怀疑真菌感染的经验治疗，还适用于治疗肺部及肺外芽生菌病；组织胞浆菌病，包括慢性空洞性肺部疾病和非脑膜组织胞浆菌病；以及不能耐受两性霉素 B 或两性霉素 B 治疗无效的肺部或肺外曲霉病
制剂与规格	1. 伊曲康唑胶囊：100mg 2. 伊曲康唑口服液：150ml∶1.5g 3. 伊曲康唑注射液：25ml∶250mg
用量用法	口服给药：（1）体癣、股癣：一日 100mg，疗程 15 日；手足癣：一次 200mg，一日 2 次，疗程 7 日，或一日 100mg，疗程 30 日。（2）花斑癣：一次 200mg，一日 1 次，疗程 7 日。（3）甲真菌病：①冲击疗法：一次 200mg，一日 2 次，连服 1 周。指（趾）甲感染分别需要 2 个和 3 个冲击疗程，每个疗程间隔 3 周；②连续治疗：一次 200mg，一日 1 次，连用 3 月。（4）真菌性角膜炎：一次 200mg，一日 1 次，疗程 21 日。（5）曲霉病：一次 200mg，一日 1 次，疗程 2~5 个月；对侵袭性或播散性感染者，可增加剂量至一次 200mg，一日 2 次。（6）念珠菌病：①常用量一次 100~200mg，一日 1 次，疗程 3 周至 7 个月；②口腔念珠菌病：一次 100mg，一日 1 次，疗程 15 日；③念珠菌性阴道炎：一次 200mg，一日 1 次，疗程 3 日。（7）非隐球菌性脑膜炎：一次 200mg，一日 1 次，疗程 2 个月至 1 年。（8）隐球菌性脑膜炎：一次 200mg，一日 2 次，疗程 2 个月至 1 年。维持量一日 1 次
特殊人群用药	1. 对本药过敏者，室性心功能不全（CHF 及有 CHF 病史）患者禁用 2. 心脏局部缺血或者瓣膜疾病患者，明显的肺部疾病患者，水肿性疾病患者，肝、肾功能不全者，肝酶升高、活动性肝病或有其他药物所致肝毒性史者不宜使用本药，老年患者慎用 3. 儿童用药应权衡利弊 4. 孕妇用药应权衡利弊。本药的妊娠安全性分级为 C 级 5. 哺乳妇女用药应权衡利弊
药典与处方集	Eur. P.；CNF
目录类别	【保（乙）】
备注	
■ 药品名称	伏立康唑 Voriconazole
抗菌谱与适应证	1. 侵袭性曲霉病 2. 对氟康唑耐药的念珠菌（包括克柔念珠菌）引起的严重侵袭性感染 3. 由足放线病菌属和镰刀菌属引起的严重感染 4. 非中性粒细胞减少患者的念珠菌血症 5. 应主要用于治疗免疫功能减退患者的进展性、可能威胁生命的感染

续　表

制剂与规格	1. 伏立康唑薄膜衣片：①50mg；②200mg 2. 伏立康唑干混悬剂：40mg/ml 3. 注射用伏立康唑：200mg
用量用法	1. 口服给药：（1）患者体重大于等于 40kg：①用药第一日给予负荷剂量：一次 400mg，每 12 小时 1 次；②开始用药 24 小时后给予维持剂量：一次 200mg，一日 2 次。（2）患者体重小于 40kg：①用药第 1 日给予负荷剂量：一次 200mg，每 12 小时 1 次；②开始用药 24 小时后给予维持剂量：一次 100mg，一日 2 次 2. 静脉给药：①用药第 1 日给予负荷剂量：一次 6mg/kg，每 12 小时 1 次；②开始用药 24 小时后给予维持剂量：一次 4mg/kg，一日 2 次；③如果患者不能耐受维持剂量，可减为一次 3mg/kg，一日 2 次
特殊人群用药	1. 对其他抗真菌药有过敏史的患者，严重肝功能减退患者，有潜在心律失常危险的患者慎用 2. 12 岁以下儿童的安全性和有效性尚未建立 3. 孕妇用药应权衡利弊。妊娠安全性分级为 D 级 4. 哺乳期妇女用药应权衡利弊
药典与处方集	CNF
目录类别	【保（乙）】
备注	
■ 药品名称	**卡泊芬净　Caspofungin**
抗菌谱与适应证	1. 用于对其他药物治疗无效或不能耐受的侵袭性曲菌病 2. 用于念珠菌所致的食管炎、菌血症、腹腔内脓肿、腹膜炎及胸膜腔感染 3. 用于考虑系真菌感染引起的发热、中性粒细胞减少患者的经验治疗
制剂与规格	注射用醋酸卡泊芬净：①50mg；②70mg
用量用法	静脉滴注：首日给予单次 70mg 的负荷剂量；之后给予一日 50mg 的维持剂量。对疗效欠佳且对本药耐受较好的患者，可将维持剂量加至一日 70mg
特殊人群用药	1. 肝功能不全或肝脏疾病患者，骨髓抑制患者，肾功能不全患者慎用 2. 不推荐 18 岁以下的患者使用本药 3. 除非必要，孕妇不得使用本药。妊娠安全性分级为 C 级 4. 用药期间不宜哺乳
药典与处方集	CNF
目录类别	【保（乙）】
备注	
■ 药品名称	**米卡芬净　Micafungin**
抗菌谱与适应证	由曲霉菌和念珠菌引起的下列感染：真菌血症、呼吸道真菌病、胃肠道真菌病
制剂与规格	注射用米卡芬净钠：50mg
用量用法	静脉给药：成人一次 50~150mg，一日 1 次，严重或难治性患者，可增加至一日 300mg。切勿使用注射用水溶解本品。剂量增加至一日 300mg 用以治疗严重或难治性感染的安全性尚未完全确立。体重为 50kg 或以下的患者，一日剂量不应超过 6mg/kg

续　表

特殊人群用药	1. 对本药过敏者禁用 2. 儿童静脉使用本药的安全性和有效性尚未建立 3. 妊娠安全性分级为 C 级 4. 哺乳妇女用药需权衡利弊
药典与处方集	CNF
目录类别	【保（乙）】
备注	
■ 药品名称	特比萘芬　Terbinafine
抗菌谱与适应证	1. 口服给药：①由毛癣菌、小孢子菌和絮状表皮癣菌等所致皮肤、头发和指（趾）甲的感染；由念珠菌所致皮肤酵母菌感染；②多种癣病，如体癣、股癣、手癣、足癣和头癣等；③由丝状真菌引起的甲癣 2. 局部给药：由皮肤真菌、酵母菌及其他真菌所致体癣、股癣、手癣、足癣、头癣、花斑癣
制剂与规格	1. 盐酸特比萘芬片：①125mg；②250mg 2. 特比萘芬乳膏：①1g：10mg（1%）；②10g：100mg（1%） 3. 盐酸特比萘芬软膏：①10g：100mg；②15g：150mg 4. 特比萘芬溶液剂：30ml：300mg（1%） 5. 盐酸特比萘芬搽剂：15ml：150mg 6. 盐酸特比萘芬喷雾剂：15ml：150mg 7. 盐酸特比萘芬散：10g：100mg
用量用法	1. 口服给药：一次 125mg~250mg，一日 1 次。疗程视感染程度及不同的临床应用而定：体、股癣 2~4 周；手、足癣 2~6 周；皮肤念珠菌病 2~4 周；头癣 4 周；甲癣 6~12 周 2. 局部给药：涂（或喷）于患处及其周围。①乳膏、搽剂、散剂：一日 1~2 次。一般疗程：体癣、股癣 1~2 周；花斑癣 2 周；足癣 2~4 周；②溶液剂：用于体癣、股癣，一日 2 次，连用 1~2 周；用于手癣、足癣、花斑癣，一日 2 次，连用 2~4 周；③喷雾剂：一日 2~3 次，1~2 周为一个疗程，喷于患处
特殊人群用药	1. 对本药或其他同类药（如萘替芬）过敏者，严重肝、肾功能不全者禁用 2. 肝、肾功能不全者，口服避孕药的妇女慎用 3. 推荐用于 2 岁以下的儿童 4. 老年患者适当调整给药剂量 5. 孕妇用药应权衡利弊。本药的妊娠安全性分级为 B 级 6. 哺乳期妇女用药期间应暂停哺乳
药典与处方集	Eur. P.；CNF
目录类别	【保（乙）】
备注	
■ 药品名称	氟胞嘧啶　Flucytosine
抗菌谱与适应证	用于治疗念珠菌属心内膜炎、隐球菌属脑膜炎、念珠菌属或隐球菌属真菌败血症、肺部感染和尿路感染
制剂与规格	1. 氟胞嘧啶片：①250mg；②500mg 2. 氟胞嘧啶注射液：250ml：2.5g

续　表

用量用法	1. 口服给药：一次 1000~1500mg，一日 4 次，用药疗程为数周至数月。为避免或减少恶心、呕吐，一次服药时间持续 15 分钟 2. 静脉注射：一日 50~150mg/kg，分 2~3 次给药。静脉滴注：一日 100~150mg/kg，分 2~3 次给药，静脉滴注速度为 4~10ml/min
特殊人群用药	1. 严重肝、肾功能不全者禁用 2. 骨髓抑制、血液系统疾病或同时应用骨髓抑制药治疗的患者，肝、肾功能损害者，尤其是同时应用两性霉素 B 或其他肾毒性药物时慎用 3. 儿童不宜使用 4. 孕妇用药应权衡利弊。妊娠安全性分级为 C 级 5. 哺乳期妇女用药应暂停哺乳
药典与处方集	USP、Eur. P.、Chin. P.、Jpn. P.；CNF
目录类别	【保（乙）】
备注	
■ 药品名称	制霉菌素　Nystatin
抗菌谱与适应证	用于念珠菌属引起的消化道、口腔、阴道、皮肤等念珠菌感染
制剂与规格	1. 制霉菌素片：①10 万 U；②25 万 U；③50 万 U 2. 制霉菌素阴道片：10 万 U 3. 制霉菌素阴道泡腾片：10 万 U 4. 制霉菌素阴道栓：10 万 U 5. 制霉菌素口含片：10 万 U 6. 制霉菌素软膏：①1g：10 万 U；②1g：20 万 U
用量用法	1. 口服给药：①消化道念珠菌病：一次（50~100）万 U，一日 3 次，连用 7~10 日。小儿按体重一日 5 万~10 万/kg；②口腔念珠菌病：取适量糊剂涂抹，2~3 小时一次；口含片一次 1~2 片，一日 3 次。外用：皮肤念珠菌病：应用软膏，一日 1~2 次，一次 1~2g 或适量涂抹于患处 2. 阴道给药：①阴道片或栓剂：阴道念珠菌病，一次 10 万 U，一日 1~2 次；②阴道泡腾片：一次 10 万 U，一日 1~2 次，置于阴道深处，疗程 2 周
特殊人群用药	1. 对本药过敏或对本药有过敏史者禁用 2. 哺乳妇女及 5 岁以下儿童慎用 3. 孕妇慎用。妊娠安全性分级为 C 级 4. 3 哺乳妇女慎用
药典与处方集	USP、Eur. P.、Jpn. P.；CNF
目录类别	【基、保（甲）】
备注	

药品名称索引（汉英对照）

C

D

H

J

K

L

W

X

Y

Z

英文名词略语

ACC	腺样囊性癌		CNB	安钠咖
ACTH	促肾上腺皮质激素		CNF	中国国家处方集（2010 版）
ADE	药品不良事件		CNFC	中国国家处方集（儿童版）2013 年版
ADR	药品不良反应		CPA	瓜氨酸合成蛋白抗体
AFP	甲胎蛋白		CPM	持续被动训练
AKP	碱性磷酸酶		CRP	C-反应蛋白
ALT	丙氨酸转氨酶		CSVL	骶骨中心垂线
ANA	抗核抗体		CT	电子计算机 X 线体层扫描
ANC	中性粒细胞计数		CTA	肺动脉
AOSC	急性梗阻性化脓性胆管炎		CTACT	脑血管造影术
ARN	急性视网膜坏死综合征		CTE	CT 肠道成像
ASA	乙酰水杨酸		CTPACT	肺动脉造影
AST	天冬氨酸转氨酶		CTPA	肺动脉造影
AS	强直性脊柱炎		CTU CT	水成像
AZA	硫嘌呤		CUSA	超声吸引器系统
BAEP	脑干听觉诱发电位		D-DimerD-	二聚体试剂
BCG	膀胱灌注		DIC	弥散性血管内凝血
bid	一日 2 次		DNA	脱氧核糖核酸
BNF	英国国家处方集		DSA	数字减影血管造影
BNFC	英国国家儿童处方集		dsDNA	双链 DNA
BNP	B 型钠尿肽		DTI	弥散张量成像
BP	体循环动脉血压，简称血压		DWI	弥散成像
BP	英国药典（未特殊标明系指 2010 版）		ECT	发射型计算机断层扫描仪
BPC	英国药方集		ENA	抗可溶性抗原
BPH	良性前列腺增生		EORTC	欧洲癌症研究和治疗组织
BSA	体表面积		ERCP	经内镜逆行性胰胆管造影术
CAP	急性乳腺炎		ERUS	经肛门直肠腔内超声
CBP	连续性血液净化治疗		ESR	红细胞沉降率
CCU	冠心病监护病房		ESWL	体外冲击波碎石术
CEA	癌胚抗原		Eur. P.	欧洲药典（2008 版及补充本 6.1~6.8）
CF	亚叶酸钙		EUS	超声内镜检查
Chin. P.	中国药典（2005 版）		FDA	（美国）食品和药物管理局
CIOMS	国际医学科学组织委员会		FEC	独立短期治疗所
CISCA	顺铂+环磷酰胺+阿霉素		FISH	荧光原位杂交
cN1a	颈部中央区淋巴结转移		fMRI	功能磁共振

FPSA	游离前列腺特异性抗原	MHRA	英国药品和健康产品管理局
Fr. P.	法国药典（1982 版及 2003 现版）	MIC	最小抑制浓度
FT3	游离三碘甲腺原氨酸	MRA	磁共振血管造影
FT4	游离甲状腺素	MRCP	磁共振胰胆管造影
G-6-PD	葡萄糖-6-磷酸脱氢酶	MRE	磁共振肠道成像
Gardner	遗传性肠息肉综合征	MRI	磁共振成像
GCS	梯度压力弹力袜	MRS	磁共振波谱
GC	吉西他滨+顺铂	MRU	磁共振水成像
GemCarbo	卡铂+吉西他滨	MRV	低场强磁共振脑静脉窦血管成像
Ger. P.	德国药典（2007 版）	MSTS	国际骨骼肌肉系统肿瘤协会
GERD	胃食管反流性疾病	MVA（E）C	甲氨蝶呤+长春花碱+阿霉素/表柔比星
GFR	肾小球滤过率		+顺铂
GHBγ-	羟丁酸	MVAC	甲氨蝶呤+长春花碱+阿霉素+顺铂
GIST	胃肠道间质瘤	NAPAN	乙酰卡尼
GM1	术后足量使用神经节苷脂	NSAIDs	非甾体类抗炎药
HAART	高活性的抗反转录病毒治疗	NSAID	非甾体抗炎药
Hb	血红蛋白	PCNL	经皮肾镜碎石术
HBV	乙型肝炎病毒	PET	正电子发射计算机体层显像
HCG	绒毛膜促性腺激素	PLC	原发性肝癌
HD-MVAC+	高剂量 MVAC 联合粒细胞集落刺激	PLT	血小板计数
G-CSF	因子	PM	慢性代谢
HER2	乳腺癌预后判断因子	Pol. P.	波兰药典（2002 版及补充本 2005）
HbB	血红蛋白浓度	PPI	质子泵抑制药
HIV	人类免疫缺陷病毒	PRO-BNP	B 型钠尿肽前体
HRT	激素替代治疗	PTCA	经皮冠状动脉腔内血管成形术
HSV	单纯疱疹病毒	PTCD	经皮肝穿刺胆道引流
ICD	国际代码标识符	PTH	甲状旁腺激素
ICGR	靛氰绿清除率	PVTT	合并门静脉主干癌栓
ICP	颅内压	QOL	生活质量评分
ICU	重症监护病房	QT	间期
Int. P.	国际药典（第 4 版及 2008 补充本 1）	RBC	红细胞
IPC	间歇充气加压装置	RF	原核生物蛋白质合成的终止因子
I-PSS	前列腺症状评分	RSV	呼吸道合胞病毒
It. P.	意大利药典（2002 版）	SAH	蛛网膜下腔出血
IVU	静脉尿路造影	SEPS	腔镜深筋膜下交通静脉结扎
Jpn. P.	日本药典（2006 版及补充本 1）	SLE	系统性红斑狼疮
KUB	平片尿路平片	Span. P.	西班牙药典（2002 版及补充本 2.1）
LDH	乳酸脱氢酶	SPECT	单光束发射计算机体层摄影
MAC	鸟复合型分枝杆菌	Swiss P.	瑞士药典（2006 版）
Mason	术经肛门括约肌途径的切除术	$t_{1/2}$	半衰期
M-CAVI	甲氨蝶呤，卡铂，长春花碱	T_3	三碘甲腺原氨酸
MDT	多学科联合讨论	T_4	四碘甲腺原氨酸
MEG	脑磁图	TEM	透射电子显微镜

TG	甲状腺球蛋白	TURP	经尿道前列腺电切术
TIPS	经颈静脉肝内门体分流	USNF	美国国家处方集（2010及补充本1）
TNF	肿瘤坏死因子	USP	美国药典（2006版及补充本1）
TNM	TNM分期（恶性肿瘤国际分期）	VFP	足底静脉泵
t-PA	组织纤溶酶原激活物	Viet. P.	越南药典（2002版）
TPOAb	抗甲状腺过氧化物酶抗体	VTE	脉血栓形成
TPSA	总前列腺特异性抗原	VZV	水痘-带状疱疹病毒
TSH	促甲状腺激素	WBC	白细胞
TURBT	经尿道膀胱肿瘤电切术	γ-GT	γ-谷氨酰转移酶

参 考 文 献

［1］ Morgenstern LB, Hemphill JC, Anderson C, et al. Guidelines for the management of spontaneous intracerebral hemorrhage: A guideline for healthcare professionals from the american heart association/american stroke association. Stroke, 2010, 41: 2108-2129.

［2］ Bracken MB. Steroids for acute spinal cord injury ［J］. Cochrane Database Syst Rev, 2012, 18（1）: CD 001046.

［3］ 希恩. C. 斯威曼（Sean C Sweetman）编，李大魁，金有豫，汤光，等译. 马丁代尔大药典. 北京: 化学工业出版社，2008.

［4］ 国家药典委员会. 中国药典. 北京: 中国医药科技出版社，2010.

［5］ 美国药典委员会. 美国药典. 第 37 版. 沪西书店. 2013.

［6］ 欧洲药典委员会. 欧洲药典. 第 8 版. 欧洲药品质量管理局. 2010.

［7］ 日本药局方编辑委员会. 日本药典. 第 16 版. 日本厚生省. 2011.

［8］ 日本抗生物质学术协议会，日本抗生物质医药品基准（日抗基）. 药业时报社，1998.

［9］ 世界卫生组织专家委员会. 国际药典 ［M］. 世界卫生组织，2011.

［10］ 厚生大臣津岛雄二. 韩国抗生物质医药品基准（韩抗基）. 厚生省. 1990.

［11］《中国国家处方集》编委会. 中国国家处方集（儿童版）. 北京: 人民军医出版社，2012.

［12］ 中国国家处方集编委会. 中国国家处方集（化学药品与生物制品卷）. 北京: 人民军医出版社，2010.

［13］ 贡联兵，赵志刚，赵秀丽，等. 北京市基本医疗保险和工伤保险用药信息参考. 北京: 中国医药科技出版社，2006.

［14］ 桑福德，著，范洪伟，译. 热病: 桑福德抗微生物治疗指南. 第 43 版. 北京: 中国协和医科大学出版社，2013.

［15］ 神经病理性疼痛诊治专家组. 神经病理性疼痛诊治专家共识. 中华内科杂志，2009，48（6）: 526-528.

［16］ 中华医学会外科学分会. 围手术期预防应用抗菌药物指南. 中华外科杂志，2006，44（23）: 1594-1596.

［17］ 中华医学会，中华医院管理学会药事管理专业委员会，中国药学会医院药学专业委员会. 抗菌药物临床应用指导原则. 中华医学杂志，2004，22: 13-18.

［18］ 卫生部合理用药专家委员会. 国家抗微生物治疗指南. 北京: 人民卫生出版社，2012，311.

［19］ 中华医学会外科学分会，中华外科杂志编辑委员会. 围手术期预防应用抗菌药物指南. 中华外科学杂志，2006，44（23）: 1594-1596.

［20］ 许桓忠，张健. 抗菌药合理临床应用指南. 北京: 化学工业出版社，2008.

［21］ 王爱霞. 抗菌药物临床合理应用. 北京: 人民卫生出版社，2008.

［22］ 徐晓刚，李光辉. 抗感染药物在外科领域的预防性应用指南. 中国抗感染化疗杂志，2005，5（3）: 180-183.

［23］ 中华医学会，中华医院管理学会药事管理专业委员会，中国药学会医院药学专业委员会. 抗菌药物临床应用指导原则. 中华医学杂志，2004，22: 13-18.

［24］王忠诚. 王忠诚神经外科学. 武汉：湖北科学技术出版社，2005.

［25］赵继宗. 神经外科学. 北京：人民卫生出版社，2007.

［26］王任直，译. 尤曼斯神经外科学. 北京：人民卫生出版社，2009.

［27］中华医学会. 临床诊疗指南-神经外科学分册. 北京：人民卫生出版社，2013.

［28］中华医学会神经外科分会. 颅内肿瘤周围水肿药物治疗专家共识. 中华医学杂志，2010，90（1）：5.

［29］中华医学会神经外科分会. 神经外科围手术期出血防治的专家共识. 中华医学杂志，2010，90（15）：1011-1015.

［30］中华医学会神经外科学分会，神经外科重症管理专家共识（2013 版）. 中华医学杂志，2013，93（23）：1765-1779.

［31］周良辅. 周良辅神经外科学. 第 2 版. 上海：复旦大学出版社，2015.

［32］陈孝平. 外科学. 北京：人民卫生出版社，2005.

［33］刘连新，张忠涛. 肝脏外科感染的治疗策略. 中国实用外科杂志，2011，31（9）：883-884.

［34］炎症性肠病诊断与治疗的共识意见（2012 年·广州）. 胃肠病学，2012，12：763-781.

［35］中华医学会. 临床诊疗指南外科学分册. 北京：人民卫生出版社，2006.

［36］那彦群，叶章群，孙光. 中国泌尿外科疾病诊断治疗指南. 北京：人民卫生出版社，2011.

［37］那彦群，叶章群，孙颖浩. 等. 中国泌尿外科疾病诊断治疗指南（2014 版）手册. 北京：人民卫生出版社，2014.

［38］吴阶平. 吴阶平泌尿外科学. 济南：山东科学技术出版社，2004.

［39］叶章群，邓耀良，董诚. 泌尿系结石. 北京：人民卫生出版社，2003，411-464.

［40］赖锦培. 神经根封闭术和神经营养药物对脊髓型颈椎病的治疗研究. 中外医疗，2013，03：35-37.

［41］牛晓辉，王洁. 经典型骨肉瘤诊断与治疗路径. 中国骨肿瘤骨病，2010，9（2）：97-101.

［42］荣国威，王承武. 骨折. 北京：人民卫生出版社，2008.

［43］中华医学会骨科学分会. 骨科常见疼痛的处理专家建议. 中华骨科杂志，2008，28（1）：78-81.

［44］中华医学会骨科学分会. 中国骨科大手术静脉血栓栓塞症预防指南. 中华关节外科杂志（电子版），2009，3（3）：380-383.

致 读 者

　　本系列图书中介绍的药物剂量和用法是编委专家根据当前医疗观点和临床经验并参考本书附录中的相关文献资料慎重制定的，并与通用标准保持一致，编校人员也尽了最大努力来保证书中所推荐药物剂量的准确性。但是，必须强调的是，临床医生开出的每一个医嘱都必须以自己的理论知识、临床实践为基础，以高度的责任心对患者负责。本书列举的药物用法和用量主要供临床医师作参考，并且主要是针对诊断明确的疾病的典型患者。读者在选用药物时，还应该认真研读药品说明书中所列出的该药品的适应证、禁忌证、用法、用量、不良反应等，并参考《中华人民共和国药典》《中国国家处方集》等权威著作为据。此书仅为参考，我社不对使用此书所造成的医疗后果负责。

中国协和医科大学出版社

《临床路径治疗药物释义》编辑室